天然小分子药物
——源自于植物的小分子药物

主　　编：杜冠华

名誉主编：张均田

副 主 编：方莲花　吕　扬　陈乃宏　王金华　秦雪梅

编　　委：（按姓氏笔画排序）

王月华　王守宝　王金华　王淑美　方莲花　孔令雷

孔祥英　吕　扬　刘艾琳　许焕丽　孙　岚　杜立达

杜冠华　李　莉　杨世颖　杨秀颖　张　莉　陈乃宏

陈修平　竺晓鸣　秦雪梅

人民卫生出版社

图书在版编目（CIP）数据

天然小分子药物/杜冠华主编.—北京：人民卫生出版社，2018
ISBN 978-7-117-24870-9

Ⅰ.①天…　Ⅱ.①杜…　Ⅲ.①药物-研究　Ⅳ.①R97

中国版本图书馆 CIP 数据核字（2018）第 040216 号

人卫智网	**www.ipmph.com**	医学教育、学术、考试、健康，购书智慧智能综合服务平台
人卫官网	**www.pmph.com**	人卫官方资讯发布平台

天然小分子药物

主　　编：杜冠华
出版发行：人民卫生出版社　（中继线 010-59780011）
地　　址：北京市朝阳区潘家园南里 19 号
邮　　编：100021
E - mail：pmph @ pmph.com
购书热线：010-59787592　010-59787584　010-65264830
印　　刷：北京铭成印刷有限公司
经　　销：新华书店
开　　本：787×1092　1/16　　印张：22
字　　数：535 千字
版　　次：2018 年 6 月第 1 版　2018 年 6 月第 1 版第 1 次印刷
标准书号：ISBN 978-7-117-24870-9/R·24871
定　　价：78.00 元

打击盗版举报电话：010-59787491　E-mail：WQ @ pmph.com
（凡属印装质量问题请与本社市场营销中心联系退换）

（按姓氏笔画排序）

于子茹（中国医学科学院药物研究所）　　　孙　文（澳门大学）

万子睿（北京朝阳医院）　　　　　　　　　孙　岚（中国医学科学院药物研究所）

马寅仲（中国医学科学院药物研究所）　　　孙加琳（青岛大学附属医院）

王　喆（中国医学科学院药物研究所）　　　杜立达（香港中文大学）

王　霖（中国医学科学院药物研究所）　　　杜冠华（中国医学科学院药物研究所）

王月华（中国医学科学院药物研究所）　　　李　莉（中国医学科学院药物研究所）

王丹姝（中国医学科学院药物研究所）　　　李　婉（中国医学科学院药物研究所）

王守宝（中国医学科学院药物研究所）　　　李　超（中国医学科学院药物研究所）

王金华（中国医学科学院药物研究所）　　　李晓秀（沈阳医学院）

王真真（中国医学科学院药物研究所）　　　杨　欢（中国医学科学院药物研究所）

王晓波（中国医学科学院药物研究所）　　　杨　淬（云南民族大学）

王淑美（广州中医药大学）　　　　　　　　杨世颖（中国医学科学院药物研究所）

牛子冉（中国医学科学院药物研究所）　　　杨志宏（中国医学科学院药用植物研究所）

方莲花（中国医学科学院药物研究所）　　　杨秀颖（中国医学科学院药物研究所）

孔令雷（中国医学科学院药物研究所）　　　杨海光（中国医学科学院药物研究所）

孔祥英（中国中医科学院中药研究所）　　　杨德智（中国医学科学院药物研究所）

史明彪（北京朝阳医院）　　　　　　　　　连雯雯（中国医学科学院药物研究所）

生立嵩（中国医学科学院药物研究所）　　　吴　平（中国医学科学院药物研究所）

白晓宇（中国科学院心理研究所）　　　　　何国荣（中国医学科学院药物研究所）

邢　逞（中国医学科学院药物研究所）　　　余　洁（澳门大学）

吕　扬（中国医学科学院药物研究所）　　　应　剑（中粮营养健康研究院）

吕亚丽（北京朝阳医院）　　　　　　　　　宋修云（中国医学科学院药物研究所）

刘　河（北京朝阳医院）　　　　　　　　　宋俊科（中国医学科学院药物研究所）

刘艾林（中国医学科学院药物研究所）　　　张　文（北京朝阳医院）

闫　蓉（中国医学科学院药物研究所）　　　张　丽（中国医学科学院药物研究所）

许焕丽（首都医科大学）　　　　　　　　　张　钊（中国医学科学院药物研究所）

张　君（中国医学科学院药物研究所）　　　赵　睿（中国医学科学院药物研究所）

张　莉（中国医学科学院药物研究所）　　　赵　赢（中国医学科学院药物研究所）

张　雪（中国医学科学院药物研究所）　　　赵月蓉（中国医学科学院药物研究所）

张　雯（中国医学科学院药物研究所）　　　胡　堃（中国医学科学院药物研究所）

张友文（中国医学科学院医药生物技术　　　侯碧玉（中国医学科学院药物研究所）
　　　　研究所）　　　　　　　　　　　　宫丽丽（北京朝阳医院）

张宝喜（中国医学科学院药物研究所）　　　贺晓丽（中国医学科学院药用植物研究所）

张惠芳（中国医学科学院药物研究所）　　　秦雪梅（山西大学中医药现代研究中心）

陈　娇（中国医学科学院药物研究所）　　　袁天翊（中国医学科学院药物研究所）

陈　颖（中国医学科学院药物研究所）　　　徐律捷（中国医学科学院药物研究所）

陈　熙（中国医学科学院药物研究所）　　　高　丽（山西大学中医药现代研究中心）

陈乃宏（中国医学科学院药物研究所）　　　龚宁波（中国医学科学院药物研究所）

陈修平（澳门大学）　　　　　　　　　　　康　德（中国医学科学院药物研究所）

陈俞材（中国医学科学院药物研究所）　　　阎　雨（中国医学科学院药物研究所）

苑玉和（中国医学科学院药物研究所）　　　韩菲菲（北京朝阳医院）

林溢煌（中国医学科学院药物研究所）　　　程　笑（中国医学科学院药物研究所）

竺晓鸣（澳门科技大学）　　　　　　　　　温　路（中国医学科学院药物研究所）

周　围（中国医学科学院药物研究所）　　　富炜琦（中国医学科学院药物研究所）

周启蒙（中国医学科学院药物研究所）　　　强桂芬（中国医学科学院药物研究所）

庞晓从（中国医学科学院药物研究所）　　　靳桂民（中国医学科学院药物研究所）

赵　艳（青岛市立医院）　　　　　　　　　楚世峰（中国医学科学院药物研究所）

赵　瑞（北京朝阳医院）　　　　　　　　　雷甜甜（中国医学科学院药物研究所）

天然产物是人类赖以生存的主要物质基础。人类自数千年前就曾尝试用天然的动物、植物和矿物与疾病作斗争，包括除瘟疫、治病、疗伤、止痛乃至提高性功能，繁衍后代，但直至近代才真正开始在科学意义上研究天然药物。先是化学家从植物中提取有效成分，由生理学家和药理学家观察和证明化学成分的药效与毒性，如吗啡、阿托品、毛果芸香碱、麦角碱等。植物药研究及其应用极大的影响和推动了化学治疗药物和抗生素的研究和生产，使天然药、合成药和抗菌药三足鼎立，成为药物的主体。科学家以药物为工具，为受体学说和化学突触传递理论等的确立作出了重要贡献。人体内器官的成熟和生理功能的维持决定于内源性活性物质如神经递质、激素、细胞因子等的作用及其调控。所有这些内源性活性物质几乎都可在天然产物中找到，说明天然产物库包罗万象，是制备药物取之不尽、用之不竭的源泉。

本书收录的天然小分子药物仅仅是在各国药典中收录的来自于植物的品种，并不能代表全部天然药物，但仍具有世界性意义。因为世界各国药学工作者均可以从中受益、借鉴、吸取智慧。认真拜读本书初稿，我欲指出它所具备的几个特点：

1. 本书收录了从天然产物（包括中药）中开发出来的 120 种小分子药物。他们均经化学和药理系统研究并被《中国药典》或其他国家药典收载。对每一个药物的介绍，包括中英文名称、中英文化学名、理化性质、分子结构、剂型、适应证、来源记载、研发历程、药理作用、临床应用和综合评价等方面。内容丰富、介绍全面，符合专业人员需求，对一般读者也有知识性和趣味性。

2. 本书收录的小分子药物中不乏独特结构、独特机制、独特疗效的引人入胜、倍感神奇的药物。如获得诺贝尔生理医学奖的青蒿素是具有过氧基团的倍半萜内酯，天然界罕见，打破了过去主张"一个抗疟药必须含有氮杂环"的断言。它的作用机制也比较特殊，如药物进入红细胞释放自由基和阻断营养供应来杀灭疟原虫。在亚洲、非洲大规模临床试验中证明它对恶性疟，尤其是脑型恶性疟有显著疗效；又如从中药丹参中分离出来的水溶性成分丹酚酸被证明是一种新型"心脑血管保护剂"，兼有抑制急性和慢性神经退行性病变的作用，不但能预防心脑血管缺血性疾病、降低发病率，还能治疗脑卒中和冠心病。丹酚酸有很好的溶栓作用，但没有阿司匹林和许多溶栓剂那样的出血风险。

3. 本书收录的多数药物具有多靶点作用，用于治疗复杂性疾病，如肿瘤、炎症、糖尿病、艾滋病、神经退行性疾病等，有比单靶点药物更好的治疗作用，毒副作用小。中国在发展和应用多靶点药物方面确有很多经验值得借鉴。

4. 本书列举了传统中药的特色功能，很多中药显现双向调节作用，如人参在生理作用下，适度增加细胞内钙和 NO 水平，发挥神经保护作用，但在 Aβ 引起胞内钙超载和棉酚引起 NO 大量释放时，人参能抑制之。这些研究结果必对现代医学有所启示。

中国的天然产物资源丰富，传统医药学历史悠久，研究和开发天然药物具有独特优势。愿本书再版时能收录更多的结构新、作用机制独特、安全有效的小分子、大分子药物和多靶点药物，以飨读者。

鉴于本书内涵丰富，特点突出，相信此书出版后定能受到专业人员和广大读者的青睐。为使本书更上一层楼，还望广大读者多多进言献策，修改错误，丰富内容。

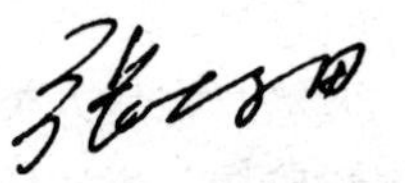

2018 年 3 月于北京

前　言

　　天然药物，是指自然界存在的用于防治疾病的各种物质，包括矿物、植物、微生物和动物。天然药物是人类最早用于治疗疾病的药物，在人类繁衍发展中发挥了积极作用。经过长期实际应用的经验积累，天然药物成为了保障人类健康的重要物质基础，也促进了医药学的形成和发展，中医药学就是中国人民长期使用天然药物通过经验积累形成的成果。时至今日，临床大量应用的化学药物，依然是来自于天然产物。人们通常将用于治疗疾病的、来源于天然物质的小分子化合物也称作天然药物。

　　在天然药物应用的漫长历史过程中，人们对药物的要求也不断变化和提高，特别是随着医疗实践中用药经验的积累和临床治疗需求的变化，促进了天然药物的发展。医药学家为了获得理想的药物、实现更佳的治疗效果，对这些作为药用的天然产物进行了持续不懈的研究、加工和处理，促进了新型天然药物的出现，推动了药学的进步。我国传统药物中的饮片、成药和现代制剂的研发也都是药学进步的重要体现。

　　现代医药科学的发展，推动了对药物的作用物质基础和药物作用机制的深入认识。特别是随着现代药物化学的进步，大批分子结构清楚的物质作为药物用于临床，其物质基础从一般天然产物发展到了分子水平，现代药物在分子水平的作用成为药物的基本特征。从此，天然药物的发展进入了新的阶段，一批从天然产物中分离纯化获得的小分子药物在临床上显示出重要的治疗作用，也推动了从天然产物中获得具有药用价值的化合物的现代药物研究。

　　医药科学的进步、生命科学的发展、生物学的突破为药物研究提供了新的理论基础和技术支撑。人们在分子水平认识药物作用，探索和发现新的药物，取得了显著成绩，新型药物不断出现。特别是来源于天然产物中的各类化合物，包括生物大分子等的不断出现，丰富了药物研发的资源，为临床治疗疾病提供了更多的新型药物，也产生了积极作用和良好效果。因此，现代认识的天然药物主要是指来源于天然物质的、分子结构清楚的药物。例如来源于矿物质的无机化合物和微量元素、来源于微生物的抗生素、来源于微生物和动物的生物大分子，以及主要来源于植物的小分子化合物。

　　本书以来源于植物的小分子化合物为研究对象，收集了从植物中分离获得的小分子药物，重点回顾这些药物的发展历史和药物特点，认识这些来自于天然产物的小分子药物的作用机制，为临床用药提供支撑，并通过对这些药物的研发过程进行总结，期望为天然产物药物的研发提供借鉴。

　　1. 天然药物是人类防治疾病的重要物质　现代天然药物是相对于人工合成的化学药物而命名的。所谓天然药物就是在自然界存在的药物，尽管这些药物可以通过人工的方法

7

获得，但这些化合物是存在于天然的物质之中，我们仍可以将其称为天然药物。在现代药物研究中，人们通常根据物质的结构特点，将药物分为大分子药物和小分子药物，这种划分显示了药物的物质结构基本特性，对于研发具有指导意义。因此，天然药物也必然存在小分子药物和大分子药物，如动物体内提取制备的激素类药物可以认为是小分子药物，而动物体获得的蛋白质类物质如胰岛素，则是大分子药物。这种分类方法也就是对药物物质本质的认识。目前临床应用的化学药物主要是小分子药物。

大分子药物结构复杂，多数来源于天然产物，包括植物、动物以及微生物。近年来，通过多种技术的应用和整合，尤其是人工设计和生物合成技术的应用，获得了大批大分子药物，如抗体类药物、蛋白质类药物、多肽类药物、多糖类药物、DNA 或 RNA 等，在临床应用中取得良好效果。随着生命科学和生物学技术的迅速发展，生物大分子药物的研发将成为现代药物研发最为迅速的重要发展领域。

目前临床上常用的药物依然以小分子化学药物为主，这类化学药物经过两个多世纪的发展，种类和数量繁多，在治疗各种疾病中表现出突出的治疗效果。这些化学药物作用机制研究比较深入，并在长期临床应用实践中积累了丰富的应用经验，成为现代医药科学治疗疾病的物质基础。

迄今为止，临床上应用的小分子药物根据其来源途径大约可以分为 3 类，一是天然形成的小分子药物，是通过分离纯化等技术手段，直接从天然产物中获得的小分子化合物；二是在天然小分子药物的基础上经过结构改造和优化制备的药物，这类药物目前在所有使用的药物中占有相当大的比例；三是通过化学技术方法合成获得的小分子药物。由此可见，天然化合物资源不仅可以直接成为药物，其提供的结构信息在药物研发中也具有重要意义。因此，研究天然小分子药物的发展历程，对于发现新药具有非常重要的意义。

化学技术方法的发展和进步为天然产物药物的研究提供了强大的技术支撑，科学家可以从天然产物中获得更多结构新颖、作用显著、发展前景好的天然化合物，也可以通过这些天然化合物提供的化学结构信息和生物活性信息，对这些化合物进行结构改造和优化，获得更多适合临床治疗疾病的重要药物。

2. 天然产物资源是现代药学发展的基础　天然小分子药物是自然界存在的物质，其来源可分为矿物、植物、微生物和动物等，这些天然小分子药物不仅可以直接作为药物使用，在其基础上进行结构改造还是新药发现的重要途径。天然产物资源为现代药物研发提供了重要的物资资源。

（1）矿物来源的天然小分子药物：矿物来源的药物多为无机化合物，除人们认识到的用于微量元素缺乏疾病治疗的特定元素外，一些生理活性显著的矿物质也被用于治疗疾病，成为重要药物。如三氧化二砷治疗白血病，碳酸钙用于补充钙元素，铁的化合物用于治疗缺铁性贫血等。大量化学元素如锌、铜、硒、汞、锰等，也有制剂应用于临床。

在我国传统医药学中，就记载了大量的矿物质类药物。这些药物不仅在传统医药学发展过程中占有重要地位，在临床治疗实践中也发挥了积极作用。我国经典药学专著《神农本草经》中就记载了矿物药 46 种，如雄黄、砒霜、石膏等，这些传统药物多数至今仍在使用。

（2）微生物来源的天然小分子药物：在现代化学药物发展史中，微生物来源的药物具有特殊的重要地位，不仅药物的种类和数量占有极大的比例，其在人类与疾病进行斗争中发挥的治疗作用也是极其突出的。特别值得提出的是：抗生素的发现，开辟了从微生物获得药物的新领域，从细菌感染性疾病中挽救了无数生命，是人类防治疾病中的伟大创举。抗生素不仅广泛用于治疗细菌感染性疾病，在抗病毒、抗肿瘤等方面，也发挥着重要作用。人们除了从微生物中获得了大量抗生素，也获得了众多作用广泛的新型药物，如来自于真菌（如灵芝、虫草、茯苓、麦角等）的调节机体机能的药物等，为人类健康做出了突出贡献。

微生物在药学中的应用历史悠久，不仅一般的真菌类可以药用，一些细菌甚至致病菌也可为人类所用。微生物来源的小分子化合物不仅具有化学结构多样性，而且其生理和药理活性也是多方面的，是获得药物的重要资源。

（3）动物来源的天然小分子药物：人类在几千年前就认识到动物体内的一些物质可以用于治疗人类疾病，是临床应用最早而且发挥重要作用的药物，也是当前治疗重大疾病不可缺少的药物，如肾上腺素、糖皮质激素、垂体后叶素、多巴胺等，都是极其重要的治疗药物。除了这些小分子化合物药物之外，生物体内的大分子物质也在疾病治疗中发挥重要的作用，如胰岛素的发现和应用，就是典型的实例。随着科学技术发展，采用现代分子生物学技术手段，获得了大批人工制备的"天然物质"，如蛋白质类、多肽类、多糖类、核苷酸类以及抗体类物质等。这些生物来源的药物，已经成为现代药物研究的重要内容。

在传统药物中，动物来源的药物也占有重要地位，《神农本草经》中记载的动物药有67种。动物来源的药物多数经过了提取和制备，其中有相当部分属于大分子药物，也是现代生物技术药物研究的重点内容。动物来源的小分子药物也具有重要价值，特别是激素类药物和神经递质药物的发现，不仅为临床提供了新型药物，而且推动了药学理论的进步。糖皮质激素的发现和应用不仅挽救了众多危重患者的生命，更促进了对激素调节机体过程的认识。以肾上腺素和乙酰胆碱为代表的来源于动物的小分子药物，同样开辟了新的生命科学研究领域，改善了很多严重疾病的治疗效果，如高血压、糖尿病等。

（4）植物来源的小分子药物：来自于植物的天然小分子化合物具有种类繁多、结构多样、活性明确、资源丰富的特点，一批药理作用较强、临床疗效显著的植物来源的天然小分子药物在临床上广泛应用，在人类防病治病过程中发挥了重要作用，更受到了药物研究人员的特别重视，也是本书的论述内容。

由于植物的种类众多，从中获得的具有药用价值的小分子也就非常丰富，而且成为天然药物的主要来源。为此，围绕植物来源的小分子药物，我们编撰了《天然小分子药物——源自于植物的小分子药物》一书。

2015年诺贝尔生理学或医学奖授予了中国科学家屠呦呦，以表彰她在研究发现青蒿素方面做出的突出贡献，这一奖项更引起人们对天然植物来源小分子药物开发的重视，使植物来源小分子药物研究成为药学科学特别关注的重要研究领域。

目前临床上使用的天然小分子药物都经过了漫长的研发过程，如同青蒿素一样，每一个药物的研发都经过了艰难的探索过程和认识过程，都代表着医药科学的发展和进步。因此，总结临床上应用或曾经应用的来自于植物的天然小分子药物的作用特点和研发历程，对于新药研发具有重要的借鉴作用和参考价值，对于全面评价天然药物的特点和应用前景具有重要的指导意义。

3. 天然小分子药物的研发过程凝聚了人类的智慧 天然小分子药物的发展历程记载了人类与疾病斗争的经验和智慧，每一个药物的发现，都经历艰难的探索过程，甚至经历了漫长的发展过程。这些研发过程不仅在技术上对我们进行新药研究具有重要的借鉴价值，而且在认识和理论上也具有极其重要的意义。

以青蒿素为代表的，从传统药物中发现和研发天然小分子药物的成功，展示了我国传统医药学发展过程中的成就，证明了传统药物的有效性和物质基础的可控性，具备了现代药物理念的要求。特别是青蒿素的研发过程，更给予我们更多启示。药物研发过程是艰难的，而人类对药物的需求是永恒的，因此，寻找和探索新药是永无止境的事业，借鉴前人的成功经验、失败教训，可以让我们在新药研发中提高工作效率。

技术进步是实现药物研发的重要保障条件。早期对天然小分子药物的研究面临众多困难，无论是分离提取、分析鉴定、活性评价，都需要相应的技术支撑。目前临床应用的天然小分子药物，有很多都是经过了十几年甚至数十年的努力才认识到其化学本质和化学结构，如二甲双胍、紫杉醇、长春碱等，都经历了漫长的过程。而现代分离技术、纯化技术、分析技术等已经发生了巨大变化，获得天然小分子的技术手段已有长足进步。在现有条件下，获得天然小分子化合物的难度已经显著降低，但是，如何发现更好的药物，依然是我们需要考虑的科学问题。

科学的研究方法和正确的指导思想是推动研发成功的重要条件。如何认识天然药物和研发天然药物，历史的经验具有重要的借鉴价值。例如维生素 C 的发现，就经历了漫长的过程。首先，人们通过对大批海员死亡原因的分析，认识了人类缺乏含有抗坏血酸的食物就会产生坏血症；在此基础上人们又认识到水果和蔬菜与这一疾病密切相关。尽管如此，人们在防治这一疾病的过程中仍然不能避免地形成错误的指导思想，将坏血症的病因归结为身体的"酸"的缺乏。根据这一指导思想，也就曾得出了荒唐的治疗方案，让出海的海员服用稀硫酸或醋酸来预防坏血症，不仅使更多的人死于这种疾病，也使抗坏血酸的发现晚了上百年。可见，正确的思维方式和指导思想是新药发现和研发成功的基础。

天然小分子药物研究的历史承载着人类探索医药科学的智慧、知识、经验、技术和精神，对我们进行药物研究具有重要的参考价值和借鉴意义。

4. 来源于植物的小分子药物是天然药物的代表 人类使用植物作为药物防治疾病已有历史悠久，在古代文明出现的同时，就有了应用植物治疗疾病的经验，在世界各文明古国的文献中都有记载。这主要是由于植物比其他物质更易于获得，而且植物种类繁多，可以产生的作用各不相同，成为重要的药物资源。

植物中的小分子化合物为植物的次级代谢产物，这些小分子化合物的生成和代谢过程反映了生命过程的重要环节，本身就具有一定的生物功能，这些功能也可以通过某种途径在人的机体中得以表现。特别是有些小分子在植物中就具有重要的功能，这些化合物通常也可以表现出重要的药理作用。

以植物中的小分子化合物作为药物研发的基础，具有资源丰富，来源可靠的特点，无论自然采集或是人工种植，都能够保证较好的可获得性，保证了物质的可及性。

研究植物来源的小分子药物需要复杂的技术方法和科学理论，涉及多个学科和多个领域，如植物学、化学、生物学、生命科学等，是科学技术进步的重要体现。开展植物来源小分子化合物的药物研发，可以提升药物研究的整体科技水平。

5. 关于本书的特点和说明

（1）本书收录的药物具有以下特点：①曾经在临床上作为药物使用，主要指在中国、美国、英国、日本等国的药典或国家标准中收录或曾经收录的药物，包括曾经在临床使用，后来由于出现了更好的替代药物而退出临床的药物；②直接来源于植物，并没有经过结构改造的小分子化合物，或经过简单改造而不改变其基本性质的药物；③由多种来源于植物的小分子组成的成分明确的药物。此外，本书还收录了部分目前尚未直接作为药物使用、但药典作为对照品或标准品收录的小分子化合物。我们希望通过对这些药物作用特点和研发过程的讨论，展示来源于植物的小分子药物对现代药学发展的促进作用，为药学领域有关研究人员提供植物来源天然小分子药物的概况。

（2）本书共收集 120 种药物，根据药物的主要临床用途，全书分为 7 章，第 1～5 章分别为防治心血管疾病的药物、防治神经精神系统疾病的药物、防治免疫炎症相关疾病的药物、抗肿瘤药物、抗寄生虫及细菌感染疾病的治疗药物，第 6 章为维生素类，第 7 章主要收集了在药典中收集作为对照品但没有作为药物使用的化合物。上述分类仅仅是为了阅读方便进行的简单划分，实际上有些药物具有多方面的药理作用，也只能在一个章节中体现，分类可能不尽合理，但在具体描述时还是根据药物的特点进行描述。维生素类只收集了来源于植物的维生素，并不能反映出维生素的全貌。对于同一类的药物，则按照中文名称的首字笔画排序，而对于同一植物中发现的一种以上的药物，则在其代表药物中一并介绍，以利于读者从整体上了解该植物的研究概况。此外，对于来源于多种植物中的同一个小分子药物，则仅仅介绍最早发现并作为主要来源的植物。

（3）本书对每一种药物的介绍均包括中、英文名，别名，中、英文化学名和化学结构，理化性质，剂型与适应证，来源记载，研发历程，药理作用，临床应用，综合评价以及参考文献等内容。每个药物均注明收载该药的药典，并简要介绍理化性质。对于每个药物，重点介绍其研发历程和药理作用，以加深读者对该药物的理解。每个药物的介绍之后均附有不超过 10 篇的参考文献，主要引用最早发表的文章、研究过程中最重要的文章以及新进发表的最新研究进展，以帮助读者了解该药物研究的全过程。

（4）本书由工作在药学及药理学科研、教学和临床一线的研究人员撰写，数易其稿，每个药物的内容一般在 3000 字以内，力求做到简洁明了，又能够准确表达药学知识，为工作在药学教学、科研和临床的人员提供内容简洁的参考资料。

本书收集的药物范围仅仅局限在来自于植物的小分子药物，而没有收录其他来源或其他类型的天然药物。由于作者的水平有限，书中定有疏漏和错误之处，尚乞读者不吝指正。

杜冠华

于北京先农坛

2018 年 1 月

第一章　防治心血管疾病的天然小分子药物

第二章　防治神经精神系统疾病的天然小分子药物

第三章　防治免疫炎症相关疾病的天然小分子药物

第四章　抗肿瘤的天然小分子药物

第五章　治疗寄生虫、细菌感染疾病的天然小分子药物

第六章　维生素类天然小分子药物

第七章　药典收录的相关天然小分子化合物

第一章

防治心血管疾病的天然小分子药物

人类身体的所有功能和状态都依赖于心血管系统功能，而心血管系统也是人类最易于发生疾病的系统之一。更为重要的是，心血管系统疾病不仅影响机体的功能状态，而且可以直接威胁到生命。因此，心血管疾病是人们特别关注的疾病。

由于心血管疾病危害巨大，人们对该类疾病的治疗也特别重视。无论历史悠久的传统中医药学，还是现代西方医学，都将心脏和血液相关的疾病作为关系生命的重大疾病，治疗心血管系统疾病的药物因此也备受关注。传统中医药学早在2000多年前形成的"活血化瘀"理论就是治疗心血管疾病的重要理论依据，而西方医学形成于1000多年前的《医典》中也以"四行体液"关注了心血管疾病。防治心血管疾病的药物也一直受到历代医药学家的关注和重视。

现代医学的发展，特别是现代化学以及相关技术的发展，使人们能够在传统用药基础上，在植物、动物以及其他自然存在的治疗疾病的物质中，发现药理作用显著的化合物，从而推动了现代药学的发展。

在天然小分子药物的发展过程中，防治心血管疾病的药物是最早发现的药物类型之一，也是发现最多的药物种类。从治疗心力衰竭的强心苷类药物的发现，到治疗多种心血管疾病的大量药物的应用，不仅丰富了心血管疾病治疗的药物种类，开拓了对心血管疾病的病理认识，也带动了天然药物的研究进展。

心力衰竭是死亡率很高的疾病，也是严重危害人类健康的疾病，在医疗实践中发现的强心苷类（注：这类药物早期命名为"甙"，到20世纪末叶国内部分化学工作者建议用"苷"，二者含义无差异）药物，不仅挽救了大量心衰病人的性命，而且带动了药学工作者对强心药物的研究，一批具有强心作用的天然产物和经过化学结构修饰的化合物应用于临床。其中天然小分子化合物就有多种，如地高辛、羊角拗苷、洋地黄毒苷、毛花洋地黄苷丙等。强心药物的广泛应用，也推动了对心力衰竭这一疾病的临床研究，在疾病的病理机制、治疗理论、药物应用等多方面均取得了巨大进步，提高了心力衰竭的临床治疗效果。但是，天然强心药物具有突出的缺陷就是毒性显著，安全窗口窄，一般有效剂量就已经接近了中毒剂量，临床应用存在风险和困难。为此，全球科学家进行了长期大量的研究，但是，至今也没有发现更为理想的强心药物，不能不说是药物研究中的遗憾。

对于强心苷类药物的长期研究，证明了这些天然药物不仅具有强心作用，而且具有改变心率的作用。通过对影响心率作用的机制研究，也提高了对药物电生理作用的认识，推动了抗心律失常药物的研究。天然抗心律失常药物的发现，开辟了抗心律失常药物研究新领域。除强心苷类药物影响心脏电生理活动外，奎尼丁成为抗心律失常药物重要的代表，其他具有抗心律失常作用的药物如粉防己碱等，也得以应用。

影响心血管功能的天然产物很多，特别是对心血管系统慢性病理变化具有抑制和调控作用的天然产物大量用于临床，如治疗心肌缺血的药物，改善血液供应的药物等等，在心血管疾病的治疗中发挥了积极作用。这类药物（如川芎嗪、丹参酮ⅡA、环维黄杨星D、葛根素、大豆黄素、阿魏酸、芦丁等）多数是从具有活血化瘀功能的中药中提取的，对于认识中药作用的物质基础提供了重要的依据。

特别需要指出的是改善微循环的药物山莨菪碱的临床应用，不仅推动了对病理组织微循环状态的研究，通过解除平滑肌痉挛以及急性微循环障碍，在感染中毒性休克的抢救中发挥重要的作用，挽救了无数人的生命。

在抗高血压药物研究方面，利血平以及西萝芙木碱等化合物的发现和临床应用，促进了对高血压的发病机制和药物降压作用机制的认识。

在血液系统的调控药物中，天然小分子药物的发现带动了一个领域的研究。二甲双胍的降血糖作用，虽几经周折，最终成为治疗糖尿病的重要药物，在临床上广泛应用，也推动了新型降糖药的研究和开发。洛伐他汀的发现和应用，开辟了调节血脂药物研发和应用的新时代。双香豆素等药物的强大药理作用，也使之成为临床治疗的重要药物。

目前，防治心血管疾病药物种类繁多，疗效显著，是现代医药科学发展的代表性成就。这些突破性进展与天然药物的应用和研发关系密切，特别是防治心血管疾病天然药物的现代研究过程，也为我们提供了宝贵的经验和知识。回顾这些药物的研发和临床应用过程，将有助于推动新药的研发。

（杜冠华）

二甲双胍
Metformin

山羊豆

【中文别名】 甲福明，格华止。

【英文别名】 Dimethylbiguanide，Diabex。

【中文化学名】 N，N-二甲基亚氨基二羰基二酰胺。

【英文化学名】 N，N-Dimethylimidodicarbonimidic diamide。

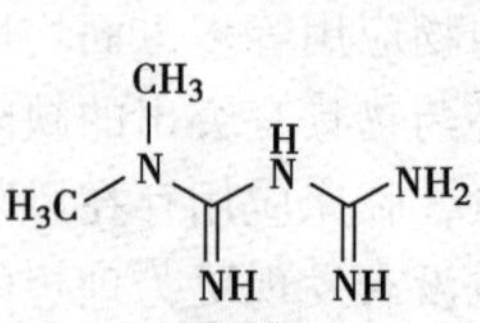

二甲双胍

分子式：$C_4H_{11}N_5$，分子量：129.16，CAS 号：657-24-9。

二甲双胍衍生物有：

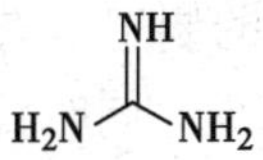

胍（guanidine） 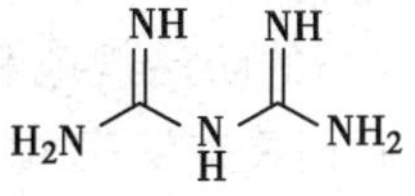　　双胍（biguanide） 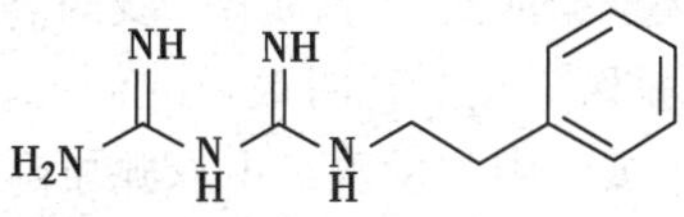　　苯乙双胍(phenformin)

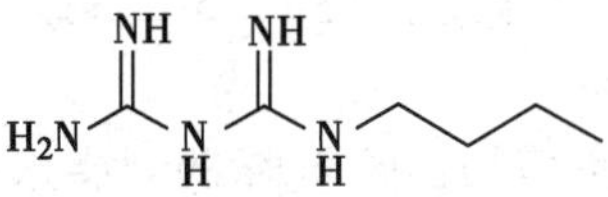

丁双胍(buformin) 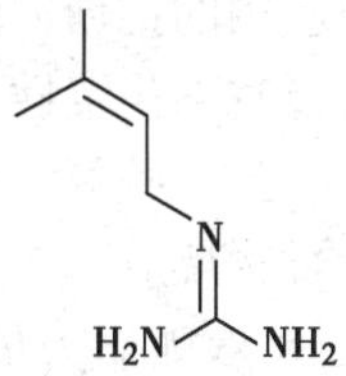　　　　　山羊豆碱（galegine）

【理化性质】 本品为白色结晶或结晶性粉末，无臭；水中易溶，在甲醇中溶解，在乙醇中微溶，在氯仿或乙醚中不溶；熔点223~226℃。

【剂型与适应证】 本品收载于《中华人民共和国药典》（以下简称为《中国药典》）2015年版；《英国药典》2017版；《美国药典》40版；《日本药典》17版；《欧洲药典》9.0版。

临床主要剂型为口服制剂，其中包括普通片（胶囊）、肠溶片（胶囊）和缓释片（胶囊）。适应证首选为单纯饮食控制及体育锻炼治疗无效的2型糖尿病。另外与胰岛素合用，可减少胰岛素用量，防止低血糖发生。还可与磺酰脲类降血糖药合用，具协同作用。

【来源记载】 二甲双胍及其降糖作用的研究源于植物山羊豆，又名法国丁香（*Galega officinalis* L.，French lilac）。它原产于中东地区，被引种到欧洲，后作为牧草和装饰性植物遍布世界各地，包括中国。早在中世纪的欧洲，人们发现山羊豆可以缓解糖尿病的典型症状——多尿。在中世纪，山羊豆植株被用来治疗多种疾病，并发现它能使牲畜出现中毒症状。山羊豆目前仍作为植物药在应用，主要用于糖尿病、利尿、保肝、助消化和催奶等。在我国，山羊豆始载于《中国种子植物科属辞典》，主治消渴，但毒性较大，因此传统中草药少用于临床。

【研发历程】 二甲双胍是从植物山羊豆中提取获得的双胍类化合物，早在20世纪20年代初就被英国学者确定了化学结构。1922年由Werner和Bell等人在爱尔兰都柏林三一学院首次合成了二甲基双胍[1]。1929年Slotta和Tschesche发现了二甲双胍的降糖作用[2]。但因为胰岛素和其他抗糖尿病药物在临床应用，二甲双胍降糖作用的药理学发现并没有得到重视。直到20世纪50年代，法国糖尿病学家Jean Sterne通过对山羊豆碱的研究，进一步证明二甲双胍的降血糖作用，并第一次将该药应用于糖尿病患者，该研究成果于1957年发表[3]。1958年二甲双胍出现在英国国家处方集中并开始销售。与此同时降糖作用强大的苯乙双胍和丁双胍也分别上市。由于二甲双胍降糖作用较弱，几乎没有什么竞争力。临床应用发现，苯乙双胍和丁双胍引起乳酸酸中毒的风险较高，且死亡率也较高。到20世纪70年代末，苯乙双胍几乎完全退出了市场，同属于双胍家族的二甲双胍也受到波及，一度被建议退市。

在20世纪70年代后期，英国开展了一项糖尿病前瞻性（UKPDS）研究，最终使二甲双胍成为 2 型糖尿病治疗的第一线药。该项研究从 1977 年开始到 1997 年结束，之后又随访 10 年，是医学史上耗时最长的研究，对糖尿病的防治规范和指南的制定具有极大的影响。在这个试验中，发现二甲双胍可降低糖尿病相关并发症风险达 32%。同时首次证实二甲双胍强化治疗在降低血糖的同时还具有心血管保护作用，这一效应在肥胖患者中尤为明显[4]。1994 年，二甲双胍作为治疗 2 型糖尿病药物被美国 FDA 批准。目前，二甲双胍已成为世界上最为普遍应用的抗糖尿病药物。

针对二甲双胍的吸收不稳定性，化学家们也进行了一系列结构改造和修饰工作。如二甲双胍与羰基化合物、酯、酰氯、醛生成三嗪化合物，与 1，3-二酮类化合物反应生成嘧啶化合物，与二硫化合物反应成 C-S 偶联产物等。

【药理作用】　二甲双胍作为传统抗糖尿病药物，除可降低糖脂水平外，还具有调控细胞生长、抗炎、抗衰老等多种作用。其作用机制主要涉及抑制肝糖质新生，激活腺苷酸活化蛋白激酶（AMPK），调控线粒体功能等。

1. 改善胰岛素抵抗，降低血糖水平　双胍类药物的主要药理作用是通过减少肝脏葡萄糖的输出和改善外周胰岛素抵抗而降低血糖。二甲双胍抑制高血糖主要是通过抑制肝脏糖的产生（肝糖质新生），增加肌肉对葡萄糖摄取来实现的。2 型糖尿病患者肝脏糖质新生的速度是平常人的 3 倍，二甲双胍则可有效抑制该过程。二甲双胍降低血糖的分子机制涉及抑制线粒体呼吸链复合物 I，激活 AMPK，抑制胰高血糖素诱导的环单磷酸腺苷（cAMP）水平升高，活化蛋白激酶 A（PKA），抑制线粒体磷酸甘油脱氢酶（mGPD），促进胰岛素与胰岛素受体的结合，诱导葡萄糖转运蛋白（GLU4）增强因子的磷酸化等[5]。胰岛素抵抗与多囊卵巢综合征发生关系密切，二甲双胍治疗可恢复卵巢功能，增加排卵，调整月经周期，降低雄激素水平，从而改善多囊卵巢综合征临床症状。

2. 调控脂质代谢，降低体重　二甲双胍可以降低血液循环中的甘油三酯，改善肝脂肪变性；促进 VLDL-甘油三酯的摄取和棕色脂肪组织的脂肪酸氧化，抑制脂肪生成，该过程可能与 AMPK 的激活相关[6]。AMPK 可磷酸化乙酰辅酶 A 羧化酶（ACC），抑制乙酰辅酶 A 转化为丙二酰辅酶 A。丙二酰辅酶 A 是脂肪酸生成的前体物质，并且是脂肪酸转运到线粒体进行氧化的变构抑制剂。

3. 防治肿瘤　流行病学研究证实，二甲双胍可降低 2 型糖尿病和非糖尿病患者多种肿瘤发生风险，降低肿瘤相关死亡率[7]。二甲双胍对多种肿瘤也有治疗作用。其抗肿瘤作用可能是通过降低血清胰岛素和胰岛素样生长因子-1（IGF-1）水平，或激活 LKB1/AMPK，进而阻断哺乳动物雷帕霉素靶蛋白敏感型复合体 1（mTORC1）信号通路实现的。

4. 抗衰老　抗衰老作用是二甲双胍新作用的重大发现[4]。经 FDA 批准目前正在进行二甲双胍抗衰老作用的 4 期临床试验[8]。研究提示二甲双胍抗衰老作用与线粒体密切相关。通过线粒体功能调控激活 AMPK，抑制 mTOR，从而降低细胞能量消耗；改变细胞的氧化应激状态；降低组织器官的炎症水平；减少生长因子水平及细胞增殖。上述作用联合，增加健康阶段并实现长寿。

5. 其他作用　研究表明，二甲双胍可预防 2 型糖尿病的发生。对于高体重指数的年轻人，二甲双胍的预防作用比生活方式控制更加有效。另外二甲双胍具有改善和预防血管疾病、抗炎、改善线粒体功能及抗氧化等作用。

二甲双胍具有亲水性，以主动运输的方式分布到细胞中。口服后吸收迅速，快速分布到各个组织，主要分布在肝脏、胃肠道和肾脏。

【临床应用】　二甲双胍在临床上主要作为口服降糖药使用，是治疗 2 型糖尿病的一线药[9]，特别适用于肥胖且肾功能正常的患者。二甲双胍也被用于治疗其他与胰岛素抵抗相关的疾病如多囊卵巢综合征（PCOS）等。此外，还包括非酒精性脂肪性肝病、肿瘤、肥胖、骨质疏松及炎症等的治疗。

二甲双胍很少引起不良反应，最为常见的不良反应为胃肠道不适，少见的情况是低血糖反应。在服用过量或存在禁忌证候的情况下可能出现乳酸中毒反应。

【综合评价】　二甲双胍药物应用历史较长，抗糖尿病临床应用效果确切并且安全，其临床需求较大。随着越来越多的除降糖以外的新作用的发现，其应用前景会更加看好。

（杨秀颖　杜冠华）

【参考文献】

［1］ Werner A，Bell J. CCX1V. The preparation of methylguanidine and of ââ-dimethylguanidine by the interaction of dicyanodiamide and methylammonium and dimethylammonium chlorides respectively［J］. Chem Soc Transact，1922，121：1790-1794.

［2］ K. H. Slotta，R. Tschesche. Uber Biguanide. II. Die Blutzuckersenkende Wirkung der Biguanides［J］. Berichte der Deutschen Chemischen Gesellschaft B：Abhandlungen，1929，62：1398-1405.

［3］ Bailey CJ，Day C. Metformin：its botanical background［J］. Practical Diabetes International，2004，21（3）：115-117.

［4］ Hall SS. A Trial for the ages［J］. Science，2015，349（6254）：1274-1278.

［5］ Madiraju AK，Erion DM，Rahimi Y，et al. Metformin suppresses gluconeogenesis by inhibiting mitochondrial glycerophosphate dehydrogenase［J］. Nature，2014，510（7506）：542-546.

［6］ Geerling JJ，Boon MR，van der Zon GC，et al. Metformin lowers plasma triglycerides by promoting VLDL-triglyceride clearance by brown adipose tissue in mice［J］. Diabetes，2014，63（3）：880-891.

［7］ Morales DR，Morris AD. Metformin in cancer treatment and prevention［J］. Annu Rev Med，2015，66（1）：17-29.

［8］ ClinicalTrials. gov［Internet］. Identifier NCT00287391，Metformin in Longevity Study（MILES）；2015 Feb 24.

［9］ Inzucchi SE，Bergenstal RM，Buse JB，et al. Management of hyperglycaemia in type 2 diabetes，2015：a patient-centred approach. Update to a position statement of the American Diabetes Association and the European Association for the Study of Diabetes［J］. Diabetologia，2015，58（3）：429-442.

八厘麻毒素
Rhomotoxin

闹羊花

【中文别名】　棳木毒素。

【中文化学名】　（6R）-2，2，6，10-四甲基-4a，7-甲醇庚［6，7］azuleno［2，3-b］环氧基-2a，3，6，10，11-戊烷。

【英文化学名】 (6R)-2，2，6，10-tetramethyl-4a，7-methanol heptyl［6，7］azuleno［2，3-b］epoxy-2a，3，6，10，11-pentyl alkyl。

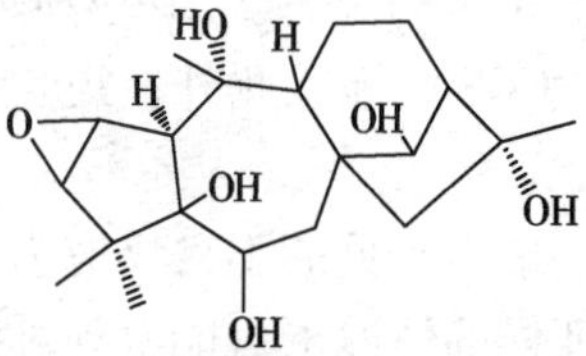

八厘麻毒素

分子式：$C_{20}H_{32}O_6$，分子量：368，CAS 号：4720-09-6。

【理化性质】 八厘麻毒素为白色结晶或结晶性粉末，在水、丙酮和三氯甲烷中微溶，在乙醚或石油醚中几乎不溶。熔点：265~268℃。比旋度：本品加乙醇制成 1ml 含有 10mg 的溶液，比旋度为-60°~-50°。

【剂型与适应证】 本品收载于《中国药典》1977 年版。

目前临床使用剂型有：注射液：1mg/ml。片剂：每片 0.25mg。八厘麻毒素为强效、速效降压药，有显著的减慢心率和降低血压的作用。用于各种室上性心动过速和高血压。

【来源记载】 八厘麻 *Fructus Rhododendri* 为杜鹃花科植物羊踯躅 *Rhododendron mone* (Bl) G. Don 的干燥果实，别名闹羊花头、闹羊花实、六轴子、闹羊花子，主产于江苏、湖北、江西[1]。

《本草纲目》记载羊踯躅可用于腰脚骨痛、手臂痛等，有大毒。近代研究认为羊踯躅主要有毒成分为八厘麻毒素类，且在果实中的含量比花中的含量高。其主要药理作用为降低血压、减慢心率，大剂量可引起中毒死亡[2]。八厘麻毒素目前已制成针剂、片剂，味苦、辛，性温，有大毒。有活血散瘀、镇痛的功能。用于跌打损伤、风湿痹痛。用量 1~2g。八厘麻毒素易使心率减慢、血压下降，孕妇慎用。副作用以烧灼感、麻木感为多见，其次为头晕、口干、恶心、呕吐、眼花、胸闷、心跳缓慢、血压过低、重度烧灼麻木感等。

【研发历程】 武汉医学院第一附属医院的邓道济等人基于八厘麻能够减慢心律和降低血压的作用，于 20 世纪 70 年代初对中草药"八厘麻"进行了研究，从八厘麻果实中提取其结晶，后又通过动物试验及临床应用，取得初步结果[2]。

八厘麻毒素是从杜鹃花科植物羊踯躅成熟果实中提取的有效成分，经分离纯化制得白色针状结晶，结构鉴定是由 C_5-C_7-C_6-C_5 四环骈合而成的二萜类化合物。其生物活性与分子的立体专一性和疏水性密切相关，结构中的 5β-羟基、6β-羟基、2，3-环氧基团可影响其生物活性，尤其后者对其生物活性有重要影响[3]。

初步药理作用研究显示，去除 2，3-环氧结构的八厘麻毒素有较明显的收缩血管平滑肌、提高动脉血压的作用，同时不影响心率及心室不应期，而无八厘麻毒素原有的降压、减慢心率及延长心室不应期的作用，表明 2，3-环氧基团确实为八厘麻毒素药理作用的重要结构。

将八厘麻毒素乙酰化得到单醋酸酯（即日本杜鹃素Ⅱ）。八厘麻毒素与日本杜鹃素Ⅲ共熔点不下降（284~286℃），红外光谱及硅胶薄层层析 R_f 值一致。因此鉴定八厘麻毒素即日本杜鹃素Ⅲ[4]。

【药理作用】 八厘麻毒素的药理作用主要表现为三个方面：①镇痛作用：用果实研成细粉或作混悬液、浸剂、醇剂，对小鼠均有镇痛作用[2]；②对心血管系统的作用：八厘麻毒素有长期降低血压、减慢心率的作用。静息心率加快是高血压等心血管疾病预后不良的标志，八厘麻毒素可以降低静息状态心率；③肾脏保护作用：八厘麻毒素具有良好的降压、减慢心率与肾脏保护作用，其机制可能与降低血管紧张素Ⅱ（AngⅡ）含量，升高内皮型一氧化氮合成酶（eNOS）含量以及减慢心率有关[5,6]。

小鼠静脉注射八厘麻毒素后血药浓度随时间延长急剧下降，6小时几无残留。八厘麻毒素迅速由血液循环分布到各脏器，5~15分钟达高峰，以胆囊（包括胆汁）最甚，肝脏和肾脏次之。其顺序为胆囊（包括胆汁）、肝、肾、甲状腺、胃、肾上腺、心、肺、脑。八厘麻毒素主要由肾脏和消化道排出体外，尿液中原型多于粪便，临床观察患者用药后对胃有刺激作用。一定量的八厘麻毒素也进入甲状腺和肾上腺腺体。脑组织含量很少，表明八厘麻毒素不易通过血脑屏障。血浆透析证明八厘麻毒素血浆蛋白结合率30分钟达到60%[7]。

【临床应用】 八厘麻毒素作为一种降血压药，适用于重症高血压患者的快速降压。其药理作用与副交感神经功能有关。用药过量导致血压过低时可用麻黄碱解救，心率过缓时可用阿托品对抗。注射八厘麻毒素的降压作用在停药后0.5~1小时仍继续维持，故绝不可因已用完一定剂量药物血压尚未满意下降而再加量，以免血压过度下降而导致休克。口服时加服氢氧化铝可减轻胃部不适，肌内注射易引起局部疼痛。此外，普鲁卡因可减弱本品的降压作用，故不宜合用；继发性高血压及恶性高血压患者慎用，危重及垂危患者（包括严重心力衰竭、心肌病变、房室传导阻滞和严重的室性心律失常等）禁用。

【综合评价】 八厘麻毒素不但具有良好的长期降压效果，而且还具有肾脏保护作用，且八厘麻毒素来源丰富，其制剂稳定，可在室温保存6年不变，效价不降低，是一个稳定性相当好的药物。但八厘麻毒素应用于高血压的治疗上需要进一步研究其机制、特点和规律。

（邢逞 吕扬）

【参考文献】

［1］武汉医学院第一附属医院. 中草药八厘麻对降压和减慢心率的初步研究［J］. 武汉新医药，1973，3（2）：1.

［2］秦延年，陈锦明，舒伟，等. 羊踯躅镇痛有效成分的研究［J］. 徐州医学院学报，1980，2：12-15.

［3］易卫平，邱汉婴，郑锦鸿，等. 八厘麻毒素的提取分离、改造及药理作用［J］. 中国新药杂志，2006，15（19）：1655-1658.

［4］邓道济，张爱芬，王家桢，等. 八厘麻毒素的精制和结构鉴定［J］. 医院药学杂志，1981，1（3）：7.

［5］程慧珍，丁伯平，黄帧桷. 八厘麻毒素的降压与肾脏保护作用［J］. 临床和实验医学杂志，2011，1（10）：2.

［6］易卫平，邱汉婴，张国红，等. 八厘麻毒素结构改造物对大鼠心肌细胞凋亡相关蛋白的影响［J］. 实用医学杂志，2006，22（8）：877.

［7］刘永佳，王亚珍，毛焕元，等. 3H-八厘麻毒素的分布和排泄［J］. 武汉医学院学报，1985，2（1）：132.

大豆黄素
Daidzein

【中文别名】　大豆苷元，大豆甙元，大豆黄酮，黄豆苷元。

【中文化学名】　4′,7-二羟基异黄酮。

【英文化学名】　4′,7-Dihydroxyisoflavone。

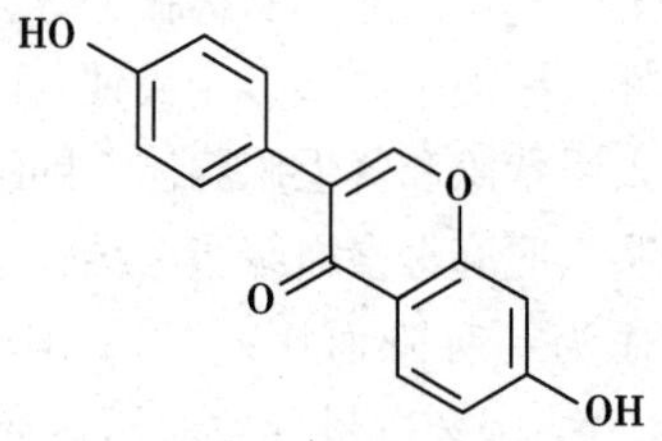

大豆黄素

分子式：$C_{15}H_{10}O_4$，分子量：254.24，CAS 号：486-66-8。

大豆黄素衍生物有：

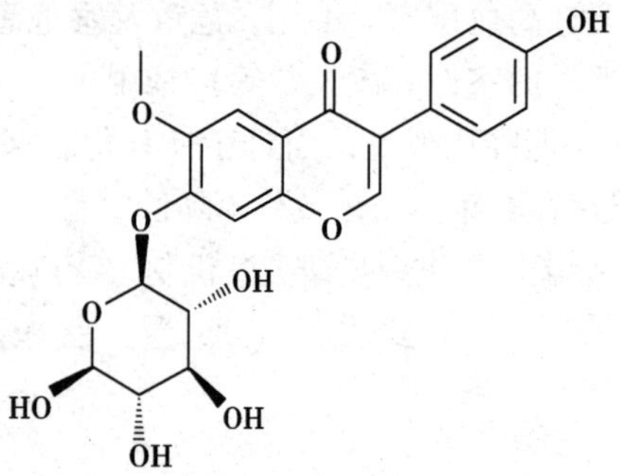

黄豆黄苷

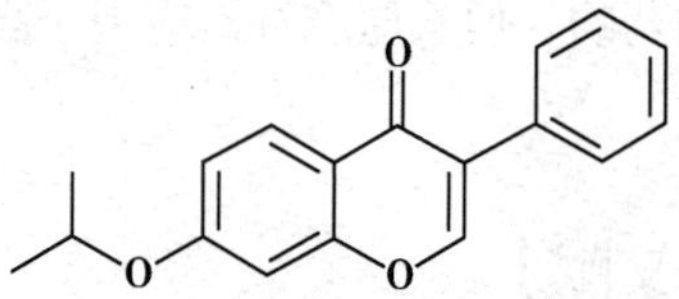

依普黄酮

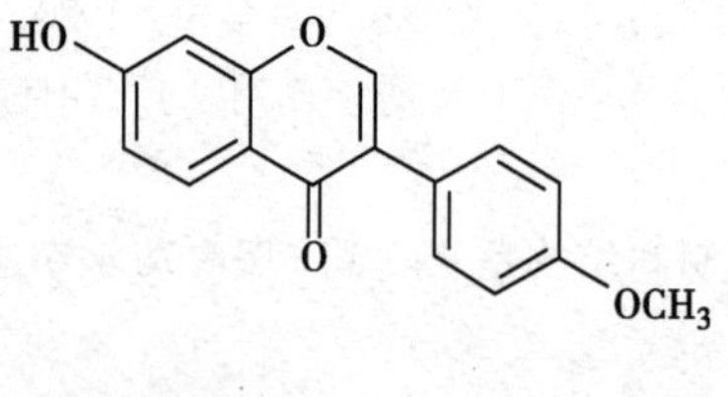

芒柄花黄素

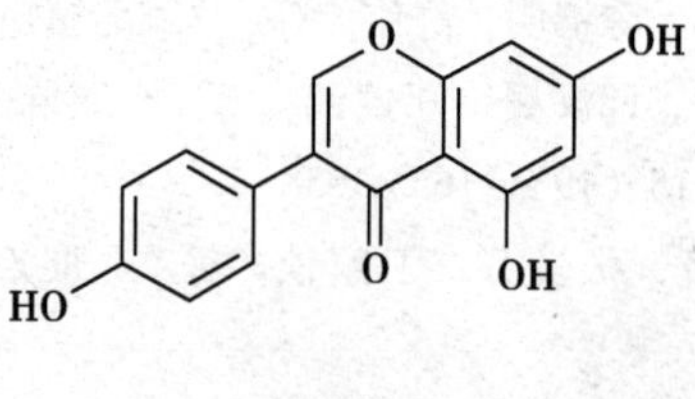

染料木素

【理化性质】　苍黄色棱柱结晶，熔点 315~323℃，溶于乙醇及乙醚。

【剂型与适应证】　本品收载于《英国药典》2013 版；《欧洲药典》9.0 版。

黄豆苷元片，主要用于高血压病及症状性高血压、冠心病、脑血栓、眩晕症以及突发性耳聋的辅助治疗，也可用于妇女更年期综合征治疗。

【来源记载】 大豆黄素（daidzein）主要来源于豆科植物大豆的种子，红车轴草全草或葛根的块根。公元前 2838 年《神农本草经》首次记载了大豆及其药用价值。大豆黄素是大豆中最主要的异黄酮类物质。大豆黄素也是葛根中的主要成分，葛根始载于《神农本草经》，列为中品，为豆科植物野葛和粉葛的干燥根，具有解肌退热、生津透疹、升阳止泻的功效，其化学成分复杂，含有葛根素、木糖苷、大豆黄酮、大豆黄酮苷及 β-谷甾醇、大豆苷、大豆苷元、多量淀粉等。主要有效成分为葛根素和大豆黄素[1]。

【研发历程】 大豆黄素是异黄酮类化合物的一种，1972 年由我国药物工作者首次合成，目前已被广泛用于药品、食品补充剂和化妆品等。由于大豆黄素结构中含有两个酚羟基，其水溶性和脂溶性均较差，存在很强的首过效应，导致其口服吸收生物利用度很低，从而限制了大豆黄素在临床上的广泛应用。

依普黄酮是一种从大豆黄素改造得到的异黄酮，在日本及一些欧洲国家已被用作骨质疏松症的治疗，而且对一系列依普黄酮的氨基烷氧基衍生物抑制骨吸收的能力进行了评估，发现其中 7-氨基烷氧基衍生物效果最佳，选择性地对大豆苷元 7 位羟基进行烷基化或酰基化增加其稳定性，也抑制 MCF-7 细胞雌激素样增殖的作用[2]。

【药理作用】 现代药理学研究表明，大豆黄素具有抗肿瘤、心脑血管保护、雌激素和抗雌激素样作用、抗骨质疏松、抗氧化、提高机体免疫力及影响内分泌系统等多种药理作用，受到国内外医药和食品行业的广泛重视。

大豆黄素对金黄色葡萄球菌、大肠埃希菌有显著的抑菌作用，而且能增加小鼠免疫器官的重量，并且具有抗心律失常作用。大豆黄素的化学结构与内源性雌激素极为相似，其雌激素样作用治疗更年期综合征，通过调高骨钙素（BGP）水平，帮助骨矿沉积，可获得与雌激素替代疗法（ERT）近似的临床效果。大豆黄素不诱导雌激素高表达，通过对成骨细胞的影响，来降低破骨细胞骨吸收作用，维系成骨细胞和破骨细胞的动态平衡，从而降低骨折危险，因此使用安全性高[3]。大豆黄素也可以增加糖皮质激素诱导骨质疏松大鼠腰椎的骨密度（BMD）和骨矿含量（BMC），使糖皮质激素诱导的骨小梁数量减少，骨体积分数降低，改善其骨微结构，对大鼠股骨生物力学强度降低有一定的预防作用。

大豆黄素具有抗缺氧作用，研究发现大豆苷元能显著延长常压耐缺氧条件下小鼠的存活时间以及皮下注射异丙肾上腺素的小鼠在常压耐缺氧条件下的生存时间，表明大豆黄素具有显著的耐缺氧作用[4]。大豆苷元对异丙肾上腺素诱导的大鼠心肌肥厚具有保护作用，提高大鼠的抗氧化功能可能是大豆黄素抗心肌肥厚的机制之一[5]。同样，大豆黄素可能通过增强机体的抗氧化能力而对大鼠脑缺血再灌注损伤起保护作用[6]。

大豆黄素能明显地抑制两种人乳腺癌细胞 MCF-7 和 MDA-MB-231 的体外增殖，并呈明显的剂量效应和时间效应关系。大豆黄素能明显地降低两种细胞的集落形成能力，提示大豆黄素可能具有防治乳腺癌的作用[7]。

研究发现大豆黄素对三氯甲烷诱发的小鼠室颤有明显的预防作用，同样对乌头碱诱发的大鼠心律失常有明显的治疗效果，且对抗肾上腺素诱发的家兔心律失常也有效果，大豆黄素能明显降低蟾蜍离体坐骨神经动作电位振幅。以上作用具有明显的剂量依赖性，证明大豆黄素有明显的抗心律失常作用[8]。

【临床应用】 大豆黄素可扩张冠状动脉、股动脉、脑动脉，增加脑血流量，加强四肢血流循环，降低血液黏度，减弱血管阻力，减少心肌耗氧量，改善心功能；增加微循环，增加末梢血流量，有降压、调节心律作用。大豆黄素临床可用于高血压病及症状性高血压、冠心病、心绞痛、心肌梗塞、脑血栓、眩晕病、突发性耳聋的辅助性治疗。也可用于妇女更年期综合征。

【综合评价】 大豆黄素是存在于大豆中的一类重要的非营养成分，与内源性雌激素极为相似，可用来治疗更年期妇女的骨质疏松。同时又具有舒张动脉、增加血流量的功能，故具有一定的降压作用，对心律失常也有一定的治疗作用，同时可以抑制子宫内膜癌细胞和乳腺癌细胞的增殖，故在开发成治疗高血压病及症状性高血压、冠心病、脑血栓、眩晕症以及治疗更年期妇女的骨质疏松具有较好的前景。

（牛子冉 方莲花 杜冠华）

【参考文献】

[1] 王淑群，姚崇舜，陈济民. 葛根中主要成分的药代动力学研究 [J]. 中草药，1996，27（11）：696.

[2] 芦金荣，桂力，沙磊，等. 具有选择性雌激素受体调节活性的大豆苷元衍生物的合成及生物活性研究 [J]. 有机化学，2011，31（11）：1852-1863.

[3] 高美，金邦荃，张讳，等. 大豆苷元对去卵巢大鼠雌二醇、维生素 D 和骨矿沉积的影响 [J]. 中国老年学杂志，2009，6（29）：1480-1482.

[4] 曾靖，黄志华，邱峰，等. 大豆苷元耐缺氧作用的研究 [J]. 中国现代应学，2004，2（6）：453-456.

[5] 曹性玲，黄志华，李良东. 大豆苷元对脑缺血再灌注损伤的保护作用 [J]. 中国药理学与毒理学杂志，2011，9（25）：27.

[6] 钟声，李泽玲，钟星明，等. 大豆苷元对异丙肾上腺素所致心肌肥厚与抗氧化的影响 [J]. 中国实验方剂学杂志，2013，19（9）：204-206.

[7] 河福金. 大豆异黄酮防治乳腺癌的实验研究 [D]. 北京：北京中医药大学，2002：2-3.

[8] 叶和杨，邱峰，曾靖，等. 大豆苷元抗心律失常作用的研究 [J]. 中国中药杂志，2003，28（9）：853.

ER-1-4

川芎

川芎嗪
Ligustrazine

【中文别名】 川芎1号碱，四甲基吡嗪，盐酸川芎嗪。
【中文化学名】 2，3，5，6-四甲基吡嗪。
【英文化学名】 2，3，5，6-Tetramethylprazine。

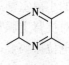

川芎嗪

分子式：$C_8H_{12}N_2$，分子量：136.20，CAS 号：1124-11-4。

【理化性质】 无色针状结晶，易溶于热水、石油醚，溶于三氯甲烷、稀盐酸，微溶于乙醚，不溶于冷水。熔点为：77~80℃，沸点为：190℃，闪点为：71.6±17.6℃。具有特殊异臭，有吸湿性，易升华。

【剂型与适应证】 本品的盐酸盐收载于《中国药典》2015年版。

盐酸川芎嗪注射液、磷酸川芎嗪片、注射用磷酸川芎嗪在临床上常用于闭塞性血管疾病、脑血栓形成、脉管炎、冠心病、心绞痛等。

【来源记载】 川芎嗪是从伞形科藁本属植物川芎（*Ligusticum chuanxiong* Hort.）根茎、姜科植物郁金（*Curcuma aromatic* Salisb.）根茎、大戟科植物佛肚树（*Jatropha podagrica* Hook.）茎中分离提纯的生物碱。目前也可以由人工合成。

中国最早的本草学专著《神农本草经》中收载芎，列为上品。其原植物自古以来就有数种，产地不同，植物名异。因此，芎一名常冠以地名，以示区别，古今用药以产于四川的川芎为正品。在2005年版《中国药典》一部收载的564种成方制剂和单味制剂中，使用川芎的有85种，约占药典收载中成药的15%。《普济本事方》中将川芎与当归配伍应用并称为佛手散，认为两种药物共同作用下具有行气养血之功效。在《本草汇言》中更是将川芎、当归、芍药等共同入药，进而提出了当前临床中常用的养血四物汤。《别录》中记载外感风邪之头痛患者多采用石膏与川芎配伍治疗，可清肺热、消咳喘，是清热解毒泻火的常用药物。《本草求真》与《本草汇言》中均有记载，采用川芎与乌药配伍可调理血气，治疗头痛。在《本草纲目》中主要以该种配伍方式治疗女性气盛型头痛，《药品化义》中主要治疗寒气逆行等相关疼痛疾病。

川芎其性温，味辛、微苦，具有活血行气祛风开郁之功效，常用于内服。《神农本草经》中云其"主中风入脑头痛，寒痹经脉挛急，除脑中冷痛，面上游风来去，目泪出"。目前，国内外对川芎的研究已深入到分子水平[1]。

【研发历程】 川芎在我国有悠久的药用历史，历代医家均作为治头痛、活血行气、祛风止痛药使用；现代临床上主要用于治疗心脑血管系统的疾病。川芎嗪是川芎的有效成分之一，最早提取分离川芎嗪的报道是在1962年[2]。我国自20世纪70年代陈可冀首先将其应用于缺血性中风[3]，至今已有近40年的历史。

近来研究发现川芎嗪能够抑制大脑皮层活动，兴奋延髓呼吸中枢、血管运动中枢，能直接扩张周围血管，使冠状动脉血流量和下肢血流量增加，还有降低血压作用；能够麻痹神经中枢，故有镇静、镇痛等作用。

有研究提示，川芎嗪具有多种新作用，其中包括改善软脑膜和外周的微循环；增加脑血流量，其作用优于罂粟碱；能保护实验性脑缺血；减轻脑水肿和微血管内纤维蛋白的沉淀作用。川芎嗪还应用于肺心病、心力衰竭、扩心病、门脉高压、Ⅱ型糖尿病、肿瘤及冠心病支架术后再狭窄等多种疾病的治疗[4,5]。

【药理作用】 川芎嗪药理作用广泛，主要表现在能抑制环核苷酸磷酸二酯酶活性，抑制血小板聚集，并具有典型钙离子拮抗剂的特性，可调节各种血管活性物质的释放，对抗交感神经的缩血管作用，扩张微血管，改善微循环，降低红细胞聚集性，使红细胞电泳时间缩短，从而降低血黏度[6]。

川芎嗪能抑制血管内皮细胞的增殖，同时亦能抑制VEGF诱导的血管内皮细胞增殖，这可能是其抑制血管生成的机制之一。川芎嗪抑制血管内皮细胞增殖的机制可能为：钙离子阻滞作用；抑制细胞黏附分子；对某些参与血管内皮细胞增殖、血管生成过程调控的生长因子的对抗或协同作用。

研究认为，川芎嗪通过磷脂酰肌醇 3-激酶/蛋白激酶 B（PI3K/Akt）途径发挥抗心肌缺血再灌注损伤和抗凋亡作用。内皮型一氧化氮合酶（eNOS）的磷酸化及一氧化氮（NO）生成是重要的下游效应因子，明显增强川芎嗪的心肌保护作用。

此外，有报道川芎嗪对柯萨奇病毒 3（CVB3）感染的大鼠心肌细胞有保护作用，机制可能与其减少乳酸脱氢酶（LDH）活性和 NF-κB 表达有关。川芎嗪可抑制血管紧张素 Ⅱ 诱导的大鼠心肌成纤维细胞的增殖，减少 Ⅰ 型胶原的分泌与合成，是其抗心肌纤维化的作用机制之一[1]。

【临床应用】 川芎嗪临床主要剂型为盐酸川芎嗪注射液，用于预防冠心病支架术后再狭窄、治疗急性冠脉综合征、缺血性脑卒中；其有助于肺心病患者肺动脉高压的缓解，对风湿性心脏病慢性心力衰竭致重度瘀血性肝硬化的近期治疗作用效果显著。此外，川芎嗪还广泛用于治疗眩晕综合征、椎基底动脉供血不足、紧张性头痛等方面，具有很好的对症处理疗效[7-9]。

还有报道用于小儿病毒性心肌炎、慢性肾功能衰竭、肝纤维化、门脉高压、肿瘤、糖尿病肾病等的治疗，能迅速缓解症状并且疗效平稳持久，具有临床推广的价值[10]。

【综合评价】 川芎嗪是活血理气类中药川芎中含有的一种生物碱，近 40 年来，我国临床广泛应用于治疗缺血性心脑血管疾病等多系统疾病，取得了良好的效果，积累了相当丰富的实践经验，具有广阔的应用前景。但相关临床报道以小样本临床观察为主，缺乏高级别的循证医学证据支持，一定程度上阻碍了其进一步推广应用，应选择疗效较好的病种，开展大样本、多中心、随机双盲安慰剂对照试验，为川芎嗪的临床推广提供依据。

（何国荣 杜冠华）

【参考文献】

［1］贾绿琴，孙秀英. 中药川芎的研究进展［J］. 黑龙江科技信息，2009，11：146-147.

［2］Kosuge T, Kamiya H. Discovery of a pyrazine in a natural product：tetramethylpyrazine from cultures of a strain of Bacillus subtilis［J］. Nature, 1962, 193（4817）：776.

［3］陈可冀，钱振淮，张问渠，等. 川芎Ⅰ号碱（川芎嗪）治疗急性闭塞性脑血管病疗效观察［J］. 北京地区川芎嗪协作会议报告，1975.

［4］Jiang F, Qian J, Chen S, et al. Ligustrazine improves atherosclerosis in rat via attenuation of oxidative stress［J］. Pharm Biol, 2011, 49（8）：856-863.

［5］Tan F, Fu W, Cheng N, et al. Ligustrazine reduces blood-brain barrier permeability in a rat model of focal cerebral ischemia and reperfusion［J］. Exp Ther Med, 2015, 9（5）：1757-1762.

［6］蒋跃绒，陈可冀. 川芎嗪的心脑血管药理作用及临床应用研究进展［J］. 中国中西医结合杂志，2013, 33（5）：707-711.

［7］吴伟文. 川芎嗪、胞磷胆碱钠联合盐酸苯海拉明治疗眩晕综合征的临床疗效［J］. 药物与临床，2011, 18（4）：51-55.

［8］李新生，陈永生. 川芎嗪治疗紧张型头痛的疗效观察［J］. 中国实用神经疾病杂志，2010, 13（18）：64-65.

第一章　防治心血管疾病的天然小分子药物

［9］董明霞，李颖，葛楠，等．清眩汤联合川芎嗪注射液治疗椎基底动脉供血不足的疗效观察［J］．北京中医药，2011，30（1）：8-10.

［10］彭湘兰．川芎嗪注射液治疗小儿病毒性心肌炎的效果观察［J］．右江民族医学院学报，2010，3：376-377.

ER-1-5

山莨菪

山莨菪碱
Anisodamine

【中文别名】　氢溴酸山莨菪碱，消旋氢溴酸山莨菪碱。

【中文化学名】　6β-羟基-1αH，5αH-托烷-5α-醇托品酸酯。

【英文化学名】　α-（Hydroxymethyl）benzeneacetic acid 6-hydroxy-8-methyl-8-azabicyclo［3.2.1］octan-3-ylester。

山莨菪碱

分子式：$C_{17}H_{23}NO_4$，分子量：305.37，CAS号：17659-49-3。

【理化性质】　消旋山莨菪碱为白色结晶或结晶性粉末，无臭，味苦。本品在乙醇或盐酸中易溶，在水中溶解。熔点为103~113℃，熔距应在10℃以内；氢溴酸山莨菪碱的比旋度为-9°~11°，熔点为176~181℃。

【剂型与适应证】　本品收载于《中国药典》2015年版。

片剂：5mg、10mg；注射液：1ml∶2mg、1ml∶10mg。消旋山莨菪碱片、盐酸消旋山莨菪碱注射液、消旋山莨菪碱滴眼液和氢溴酸山莨菪碱片、氢溴酸山莨菪碱注射液。山莨菪碱为抗胆碱药，临床上主要采用片剂和注射剂，用于解除平滑肌痉挛、胃肠绞痛、胆道痉挛和有机磷中毒等。滴眼液可用于治疗青少年假性近视；消旋山莨菪碱与其他药物合用可以用于治疗血管神经性头痛、肾绞痛、小儿腹泻、小儿黄疸性肝炎、小儿紫癜、支气管肺炎等。

【来源记载】　山莨菪碱是主要存在于茄科植物唐古特山莨菪根中的生物碱，与阿托品同属胆碱 M 受体阻断剂。山莨菪是《陕甘宁青中草药选》记载中藏茄的别名。山莨菪是多年生宿根草本，生长于海拔3000~5000米的山坡谷底，产于西藏东部、青海、甘肃南部、四川西部、云南西北部等。我国率先在临床上用其治疗中毒性休克、平滑肌痉挛、血管性疾病。由于山莨菪碱的来源稀缺，其外消旋体——消旋山莨菪碱是目前临床主要采用的药物异构体。

【研发历程】　传统的中医药和蕴藏丰富的民间草药，为寻找和开发良药提供了有利的条件。自古青藏高原民间就有用唐古特莨菪碱治疗疼痛的经验，但用量过大时，会出现阿托品样中毒表现。科研者们观察到这种现象，对其进行分析，共得到六种衍生物，发现山莨菪碱和樟柳碱两种具有新结构的托品类生物碱，而山莨菪碱与阿托品相比其托品环上多了一个羟基。研究中山莨菪碱曾被命名为"654"。

1965年，北京友谊医院首次用于治疗小儿暴发性流脑、中毒性痢疾、大叶肺炎和出血性肠炎，取得良好治疗效果。由于天然来源非常少，1975年药学工作者合成出两对对映异构体的混合物，消旋山莨菪碱，交于杭州民生药业集团有限公司生产，称为"654-2"。天然提取物为"654-1"。两者药效相当，与阿托品和东莨菪碱等烷类生物碱相比，山莨菪碱在莨菪碱母核的6位连接有羟基，增加了分子的极性，脂溶性较低，不易透过血脑屏障，中枢抗胆碱作用弱，外周作用明显。

随着应用的增加，医学和科研工作者发现了山莨菪碱的一些其他药效，如保护细胞，抑制钙离子通道，解除平滑肌痉挛、有机磷中毒等其他疾病的治疗。目前，越来越多地发现山莨菪碱与其他药物合用，在治疗神经性头痛、小儿菌痢、腹泻、肝炎、输尿管结石中具有较好的效果。

【药理作用】

1. 抗胆碱作用　山莨菪碱具有乙酰胆碱受体阻断作用，过去曾一直认为山莨菪碱是单纯的M受体阻断剂，近几年，发现其也是一种N受体阻断剂。在爪蟾蜍胚胎细胞神经和肌内培养的细胞上，采用10mmol/L的剂量，灌流给药15~30秒后，发现山莨菪碱可完全阻断神经肌肉接点传递，并且具有明显的剂量依赖性和可逆性[1]，说明山莨菪碱对N乙酰胆碱受体也有一定的阻断作用。

2. 钙拮抗作用　当心肌细胞受到缺血缺氧或毒素等因素的影响，而产生不可逆性损伤或凋亡时，山莨菪碱表现出一定的钙拮抗作用。心肌复氧损伤研究中，在缺血后再灌注前，耳缘静脉给予药物2.213g/kg，再灌注60分钟后，可以抑制兔心肌细胞胞浆中游离钙增加和组织钙的聚集[2]。

3. 增加细胞膜的流动性　从分子结构看，山莨菪碱具有极性部位和非极性部位，极性部位可与细胞膜表面的脂肪酸静电结合，非极性部位可插入细胞膜磷脂双分子层中，增加细胞膜的流动性。以1,6-二苯基己三烯为荧光探针，采用荧光偏振检测山莨菪碱对红细胞膜流动性影响，发现山莨菪碱浓度为2mmol/L时，可以明显降低稳态荧光各向异性和脂质有序性[3]。

4. 降低NO的水平　50mg/L的山莨菪碱可以抑制脂多糖结合血管内皮细胞及诱导产生NO[4]，NO过量为内毒性休克时关键的病理机制[5]，预先给予山莨菪碱可明显降低细胞损伤时NO的水平，缓解休克时NO引起的毒性。

5. 抗氧化作用　山莨菪碱可明显抑制邻苯三酚所引起大鼠心肌功能损伤，可调节氧自由基引起心脏机能失调[6]。

【临床应用】　山莨菪碱作为我国研发的新药，在临床上曾广为使用，并取得良好效果。目前临床上主要用于治疗ST段抬高急性心肌梗死患者经皮冠状动脉介入治疗（PC）后的慢复流现象[7]、输液外渗、新生儿硬肿症等疾病；可以扩张血管，解除血管痉挛，改善血液循环，提高对缺血缺氧的耐受力，减轻周围组织坏死的发生。此外，5%葡萄糖配制成40mg/L的注射液可以治疗支气管哮喘[8]，阻断迷走神经张力，舒张支气管，减少呼吸道分泌物，改善呼吸功能，缓解支气管哮喘；并且将"654-2"注射液和红霉素等注射液合用，可以减少红霉素等药物在治疗呼吸道感染时所诱发的胃肠道反应等副作用[9]。

【综合评价】　山莨菪碱作为一种拮抗外周 M 受体的抗胆碱药，作用与阿托品类似。在临床上治疗血管性的疾病、平滑肌痉挛、神经痛、感染中毒性休克和眼底疾病中发挥着重要的作用。同时也发现了一些与阿托品不同的作用特点，表现出特有的优势。山莨菪碱的不良反应主要表现为松弛胃肠道平滑肌，抑制其蠕动，导致便秘；抑制消化道腺体和唾液腺的分泌，影响消化功能。另外伴随口干、面红、视近物模糊等，个别患者可能表现心率加快、排尿困难等症状。

（张惠芳　方莲花　杜冠华）

【参考文献】

［1］梅仁彪，王邦安，汪萌芽. 山莨菪碱抑制离体交感节的胆碱能突出传递［J］. 中国药理学通报，1996，12（5）：453-455.

［2］刘晓城，唐望先. 山莨菪碱治疗兔缺血性急性肾功能衰竭的实验研究［J］. 中国急救医学，1999，12（6）：360-361.

［3］杨国栋，周文华，王宪，等. 山莨菪碱对红细胞膜流动性和膜内源荧光的影响［J］. 中国现代应用药学，1993，10（1）：4-6.

［4］孙军，姚秀娟，赵德化. 山莨菪碱对脂多糖结合血管内皮细胞及诱导 NO 合成的抑制作用［J］. 第四军医大学学报，2001，22（12）：1082-1084.

［5］唐兆新，王炫英，高洪，等. 内毒素休克山羊 NO 代谢的变化及山莨菪碱对其影响［J］. 中国兽医学报，1991，19（1）：69-72.

［6］Esberg LB，Ren J. The oxygen radical generator pyrogallol impairs cardiomyocyte contractile function via a superoxide and p38MAP kinase-depengdent pathway：protection by anisodamine and tetramethypyrazine［J］. Cardiovasc Toxicol，2004，4（4）：375-384.

［7］Fu XH，Fan WZ，Gu XS，et al. Effect of intracoronary administration of anisodamine on slow reflow phenomenon following primary percutaneous coronary intervention in patients with acute myocardial infatction［J］. 中华医学杂志（英文版），2007，120（14）：1226-1231.

［8］何智义，孔晶. 山莨菪碱对支气管哮喘的疗效分析［J］. 临床和实验医学杂志，2008，7（1）：63.

［9］杨斌，闫春梅. 盐酸消旋山莨菪碱注射液减少红霉素胃肠道反应 132 例临床分析［J］. 2006，28（6）：534-535.

丹参
Salvia miltiorrhiza Bunge.

ER-1-6
丹参饮片

【剂型与适应证】　本品收载于《中国药典》2015 年版；《美国药典》40 版。

目前临床常用的丹参制剂涉及注射液、片剂、胶囊、滴丸等多种剂型。

注射液包括丹参注射用灭菌粉末剂，丹参葡萄糖注射液，丹参酮ⅡA磺酸钠注射液，丹参注射液，复方丹参注射液，注射用丹参多酚酸，注射用丹参多酚酸盐，注射用丹参酚酸，注射用丹参总酚酸。

片剂包括丹参片，丹参舒心片，丹参酮片，复方丹参片，冠心二号片，人参蜂王复方丹参片，复方丹参含片。

胶囊及滴丸包括丹参舒心胶囊，丹参酮胶囊，复方丹参滴丸，复方丹参软胶囊，冠心丹参滴丸，冠心丹参胶囊，丹参滴丸。

颗粒及口服液包括奥星丹参颗粒，丹参冲剂，复方丹参颗粒，三七丹参颗粒，复方丹参口服液，丹参口服液。

丹参汤剂及复方制剂主要适应证是心血管疾病、脑血管疾病、肝肾疾病、呼吸系统疾病和肿瘤等。

【来源记载】　丹参是传统常用中药，为唇形科（Labiatae）鼠尾草属（Salvia）植物丹参（*Salvia militiorrhiza* Bge.）的干燥根和根茎。首载于《神农本草经》，后见于《吴普本草》《名医别录》《本草纲目》等。丹参味苦，性微寒，具有活血祛瘀、通经止痛、清心除烦、凉血消痈的功效。用于胸痹心痛、脘腹胁痛、癥瘕积聚、热痹疼痛、心烦不眠、月经不调、痛经经闭、疮疡肿痛。全国大部分地区均产丹参，主产于江苏、安徽、河北、四川、河南、湖北、福建、山西等地。

【研发历程】　根据丹参化学成分的性质主要分为水溶性成分和脂溶性成分两大类。早期研究主要集中在脂溶性成分，至今已发现40多种化合物。丹参水溶性成分研究较晚，但进展迅速。最早发现的是丹参素[1]。此后又发现丹酚酸A、B、C、D、E、F、G、H，四甲基丹酚酸F、异丹酚酸C、迷迭香酸、紫草酸等。从丹参中获得的多种单体化合物，经过系统深入的研究，有可能成为临床用药，如经过化学改造的丹参酮 II_A 磺酸钠、以隐丹参酮（cryptotanshinone）为主要成分的丹参酮胶囊、以丹酚酸B（salvianolic acid B）为主要成分的注射用丹参多酚酸和丹参多酚酸盐。此外，生物活性突出的化合物丹酚酸A（salvianolic acid A）也有良好的药理作用，可能成为重要的慢性疾病防治药物。

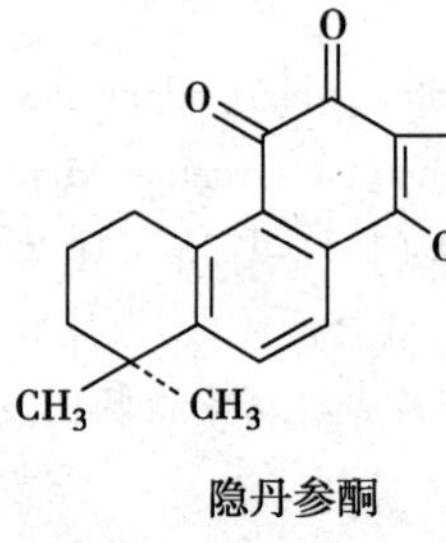

隐丹参酮

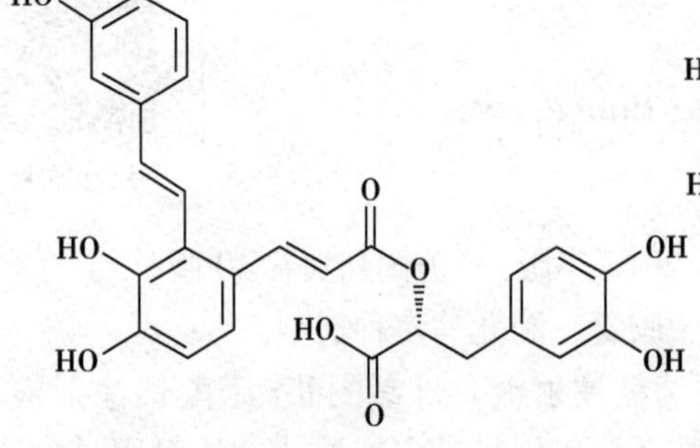

丹酚酸A 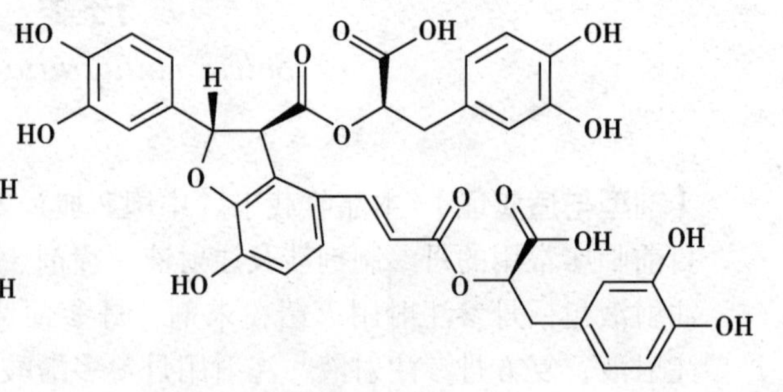　　　　　　　　　　　　　丹酚酸B

【药理作用】 丹参成分已有大量研究证实具有多方面的活性。如总丹酚酸 12.5mg/L、25mg/L 腹腔注射对实验性在体血栓形成表现出剂量依赖性抑制作用[2]。静脉注射丹酚酸 3~10mg/kg 对小鼠、大鼠脑缺血和缺血再灌注引起的脑损伤具有保护作用，可以缩小缺血区面积，减少脑组织中 MDA 含量，缓解由于脑缺血引起的行为学障碍，对由此引起的记忆功能障碍有明显的改善作用[3]。

根据已有的研究，丹参药理作用主要体现在以下方面，①抗菌作用：丹参中的黄酮类成分，具有较好的抗菌作用，对多种细菌有生长抑制活性；②抗凝血作用：丹参中丹参素、丹酚酸等成分可抑制血小板聚集、抑制血栓形成、改善血液流变学性质，但对正常的凝血系统不产生明显影响，这是丹参防治心血管疾病的药理学基础之一；③抗心肌缺血：研究证明丹参对缺血心肌有保护作用，可提高动物耐缺氧能力，减轻缺血心脏的损伤程度；④抗脑缺血：丹酚酸、丹参酮都被证明对脑血管疾病有良好作用，可保护缺血脑组织，减轻缺血脑组织的损伤；⑤抗氧化：丹酚酸类化合物均具有较强的抗氧化作用，可以清除自由基，抑制脂质过氧化反应；⑥其他作用：丹参尚具有调血脂、抗炎等作用[4,5]。

【临床应用】 丹参是常用且重要的活血化瘀中药，和其他中药配伍后对实证、虚证都有良好疗效。丹参制剂临床用途非常广泛，包括循环系统疾病、神经系统疾病、肾功能衰竭、肝脏疾病、呼吸系统疾病、糖尿病、高血压、系统性红斑狼疮、急性胰腺炎、器官移植术后缺血再灌注损伤的恢复、恶性肿瘤等内外妇儿、眼科、耳鼻喉、皮肤科近百种疾病[6]。一般认为丹参不良反应少、较为安全，但丹参制剂在临床应用中不良反应也偶有发生，特别是对心血管系统的不良反应及过敏反应需密切关注。

【综合评价】 丹参作为我国传统常用中药，经过几十年努力，不仅对其化学成分进行了充分研究，而且证明了这些主要化学成分的药理作用。这些研究工作结合传统中医药对丹参的认识促成了丹参产品的开发，形成了一批临床效果显著的丹参制剂。

（张 莉 杜冠华）

【参考文献】

[1] 陈政雄，顾文华，黄慧珠，等. 丹参中水溶性酚性酸成分的研究 [J]. 中国药学杂志，1981，16（9）：536-537.
[2] 王洁，张均田. 总丹酚酸抗脑缺血与抗血栓的关系 [J]. 中国药理学通报，1999，15（3）：237-239.
[3] 杜冠华，张均田. 丹酚酸 A 对小鼠脑缺血再灌注致学习记忆功能障碍的改善作用及作用机制 [J]. 药学学报，1995，30（3）：184-190.
[4] 闫希军，张均田，杜冠华，等. 丹参大全卷三——丹参药理学 [M]. 北京：人民卫生出版社，2008.
[5] 杜冠华，张均田. 丹参现代研究概况与进展（续一）[J]. 医药导报，2004，23（6）：355-360.
[6] 闫希军，祝国光，张学文，等. 丹参大全卷五——丹参临床研究 [M]. 北京：人民卫生出版社，2008.

丹参酮 II_A

Tanshinone II_A

丹参原植物

【中文别名】 丹参醌 II，丹参醌 II_A。

【中文化学名】 ［1，2-b］呋喃-10，11-二酮，6，7，8，9-四氢-1，6，6-三甲基菲酮。

【英文化学名】 Phenanthro ［1，2-b］ furan-10，11-dione，6，7，8，9-tetrahydro-1，6，6-trimethyl。

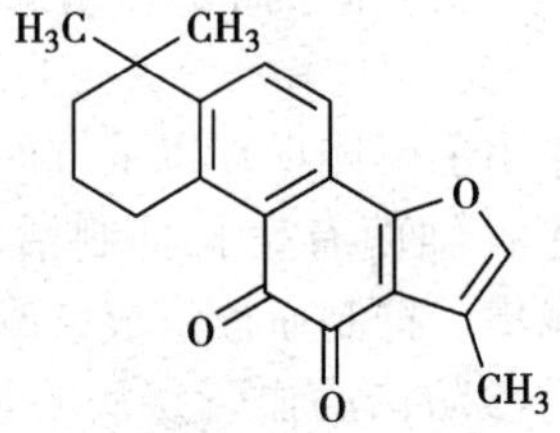

丹参酮 Ⅱ_A

分子式：$C_{19}H_{18}O_3$，分子量：294.33，CAS 号：568-72-9。

【理化性质】 丹参酮 Ⅱ_A 呈砖红色结晶性粉末；无臭，味微苦；熔点 209~210℃；有引湿性；遇高热、见光色渐变深。在热水中溶解，易溶于乙醇，在三氯甲烷中不溶。

【剂型与适应证】 本品收载于《化学药品地标升国标》第十册。

目前临床使用的为丹参酮 Ⅱ_A 的衍生物丹参酮 Ⅱ_A 磺酸钠，使用的剂型为注射液。临床主要用于缺血性心脑血管疾病如冠心病、室性期前收缩；脑供血不足、脑血栓形成、脑栓塞；末梢循环障碍疾病如各种动脉闭塞症、脉管炎、糖尿病引起的微循环障碍；也可用于高血压、高脂血症等疾病的辅助治疗。丹参酮胶囊是丹参中提取的总黄酮制成的口服制剂，可以用于治疗青春痤疮。

【来源记载】 丹参酮 Ⅱ_A 主要存在于唇形科鼠尾草属植物丹参（Salvia miltiorrhiza Bge.）的根中。中药丹参性微寒、味苦，在中医中常被用作活血化瘀药，有活血通经、除烦清心、凉血消肿、祛心腹刺痛和痈肿丹毒之功效。《神农本草经》中列为上品，其中记载丹参"主心腹邪气，肠鸣幽幽如走水，寒热积聚，破癥除瘕，止烦满，益气。一名却蝉草，生川谷"。作为中药在临床已有数千年应用历史。我国历代主要医药著作中均有记载，在《中国药典》和《美国药典》都有记载。

【研发历程】 对丹参的化学成分研究开始于 20 世纪 30 年代，日本学者首先从丹参中分离得到 3 种脂溶性成分，分别称为丹参酮Ⅰ、丹参酮Ⅱ、丹参酮Ⅲ，此后我国学者在化学研究方面进行了深入系统的探索，证明其中丹参酮Ⅱ是两种成分的混合物，分别命名为丹参酮 Ⅱ_A 和丹参酮 Ⅱ_B，并阐明了其化学结构[1]。

自从丹参酮被发现以后，许多研究人员对丹参脂溶性成分进行了深入研究，发现的化合物种类已达 40 余种，如丹参酮Ⅰ、丹参酮 Ⅱ_A、丹参酮 Ⅱ_B、丹参酮Ⅲ、异丹参酮Ⅰ、异丹参酮 Ⅱ_A、隐丹参酮、异隐丹参酮、羟基丹参酮 Ⅱ_A、二氢丹参酮Ⅰ、左旋二氢丹参酮Ⅰ、丹参新醌甲、丹参新醌乙、丹参新醌丙等。

经过几十年的努力，对丹参脂溶性成分获得了系统全面的认识。随着新技术的应用和脂溶性成分生物活性的新发现，丹参脂溶性化学成分的研究进一步受到研究者的重视，不断有新的化合物报道，发现了一些具有二萜醌结构新丹参酮类化合物，如新隐丹参酮Ⅱ（neocryptanshinone Ⅱ）、油酰新隐丹参酮（oleoyl neocryptanshinone）等[2]。

【药理作用】 长期研究结果显示，丹参酮表现出多种药理作用，如对心血管系统的保护作用、抗感染作用、抗氧化作用等。

在国内针对丹参酮ⅡA的药理研究中，最早始于中国科学院上海药物所丁光生教授对丹参酮Ⅱ心血管作用的论述，他在整体动物水平上发现，腹腔注射 200mg/kg 丹参酮ⅡA磺酸钠可显著延长缺氧情况下小鼠的生存时间，一次静脉推注 20mg/kg 观察到麻醉犬的心输出量增加[3]。值得一提的是，同期中国医学科学院药物研究所唐冀雪教授对丹参酮ⅡA在内的总丹参酮的抗感染作用进行了研究，发现丹参酮对金黄色葡萄球菌，特别是耐药菌株作用明显，对人型结核杆菌 $H_{37}Rv$ 最低抑菌浓度<1.5μg/ml，在相同浓度抗菌作用比小檗碱强[4]。

近年来，丹参酮ⅡA的作用机制研究日益深入。丹参酮ⅡA可以提高超氧化物歧化酶（superoxide dismutase，SOD）活性，干预了诸多疾病的病理过程，在心血管系统疾病中表现尤为明显。减少活性氧簇对血管内皮细胞的损伤，降低了动脉粥样硬化的发病风险，减少动脉粥样硬化斑块的生成；腹腔注射丹参酮 40mg/kg，可显著改善心肌能量代谢，减轻心肌缺血性损伤[5]。

丹参酮ⅡA可通过多种途径降低细胞内钙浓度[6]，不仅通过防止心肌钙超载，减轻心肌缺氧的损伤而产生心肌保护作用，减少心律失常的发生，而且可以降低钙调神经磷酸酶的活性及其蛋白表达，从而抑制心肌肥厚的病程发展。

随着细胞生物学和分子生物学的研究进展，新的肿瘤治疗途径及靶点陆续被发现，为中药抗肿瘤研究提供了新的思路及方法。近年研究表明，天然中药成分丹参酮ⅡA对多种肿瘤细胞具有细胞毒作用，可以通过对肿瘤细胞的杀伤、诱导分化和凋亡、抑制侵袭和转移的机制发挥抗肿瘤作用，特别是具有诱导肿瘤细胞分化的作用。近年研究显示，丹参酮（如二氢丹参酮）具有逆转肿瘤细胞耐药的作用，受到研究人员的重视。丹参酮的抗肿瘤作用机制可能与抑制癌细胞 DNA 的合成，影响肿瘤细胞增殖、分化和凋亡相关的多种基因表达，抑制癌细胞端粒酶活性，改变肿瘤细胞表面抗原表达等有关[7]。

【临床应用】　丹参酮ⅡA是丹参中含量高、结构最具有代表性的二萜醌类脂溶性成分，但其单体水溶性差，生物利用度低，在丹参酮ⅡA化学结构上引入磺酸钠基团即构成丹参酮ⅡA磺酸钠后，极大地增强了药物的水溶性，也保证了其更高的疗效。但有报道表明，丹参酮ⅡA磺酸钠由于极性强，不仅不易透过具有双层结构的生物膜，从而不能通过血脑屏障，使其在中枢神经系统的含量低，疗效差；而且代谢太快，不能充分发挥药效[8]。除了丹参酮ⅡA磺酸钠，临床上也应用了各种丹参总酮的制剂，如丹参酮片、丹参酮胶囊、丹参酮注射液、丹参舒心胶囊、复方丹参软胶囊、复方丹参颗粒等。

【综合评价】　丹参自古以来就是我国传统医学治疗心血管相关疾病的主要药材，丹参酮ⅡA的药理作用在近几十年被不断发现，提示研究人员要深入全面评价化合物的作用。综合分析丹参酮ⅡA的药理作用及其作用机制，不难看出，这是一个多靶点治疗药物，参与到机体的氧化还原反应、能量代谢、离子通道状态等多方面生理过程。目前研究结果显示，丹参酮具有良好的临床应用前景，可以在多种疾病的防治中发挥积极作用。

（陈俞材　方莲花　杜冠华）

【参考文献】

[1] 陈维洲. 丹参的药理 [J]. 药学学报, 1984, 19 (11)：876-880.
[2] 杜冠华, 张均田. 丹参现代研究概况与进展 [J]. 医药导报, 2004, 23 (6)：355-360.

[3] 陈维洲，董月丽，汪长根，等. 丹参酮ⅡA磺酸钠的药理研究 [J]. 药学学报，1979，14（05）：277-283.

[4] 高玉桂，宋玉梅，杨友义，等. 丹参酮的药理 [J]. 药学学报，1979，14（02）：75-82.

[5] Hu H, Zhai C, Qian G, et al. Protective effects of tanshinone ⅡA on myocardial ischemia reperfusion injury by reducing oxidative stress，HMGB1 expression，and inflammatory reaction [J]. Pharmaceutical biology，2015，53（12）：1752-1758.

[6] Wang J, Jiang Q, Wan L, et al. Sodium tanshinone ⅡA sulfonate inhibits canonical transient receptor potential expression in pulmonary arterial smooth muscle from pulmonary hypertensive rats [J]. American journal of respiratory cell and molecular biology，2013，48（1）：125-134.

[7] 张萌涛，钱亦华，唐安琪. 丹参酮ⅡA药理作用的研究进展 [J]. 医学综述，2010，16（17）：2661-2664.

[8] 白凤鸣. 丹参酮ⅡA磺酸钠的临床应用进展 [J]. 中国药房，2012，23（31）：2971-2973.

ER-1-8

紫苜蓿

双香豆素
Dicoumarin

【中文别名】 双香豆精，紫苜蓿酚，败坏翘摇素。

【英文别名】 Dicoumarin，Bishydroxycoumarin。

【中文化学名】 3，3′-亚甲基双（4-羟基-2H-1-苯并吡喃-2-酮）。

【英文化学名】 3，3′-methylene-bis（4-hydroxy-2H-1-Benzopyran-2-one）。

双香豆素

分子式：$C_{19}H_{12}O_6$，分子量：336.30，CAS 号：66-76-2。

【理化性质】 白色或乳白色结晶性粉末，略具有香味，味微苦。几乎不溶于水、乙醇、乙醚，微溶于三氯甲烷，溶于强碱溶液。熔点：287～293℃。在紫外光下多可显蓝色或紫色荧光。

【剂型与适应证】 本品收载于《中国药典》1995 年版。

片剂，50mg/片。用于预防及治疗血管内血栓栓塞性疾病；术后或受伤后血栓性静脉炎、肺栓塞、心肌梗死及心房纤颤引起的栓塞。

【来源记载】

含有双香豆素的植物主要有豆科植物红车轴草（*Trfolium pratense* L.），腐烂的紫苜蓿（*Medicago sativa* L.）以及腐烂的白香草木犀（*Melilotus albus* Desr.）等植物。

【研发历程】 1940 年美国威斯康星州大学生化学家卡尔·保罗·林克（Karl Paul Link）首先从发霉的野苜蓿（草木犀属）中分离出了具有抗凝血作用的物质，并确定了它的结构。这是一种双香豆素类的物质，由两分子香豆素类物质结合而成。这种物质被发现以来的最初几年，一直作为杀鼠药被应用[1]。此后几年中，人们陆续发现了几种分子结构类似的物质，它们都具有抗凝血的作用。典型例子如下：1947 年，Mark 等人首次将亚苄基丙酮与 4-羟基香豆素反应得到了华法林，它是一种更强效的抗凝物质。1954 年，华法林被 FDA 正式批准用于人体。在华法林上市之前，临床使用的抗凝药物是肝素，这种药物只能注射，对于需要长期使用的患者非常不便[2]。华法林的出现解决了此问题，抗凝药物的历史翻开了崭新的篇章。

1979 年，Conrad 等人将对硝基苯丁烯酮与 4-羟基香豆素反应得到了醋硝香豆素，其抗凝作用与华法林基本相同，但由于其还原型代谢产物亦具抗凝作用，故其抗凝持续时间较华法林长。随着对香豆素类抗凝血药物研究的进一步深入，一系列香豆素类似物被合成出来，并对这些物质进行了药理性质的评估，如：4-氨基华法林（4-aminowarfarin）、3-溴华法林（3-bromo-warfarin）、6-羟基华法林（6-hydroxywarfarin）、7-羟基华法林（7-hydroxywarfarin）、6-溴-4'-硝基华法林（6-bromo-4'-nitro-warfarin）、6-硝基-4'-溴华法林、（6-nitro-4'-bromowarfarin）等。20 世纪 90 年代，Manolov 等人在研究香豆素类衍生物的药理性质时，发现醋硝香豆素分子中的 4-位羟基酯化后，比华法林具有更好的抗凝效果，且副作用更小[3,4]。

【药理作用】 双香豆素为口服抗凝血药，体外无效[5]。双香豆素属于香豆素类衍生物，共同作用机制是抑制凝血因子在肝脏的合成。双香豆素类药物与维生素 K 的结构相似，为维生素 K 的拮抗剂或竞争性抑制剂，在肝脏与维生素 K 环氧化物还原酶结合，抑制维生素 K 由环氧化物向氢醌型转化，抑制维生素 K 的循环利用，导致依赖维生素 K 的凝血因子 Ⅱ、Ⅶ、Ⅸ、Ⅹ 的谷氨酸基团侧链，不能被羧化为 γ-羧基谷氨酸基团，影响这些凝血因子与钙离子的结合，从而抑制凝血作用，降低血小板的黏附性和延长血栓形成的时间[6]。双香豆素类药物对已经合成的凝血酶原和凝血因子无直接对抗作用，故其起效缓慢且体外无效。停药后，须待凝血酶原和凝血因子 Ⅱ、Ⅳ、Ⅸ、Ⅹ 等逐渐恢复达到一定水平后，其抗凝作用才消失，故疗效维持时间长[4]。

【临床应用】 双香豆素类衍生物甚多，临床常用的药物有华法林（苄丙酮香豆素）、新抗凝（醋硝香豆素）和双香豆素。双香豆素类药物临床用于心房颤动（房颤）患者预防脑卒中的治疗，不单独用于急性抗栓的治疗，适用于需长期维持抗凝者。对急性动脉闭塞，需迅速抗凝时，一般先用肝素控制危状，再用本品维持治疗。遗传性易栓症需长期抗凝者，与肝素合并用药 3~5 天，再以本品长期维持抗凝。华法林最严重的不良反应是引起大出血，使用过程中如果出血，可用维生素 K 对抗，必要时输入新鲜血浆或全血[6]。

【综合评价】 半个世纪以来，华法林作为唯一的口服抗凝药，在预防卒中方面一直发挥着重要的作用。作为 20 世纪的主流抗凝药，虽然其效果确切，但由于该药的血药浓度易受其他因素的影响，令其临床应用普及率不高，依从性差，不易推广[7]。在当今国内医疗环境下，临床上要基于双香豆素类药物的特点，依照指南建议，积极与患者沟通，在尊重患者意见的前提下给予个体化抗凝治疗，以期进一步降低房颤患者缺血性卒中的患病率，改善房颤患者的生活质量。虽然近些年也出现了一些使用更方便的新型口服抗凝药，如利伐沙班、达比加群，将来可能会逐渐替代华法林的位置，但目前来看。华法林作用可靠、价格便宜、临床使用经验多，在未来若干年内仍会是重要的口服抗凝剂。

（程 笑 王月华 杜冠华）

【参考文献】

[1] Petit DW, Berne CJ. Dicumarol [J]. Medical Progress, 1947, 67 (1)：40-44.

［2］Paul M，AGGELER. Heparin and dicumarol-anticoagulants：their prophylactic and therapeutic uses ［J］. Cal West Med，1946，64（2）：71-77.

［3］申东升，刘小帆，杨广照. 香豆素类抗凝血药及其类似物的合成 ［J］. 应用化学，2005，22（10）：1158-1160.

［4］Jing Li，Zheng Hou，Guanghui Chen. Synthesis，antibacterial activities，and theoretical studies of dicoumarols ［J］. Org Biomol Chem，2014，12：5528-5535.

［5］董军，刘寅. 抗凝药物的进展及临床应用 ［J］. 中华老年心脑血管病杂志，2013，15（12）：1333-1335.

［6］卢业伟，徐健. 心房颤动的药物抗栓治疗进展 ［J］. 心血管病学进展，2010，31（2）：185-189.

［7］王慕秋，施丽丽，高敏. 心房颤动抗凝治疗的现状与新进展 ［J］. 中华临床医师杂志，2015，9（6）：980-984.

地高辛

Digoxin

ER-1-9

洋地黄

【中文别名】 狄戈辛、强心素、异羟基洋地黄毒苷。

【中文化学名】 3β-［（O-2，6-二脱氧-β-D-核-己吡喃糖基-（1→4）-O-2，6-二脱氧-β-D-核-己吡喃糖基-（1→4）-2，6-二脱氧-β-D-核-己吡喃糖基）氧代］-12β，14β-二羟基-5β-心甾-20（22）烯内酯。

【英文化学名】

3β-［（O-2，6-dideoxy-β-D-ribo-hexopyranosyl-（1→4）-O-2，6-dideoxy-β-D-ribo-hexopyranosyl-（1→4）-2，6-dideoxy-β-D-ribo-hexopyranosyl）oxy］-12β，14-dihydroxy-，5β-card-20（22）-enolide。

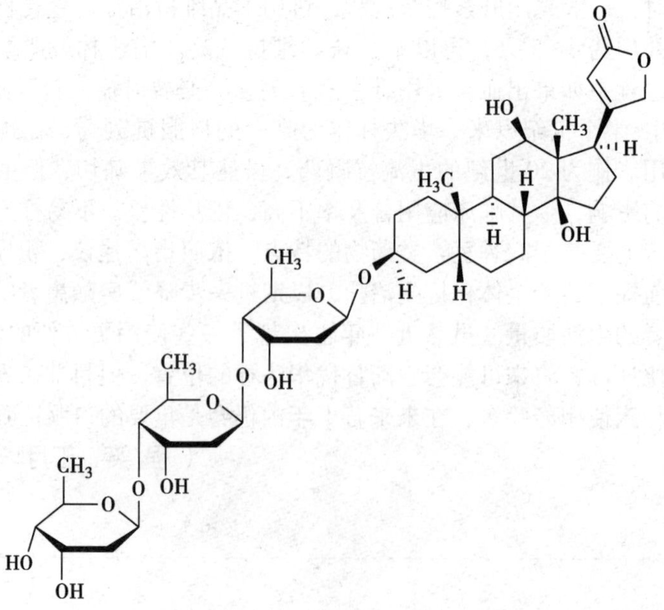

地高辛

分子式：$C_{41}H_{64}O_{14}$，分子量：780.94，CAS 号：20830-75-5。

【理化性质】 白色结晶或结晶性粉末，无臭；在吡啶中易溶，在稀醇中微溶，在三氯甲烷中极微溶，在水和乙醚中不溶；比旋度+9.5°～+12.0°；熔点248～250℃。

【剂型与适应证】

本品收载于《中国药典》2015 年版；《英国药典》2017 版；《美国药典》40 版；《日本药典》17 版；《欧洲药典》9.0 版；《国际药典》第五版。

主要剂型有：地高辛片、地高辛口服溶液和地高辛注射液。在临床上用于各种急性和慢性心功能不全，以及室上性心动过速、心房颤动和扑动等通常口服；严重心力衰竭患者则采用静脉注射。

洋地黄毒苷
Digitoxin

【中文别名】 洋地黄毒甙、洋地黄毒素、狄吉妥辛、地吉妥辛、地黄毒、地芰毒。

【中文化学名】 3β-［（O-2, 6-二脱氧-β-D-核-已吡喃糖基-（1→4）-O-2, 6-二脱氧-β-D-核-已吡喃糖基-（1→4）-2, 6-二脱氧-β-D-核-已吡喃糖基）氧代］-14-二羟基，（3β, 5β）-20（22）-烯醇内酯。

【英文化学名】

3β-［（O-2, 6-dideoxy-β-D-ribo-hexopyranosyl-（1→4）-O-2, 6-dideoxy-β-D-hexopyranosyl-（1→4）-2, 6-dideoxy-β-D-robo-hexopyranosyl）oxy］-14-dihydroxy，（3β, 5β）-20（22）-elollactone。

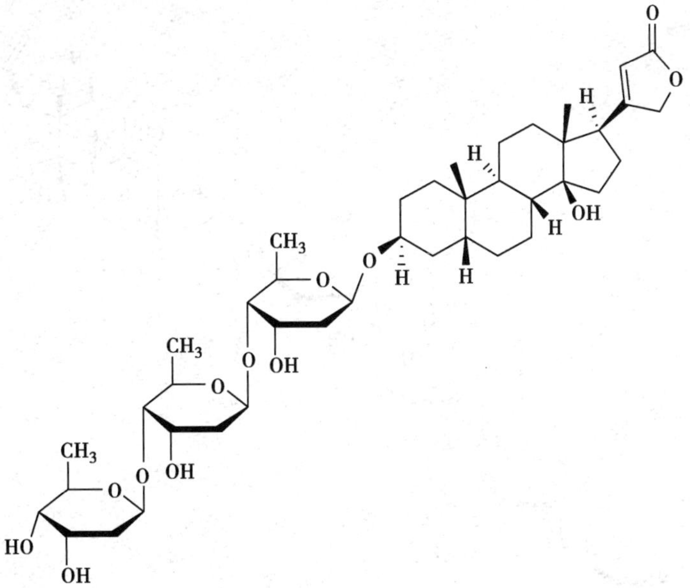

洋地黄毒苷

分子式：$C_{41}H_{64}O_{13}$，分子量：764.95，CAS 号：71-63-6。

【理化性质】　本品为白色或类白色的结晶性粉末，无臭；在三氯甲烷中略溶，在乙醇或乙醚中微溶，在水中不溶；熔点 240℃。

【剂型与适应证】　本品收载于《中国药典》2015 年版；《英国药典》2017 版；《美国药典》40 版；《日本药典》17 版；《欧洲药典》9.0 版；《国际药典》第五版。

该品临床药理作用与地高辛（异羟基洋地黄毒苷）相同，能加强心肌收缩力，减慢心率和抑制传导，主要用于治疗充血性心功能不全，其特点是作用开始慢而持久，且适用于慢性心功能不全患者长期服用。该品不可与酸碱类药物配伍。

毛花洋地黄苷丙

Cedilanide C

【中文别名】　毛花丙貳；毛花貳；毛花貳 C；毛花苷 C；毛花洋地黄貳 C；毛花洋地黄苷；西地兰；Cedilanid；Digilanid C。

【中文化学名】　3-［（O-β-D-葡吡喃糖基（1→4）-O-2，6-二脱氧-β-D-核-己吡喃糖基-（1→4）-O-2，6-二脱氧-β-O-核-己吡喃糖基-（1→4）-O-2，6-二脱氧-β-D-核-己吡喃糖基）氧代］-12，14-二羟基-心甾-20（22）-烯内酯。

【英文化学名】

3-［（O-β-D-glucopyranosyl-（1→4）-O-2，6-dideoxy-β-D-ribo-hexopyranosyl-（1→4）-O-2，6-dideoxy-β-D-robo-hexopyranosyl）oxy-（1→4）-O-2，6-dideoxy-β-D-robo-hexopyranosyl）oxy］-12，14-dihydroxy-card-20（22）-enolide。

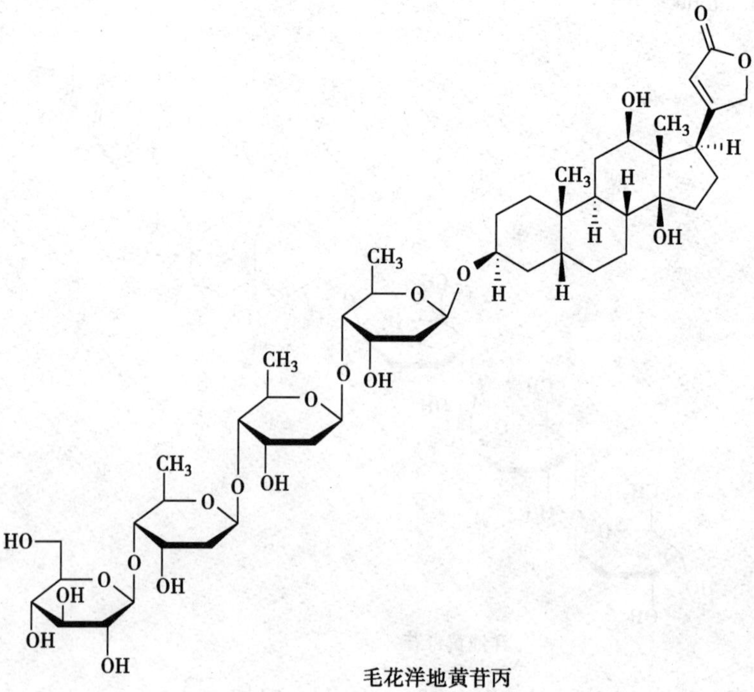

毛花洋地黄苷丙

分子式：$C_{47}H_{74}O_{19}$，分子量：943.09，CAS号：20830-75-5。

【理化性质】　白色结晶性粉末，无臭，味苦；有引湿性。在甲醇中微溶，在水或三氯甲烷中几乎不溶；比旋度+7°～+9°；熔点272-274℃。

【剂型与适应证】　本品收载于《中国药典》1990年版。

毛花洋地黄苷丙注射液（0.4mg/2ml）：临床用于慢性心力衰竭，心房颤动和阵发性室上性心动过速，一般均口服给药。由于胃肠道吸收不完全，饱和量及维持量之间幅度大，现较少应用。

【来源记载】　地高辛、洋地黄毒苷和毛花洋地黄苷丙主要来源于毛花洋地黄。洋地黄入药始载于《关于洋池黄》（An Account of the Foxglove）。毛花洋地黄，即玄参科毛地黄属的毛花洋地黄，学名 Digitalis lanata Ehrh，二年或多年生草本植物。别名狭叶洋地黄、希腊洋地黄，原产欧洲。毛地黄是典型的归化植物，毛花洋地黄有着布满茸毛的茎叶及酷似地黄的叶片，因而得"毛地黄"名，又因为它来自欧洲，因此又称为"洋地黄"。

【研发历程】　1775年，植物学行家威瑟林（WilliamWithering，1741—1799）听说，有位农妇用一种家传的秘方治疗水肿病（实际上是心力衰竭性水肿），威瑟林发现农妇的秘方虽含20多种药物，真正起作用的只有紫花洋地黄一种。最让威瑟林印象深刻的是这种药物的利尿作用，同时他也注意到了洋地黄的"一个迄今为止还没在其他药物中发现到的对心脏运动的增强作用"[1]。这种药用植物早在中世纪医学家就使用过，16世纪和17世纪英国和德国出版的药用植物著作也都提到过此药。1785年，他发表了专著《关于洋池黄》（An Account of the Foxglove）。在这本书里，威瑟林报告了洋地黄在大量水肿患者身上使用后的观察和经验[2]，威瑟林因此成为世界名医。

直接使用洋地黄有许多缺点，剂量很难准确掌握，治疗量接近于中毒量。剂量过大，会致使患者死亡。解决问题的根本办法在于提取洋地黄的有效成分。1874年，德国著名的药物学家施密德伯格（Oswaldd Schmiedebrg）从洋地黄植物中提取了一种强心苷类活性物质[3]。

至今，现代医学临床上常用的，是从洋地黄提取得来的苷类，称为强心苷，（在20世纪这类结构一直称为甙，20世纪末国内个别化学研究人员提出改称为苷，两者无科学差异）。如从毛花洋地黄中提取的有效成分地高辛、洋地黄毒苷以及毛花苷丙。

1954年，中国科学院药物研究所提取洋地黄毒苷取得成功，其方法简便，产率高，比当时德国制药的产率高出三倍半，改变了国内完全依靠国外进口的状况[4]。随着国产洋地黄纯度提高，制剂种类上增加了注射剂类型。

近年来，对强心苷在抗癌方面的研究也卓有成效[5]，采用高通量筛选方法对药物库进行筛选，已经识别出几个强心苷可以作为抑制肿瘤细胞生长的有效药物，这些强心苷能够抑制人类癌症细胞在荷瘤鼠体内的生长[6]，其研究成果为国内医药界所日益重视。

【药理作用】　强心苷类主要作用于心脏，产生如下药理学作用：

1. 正性肌力作用　主要机制是增加兴奋期心肌细胞内 Ca^{2+} 量，即：通过对 Na^+-K^+-ATP酶抑制作用，增加细胞内 Na^+ 量，继而通过 Na^+-Ca^{2+} 双向交换使得细胞内 Ca^{2+} 增多。

2. 负性频率作用　这一作用主要继发于强心苷的正性肌力作用，使心排出量增加，提高迷走神经的兴奋性而使心率减慢。

3. 对心肌耗氧量的影响 强心苷可使 CHF 的心肌收缩力增强,心肌耗氧量增加,但基于正性肌力作用,使射血时间缩短,心室内残余血量减少,心室容积缩小,室壁张力下降以及负性频率的综合作用,心肌总耗氧量并不增加,这是强心苷类有别于儿茶酚胺类药物的显著特点。

4. 对传导组织和心肌电生理特性的影响 降低窦房结自律性、提高浦肯野纤维自律性、降低房室结传导性以及降低心房和浦肯野纤维的有效不应期。

5. 对心电图的影响 治疗量的强心苷最早可使 T 波低平,甚至倒置,S-T 段呈鱼钩状,这是临床判断是否应用强心苷的依据;随即引起 P-R 间期延长、Q-T 间期缩短以及 P-P间期延长[7]。

此外,强心苷作用于神经-内分泌系统能直接抑制交感神经活性、增强迷走神经活性以及改善神经内分泌失调;对 CHF 患者有明显的利尿作用;能直接收缩血管,增加外周阻力,升高血压,减少局部血流作用。

洋地黄毒苷脂溶性较高、口服吸收效果好,大都经肝代谢,代谢产物经肾排出,也有相当一部分经胆道排出而形成肝肠循环,$t_{1/2}$长达 5~7 天,故作用时间也较长,属于长效强心苷药物。

地高辛为由毛花洋地黄中提纯制得的中效强心苷,其特点是排泄较快且蓄积性较小,临床使用比洋地黄毒苷安全。口服生物利用度为 60%~80%,与地高辛颗粒大小、溶出度的高低有关。约 25% 与血浆蛋白结合,随血流分布至全身各组织中,其在肾中浓度最高。每日以原型(60%~90%)经肾脏排出,小部分经胆道排泄,半衰期为 36 小时。

西地兰口服吸收差而不规则,均采用静脉注射,作用快而短,血清半衰期约 1.5 天,主要由肾脏排出。代谢产物与蛋白结合很少,因此作用快而强。为临床抢救必备。

【临床应用】 强心苷是一类历史悠久的具有强心作用的苷类化合物,临床主要用于急、慢性充血性心力衰竭(CHF)的治疗,也可用于治疗心律失常,并显示出不可比拟的优势。

根据多年临床经验及相关文献报道,强心苷对心瓣膜病、先天性心脏病、高血压和动脉粥样硬化所致的心衰疗效较好,对继发于甲状腺功能亢进、严重贫血、维生素 B_1 缺乏等引起的心衰以及对肺心病和活动性心肌炎所致的心衰疗效较差,对狭窄性心包炎或重度二尖瓣狭窄所致的心衰疗效更差或无效[8]。强心苷治疗安全范围小,常见胃肠道不良反应有厌食、恶心、呕吐、腹泻等。剧烈呕吐可导致失钾而加重强心苷中毒,应减量或停药,并注意补钾。中枢神经系统症状可见头痛、疲乏,还有黄、绿视症及视力模糊等视觉障碍。最严重的不良反应是心脏毒性反应。防治不良反应首先应排除诱发因素,并警惕中毒先兆症状。对过速性心律失常者可静脉滴注钾盐,严重者还需用苯妥英钠,危及生命的极严重中毒者宜用地高辛抗体 Fab 片段静脉注射;对缓慢型心律失常宜用阿托品解救,无效时采用快速起搏。

【综合评价】 随着人们对洋地黄强心苷类药物认识的深入,以及多项临床研究结果对地高辛的临床价值的肯定,人们对洋地黄强心苷长期临床应用安全问题的疑虑逐渐消除。但目前,心衰治疗策略已从传统的强心、利尿治疗,转变为抑制神经、内分泌系统活化，阻断或减缓心室重塑进程，保护受损心肌细胞。随着血管紧张素转换酶抑制剂（ACEI）的问世，心衰的治疗有了根本性变革，ACEI、β受体阻滞剂和醛固酮受体抑制剂成为心衰基本治疗方案的"金三角"[9]。洋地黄强心苷类药由原来的主导地位转为辅助地位[10]。

强心苷在临床上的应用超过了两个世纪，足以证明其在临床上的重要价值以及不可替代性。但其作为目前治疗充血性心力衰竭重要的药物，缺点是治疗宽度狭窄、中毒率高，因此目前寻找安全有效的强心药物是很有意义的任务。另外，探索强心苷对其他疾病的治疗作用也是较重要的研究课题。

（陈　颖　孙　岚　杜冠华）

【参考文献】

［1］ Wilkins RM，Kendall JM，Wade LO. William Withering and digitalis，1785 to 1985［J］. British Medical Journal，1985，290（6461）：7-8.

［2］ Lüderitz B. Cardiac Glycosides：William Withering（1741-1799）［J］. Journal of Interventional Cardiac E-lectrophysiology，2005，14（1）：61-62.

［3］ 南晖. 洋地黄的故事［J］. 药物与人，2001（5）：38.

［4］ 中国科学院药物研究所提取洋地黄毒苷等获得成功［J］，中国药学杂志，1954，2，12：56.

［5］ 杨世杰，药理学［M］. 第2版. 北京：人民卫生出版社，2010：234-238.

［6］ 贾雨萌，王相阳，褚扬，等. 强心苷类药物药动学研究进展［J］. 中草药，2014，45（23）：3472-3477.

［7］ Calderónmontaño JM，Burgosmorón E，Orta ML，et al. Evaluating the Cancer Therapeutic Potential of Car-diac Glycosides［J］. Biomed Research International，2014，2014（12）：85-117.

［8］ 沈碧蓉. 应用强心苷治疗心衰128例的体会［J］. 实用医技杂志，2008，15（1）：61-62.

［9］ 魏妤. 2014年《中国心力衰竭诊断和治疗指南》主要亮点［J］. 中国临床医生杂志，2015（5）：12-14.

［10］ 白玉国，赵秀丽，张爱琴. 洋地黄强心苷类药治疗充血性心力衰竭的研究进展［J］. 药物不良反应杂志，2006，8（3）：165-168.

地奥司明

Diosmin

ER-1-10

玄参

【中文别名】 7-芸香糖甙、地奥明、香叶木甙、香叶木苷。

【中文化学名】 7-{［6-O-（6-脱氧-α-L-吡喃甘露糖基）-β-D-吡喃葡萄糖基］氧基}-5-羟基-2-（3-羟基-4-甲氧基苯基）-4H-1-苯并吡喃-4-酮。

【英文化学名】 7-{［6-O-（6-Deoxy-α-L-mannopyranosyl）-β-D-glucopyranosyl］oxy}-5-hydroxy-2-（3-hydroxy-4-methoxyphenyl）-4H-1-benzopyran-4-one。

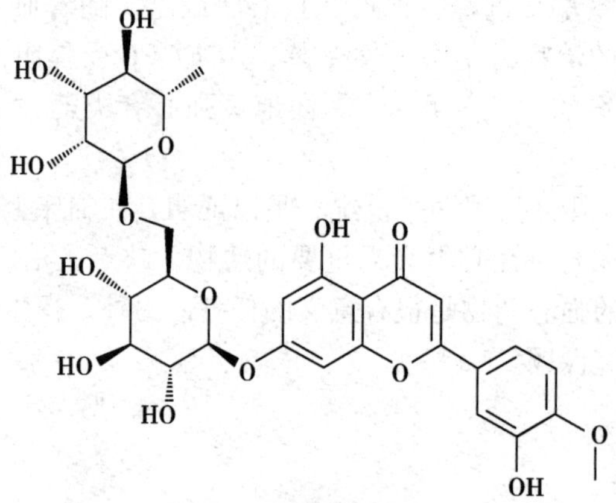

地奥司明

分子式：$C_{28}H_{32}O_{15}$，分子量：608.54，CAS 号：520-27-4。

【理化性质】 本品为灰黄色至黄色粉末或结晶性粉末；无臭。本品在二甲基亚砜中溶解，在水、甲醇或乙醇中不溶；在 0.1mol/L 氢氧化钠中极微溶解，在 0.1mol/L 盐酸溶液中几乎不溶。熔点为 277~278℃。

【剂型与适应证】 本品收载于《中国药典》2015 年版；《英国药典》2017 版；《美国药典》第 36 版；《欧洲药典》第 9.0 版。

片剂，450mg/片；适应证为静脉淋巴功能不全相关的各种症状（腿部沉重、疼痛、晨起酸胀不适感）和痔急性发作有关的各种症状。

【来源记载】 地奥司明早于 1925 年在玄参属玄参科植物林生玄参（*Scrophularia nodosa*）的根中提取分离得到。玄参（*Scrophularia ningpoensis* Hemsl.），包括野生玄参或人工栽培的林生玄参，根药用，有滋阴降火、消肿解毒的功效，是我国传统的中草药，始载于《神农本草经》，列为中品，现收载于《中国药典》2015 年版第一部[1]，主产于浙江、四川、湖北、安徽、江苏等地[2]。玄参在民间常作为清热凉血药，临床主要应用于热病烦渴、发斑、齿龈炎、扁桃体炎、咽喉炎、急性淋巴结炎等，并具有抗血小板聚集、抗肿瘤等作用。它是我国常用的传统中药材，植物来源广泛，资源丰富，化学成分复杂，含有环烯醚萜类、苯丙素类、黄酮、脂肪酸等化学成分[3]。

【研发历程】 地奥司明于 1969 年首次被用作药物使用。经施维雅公司开发，地奥司明于 1987 年在法国上市，商品名爱脉朗。在欧洲，地奥司明作为血管保护药剂和慢性静脉疾病治疗剂的使用已经超过 30 年。地奥司明可以是天然来源或从天然产物橙皮苷经半合成方法得到。地奥司明是典型的黄酮类化合物，目前多为橙皮苷经碘脱氢一步反应而制得。

【药理作用】 地奥司明是一种微粒化、纯化的黄酮类的静脉活性药物，其通过增加静脉张力，促进淋巴回流，促进微循环起到治疗痔疮和静脉功能不全的作用[4-6]。

1. 增加静脉张力 地奥司明增强静脉壁张力，即使在高温状态下也不例外，它起到的静脉收缩作用比芦丁等其他药物更强，在机体酸中毒时，仍可增强静脉的张力。地奥司明对于静脉有特异的亲和性，而不影响动脉系统。

2. 改善微循环 地奥司明可明显降低白细胞与血管内皮细胞的黏附、移行、崩解释放炎性物质，如组胺、缓激肽、补体、白三烯、前列腺素及过多的自由基等，从而降低毛细血管的通透性及增强其张力，地奥司明还具有降低血液黏稠度，增强红细胞流速的功能，从而减少微循环淤滞情况。

3. 促进淋巴回流　地奥司明有增加淋巴引流速度以及淋巴管收缩作用，从而加快组织间液的回流，改善淋巴回流，减轻水肿。

【临床应用】地奥司明主要用于治疗慢性静脉功能不全、痔疮、淋巴水肿和静脉曲张等疾病[7]。

【综合评价】地奥司明对静脉系统有着特异的亲和力，对动脉系统无明显影响，其不良反应少，安全性能高，适合长期使用。因静脉或淋巴回流障碍引起的局部或全身肿胀相关的疾病较多，扩大地奥司明的应用范围，将对临床治疗有着较大的意义。相信随着地奥司明应用范围的不断拓展，其应用前景将越来越好。

（李　超　杜冠华）

【参考文献】

［1］国家药典委员会. 中华人民共和国药典一部［M］. 2015 年版. 北京：中国医药科技出版社，2015：96-97.

［2］李家实. 中药鉴定学［M］. 上海：科学技术出版社，1996：175-177.

［3］陈川. 药用植物玄参的栽培起源、亲缘地理及东亚玄参系统发育研究［D］. 杭州：浙江大学，2011.

［4］Dieterling P. Contributiion of anorectal manomentry to the treatment of hemorrhoids［J］. Phlebologie，1992，21（2）：57-60.

［5］Ho YH, Foo CL, Seow-Choen F, et al. Prospective randomized controlled trial of a micronized flavonidic fraction to reduce bleeding after haemorrhoidectomy［J］. British Journal of Surgery，1995，82（8）：1034-1035.

［6］Buckshee K, Takkar D, Aggarwal N. Micronized flavonoid therapy in internal hemorrhoids of pregnancy［J］. International Journal of Gynaecology & Obstetrics the Official Organ of the International Federation of Gynaecology & Obstetrics，1997，57（2）：145-151.

［7］黎凤明，田晓东，胡国文，等. 地奥司明的临床应用进展［J］. 现代中西医结合杂志，2012，21（6）：680-681.

ER-1-11

萝芙木

西萝芙木碱
Ajmaline

【中文别名】　萝芙木碱、阿吗灵、阿义马林、阿义吗啉、安肌美灵、萝芙碱、缓脉灵。

【中文化学名】（12*R*，21*R*）-Ajmalan-17，21-二醇。

【英文化学名】（12*R*，21*R*）-Ajmalan-17，21-diol。

西萝芙木碱

分子式：$C_{20}H_{26}N_2O_2$，分子量：326.43，CAS 号：4360-12-7。

【理化性质】 白色至淡黄色结晶粉末，其无水物熔点为 205~207℃，旋光度为+144°（三氯甲烷）。易溶于甲醇、乙醇、三氯甲烷等有机溶剂，微溶于水。2~8℃储存。

【剂型与适应证】 本品收载于《日本药典》第 17 版。

片剂：50mg/片；粉针剂 50mg/支。西萝芙木碱具有抗心律失常作用，适用于房性或室性期前收缩、阵发性室上性或室性心动过速、阵发性心房纤颤。

【来源记载】 萝芙木来源于夹竹桃科萝芙木属植物萝芙木 *Rauvolfia verticillata*（Lour.）Baill. 及云南萝芙木 *R. yunnanensis* Tsiang，以根入药，为非药典收载药材。国内使用的还有海南萝芙木 *R. verticillata*（Lour.）Baill. var. *hainanensis* Tsiang 和催吐萝芙木 *R. vomitoria* Afzel. ex Spreng。野生品全年可采，切段晒干。《全国中草药汇编》记载其苦，寒，有小毒。具有清风热，降肝火，消肿毒的功效。主治感冒发热，咽喉肿痛，高血压头痛眩晕，痧症腹痛吐泻，风痒疮疥。萝芙木为夹竹桃科萝芙木属植物的总称。《中国植物志》记载萝芙木属在全世界有 135 种，大多数分布于热带和亚热带，少数种分布于温带。中国有 9 种、4 个变种和 3 个栽培种，民间用其根治感冒高热、失眠眩晕等病；用其鲜叶治跌打扭伤、毒蛇咬伤，具有清热降火、消肿解毒的作用，是我国重要的南药。

【研发历程】 自 20 世纪 30 年代以来，国内外学者对萝芙木属植物进行了大量研究，迄今为止，共有 91 种生物碱陆续从萝芙木中分离并得到结构鉴定，除替巴因（thebaine）和罂粟碱（papaverine）为非吲哚类生物外，其余 89 种均为吲哚类生物碱[1]。按照其基本骨架的不同可以将吲哚类生物碱分为七大类，分别是阿吗灵类、利血平类、育亨宾类、去氢萝芙木碱类、萨巴晋类、蛇根碱类、四氢鸭脚木碱类。其中，利血平（reserpine，见第 37 页，利血平）、阿吗灵（ajmaline）、育亨宾（yohimbine）的研究起步较早，也相对较为深入，其他生物碱的研究亦在逐步进行。

针对吲哚类生物碱早期研究主要集中在心血管疾病方面，有三个化合物在研发中得到不同程度的应用：①发现了利血平的降压作用，证明有效减少儿茶酚胺和 5-羟色胺在脑部和其他组织中的存储，抑制交感神经末梢神经递质去甲肾上腺素的摄取和合成，促进其释放，使其储存减少，逐渐耗竭，从而导致交感功能降低、血压下降、心率减慢，因此它被开发成为经典的临床治疗高血压药物[2]。利血平单体化合物可独立作为降压药使用，同时由于利血平的降压作用较弱，又易引起镇静及其他副作用，一般与利尿剂等做成复方，用于轻中度高血压的临床治疗。②西萝芙木碱（又称阿吗灵、萝芙木碱），主要作为Ⅰa类抗心律失常药物使用，还具有抗病毒、抗高血压、抗冠状动脉血管扩张等作用。阿吗灵已被开发研制成注射剂、片剂等剂型。早期临床上常采用心肺复苏、临时起搏并配合使用阿吗灵等药物来恢复血流动力学稳定，终止心律失常。但多项研究发现，阿吗灵可能引起严重低血压，在患有器质性心脏病的患者中可能使心律失常更加恶化，更严重的可能导致心室颤动或是致命的心脏骤停，因此当前阿吗灵的临床应用甚少。③育亨宾，对肾上腺素 α_2 受体具有选择性拮抗作用，是治疗男性勃起功能障碍的植物性药物，也是肾上腺素 α_2 受体选择性拮抗的良好工具药[3]。

萝芙木作为抗心律失常药阿吗灵、降压药利血平的主要天然来源一直是国内外药物研究的热点，但近年来对萝芙木药理活性的研究报道不再局限于抗心律失常、降压作用，抗炎、抗菌抗病毒、抗肿瘤、抑制中枢神经系统作用、降低血糖、血脂作用等也相继报道。

【药理作用】

1. 抗心律失常　蛇根木（R. serpentina）是精神病学史上第一个作为抗心律失常的植物药。蛇根木同为夹竹桃科萝芙木属植物，西萝芙木碱为其主要化学成分之一。萝芙木成分西萝芙木碱（阿吗灵）具有强效的抗心律失常作用，除对房性和室性心律失常有治疗作用外，对治疗预激综合征（Wolff-Parkinson-White 综合征）也有很好疗效。西萝芙木碱主要通过钠通道适度发挥阻滞作用，降低心肌细胞膜对钠离子的透过性，其电生理效应与奎尼丁类似，但其作用比奎尼丁更加显著。此外，西萝芙木碱还具有轻度的抗交感神经作用，其作用于交感神经末梢，使之释放更多的钠离子，扩张冠状动脉，松弛血管平滑肌而使血压下降。因此，阿吗灵在临床上适用于房性和室性早搏、预激综合征伴室上性心动过速等症状的治疗，但对于治疗阵发性房颤和窦性心动过速的效果较差。

2. 抗肿瘤活性　萝芙木属植物的西萝芙木碱和罂粟碱对人鼻咽癌细胞株 KB 细胞的增殖具有一定程度的抑制作用，且呈浓度-效应关系；西萝芙木碱、利血胺和罂粟碱对人白血病细胞株 HL-60 细胞的增殖亦有一定程度的抑制作用，且呈浓度-效应关系，表明萝芙木具有潜在的预防治疗白血病的作用[4]。

体内过程：口服吸收迅速，但生物利用度低。通常给药后 20 分钟左右起效，40~60 分钟作用最大。西萝芙木碱主要在肝内代谢，随粪便排出，少量随尿排出。

药物相互作用：①奎尼丁合用西萝芙木碱，可使西萝芙木碱血药浓度升高，半衰期延长一倍；②在使用洋地黄控制房颤时如加用西萝芙木碱可使心室率明显减慢，两者对房室传导有协同作用[5]。

【临床应用】　西萝芙木碱具有抗心律失常作用，适用于房性或室性期前收缩、阵发性室上性或室性心动过速、阵发性心房纤颤。人致死剂量为 100~500mg/kg。

注意事项：①治疗阵发性房颤，应在心电监护下，以 1ml/min 的速度静注西萝芙木碱 50mg/10ml，给药前与给药中各测血压 1 次，给药后每 15 分钟测 1 次；尚未见效，可于 1 小时后重复给药。给药后至少留院观察 6 小时，一旦房颤消失即可停药；②为安全考虑，患者应住院用药，给予心电监护；③密封、避光贮于室温下。

不良反应：①西萝芙木碱可抑制心脏传导，高剂量时可引起心脏传导阻滞，减弱心肌收缩力。还可能引起心律失常和昏迷，甚至死亡。有时在静脉常用量情况下也会产生心律失常；②呕吐、腹泻、头痛、视力模糊、眼颤、乏力、耳鸣、精神错乱、血压下降、呼吸抑制、粒细胞缺乏和肝毒性也有发生。

【综合评价】　萝芙木作为传统降血压中药，经过化学和药理学的系统研究，发现了一批活性显著的化合物，并开发出了不同临床用途的药物。该研究表明，同一种植物中可能含有作用和作用机制不同的化合物，这些化合物可能成为不同的药物，也可能通过综合作用实现治疗效果。

萝芙木在黎族医药中用于治疗头疼、高血压、跌打损伤、催产、退热等。海南分布有萝芙木 *R. verticillata*（Lour.）Baill.，海南萝芙木 *R. verticillata*（Lour.）Baill. var. *hainanensis* Tsiang，吊罗山萝芙木 *R. tiaolushanensis* Tsiang，蛇根木 *R. serpentina*（Linn.）Benth. ex，四叶萝芙木 *R. teiraphylla* Linn. 等 5 种以及 1 个栽培种催吐萝芙木 *R. vomitoria* Afzel. ex Spreng，其中海南萝芙木和吊罗山萝芙木是海南岛特有种，鲜见研究报道，而海南的气候环境使很多南药植物具有独特的药理活性，具有发展医药产业得天独厚的优势。

来源于蛇根萝芙木的化合物具有较强的药理作用，除利血平作为抗高血压药，西萝芙木碱作为抗心律失常药，育亨宾作为肾上腺素 α_2 受体拮抗剂使用外，其他的活性成分也具有不同的作用。因此，对萝芙木及其化学成分进行系统研究，对于开发新药、合理应用这些药物，具有重要意义。

（杨志宏　杜冠华）

【参考文献】

［1］Eurlings M, Lens F, Pakusza C, et al. Forensic identification of Indian snakeroot（*Rauvolfia serpentina* Benth. ex Kurz）using DNA barcoding［J］. J Forensic Sci, 2013, 58：822-830.

［2］刘洋洋，许琼情，汪春牛，等. 南药萝芙木药理活性研究现状［J］. 中国药学杂志，2010，45（20）：1521-1523.

［3］李雅娟，曹福祥，李萌. 萝芙木生物碱的药理作用与分离提取方法的研究进展［J］. 生命的化学，2015，35（2）：258-263.

［4］杨秀伟，冉福香，王瑞卿，等. 44 种生物碱类化合物对人鼻咽癌细胞株 HL-60 细胞增殖抑制活性的筛选［J］. 中国现代中药，2007，9（1）：8-13.

［5］张彧. 急性中毒［M］. 西安：第四军医大学出版社，2008：136.

羊角拗苷
Divasidum

ER-1-12

羊角拗

【中文别名】 羊角拗甙，地伐西。

【中文化学名】 3-［（3*S*，5*R*，8*R*，9*S*，10*S*，11*R*，13*R*，14*S*，17*R*）-11，14-二羟基-3-［（2*R*，4*S*，5*S*，6*S*）-5-羟基-4-甲氧基-6-甲基噁烷-2-基］氧基-10，13-二甲基-1，2，3，4，5，6，7，8，9，11，12，15，16，17-十四氢环戊二烯并［a］菲-17-基］-2H-呋喃-5-酮。

【英文化学名】

3-［（3*S*，5*R*，8*R*，9*S*，10*S*，11*R*，13*R*，14*S*，17*R*）-11，14-dihydroxy-3-［（2*R*，4*S*，5*S*，6*S*）-5-hydroxy-4-methoxy-6-methyloxan-2-yl］oxy-10，13-dimethyl-1，2，3，4，5，6，7，8，9，11，12，15，16，17-tetradecahydrocyclopenta［a］phenanthren-17-yl］-2H-furan-5-one。

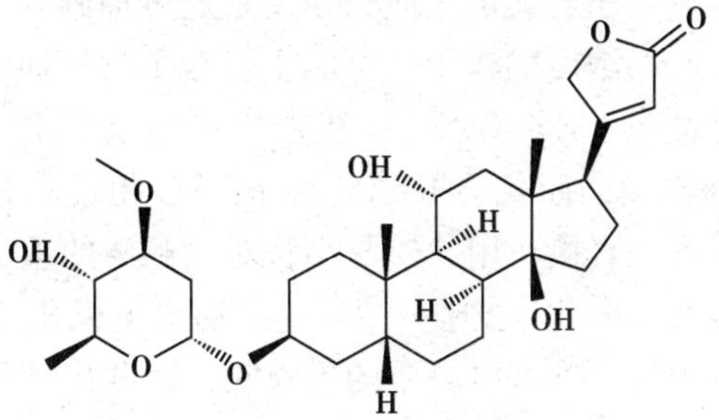

羊角拗苷

分子式：$C_{30}H_{46}O_8$，分子量：534.68，CAS 号：508-84-9。

【理化性质】　本品为白色细小的结晶性粉末，无臭，味苦。在水中溶解度较小，在三氯甲烷或乙醚中溶解。

【剂型与适应证】　本品收载于《中国药典》1963 年版。

羊角拗甙注射液用于充血性心力衰竭及心肌梗死。

【来源记载】　羊角拗苷是夹竹桃科（Apocynaceae）植物羊角拗 [Strophanthus divaricatus（Lour.）Hook. et Arn.] 种子中得到的一种混合强心苷。羊角拗别名：断肠草、羊角藤、大羊角扭蓢（广西）、鲤鱼橄榄（厦门）等。《中国植物志》一书对其形貌有详细记载[1]。《本草求原》记载其："止瘙痒，治疗癫热毒。"；《陆川本草》："解疮毒，去瘀血。治疮痈及跌打损伤。"；《岭南草药志》："外用杀虫，拔肿毒，通痹，续骨。"；广州空军《常用中草药手册》："强心消肿，止痒杀虫。"；《福建中草药》："祛风逐湿，通经活络。"它们常野生于贵州、云南、广西、广东和福建等省区的丘陵山地、路旁疏林中或山坡灌木丛中，且越南、老挝也有分布。种植时用种子和扦插繁殖。春、秋季播种或春季扦插育苗，5~6 月雨季初期定植，行株距 2m×2m，抽藤时搭架或使攀缘于其他树上。除羊角拗苷外，羊角拗的根、茎、叶分别含有包括迪可苷元、沙门苷元、沙木苷元、毕平多苷元、沙门洛苷元在内的各类强心苷。在我国，羊角拗苷主要制成注射剂用于治疗心力衰竭。国内临床广泛应用的羊角拗苷制剂——地伐西注射液（Injection Divasidum）即为羊角拗苷和羊角拗次苷的混合苷。

【研发历程】　1940 年朱任宏首先从我国广东省兴宁县山地中之羊角拗种子中提得白色无晶型碱皂体，含量为 1.8%，经加酸分解得到三种结晶性配基称为羊角拗皂草水解素甲、乙、丙（strophanthiline A，B，C）及葡萄糖。1947 年吴珏用猫、蛙做实验，证明其效价约为毒毛旋花子素 K 的 2/3。1953 年及 1954 年 Schindler 和 Beichstein 从羊角拗种子中提得两种苷类物质，分别称为 divaricoside（含量为 0.46%）和 caudoside（含量为 0.19%）。

1956 年和 1957 年吴熙瑞等及江明性等对按朱任宏法和 Schindler 法提得的苷类物质进行了深入的药理试验研究，并建议称之为羊角拗苷，并证明其效价、肠内吸收、蓄积性与消除都与毒毛旋花子素 K 相似。1957 年有人从羊角拗中提得五种结晶，称为 Ax，A，A′，psendocaudosie 和 D，也得到较纯的 divaricoside，但未得到 caudoside。1958 年，研究证明了羊角拗皂草水解素甲即为 β-脱水 sarmentogenin[2]。

【药理作用】　对羊角拗苷的强心作用研究表明，羊角拗苷的强心作用与毒毛旋花子苷相似[3]。高浓度的毒毛旋花子苷元的正肌力作用是通过抑制 Na^+-K^+-ATP 酶活性实现的。羊角拗苷升高心室肌细胞 Ca^{2+} 浓度的作用，可能主要与 T 型钙通道有关，同时必须依赖细胞外 Ca^{2+} 的存在，L 型钙通道和 Na^+-Ca^{2+} 交换蛋白也参与该作用[4]。另有研究表明，羊角拗苷具有利尿作用和镇静作用，而且与 K-毒毛旋花子苷相近[5]。也有研究证明，羊角拗苷的利尿机制是强心苷对肾的直接作用，使肾小管对水和氯的重吸收减少，而含氮物质的排出增多。有学者认为强心苷的化学构造与 Doca 样的肾上腺皮质激素相似，强心苷在体内与其发生竞争作用于肾小管，抑制电解质的重吸收，因此出现利尿作用。此外，还有研究证明羊角拗苷具有与毒毛旋花子苷 K 类似的兴奋子宫平滑肌的作用。从非洲羊角拗（*Roupellina boivinii*）的乙醇提取物中分离出 6 个新的强心苷，对人卵巢癌细胞株 A2780 都表现出了明显的抗增殖作用，其中最有效的化合物对 A2780 的 IC_{50} 值为 $0.17\mu m$[6]。

用猫进行实验证明羊角拗苷经口服后，吸收慢而少且很不规则，给药后 4~5 小时吸收量最多，羊角拗苷蓄积性很低，5 天后已全无蓄积。肝脏在其解毒上起一定的作用。其在体内破坏较毒毛旋花子苷 G 略慢些，消除速度为 $0.006mg/(kg \cdot h)$。羊角拗苷与洋地黄毒苷的主要区别为前者生效和排泄都较快且没有降低心率的作用，后者经消化道给药会被分解破坏，就毒性而言，羊角拗苷的毒性为突发，洋地黄毒苷为渐发。

【临床应用】 临床研究显示，羊角拗苷治疗 22 例充血性心力衰竭患者，获良效者 14 例，有效者 5 例，无效者 3 例。在另一报道中，羊角拗苷治疗充血性心力衰竭 58 例，良效者 39 例，有效者 15 例，且全部病例注射 531 次中从未发生不良反应。另有临床研究用小剂量羊角拗苷治疗心力衰竭 55 例，良效者 41 例，进步者 8 例，无效者 6 例。在临床研究中，也发现有不良反应发生，其中注射过快是主要原因。目前临床还在应用的羊角拗苷制剂有地伐西注射剂，其为羊角拗苷和羊角拗次苷的混合苷[7]。

【综合评价】 羊角拗苷作为 20 世纪 50 年代毒毛旋花子苷 K 的替代药物，在治疗心力衰竭方面有着确切的疗效并已投入临床多年，但其在利尿和镇静方面的潜在活性却没有得到有效的开发，而且近年来最新研究表明其在抗卵巢癌细胞增殖方面有着明显的疗效，值得广大科研工作者继续研究。

（胡堃 吕扬）

【参考文献】

[1] 俞德浚. 中国植物志（第六十三卷）［M］. 1977 年版. 北京：科学出版社：152.

[2] 孙侃. 羊角拗甙的药理与临床应用［J］. 天津医药杂志，1962，07：396-401.

[3] 江明性，李章文. 羊角拗甙和 K-毒毛旋花子甙对代谢抑制药所致衰竭心脏的作用比较［J］. 生理学报，1958，22（04）：294-301.

[4] 邱奕宁，简珊，彭其斌，等. 羊角拗甙对豚鼠心室肌细胞内游离钙离子浓度的影响［J］. 中国药理学与毒理学杂志，2007，21（5）：381-384.

[5] 郑士贤. 羊角拗甙剂的利尿与镇静作用［J］. 药学学报，1959，7（5）：161-165.

[6] Karkare S, Adou E, Cao SG, et al. Cytotoxic cardenolide glycosides of Roupellina (Strophanthus) boivinii from the Madagascar rainforest［J］. Journal of Natural Products, 2007, 70 (11): 1766-1770.

[7] 本院院内、系内、内基教研组. 羊角拗甙剂治疗 55 例心力衰竭之临床疗效初步观察报告［J］. 武汉医学院学报，1958，2：117-122.

芦丁
Rutin

【中文别名】 芸香苷、芸香甙，维生素 P，紫槲皮甙，路丁，路丁粉，路通，络通，紫皮甙。

【中文化学名】 2-（3，4-二羟基苯基）-5，7-二羟基-4-氧-4 氢-苯并吡喃-3-基-6-氧-（6-脱氧-α-L-鼠李糖基）-D-吡喃葡萄糖苷。

【英文化学名】

2-（3，4-dihydroxyphenyl）-5，7-dihydroxy-4-oxo-4H-chromen-3-yl-6-*O*-（6-deoxy-alpha-L-mannopyranosyl）-D-glucopyranoside。

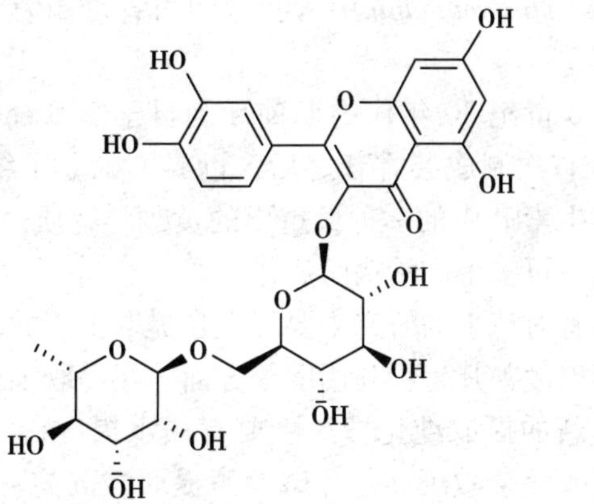

芦丁

分子式：$C_{27}H_{30}O_{16}$，分子量：610.51，CAS 号：153-18-4。

芦丁衍生物有：

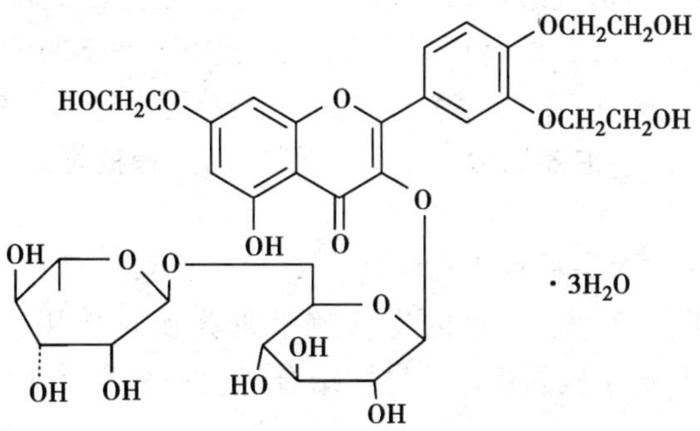

曲克芦丁

【理化性质】 淡黄色或黄绿色、淡绿色针状结晶或结晶性粉末，味微苦，通常含有三个结晶水，熔点 176~178℃。芦丁易溶于甲醇，能够溶于吡啶、碱性溶液、沸水，不溶于水、苯、醚、氯仿、石油醚。

【剂型与适应证】 本品收载于《卫生部颁标准》化学药品及制剂。

目前主要开发的剂型重点为增加其溶解度提高生物利用度，主要的剂型有：芦丁环糊精包合物，HPMC控释片，固体分散片，共沉淀物，芦丁泡腾颗粒，此外还有复方制剂如复方芦丁片、复方芦丁胶囊等，主要用于防治脑出血、高血压、视网膜出血、出血性紫癜和急性出血性肾炎，治疗慢性支气管炎等[1]。

【来源记载】 芦丁广泛存在于自然界，几乎所有的芸香科和石楠科植物中均含有芦丁，尤以芸香科的芸香草，豆科植物的槐米、蓼科植物的荞麦、金丝桃科植物红旱莲、鼠李科植物光枝勾儿茶、大蓟科植物野梧桐叶含量较为丰富，可以作为提取芦丁的原料。此外，它还存在于冬青科植物毛冬青、木樨科植物连翘、豆科植物槐角以及烟草、枣、杏和番茄等植物中。

目前，我国芦丁生产主要以豆科植物槐 *Sophora japonica* L. 的花蕾（槐米）为原料进行提取。《神农本草经》将槐米列为上品。此外，苦荞麦富含芦丁和黄酮类化合物，原产于印度，现主产于我国西北、西南、华北、中南等地。《新农书》《齐民要术杂说》中均有记载，其所含芦丁被称为保健因子。1997年陈茂瑜等将原产澳大利亚富含芦丁的桃金娘科桉属植物尤曼桉 *Eucalyptus youmanii* 引入我国四川省，作为芦丁的原料树种，具有较大的工业化开发价值[2]。

【研发历程】 在20世纪30年代中期匈牙利科学家 Szent Gyorgy 分离出黄酮类化合物，1942年德国药学家首次制成芸香苷之后，世界上确立了维生素P的概念，在此后的进一步研究中发现了维生素P中的一种最重要的黄酮类物质，即"芦丁"。该类化合物在医学界已得到证明，有不可多得的治病防病作用。

近年来，国内外学者对芦丁的研究主要集中在提取工艺的改善、药理作用及药效学研究，通过研发不同剂型以改善其生物利用度等方面。在提取工艺上，在原有的碱提取酸沉淀法的基础上，开发了新的提取纯化方法主要有热水提冷析出、热水提大孔吸附树脂纯化、超声辐射、热水提醇除杂酸沉淀、冷碱渗漉提取酸沉淀、连续回流提取、乙醇浸提、超临界 CO_2 提取、杀酶碱提等方法，大大改善了其提取效率，降低成本[3]。

近年来新研发的芦丁不同制剂，如芦丁环糊精包合物、HPMC控释片、固体分散片、共沉淀物、芦丁泡腾颗粒等，大大提高芦丁的溶出速率，改善其生物利用度。

以芦丁作先导化合物，对其进行结构修饰或改造，可生成一系列具有相关活性的衍生物，如二乙胺基乙基芦丁、二乙胺基甲基芦丁、芦丁羟甲基醚的赖氨酸盐等。曲克芦丁，化学名为 7，3′，4′-三［*O*-（2-羟乙基）］芦丁，是芦丁经羟乙基化的半合成产物，也是曲克芦丁片（维脑路通）的主要组分[1]。曲克芦丁也具有良好的水溶性，有利于人体吸收，疗效与芦丁相比更为显著。

【药理作用】 芦丁作为一种黄酮类物质，对心血管系统具有显著的保护作用，主要包括通过NO-鸟苷酸环化酶途径产生内皮依赖性舒张血管作用、拮抗血小板活化因子（PAF）从而抑制PAF与血小板膜受体特异性结合产生一系列反应，对心肌细胞也具有良好的保护作用[4]。

芦丁还具有良好的自由基清除、抗氧化作用。研究结果表明芦丁及其衍生物均具强大的自由基清除作用，其中芦丁的抗氧化性最强。芦丁可以清除超氧阴离子、清除羟基自由基，表现出较强的抗脂质过氧化及保护线粒体的作用，并可增强机体超氧化物歧化酶（SOD）的活性。

动物试验显示，芦丁可抑制冷冻-束缚应激和酸性引起的胃黏膜损伤，保护胃黏膜，促进胃黏膜细胞合成或释放内源性 NO；能够促进雌性青春期大鼠和泌乳大鼠免疫器官胸腺和脾脏的发育，增强免疫力；激活神经介素 U2 受体，增强胰岛素敏感性，降低血糖。同时，芦丁还具有抗病毒、抑菌、抗炎、镇痛等作用[5]。

【临床应用】 临床上芦丁主要用于高血压病的辅助治疗和防治因芦丁缺乏所致的其他出血症，如防治脑血管出血、高血压、视网膜出血、紫癜、急性出血性肾炎、慢性气管炎、血液渗透压不正常、恢复毛细血管弹性等症，同时还用于预防和治疗糖尿病及合并高脂血症[6]。而芦丁的重要衍生物——曲克芦丁，是羟基芦丁中最重要的有效成分，能治疗静脉曲张（静脉障碍）、痔疮、淋巴水肿及手术后水肿；治疗血栓症及脑血管疾病，还可以治疗糖尿病、肝脏疾病等，作用温和、疗效确切。特别是治疗急性脑梗死效果显著，患者反应效果很好，且价格低廉，不良反应少，效果显著，值得推广应用[7]。

【综合评价】 黄酮类化合物是在植物中分布非常广泛的一类天然产物，在植物体内大部分与糖结合成苷类，有一部分是以游离态（苷元）的形式存在。大量研究表明，黄酮类物质对心血管系统、肝脏都有明显的保护作用，此外还具有抗炎、提高机体免疫力等作用。芦丁作为一种黄酮类物质，具有降低毛细血管通透性、抗炎、抗过敏、抗肿瘤、抗菌、抗病毒及抑制醛糖还原酶等多方面药理活性。但是，芦丁在目前的应用领域表现出的治疗作用还比较弱，发现芦丁的高活性适应证也是深入研究的目标。

（侯碧玉　张　莉　杜冠华）

【参考文献】

［1］田建坤，赵永和，时文中. 芦丁及其衍生物应用研究进展［J］. 天中学刊，2007，5：18-21.

［2］李玉山. 芦丁的资源、药理及主要剂型研究进展［J］. 氨基酸和生物资源，2013，03：13-16.

［3］孟祥颖，郭良，李玉新，等. 芦丁的来源、用途及提取纯化方法［J］. 长春中医药大学学报，2003，19（02）：61-64.

［4］臧志和，曹丽萍，钟铃. 芦丁药理作用及制剂的研究进展［J］. 医药导报，2007，7：758-760.

［5］龙全江，杨韬. 芦丁的研究概况及展望［J］. 中国中医药信息杂志，2002，9（04）：39-42.

［6］林静. 芦丁的临床药理特点［J］. 中国临床药理学杂志，2009，25（03）：256.

［7］付远清. 曲克芦丁的药理性质及临床应用概况［J］. 中国医药指南，2012，10（07）：59-60.

萝芙木原植物

利血平
Reserpine

【中文别名】 利舍平，寿比安，血安平，蛇根碱。

【中文化学名】 18β-（3，4，5-三甲氧基苯甲酰氧基）-11，17α-二甲氧基-3β，20α-育亨烷-16β-甲酸甲酯。

【英文化学名】

Methyl（3*S*，16*S*，17*R*，18*R*，20*R*）-11，17-dimethoxy-18-（3，4，5-trimethoxybenzoyloxy）yohimban-16-carboxylate。

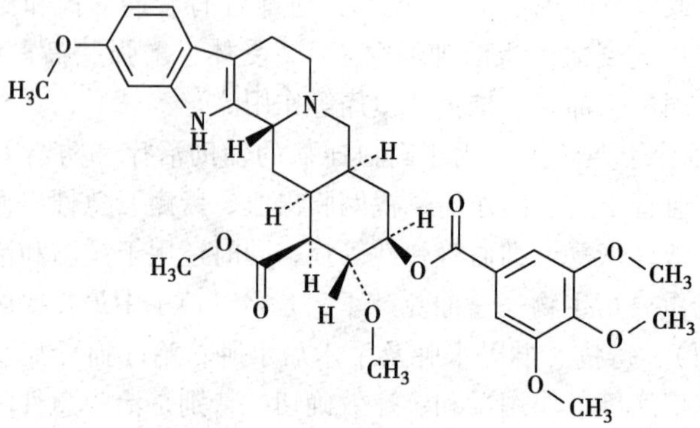

利血平

分子式：$C_{33}H_{40}N_2O_9$，分子量：608.69，CAS：50-55-5。

【理化性质】 无色至淡黄褐色的棱状结晶或结晶性粉末；无臭，几乎无味，遇光色渐变深。在三氯甲烷中易溶，在丙酮中微溶，在水、甲醇、乙醇或乙醚中几乎不溶。熔点264~265℃（分解），比旋度为-117.7°。其盐酸盐为无色晶体，熔点224℃（分解）；吡啶复合物为黄色结晶，熔点183~186℃（分解）。

【剂型与适应证】 本品收载于《中国药典》2015年版；《日本药典》17版；《英国药典》2017版；《美国药典》40版；《欧洲药典》9.0版；《国际药典》第五版。

目前临床使用剂型有：利血平片、利血平注射液以及其相关复方制剂，且广泛用于轻度和中度高血压的治疗；降血压及安定药。

【来源记载】 萝芙木属多种植物中。关于萝芙木，有个很古老的传说。据说它叫做蛇根木和 Chandrh。Chandrh 表示月亮以及用于治疗"月亮病"和精神失常的植物。Rbeede 在 1686 年可能有提到过这种物种，他提出用它的根来抵御蛇咬伤和蝎子的蛰伤。

在西方医学接受萝芙木作为药物之前，它的干燥的根已经在印度的市场上流通了至少20年时间。Sen 和 Bose 在 1931 年报告这种药物在治疗高血压方面很有价值而且安全。1942 年，萝芙木中具有这个作用的主要活性成分生物碱被冠以化学名字"利血平"。Deb在 1943 年时提出萝芙木在抑制神经兴奋性方面比任何巴比妥类的药物都要有效。1946 年，萝芙木的浸出物被列入《印度药典》中[1]。

【研发历程】 1931 年，印度学者 Sen 等发现印度萝芙木具有显著的降血压和抗精神失常作用。随后的药物化学和药理学研究发现，萝芙木的主要活性成分是利血平，并阐明其降血压作用机制。利血平在 1952 年第一次被分离得到，并由于这种生物碱卓越的生理属性从而迅速地为它在治疗高血压、神经和精神功能紊乱方面赢得一个重要地位。对利血平结构广泛降解和分析研究从而在 1955 年达到顶峰，此时希望完成对利血平的全合成。1956 年完成利血平的全合成[2]。

新中国成立初期没有有效降压药供临床应用，当时从印度进口的印度萝芙木碱（寿比南）量少价昂，不能满足患者的迫切需要。《中国居民营养与慢性病状况报告（2015）》显示，2012 年我国 18 岁及以上居民高血压患病率为 25.2%，男性高于女性，城市高于农村，估计目前我国成人高血压患者约为 2.6 亿；与 2002 年相比，高血压患病率明显上升[3]。高血压是常见的慢性病，也是心脑血管病重要的危险因素，其并发症包括致残、致死，严重消耗医疗和社会资源，给家庭和国家造成沉重负担。因此当时的中央卫生研究院药物系的有关学科密切配合对我国萝芙木进行了综合研究，证明广东、广西和云南均有丰富资源。在研究中发现高血压狗在服用不同萝芙木制剂后，其血压下降的同时，出现安静、眼睑下垂、瞳孔缩小及腹泻等典型的利血平症状，降压效力与症状平行，提示利血平可能是其主要的降压有效成分，这个假设以后得到了植化和药理的进一步证实。在初步确定了利血平降压疗效后，开展了其临床研究。1958 年原卫生部药政局主持了萝芙木总碱的鉴定，并批准了以萝芙木总生物碱为主要成分的中国第一个降压药，商品名是"降压灵"。中国萝芙木研究范围之大，参加人数之多，工作进展速度之快，都是值得借鉴的。这是新中国成立以来植物药研究最早的一个典范，为后来的研究提供了有益的经验[4]。

【药理作用】　利血平是肾上腺素能神经元阻断性抗高血压药，通过耗竭周围交感神经末梢的肾上腺素，以及心、脑及其他组织中的儿茶酚胺和 5-羟色胺达到抗高血压、减慢心率和抑制中枢神经系统的作用。降压作用主要通过减少心输出量和降低外周阻力、部分抑制心血管反射实现。减慢心率的作用对正常心率者不明显，但对于窦性心动过速者则明显。

目前认为利血平的降压作用机制为：①能与囊泡膜上的胺泵（Mg^{2+}-ATP 依赖性的胺类转运系统）结合，抑制胺类递质的再摄取；②抑制多巴胺的摄取，使去甲肾上腺素（NA）合成障碍、囊泡内递质减少或耗竭，递质耗竭使交感神经功能减弱而致血压下降；③抑制中枢神经系统而产生镇静作用，可缓解高血压患者的紧张、焦虑和头痛等症状。新的研究显示利血平作用的老鼠基于中枢单胺缺失可导致纤维肌痛[5]。还有研究表明 1mg/kg 利血平可以致使水泡单胺转运蛋白药理作用上的阻遏，从而导致行为学上和神经化学上的转变，这种转变在停药一段时间后可逆转。神经化学上的这种改变被认为是多巴胺能神经元活性降低的一个指示[6]。

利血平口服后降压作用产生缓慢、温和，停药后作用消失也慢。口服后 3~7 天见效，3~4 周达高峰，停药后血压在 2~6 周内回升。该药曾广泛用于轻、中度高血压，特别是与噻嗪类利尿药合用有良效，是常用的复方降压药的主要成分之一。常用剂量口服为每日 0.25~0.5mg。肌内注射或静脉注射为 0.5~1.0mg，注射后 30~60 分钟开始产生降压作用，最大作用在 3 小时，所以重复注射宜在 3 小时后。

【临床应用】　利血平是中效降压药，降压作用起效慢，但作用持久。还可与其他降压药合用，用于重度与晚期或急性高血压，也有用于精神病性躁狂症状。由于对利血平的基础和临床研究较少，以至于缺乏必要的实验数据和临床资料来证实或论证；另一方面是由于利血平的临床不良作用较多，如抑郁、震颤性麻痹、头晕、梦魇、鼻充血、头痛、腹泻、腹痛、注意力不集中及自杀倾向等，国外早已淘汰，而国内也仅用作二线抗高血压药。以利血平单体为原料药的各种制剂，如利血平片、复方降压片等曾在临床广泛应用。近年来，随着抗高血压新药的出现，利血平已逐渐淡出临床[7]，被 WHO 专家委员会从基本药物目录中删除[8]。

【综合评价】　利血平因为其作用温和、价格低廉，在临床高血压治疗里，在联合用药和复方制剂中经常使用，并且占有重要的地位。研究文献中缺乏报告临床结果（死亡、中风、急性心肌梗死）的大型随机试验，缺乏报告相对有效性和安全性的大型对比试验，且对严重不良反应的报道较少，这为利血平的临床使用提出了挑战。探索其在临床使用的安全性、有效性以及在其他疾病治疗中的作用，做到老药新用等多方努力使利血平有更广阔的应用前景是有必要的。利血平的研究和开发推动了对抗高血压药物研发的理论进步，在抗高血压药物中占有重要地位，体现了新型药物研究的理论和使用价值。

（陈 颖 孙 岚 杜冠华）

【参考文献】

［1］ Joseph Monachino. Rauvolfia serpentina：its history，botany and medical use ［J］. Economic Botany，1954，8（4）：349-365.

［2］ Woodward RB，Bader FE，Bickel H，et al. The total synthesis of reserpine ［J］. Tetrahedron，1958，2（1）：1-57.

［3］ 国家卫生计生委合理用药专家委员会，中国医师协会高血压专业委员会. 高血压合理用药指南 ［J］. 中国医学前沿杂志，2015，7（6）：22-23.

［4］ 中国医学科学院药物研究所. 中草药现代研究 ［M］. 北京：北京医科大学中国协和医科大学联合出版社，1995：306-325.

［5］ Blasco-Serra A，Escrihuela-Vidal F，González-Soler EM，et al. Depressive-like symptoms in a reserpine-induced model of fibromyalgia in rats ［J］. Physiology & Behavior，2015，151：456-462.

［6］ Catiuscia Molz de Freitas. Behavioral and neurochemical effects induced by reserpine in mic ［J］. Psychopharmacology，2015.

［7］ 刘秀. 利血平在高血压围术期的应用进展 ［J］. 山东医药，2015，55（9）：103-104.

［8］ 杨悦，刘璐，郭莹，等. 以抗高血压药为例浅析 WHO 对基本药物的系统评价 ［J］. 中国药房，2011，22（32）：2990-2993.

ER-1-15

阿魏

阿魏酸
Ferulic acid

【中文别名】 3-甲氧基-4-羟基肉桂酸。

【中文化学名】 （*E*）-3-（4-羟基-3-甲氧基-苯基）丙-2-烯酸。

【英文化学名】 （*E*）-3-（4-hydroxy-3-methoxy-phenyl）prop-2-enoic acid。

阿魏酸

分子式：$C_{10}H_{10}O_4$，分子量：194.184，CAS 号：1135-24-6。

阿魏酸衍生物有：

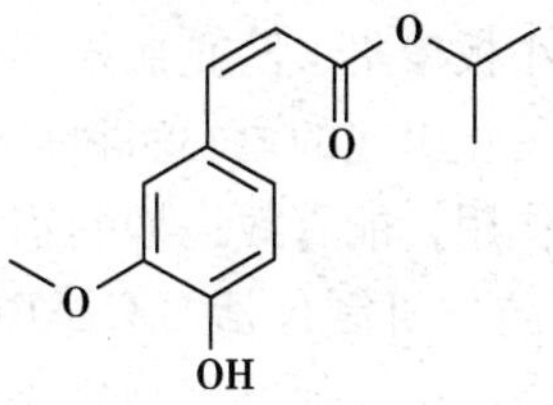

阿魏酸异丙酯

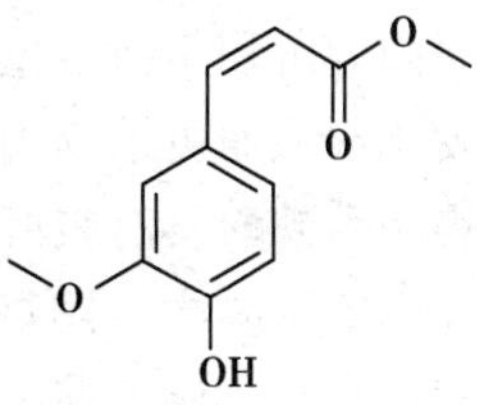

阿魏酸甲酯

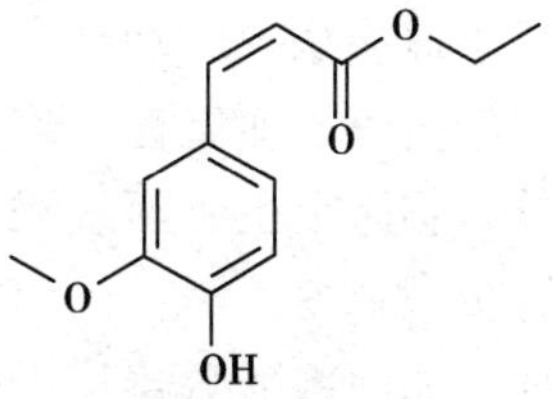

阿魏酸乙酯

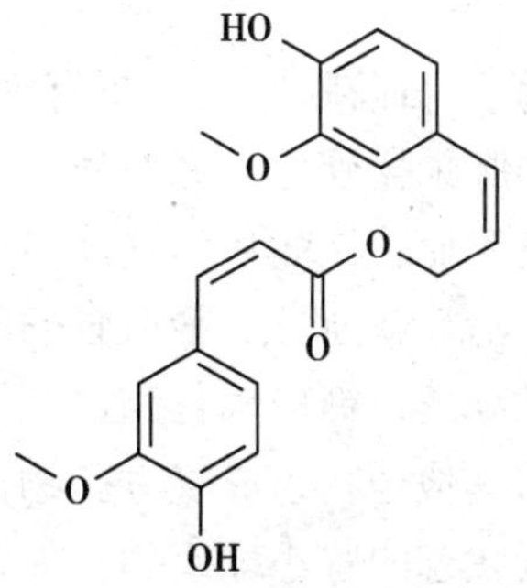

阿魏酸松柏酯

【理化性质】　淡黄色结晶性粉末，存在顺式和反式两种结构。熔点为 170~173℃，微溶于冷水，可溶于热水，水溶液中稳定性差，见光易分解。易溶于乙醇和乙酸乙酯，微溶于乙醚，难溶于苯和石油醚。

【剂型与适应证】　本品以阿魏酸钠和阿魏酸哌嗪收载于《中国药典》2015 年版；阿魏酸收载于《英国药典》2017 版；《欧洲药典》8.7 版。

片剂和注射液，主要用于动脉粥样硬化、冠心病、缺血性脑血管病的治疗。

【来源记载】　阿魏酸广泛存在于植物中，特别是在朝鲜蓟、茄子以及玉米糠中含量极丰富。另外，阿魏酸也存在于我国的各种中药材中，如当归、川芎、益母草、雪灵芝等。

【研发历程】　早在 1866 年，阿魏酸便从药用植物阿魏中分离得到，并因此得名。但是其生物学活性，直到 1957 年由意大利的 Preziosi P 等的开创性研究才逐渐揭开其生物学作用之谜，首次显示了阿魏酸调节血脂以及利尿的功效[1]。1979 年，林茂等人从中药当归中首次分离得到阿魏酸，并显示其具有抑制血小板聚集的作用[2]。自此，阿魏酸更多的药用功效逐渐被人们认识到。

【药理作用】　体外研究显示阿魏酸具有抗炎和抗氧化的生物学特性，提示其在一些慢性疾病的治疗中有作用。阿魏酸可显著减轻 AD 诱导的小鼠神经炎症，并改善小鼠的记忆功能。阿魏酸也可阻止凋亡通路，抑制细胞凋亡，从而在以神经元丢失为特征的帕金森综合征中发挥作用[3]。

阿魏酸能增加冠脉血流量，保护缺血心肌，由于对 α 受体有阻断作用，因而能抑制主动脉平滑肌收缩，对抗甲氯胺、苯肾上腺素、肾上腺素等的升压作用。阿魏酸钠有利于改善心肌对氧的供需失衡[4]。

阿魏酸在防治动脉粥样硬化中也有一定作用。阿魏酸抗氧化特性可阻止脂质过氧化，调节血脂功能可防止胆固醇沉积于血管壁，抑制血小板聚集，防止血栓形成，因此阿魏酸可用于防治动脉粥样硬化，从而可治疗由动脉粥样硬化引起的冠心病和心绞痛[4,5]。

体内外实验研究表明阿魏酸具有较好的抗辐射作用，能有效地抑制辐射引起的细胞损伤，提高细胞活力，抑制细胞凋亡。阿魏酸的辐射防护机制包括 Nrf2-ARE 信号通路的激活，降低黏附分子的表达水平，调节粒细胞集落刺激因子、促红细胞生成素的生成，促进照射后小鼠外周血象的恢复以及造血祖细胞集落的生长，发挥良好的在体辐射保护机制[5]。

【临床应用】 目前临床上主要有阿魏酸钠片剂和阿魏酸注射液两种剂型，阿魏酸钠片剂主要用于动脉粥样硬化、冠心病、脑血管病、肾小球疾病、肺动脉高压、糖尿病性血管病变、脉管炎等血管性病症的辅助治疗，亦可用于偏头疼、血管性头疼的治疗。阿魏酸注射液主要用于治疗缺血性心脑血管病的治疗。此外，临床上也有阿魏酸钠与阿托伐他汀联用治疗肺动脉高压，糖尿病肾病以及慢性肾小球肾炎[6]。

阿魏酸也与其他药物组成复方药物治疗其他疾病。如阿魏酸哌嗪片用于治疗各类伴有镜下血尿和高凝状态的肾小球疾病，如肾炎、慢性肾炎、肾病综合征、早期尿毒症以及冠心病、脑梗死、脉管炎等的辅助治疗[7]。

【综合评价】 阿魏酸药理作用广泛，临床上已用于治疗多种疾病，如动脉粥样硬化、冠心病、心脑血管病等。最近关于阿魏酸及其衍生物在神经退行性疾病、肾病、癌症研究和治疗方面引起了人们关注[8]，阿魏酸新的药理作用和可能的适应证正在更多地被发现，因此如何寻找提高阿魏酸及其衍生物的疗效以及最佳的适应证意义重大。

（吴 平 杜冠华）

【参考文献】

［1］ Preziosi P，Loscalzo B. Pharmacodynamic research on the active principle of Cynara scolimus（1，4-dicaffeiylquinic acid）：effect on blood cholesterol values & on triton-induced hypercholesterolemia. Boll Soc Ital Biol Sper，1957，33：679-682

［2］ 林茂，朱朝德，孙庆民，等. 当归化学成分的研究［J］. 药学学报，1979，14（9）：529-533.

［3］ Sgarbossa A，Giacomazza D，Di Carlo M. Ferulic Acid：A Hope for Alzheimer's Disease Therapy from Plants［J］. Nutrients，2015，7（7）：5764-5782.

［4］ 赵东平，杨文钰，陈兴福. 阿魏酸的研究进展［J］. 时珍国医国药，2008，19（8）：1839-1841.

［5］ Barone E，Calabrese V，Mancuso C. Ferulic acid and its therapeutic potential as a hormetin for age-related diseases［J］. Biogerontology，2009，10（2）：97-108.

［6］ 马逢时，李家明，李传润，等. 阿魏酸衍生物及其生物活性［J］. 药学进展，2008，32（8）：345-350.

［7］ 肖迎春，钱晓惠. 阿托伐他汀联合阿魏酸钠治疗慢性肾小球肾炎［J］. 西部医学，2011，23（2）：250-252.

［8］ 李惠清，于海英. 阿托伐他汀联合阿魏酸钠治疗糖尿病肾病肾间质纤维化的临床研究［J］. 中国生化药物杂志，2014，4：43.

环维黄杨星 D
Cyclovirobuxine

小叶黄杨

【中文别名】　黄杨宁，环维黄杨碱，环常绿黄杨碱 D，黄杨碱，黄杨木生物碱Ⅰ。

【中文化学名】　（3β，5α，16α，20S）-4，4，14-三甲基-3，20-双（甲基氨基）-9，19-环孕甾烷-16-醇。

【英文化学名】　（3β，5α，16α，20S）-4，4，14-trimethyl-3，20-bis（methylamino）-9，19-cyclopregnan-16-ol。

环维黄杨星D

分子式：$C_{26}H_{46}N_2O$，分子量：402.36，CAS 号：860-79-7。

【理化性质】　无色针状结晶，气微，味苦；在三氯甲烷中易溶，在甲醇或乙醇中溶解，在丙酮中略溶，在水中微溶；熔点为219-222℃，熔融时分解。

【剂型与适应证】　本品收载于《中国药典》2015 年版。

黄杨宁片，0.5mg/片（收载于2015 年版《中国药典》第一部），具有行气活血和通络止痛功能，临床主要用于治疗气滞血瘀所致的胸痹心痛、脉象结代等症候者，对冠心病、心律失常以及脑动脉硬化、脑栓塞、脑血管意外后遗症所造成供血供氧不足的症状有一定作用。

【来源记载】　环维黄杨星 D 是从黄杨科植物小叶黄杨 *Buxus microvphylla* Sieb. et Zucc. var. *sinica* Rehd. et Wils. 及其同属植物的木质部提取分离获得的一种生物碱，化学结构为孕甾烷的衍生物，为我国研制成功的治疗心脑血管疾病的中药新药。

环维黄杨星 D 最早从锦熟黄杨（*Buxus* sempervirens L.）[1]得到，而后从国产的小叶黄杨得到并通过药理实验证明其对心脏有生理活性[2]。小叶黄杨别名瓜子黄杨，为庭园中常见的一种栽培绿篱植物，广泛分布于中国安徽、浙江、江西和湖北。早在明代《本草纲目》中就有记载，"苦、平，无毒，主治妇人难产，又主暑月生疖，捣烂涂之"。民间用来治疗风湿痹痛，牙痛，胸腹气胀，疝痛，跌打损伤，热疖等。

【研发历程】　环维黄杨星 D 治疗冠心病的研究始于 1969 年[3]，中国人民解放军驻芜某部队卫生队在民间发掘出一治疗冠心病的郭氏验方，由黄杨木、丹参、川芎、射干、青木香和细辛六味药组成。近 10 年他们将六味药研制成复方黄杨片在南京、芜湖等地区对一些冠心病患者进行试验性治疗，发现其对风湿性心脏病和冠心病具有较好的治疗效果。1974 年皖南医学院药理教研室孙瑞元等用其中黄杨木粉水煎剂作离体蛙心和兔心灌注，发现有强心和扩冠作用，由此开始了小叶黄杨用于心脏病的研究。

1977年江苏省植物研究所植化室从黄杨木粉中分离出碱性强中弱三种不同的生物碱，并将其提供给皖南医学院药理教研组进行药理实验，经过一系列药理实验证实其中一个强碱具有明显的强心、增加冠脉流量及增加动物耐缺氧能力，并将其命名为黄杨碱Ⅰ号，学名环维黄杨星D或称环常绿黄杨碱D，并对其化学性质、结构和药理活性进行了进一步研究。

1978年芜湖市科学技术委员会同原卫生局成立了安徽省黄杨研究协作组，经熔点测定、衍生化制备、薄层层析、红外光谱、质谱及核磁共振等测定，确定了环维黄杨星D化学结构及其分离和鉴定方法[4]；经过药理研究证明环维黄杨星D能够明显增加实验动物冠脉流量、增强心肌收缩力和减慢心率，对外周血管具有不同程度的扩张作用，并有改善心肌缺血状态、抗心律不齐等作用[5]；经过3次共300多例冠心病患者的临床验证表明，此药能明显改善冠心病所致的心绞痛、胸闷和心律不齐等症状。其中52例住院患者与双嘧达莫片（潘生丁）对照组进行了双盲试验观察，证实该药具有明显改善冠心病所致的心功能失常的作用[5]。

环维黄杨星D先后经过了13年的植物化学、药理实验和临床研究，证明其具有强心和扩冠作用，对冠心病、心绞痛、缺血性心电图的改变有良好疗效，于1983年8月通过安徽省科学技术委员会与原卫生厅联合组织的"黄杨碱Ⅰ号治疗冠心病"科研成果鉴定。

【药理作用】 环维黄杨星D对心脏具有正性肌力作用，与其抑制心肌细胞膜 Na^+-K^+-ATP 酶的活力、促进心肌细胞外 Ca^{2+} 内流和心肌细胞内 Ca^{2+} 释放有关；具有抗实验性心律失常作用，但较高浓度有诱发心律失常的可能；具有降低心肌耗氧量，增加冠脉流量，提示其有抗心肌缺血作用。此外，环维黄杨星D能够明显抑制心肌缺血引起的血流动力学异常，延长动物耐缺氧时间[6,7]。

近年来研究发现，环维黄杨星D还对急性实验性脑缺血具有良好的保护作用，能够显著延长小鼠急性脑缺血模型存活时间，可能与其增强心肌收缩力和改善血液流变学有关，表现为增加脑血流量，减轻脑组织缺氧性损坏及防止新血栓形成[8]。体外实验也证明，环维黄杨星D对神经元具有保护作用，能减轻体外缺氧培养及兴奋性氨基酸毒性所致的神经元损伤[9]。

【临床应用】 经过几十年的临床观察证明，环维黄杨星D具有抗心肌缺血、增强心肌收缩力、抗心律失常、保护急性脑缺血等作用，疗效显著、毒副作用较低。嚼碎后含服对冠心病心绞痛具有快速起效的作用，疗效更显著。环维黄杨星D用于强心、纠正心衰有类似强心苷的作用，又不完全类似，在配合强心苷时有较好的协同效果，且不增加毒性。此外，环维黄杨星D能通过血脑屏障，改善脑的微循环和氧供应，从而治疗脑动脉硬化供血不足。

【综合评价】 环维黄杨星D的化学结构属孕甾烷的衍生物，可用于多种心血管疾病，如对心律失常、心绞痛、冠心病、心功能不全等具有良好的疗效，口服用药时安全性较高，且长期应用毒副作用低，这些都预示着这种从天然植物中提取的新药有着良好的应用前景。环维黄杨星D也依次被收录入《中国药典》2000年版、2005年版、2010年版和2015年版。

（贺晓丽 杜冠华）

【参考文献】

［1］Keith S. Brown Jr., S. Morris Kupchan. Buxus alkaloids. VI. The constitution of Cyclovirobuxine-D ［J］. Tetrahedron Letters, 1964, 5（39）：2895-2900.

［2］方泰惠, 伍必英, 姚明辉, 等. 黄杨木碱一号对急性心肌缺血的实验研究 ［J］. 皖南医学, 1979, 10：18-34.

［3］王立中, 单文典. 小叶黄杨中环常绿黄杨碱-D 的分离与鉴定 ［J］. 中成药研究, 1979, 4：24-26.

［4］王立中, 单文典. 小叶黄杨中环常绿黄杨碱 D 的分离与鉴定 ［J］. 江苏医药, 1979, 10：14-16.

［5］安徽省黄杨碱治疗冠心病研究协作组. 黄杨碱Ⅰ号治疗冠心病的研究 ［J］. 皖南医学院学报, 1984, 3（1）：50-53.

［6］梁涛, 方泰惠, 姚秀娟, 等. 环维黄杨星 D 的药理研究进展 ［J］. 解放军药学学报, 2001, 17（1）：35-38.

［7］于民权, 许立, 方泰惠, 等. 环维黄杨星 D 的药理及毒理研究概况 ［J］. 安徽医药, 2008, 12（10）：885-887.

［8］方泰惠, 许惠琴. 黄杨宁对急性实验性脑缺血的保护作用 ［J］. 中草药, 1997（7）：413-414.

［9］袁冬平, 龙军, 方泰惠. 环维黄杨星 D 对 PC12 谷氨酸损伤的保护作用的实验研究 ［J］. 中西医结合心脑血管病杂志, 2004, 2（1）：37-38.

ER-1-17

一枝黄花

咖啡酸

Caffeic acid

【中文别名】 3，4-二羟基肉桂酸。

【中文化学名】 （2E）-3-（3，4-二羟苯基）-2-丙烯酸。

【英文化学名】 （2E）-3-（3，4-dihydroxyphenyl）-2-propenoic acid。

咖啡酸

分子式：$C_9H_8O_4$，分子量：180.16，CAS 号：331-39-5。

【理化性质】 黄色结晶，熔点 223～225℃。从浓溶液析出晶体不含结晶水，从稀溶液析出晶体含一分子结晶水。微溶于冷水，易溶于热水、冷乙醇、乙酸乙酯。其碱性溶液呈橘红色。遇三氯化铁溶液呈深绿色。

【剂型与适应证】 本品收载于《卫生部颁标准》化学药品及制剂；《英国药典》2017 年版；《欧洲药典》9.0 版。

片剂，100mg/片；用于外科手术时预防出血或止血，以及内科、妇产科等出血性疾病的止血，也用于各种原因引起的白细胞减少症、血小板减少症。

【来源记载】 咖啡酸大量存在于菊科植物一枝黄花全草[1]，蔷薇科植物山里红果实，无患子科植物坡柳，毛茛科植物升麻根茎，水龙骨科植物欧亚水龙骨根茎，芸香科植物柠檬果皮，蓼科植物萹蓄全草，败酱科植物缬草根，唇形科植物麝香草全草，杜仲科植物杜仲叶等多种中草药植物中，属于多羟基苯乙烯酸类化合物，具有酚酸的一般化学性质，因结构中含有不饱和双键容易被氧化，在碱性溶液中尤其不稳定。

咖啡酸的结构具有顺式和反式两种同分异构体，植物中咖啡酸的两种同分异构体存在着相互的转变，这种互变机制可能调控着植物中某些重要的生理过程。咖啡酸在植物中以复合物形式存在，游离态所占比例较小[2]。

【研发历程】 咖啡酸是重要的医药产品和药物中间体，主要是通过化学合成、生物合成和微波化学合成等方式制备。化学合成方法主要包括原儿茶醛与丙二醛缩合、香兰素和丙二醛缩合、甲基香兰素和醋酸缩合、胡椒醛与丙二醛或乙酸缩合等，其中主要方法是原儿茶醛与丙二醛缩合。咖啡酸及其中间体衍生物（阿魏酸）的合成主要是通过 Knoevenagel-Doebner 缩合反应完成，微波辐射无溶剂化反应技术在该反应中取得良好效果，也是咖啡酸大量合成的研究方向，但是目前技术设备尚未成熟，限制其在生产中的推广。咖啡酸的生物合成主要包括绿原酸的水解和对香豆素的生物转化，生物合成具有成本低、转化率高、绿色环保的优点，但是技术尚未成熟，还需要进一步的研究[3]。

咖啡酸及其衍生物多面的生物活性使其成为研究热点，科学家致力于其结构改造工作，试图发现活性更好的小分子药物。由于咖啡酸苯环上的邻羟基是重要的活性部位，目前的结构改造工作主要集中在羧基上，包括合成胺盐、酰胺和酯类化合物。

【药理作用】 咖啡酸具有广泛的药理学作用，包括抑制血小板聚集、抗炎、抗氧化、免疫调节的作用。研究表明，咖啡酸在 10mg/kg 能够显著抑制大鼠血小板聚集[4]；在 10μg/ml 能显著降低 LPS 诱导的内皮细胞的炎症反应[5]；在 100nmol/L 和 1μmol/L 下能显著抑制氧化应激引起的内皮损伤[6]；在 10mg/kg 能显著抑制高同型半胱氨酸血症诱导的小鼠脑静脉内白细胞的滚动和黏附[7]；在 10mmol/L 能显著抑制宫颈癌细胞的增殖[8]。

咖啡酸的许多天然或合成衍生物也具有与咖啡酸类似的药理作用，如绿原酸和咖啡酸苯乙酯是植物中的主要木脂素成分，具有抗氧化、抗炎、免疫调节等生物活性[9,10]。

【临床应用】 用于外科手术时预防出血或止血，以及内科、妇产科等出血性疾病的止血[11]。也用于各种原因引起的白细胞减少症、血小板减少症[12]。

咖啡酸能很好地改善患者的凝血功能，减少出血，主要是通过收缩血管、提高凝血因子的功能、升高白细胞和血小板数量实现。

咖啡酸用于治疗放化疗引起的白细胞和血小板减少，主要是通过刺激巨核细胞成熟，促进粒细胞增殖、分化、成熟和释放，提高白细胞数量实现。在化疗过程中使用，增加血小板的生成，降低血小板减少症的发生率；还可以增加白细胞的生成，协同化疗作用，提高患者生活质量和生存时间。

【综合评价】 由于咖啡酸的广泛存在及化学结构的易于改造，目前被作为母核结构被改造，用于发现与氧化应激有关疾病的治疗药物，例如，抗炎、神经保护和化疗药物，其中酯类化合物和氨基类化合物表现出一系列生物活性。目前，咖啡酸及其衍生物是非常重要的一类药物配方稳定剂，同时，由于他们广泛的生物学特性，而广泛参与很多疾病的治疗。在不久的将来，由咖啡酸母核发展起来的新型小分子和药物治疗网络可能产生新的、有效的治疗药物[13]。

（连雯雯　杜冠华）

【参考文献】

［1］王玉兰. 中药一枝黄花的药理作用分析［J］. 中国民族民间医药，2016，16：150.

［2］Macheix JJ, Fleuriet A, Billot J. Fruit Phenolics［M］. Boca Raton：CRC press，1990：41-43.

［3］辛志国，张兰翔. 咖啡酸的合成研究［J］. 山东化工，2014，43（3）：39-43.

［4］Anwar J, Spanevello RM, Pimentel VC, et al. Caffeic acid treatment alters the extracellular adenine nucleotide hydrolysis in platelets and lymphocytes of adult rats［J］. Food Chem Toxicol，2013，56：459-466.

［5］Liu M, Song S, Li H, et al. The protective effect of caffeic acid against inflammation injury of primary bovine mammary epithelial cells induced by lipopolysaccharide［J］. Journal of Dairy Science，2014，97（5）：2856-2865.

［6］Migliori M, Cantaluppi V, Mannari C, et al. Caffeic acid, a phenol found in white wine, modulates endothelial nitric oxide production and protects from oxidative stress-associated endothelial cell injury［J］. PLoS One，2015，10（4）：e0117530.

［7］Zhao HP, Feng J, Sun K, et al. Caffeic acid inhibits acute hyperhomocysteinemia-induced leukocyte rolling and adhesion in mouse cerebral venules［J］. Microcirculation，2012，19（3）：233-244.

［8］Chang WC, Hsieh CH, Hsiao MW, et al. Caffeic Acid Induces Apoptosis in Human Cervical Cancer Cells Through the Mitochondrial Pathway［J］. Taiwanese Journal of Obstetrics & Gynecology，2010，49（4）：419-424.

［9］Upadhyay R, Mohan Rao LJ. An outlook on chlorogenic acids-occurrence, chemistry, technology, and biological activities［J］. Critical Reviews in Food Science & Nutrition，2013，53（9）：968-984.

［10］Mai FT, Azab SS, Khalifa AE, et al. Caffeic acid phenethyl ester, a promising component of propolis with a plethora of biological activities：A review on its anti-inflammatory, neuroprotective, hepatoprotective, and cardioprotective effects［J］. Iubmb Life，2013，65（8）：699-709.

［11］里平，李群. 抗心绞痛有效成分-原儿茶醛［J］. 化学世界，1991，7：334-335.

［12］吴兰儿. 新止血升白药-咖啡酸和咖啡酸胺［J］. 南京药学院学报，1980，2：24.

［13］Silva T, Oliveira C, Borges F. Caffeic acid derivatives, analogs and applications：a patent review（2009-2013）［J］. Expert Opinion on Therapeutic Patents，2014，24（11）：1257-1270.

育亨宾
Yohimbine

育亨宾树

【中文别名】　萎必治、安慰乐得。

【中文化学名】　17-α-羟基育亨烷-16-α-羧酸甲酯。

【英文化学名】　17-α-hydroxyyohimban-16-α-carboxylic acid methyl ester。

47

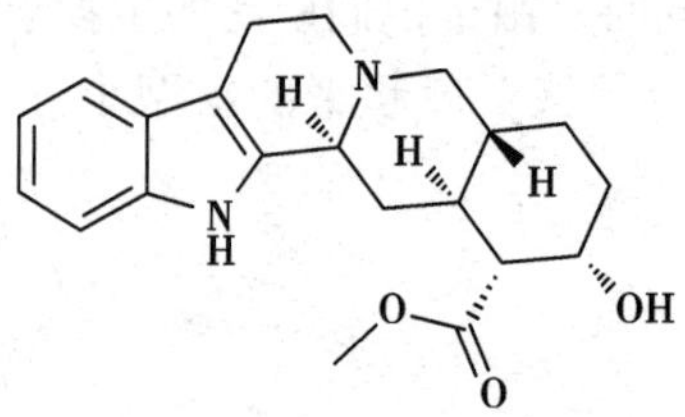

育亨宾

分子式：$C_{21}H_{26}N_2O_3$，分子量：354.45，CAS号：146-48-5。

【理化性质】 白色粉末，微溶于水，溶于乙醇，氯仿，热苯，微溶于乙醚，通常可使用盐酸使其成盐，增加其在水中的溶解度；比旋光度：$[\alpha]_{22}^D +105°$（水溶液中）；熔点：241℃。

【剂型与适应证】 本品收载于《英国药典》2017版；《美国药典》40版；《欧洲药典》9.0版。

临床主要使用片剂和注射剂，用于治疗男性各型阳痿及性功能减退。

【来源记载】 育亨宾是一种天然生物碱。该药最早是从西非茜草科植物 Corynant. Yohimbine的树皮中提炼出来的。据报道，在晒干的 Pansinystalia Yohimba 树皮中，混合育亨宾生物总碱的含量高达 6.1% 以上，其主要部分是育亨宾，因此有很大的开发前景[1]。育亨宾皮在非洲自古以来就用作催欲药，1900年哥维及苗勒等应用于因神经衰弱所致的阳痿及麻痹性不感症取得疗效，因而用于临床。育亨宾是目前较为肯定而且应用最多的一种植物性治疗勃起功能障碍的纯植物制剂。

【研发历程】 育亨宾作为催情药的使用已经有很多年的历史。起初，药理学家将育亨宾的这种催情作用归结于类似于安慰剂的心理作用或者增加外周血管充血，而不是真正的刺激性欲。斯坦福大学的生理学家最先对育亨宾的药理作用进行了研究，发现育亨宾可以增加大鼠的交配能力[2]。1984 美国斯坦福大学生理学家将这部分内容发表在Science[3]上。此外，加拿大安大略省昆士大学以人类做实验，23名性功能低下患者，服用此药10周，有6名患者痊愈。1987年加拿大科学家[4]证实育亨宾对精神性阳痿的治疗，安全有效，明确了此药能恢复患者的性能力，并证实此药对器质性阳痿也有很好的疗效。

【药理作用】 据研究表明，育亨宾具有较广泛的药理作用，已开发用于临床上治疗动脉硬化、风湿病等疾病。其中药理作用最为明显的是用于治疗男性性功能障碍，且育亨宾片剂已通过美国 FDA 审核，在国际市场上流通。育亨宾能选择性地阻断突触前的 α_2 受体，促进去甲肾上腺素的释放[5]。它使海绵体神经末梢释放较多的去甲肾上腺素，减少阴茎静脉回流，利于充血勃起。少量应用时，可使会阴部肿胀，刺激脊髓勃起中枢而使性功能亢进[6]。育亨宾还能产生心理上的兴奋作用，增加性欲。和其他种类的肾上腺素能阻断药一样，育亨宾对抗血循环中肾上腺素能介质比对抗交感神经冲动的效力强得多。和妥拉苏林一样，对抗眼平滑肌的肾上腺素能反应仅有微效。此药不阻断肾上腺素对哺乳类心脏的频率性和肌力性作用。育亨宾对平滑肌的直接作用很小，其对中枢神经系统的作用远不及麦角生物碱显著，表现为先兴奋后麻痹。此药产生利尿作用，可能是由于兴奋下丘脑引起垂体后叶激素的释放。此外，尚具有显著的局部麻醉作用[7]。

【药动学性质】

育亨宾在人体内的代谢和消除过程，Owen 等作了较为详尽的论述[8]。育亨宾的口服和静注的生物利用度，均具有很大的离散性，离散范围在 20%~90% 之间，其主要原因是由于不同个体的胃肠道吸收所造成[9]。

【临床应用】

临床单剂用于治疗男性各型阳痿及性功能减退。根据临床观察，育亨宾疗法与勃起障碍程度无关，对轻、中、重度异常均可奏效[10]。

【综合评价】

早在 70 年前人们就已经认识到这种植物的提取物具有独特的保健作用。育亨宾为纯天然制品对人体有强壮作用，运动员服用育亨宾配合强化训练可使体力达到极高的指标。目前，育亨宾是治疗阳痿病，改善男性性功能的首选天然药物，疗效确切，使用方便。但是患者若长期服用可能存在一些副作用，消除副作用以及确定此药的适用人群还需作进一步研究。综上所述，虽然目前对育亨宾的评价工作还在进行，但其临床表现出的诱人的药理作用却不容忽视。今后，育亨宾控释制剂的革新工作将势在必行，恒速、长效、低毒将是其剂型的最终目标。

（李 婉 富炜琦 杜冠华）

【参考文献】

[1] Clark, E. Smith, J. Davidson, abstract, 9th Annual Meeting of the International Academy of Sex Research, Harriman, N. Y., 22 to 26 November 1983; J. Clark," Monoaminergic modulation of copulation in male rats," thesis, Stanford University (1983).

[2] 黄训瑞, 林徽. 育亨宾药物的临床应用 [J]. 海峡药学, 1999, 02): 4-5.

[3] CLARK J T, SMITH E R, DAVIDSON J M. Enhancement of sexual motivation in male rats by yohimbine [J]. Science, 1984, 225 (4664): 847-9.

[4] REID K, SURRIDGE D H, MORALES A, et al. Double-blind trial of yohimbine in treatment of psychogenic impotence [J]. Lancet, 1987, 2 (8556): 421-3.

[5] MARWAHA J, AGHAJANIAN G K. Relative potencies of alpha-1 and alpha-2 antagonists in the locus ceruleus, dorsal raphe and dorsal lateral geniculate nuclei: an electrophysiological study [J]. The Journal of pharmacology and experimental therapeutics, 1982, 222 (2): 287-93.

[6] 郑培良. 育亨宾治疗阳痿的药理机制与临床应用 [J]. 中国药理学通报, 1993, 06): 418-20.

[7] Morals A, et al: Yohimbine effection in treatment of impotence, Jurol 1982; 123 (1): 45.

[8] Guthrie SK, et al: Eur J Clin Pharmcol 1984; 32: 577

[9] 董晋泉, 刘岱琳, 刘丹, 等. 育亨宾的研究进展 [M]. 第六届全国中药新药研究与开发信息交流会论文集. 云南丽江. 2007: 326-8.

[10] SUSSET J G, TESSIER C D, WINCZE J, et al. Effect of yohimbine hydrochloride on erectile impotence: a double-blind study [J]. The Journal of urology, 1989, 141 (6): 1360-3.

奎尼丁

Quinidine

金鸡纳树

【中文别名】　异奎宁、异性金鸡钠碱、（+）-奎纳定。

【中文化学名】　9S-6′-甲氧基-脱氧辛可宁-9-醇。

【英文化学名】　（9S）-6′-methoxycinchonan-9-ol。

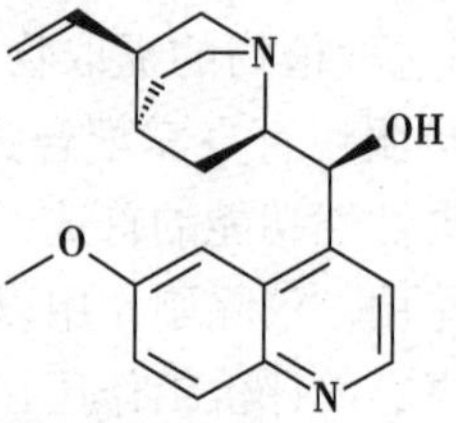

奎尼丁

分子式：$C_{20}H_{24}N_2O_2$，分子量：324.42，CAS 号：56-54-2。

【理化性质】　奎尼丁常用其硫酸盐形式，为白色细针状结晶，味苦，光照易发生颜色改变。易溶于乙醇和三氯甲烷，水中溶解度为 0.05g/100ml（20℃），比旋光度为 256°（$c=1$，EtOH），熔点为 168~172℃。

【剂型与适应证】　本品收载于《中国药典》2015 年版；《日本药典》17 版；《英国药典》2017 年版；《美国药典》40 版；《欧洲药典》9.0 版；《国际药典》第五版。

主要剂型为硫酸奎尼丁片，具有Ⅰa类抗心律失常药的特点，临床上主要适用于心房颤动或心房扑动经电转复后的维持治疗[1,2]。

【来源记载】　金鸡纳树皮是古老且具有神奇功效的草药，其中奎尼丁是所含生物碱之一，也是著名抗疟药奎宁的异构体。

【研发历程】　1820 年，著名的法化学家 Pierre Pelletier 与 Joseph Caventou 从金鸡纳树皮中提取分离出有效成分奎宁和奎尼丁两种生物碱。随后，经过大量的科学研究，奎宁成为现代医学中治疟疾的良药，在治疗疟疾中发挥十分重要的作用。而奎尼丁是奎宁的右旋体，两者具有相似的药理性质，但奎尼丁对心脏的作用比奎宁强 5~10 倍。

【药理作用】　抗心律失常作用。奎尼丁是典型的钠离子通道阻滞剂，属于Ⅰa类抗心律失常药，其主要作用机制是抑制钠离子的跨膜运动，并可以在一定程度上抑制钙离子的内流。奎尼丁通过直接作用于心肌细胞膜，显著延长心肌有效不应期，降低自律性、传导性及心肌收缩力，降低传导速度，减低兴奋性，对心房不应期的延长较心室明显，缩短房室交界不应期，对非窦性的异位节律性作用较强，而对窦房结细胞的动作电位时间无明显影响或延长。口服适用于房性早搏、心房颤动、阵发性室上性心动过速，预激综合征合并室上心律失常，室性早搏、室性心动过速及颤动或心房扑动经电转复后的维持治疗。肌内注射及静脉注射已不用。奎尼丁口服吸收迅速，但其生物利用度随个体差异而变化较大（44%~98%）。奎尼丁的蛋白亲和力较强，其在全身各个器官和组织分布广泛，表观分布容积为 0.47L/kg，蛋白结合率为 70%~80%。口服奎尼丁后 30 分钟开始发挥疗效，1 ~ 3

小时内达到最大疗效，其作用效果可以持续约 6 小时。奎尼丁的有效血浓度为 3~6μg/ml，中毒血浓度为 8μg/ml，成人体内的半衰期为 6~8 小时，小儿体内的半衰期为 2.5~6.7 小时。

奎尼丁的体内代谢主要发生在肝脏，肝药酶诱导剂可增加其代谢，奎尼丁的部分代谢物也具有药理活性。其尿中排泄的原型药约占 18.4%，粪便中排泄的原型药约占 5%，乳汁及唾液中也有少量的排泄。

【临床应用】　奎尼丁临床上主要适用于心房颤动或心房扑动经电转复后的维持治疗，是经典的抗心律失常药物。虽对房性早搏、阵发性室上性心动过速、预激综合征伴室上性心律失常、室性早搏、室性心动过速有效，并有转复心房颤动或心房扑动的作用，但由于不良反应较多，治疗指数较低，目前已逐渐被新的药物所取代，并且临床上已经不再肌内及静脉注射奎尼丁[3]。

【综合评价】　奎尼丁作为钠通道阻断剂，对房颤复律、难治性室性心律失常均有明显的疗效。但是在临床应用中发现，奎尼丁不良反应较多，导致这种经典的抗心律失常药物在临床的应用受到了限制[4-7]。但奎尼丁在抗心律失常药物研发过程中，不论对于理论认识的提升还是新药开发，都发挥了积极的促进作用。

（宋俊科　杜冠华）

【参考文献】

[1] Roden DM. Antiarrhythmic drugs. Goodman and Gillman's：The pharmacological basis of therapeutics ［M］. New York：McGraw-Hill，2006.

[2] Schwaab B，Katalinic A，Boge UM，et al. Quinidine for pharmacological cardioversion of atrial fibrillation：a retrospective analysis in 501 consecutive patients ［J］. Ann Noninvasive Electrocardiol，2009，14（2）：128-136.

[3] Fang MC，Stafford RS，Ruskin JN，et al. National trends in antiarrhythmic and antithrombotic medication use in atrial fibrillation ［J］. Arch Intern Med，2004，164（1）：55-60.

[4] 张文博，张贞美，刘晓红，等. Ⅰ、Ⅱ类抗心律失常药物的重新评价和选用［J］. 滨州医学院学报，2006，29（2）：113-117.

[5] 陈灏珠，宗普，浦寿月. 奎尼丁晕厥 20 例临床经验［J］. 中华医学杂志，1996，76（8）：624-625.

[6] 单宏丽，潘振伟，冯铁明，等. 奎尼丁诱发心律失常的机制研究［J］. 中国地方病学杂志，2007，26（1）：33-35.

[7] 戴闺柱. 抗心律失常药物的促心律失常作用［J］. 医师进修杂志，1995，8（2）：7-8.

洛伐他汀
Lovastatin

ER-1-20

普洱茶

【中文别名】　美降之，乐瓦停，洛之达，洛特，脉温，脉温宁，美维诺林，乐福他汀，落之定，海立，乐福欣，罗华宁，美降脂，Mevinolin，Nergadow，Mevacor 等。

【中文化学名】　(S)-2-甲基丁酸 (4R，6R)-6-(2-［(1S，2S，6R，8S，8aR)-1，

2，6，7，8，8a-六氢-8-羟基-2，6-二甲基-1-萘基］乙基］四氢-4-羟基-2H-吡喃-2-酮-8-酯。

【英文化学名】

(*S*) -2-Metylbutyric acid, 8-ester with (4*R*, 6*R*) -6-［2-［(1*S*, 2*S*, 6*R*, 8*S*, 8*aR*) -1，2，6，7，8，8a-hexahydro-8-hydroxy-2，6-dimetyl-1-naphtyl］etyl］tetrahydro-4-hydroxy-2H-pyran-2-one。

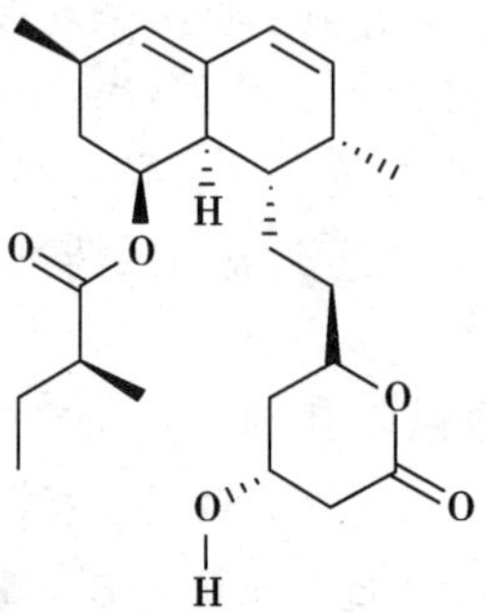

洛伐他汀

分子式：$C_{24}H_{36}O_5$，分子量：404.54，CAS 号：75330-75-5。

【理化性质】 白色或类白色结晶或结晶性粉末。无臭、无味，略有引湿性；熔点：174.5℃，沸点：559.198℃（760mmHg）；溶解度（25℃）：丙酮 47mg/ml，乙腈 28mg/ml，正丁醇 7mg/ml，异丁醇 14mg/ml，三氯甲烷 350mg/ml，N，N-二甲基甲酰胺 90mg/ml，乙醇 16mg/ml，甲醇 28mg/ml，正辛醇 11mg/ml，异丙醇 20mg/ml，水 0.4×10^{-3} mg/ml；比旋度：+325°～+340°；稳定性：洛伐他汀对光敏感，极端光照环境下，只能稳定 24 小时，3230lux 的紫外照射下，只能稳定 1 个月。因此，洛伐他汀片须于 5～30℃密封、避光保存。保质期 24 个月。

【剂型与适应证】 本品收载于《中国药典》2015 年版；《英国药典》2017 年版；《美国药典》40 版；《欧洲药典》9.0 版。

剂型有片剂、胶囊和颗粒，临床用于治疗高胆固醇血症和混合型高脂血症。

【来源记载】 洛伐他汀天然存在于食用真菌和发酵食品中，例如：平菇、普洱茶、红曲等，是特殊微生物的代谢产物。

普洱茶产自我国云南地区，早在唐代就贸易至吐蕃。《本草纲目拾遗》记载，普洱茶"味苦性温和，解油腻、牛羊毒"。传统普洱茶包括晒青的生普、经微生物发酵后作用陈化的陈年生普和用渥堆工艺快速发酵生产的熟普。生普中不含洛伐他汀；陈年生普和熟普中的洛伐他汀含量显著增加，是部分曲霉属、青霉素和木霉属微生物的代谢产物[1]。

红曲米用于给多种食物上色，在我国也用于酿造黄酒。20 世纪 70 年代，日本的研究者从红曲中分离出 monacolins，后来证明与洛伐他汀是同一种化合物。目前，红曲在美国作为膳食补充剂，在我国属于食品添加剂[2,3]。

1993 年，科学家发现平菇可以生成 mevinolin，即洛伐他汀[4]。

此外，土曲霉等微生物也可以生产洛伐他汀。洛伐他汀最早就是从土曲霉的培养物中分离的[5]。

【研发历程】 他汀类药物是使用最广泛的高胆固醇血症药物，而洛伐他汀是第二个被发现的他汀类化合物。20 世纪 70 年代，默克公司开展了一项发现高胆固醇血症新药的研究。Alfred Alberts 在筛选了 18 种化合物后发现了洛伐他汀，当时叫做 Mevinolin，是从培养土曲霉 *Aspergillus terreus* 的上清液中分离得到的，其活性优于第一个他汀类药物——美伐他汀[5]。1987 年，洛伐他汀经 FDA 批准，成为第一个上市的他汀类药物。日本的 Akira Endoat Sankyo Co. 从红曲霉 *Monascus ruber* 中分离出洛伐他汀，并比默克公司早 4 个月获得专利。如今，洛伐他汀是美国销售最好的药物之一。

发现于 1976 年的美伐他汀（mevastatin，又称康百汀，compactin）是第一个报道的他汀类化合物，分离自橘青霉 *Penicillum citrinum*。美伐他汀与 HMG-CoA 还原酶的底物结构相似，从而发挥竞争性抑制作用。但是，临床试验前发现高浓度的美伐他汀会导致淋巴瘤等不良反应。同时，伴随着一系列他汀类化合物的发现，进一步阻止了美伐他汀的商业化（Endo，2010）。

洛伐他汀和美伐他汀都作为先导化合物，进行结构改造，以进一步开发新药。洛伐他汀商业化后，六种他汀类药物陆续进入市场，包括半合成他汀类化合物：辛伐他汀、普伐他汀，分别是美伐他汀的羟基化和甲基化衍生物；全合成他汀类化合物：氟伐他汀、瑞舒伐他汀、匹他伐他汀、阿托伐他汀。其中，阿托伐他汀是最受欢迎的药物，商品名为"立普妥（Liptor）"。

【药理作用】 洛伐他汀的作用靶点是 HMG-CoA 还原酶。HMG-CoA 催化羟甲基戊二酸转化为甲羟戊酸，这个反应是胆固醇生物合成的限速步骤。洛伐他汀是一种前体药物，在体内水解生成洛伐他汀酸。洛伐他汀酸可以竞争性结合 HMG-CoA 还原酶的活性位点，且亲和力是羟甲基戊二酸的 20 000 倍。因此，洛伐他汀可以干扰胆固醇的内源性合成，进而抑制动脉斑块的形成。洛伐他汀可以降低 LDL 的水平，其机制可能是同时降低了 VLDL 的水平，并诱导了 LDL 受体[6]。洛伐他汀还可以抑制 LDL 形成 ox-LDL[7]。血 HDL 的水平则有所提高，目前机制不明。

洛伐他汀首过效应明显，服用后在肝内迅速转变成有活性的代谢产物 β-羟酸。达峰时间为 2~4 小时，$t_{1/2}$ 为 3 小时。通过药物晶型改造或者纳米分散技术，可以提高洛伐他汀的生物利用度[8,9]。洛伐他汀可以通过血脑屏障和胎盘。洛伐他汀代谢产物主要经胆道排泄，不到 10% 的洛伐他汀经肾脏从尿中排出。洛伐他汀可能影响 CYP3A4 的功能。

【临床应用】 临床上，洛伐他汀结合膳食控制，用于降低原发性高胆固醇血症和混合型血脂异常患者的总胆固醇、LDL、ApoB 和甘油三酯的水平。洛伐他汀也是冠心病的首选预防药，并用于延迟冠心病患者冠状动脉粥样硬化的进展。治疗剂量下，洛伐他汀可以使血液 LDL 的水平下降 29%~32%，血液甘油三酯的水平降低 2%~12%；反之，血液 HDL 的水平可升高 4.6%~7.3%。HDL 被认为对心血管疾病有保护作用，而 LDL 和甘油三酯的水平则与高疾病风险相关。对于罕见纯合子型家族性高胆固醇血症患者，洛伐他汀的效果并不显著，而且更易出现肝功能转氨酶升高的不良反应。其可能的原因是这些患者没有功能型 LDL 受体。近年来的临床试验认为，洛伐他汀可能增加氟西泮治疗重症抑郁症的作用[10]。

应用洛伐他汀时，需要注意：戒酒，避免膳食结构的剧烈变化，避免同时饮用葡萄柚汁，进餐时服用，可以增加 50% 的生物利用度。

本品最常见的不良反应为胃肠道不适、腹泻、胀气，其他还有头痛、皮疹、头晕、视觉模糊和味觉障碍。偶可引起血丙氨酸氨基转移酶可逆性升高。本品与免疫抑制剂、叶酸衍生物、烟酸、吉非罗齐、红霉素等合用可增加疾病发生的危险。他汀类药物有比较广泛的相互作用，需要注意联合用药引起的相互影响。

【综合评价】 洛伐他汀可用于治疗高胆固醇血症和混合型高脂血症，也是冠心病的首选预防药。但是洛伐他汀的使用需要配合饮食控制进行。由于洛伐他汀可产生一系列的不良反应，并存在药物相互作用的风险，开发新的结构类似物或新剂型有助于改善洛伐他汀的药物性质。

（应 剑 杜立达）

【参考文献】

［1］ ZHAO ZJ, PAN YZ, LIU QJ, et al. Exposure assessment of lovastatin in Pu-erh tea［J］. Int J Food Microbiol, 2013, 164（1）：26-31.

［2］ CHILDRESS L, GAY A, ZARGAR A, et al. Review of red yeast rice content and current Food and Drug Administration oversight［J］. J Clin Lipidol, 2013, 7（2）：117-22.

［3］ GERARDS MC, TERLOU RJ, YU H, et al. Traditional Chinese lipid-lowering agent red yeast rice results in significant LDL reduction but safety is uncertain-a systematic review and meta-analysis［J］. Atherosclerosis, 2015, 240（2）：415-423.

［4］ GUNDE-CIMERMAN N, PLEMENITAS A, CIMERMAN A. Pleurotus fungi produce mevinolin, an inhibitor of HMG CoA reductase［J］. FEMS Microbiol Lett, 1993, 113（3）：333-337.

［5］ ALBERTS AW, CHEN J, KURON G, et al. Mevinolin：a highly potent competitive inhibitor of hydroxymethylglutaryl-coenzyme A reductase and a cholesterol-lowering agent［J］. Proc Natl Acad Sci U S A, 1980, 77（7）：3957-3961.

［6］ WEI LX, CHEN L, WANG WM, et al. Effects of lovastatin on hepatic expression of the low-density lipoprotein receptor in nephrotic rats［J］. Genet Mol Res, 2014, 13（1）：938-944.

［7］ AVIRAM M, DANKNER G, COGAN U, et al. Lovastatin inhibits low-density lipoprotein oxidation and alters its fluidity and uptake by macrophages：in vitro and in vivo studies［J］. Metabolism, 1992, 41（3）：229-235.

［8］ GUO M, FU Q, WU C, et al. Rod shaped nanocrystals exhibit superior in vitro dissolution and in vivo bioavailability over spherical like nanocrystals：a case study of lovastatin［J］. Colloids Surf B Biointerfaces, 2015, 128：410-418.

［9］ ZHANG Y, ZHANG H, CHE E, et al. Development of novel mesoporous nanomatrix-supported lipid bilayers for oral sustained delivery of the water-insoluble drug, lovastatin［J］. Colloids Surf B Biointerfaces, 2015, 128：77-85.

［10］ GHANIZADEH A, HEDAYATI A. Augmentation of fluoxetine with lovastatin for treating major depressive disorder, a randomized double-blind placebo controlled-clinical trial［J］. Depress Anxiety, 2013, 30（11）：1084-1088.

ER-1-21

四季青

原儿茶醛
Protocatechualdehyde

【中文别名】 原二茶醛，儿茶酚甲醛，儿茶醛。

【中文化学名】 3，4-二羟基苯甲醛。

【英文化学名】 3，4-dihydroxy-benzaldehyde。

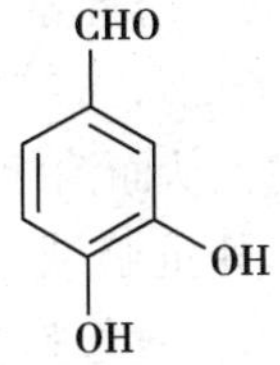

原儿茶醛

分子式：$C_7H_6O_3$，分子量：138.12，CAS 号：139-85-5。

【理化性质】

淡米色针状结晶（水或甲苯）或灰白色粉末，双晶形。熔点 150～157℃。易溶于乙醇、丙酮、醋酸乙酯、乙醚和热水，溶于冷水，不溶于苯和三氯甲烷。在水中的溶解度（g/100ml）：5（20℃）；33（99℃）；在乙醇中的溶解度：79（78℃）。原儿茶醛的结构中含有邻二酚羟基，易被氧化成苯醌而变色，水溶液不稳定。

【剂型与适应证】 本品无来源标准。

心电安（原儿茶醛片）片剂，用于治疗心绞痛，冠心病等。冠心宁针剂，含原儿茶醛 100mg/2ml，供静脉滴注或肌内注射，用于治疗心绞痛，冠心病等。

【来源记载】 本品来源于常用中药唇形科植物丹参的根，秋季采收质量较好，取根部，除去茎、叶、须根，去净泥土，晒干。多数为野生，近年以栽培为主。南丹参、甘肃丹参也广泛应用。此外，云南尚有同属多种植物的根作为丹参使用。目前已在多种植物中发现有原儿茶醛存在，如鳞始蕨科植物乌蕨［*Stenoloma Chusanum*（L.）Ching］的叶中，冬青科植物四季青（*Ilex chinensis* Sims）叶中，都含有原儿茶醛。

【研发历程】 国外在 20 世纪 40 年代就开始了对原儿茶醛的研究，从植物中获得了原儿茶醛。1972 年，南京药学院中草药化学组对四季青的化学成分进行了系统的研究，分离出六个单体成分，其中包括原儿茶醛[1]。随后，对比研究了原儿茶醛、丹参注射剂、毛冬青注射剂的作用，其中以原儿茶醛增加冠脉窦流量的作用最强[2]。进一步的实验证明，原儿茶醛具有增加冠脉流量，改善冠脉循环的药理作用，命名为冠心宁。临床观察发现原儿茶醛对治疗冠心病具有一定的疗效[3]。南京药学院 1975 届毕业生在南京市工人医院制剂室实习期间，进行了丹参中原儿茶醛的提取、分离和鉴定[4]。为了临床合理用药，初步研究了它在动物体内的分布、排泄及其毒性[5,6]。

【药理作用】

1. 保护心肌细胞、抗心肌缺血作用 降低成人红细胞胞浆 Ca^{2+} 浓度而保护心肌；扩张冠脉，促进侧支循环开放，增加心肌血氧供应；增加冠脉血流量，促进侧支循环，而不增加心室做功和心肌耗氧量；减慢心率，抑制心肌收缩力，扩张外周血管，减轻心脏负荷，最终降低心肌耗氧量。用于治疗冠心病心绞痛。

2. 抗动脉粥样硬化作用 通过抑制炎症作用，抑制细胞凋亡作用，抑制白细胞趋化游走作用来改善动脉粥样硬化。

3. 抗血栓形成作用 ①抑制血小板聚集：原儿茶醛体外及体内给药对 ADP 诱导的血小板聚集性能均有明显的抑制作用。原儿茶醛 0.625mg/ml、1.25mg/ml、2.5mg/ml 表现为血小板聚集程度减弱，聚集速度减慢，并可促进聚集的血小板解聚[6,7]。②改善微循环：原儿茶醛能够增加微循环血流量，加速血液流动改善细胞的氧供，减少正常红细胞向棘形红细胞转变的数量，并减轻棘形红细胞的形态异常[8]。

4. 抗氧化作用　原儿茶醛具有邻二酚的母核结构，该药效基团是其显著抗氧化活性的物质基础，具有较好的清除自由基的活性，从而治疗活性氧诱发的心脑血管方面的疾病[9]。

5. 保护神经细胞、抗脑缺血损伤　其抗脑缺血的作用可能与降低脑组织 TXA_2 的生成、抑制缺血时脑组织兴奋性氨基酸释放、改善脑组织微循环等作用有关。

6. 修复受损静脉瓣膜，治疗静脉曲张　原儿茶醛能有效降低组织器官的纤维化、溶解血纤维蛋白，促进纤维化的细胞再生、修复受损静脉瓣膜，从而有效地防止血液的倒流、治愈静脉曲张。

7. 其他药理作用　保肝及促进肝组织修复与再生，具有抗肝纤维化作用；促进骨折、创面愈合；抗菌消炎，抗病毒作用，抗败血症，防止色素沉着作用等。

【临床应用】　冠心宁针剂，每支2ml含原儿茶醛100mg，供静脉滴注或肌内注射。可治疗冠心病、胸闷、心绞痛、心肌梗死等。注射液疗效较口服更显著，但维持时间较短。

（1）注射液治疗缺血性中风，可使患者症状和体征得到改善。

（2）治疗慢性肝炎和早期肝硬化：减轻症状，促进肝功能和肝脾肿大的恢复。

（3）治疗慢性肺心病急性发作期患者，可使血液流变学指标有明显改善。

（4）治疗消化性溃疡：有一定疗效。

（5）其他：病毒性心肌炎、视网膜中央动（静）脉栓塞、血栓闭塞性脉管炎、新生儿硬肿症、硬皮症、牛皮癣、神经性耳聋、妊娠毒血症等多种疾患，都取得一定疗效。

【综合评价】　原儿茶醛是常用中药丹参水溶性成分丹酚酸B降解的主要产物之一，它是一种重要的医药中间体，可用于合成多种抗生素和消炎药物。具有抗动脉粥样硬化、保护心肌、抗血栓形成、神经保护、抗脓血、抗病毒、抗纤维化等广泛的药理活性，但亦有一定的心脏毒性[10]。

（王月华　杜冠华）

【参考文献】

[1] 杨毓麟. 四季青研究概况 [J]. 江苏医药，1976 (2)：59-61.

[2] 江苏新医学院药理教研组与中草药教研组. 四季青、丹参、毛冬青等对猫冠状窦流量、心肌氧耗量作用的初步分析 [J]. 江苏医药，1977 (4)：19-21.

[3] 张克智，邹毓斌，陆伟杰. 冠心宁（原儿茶醛）治疗冠心病心绞痛——附27例疗效观察 [J]. 江苏医药，1978 (1)：8-9.

[4] 姚俊严，陈占甲，邵志高，等. 丹参中有效成分原儿茶醛的分离鉴定 [J]. 南京药学院学报，1979，(1)：74-76.

[5] 杨毓麟，曹济远，徐秀琴，等. 原儿茶醛在动物体内的分布、排泄及毒性研究 [J]. 江苏医药，1979，(10)：16-19.

[6] 杨毓麟，吴燕娜，段蔚黄，等. 原儿茶醛抗血小板凝集作用的初步研究 [J]. 南通医学院学报，1981，(2)：15-16.

[7] 石琳，吴婵群，杨毓麟，等. 原儿茶醛对血小板聚集和血小板内 cAMP 含量的影响 [J]. 苏州医学

院学报，1982，(2)：1-6.

［8］沈玲红，王彬尧，王长谦，等. 原儿茶醛对大鼠微循环影响的实验研究［J］. 微循环学杂志，2002，12（2）：12-14.

［9］刘梅，夏鑫华，张志敏，等. 丹参素、原儿茶醛、咖啡酸和丹酚酸B体外抗氧化活性比较研究［J］. 中药材，2009，32（2）：265-267.

［10］张翠英，郭丽丽，王阶. 原儿茶醛的药理研究进展［J］. 中国实验方剂学杂志，2013，19（23）：338-342.

ER-1-22

粉防己

粉防己碱

Tetrandrine

【中文别名】　倒地拱素，汉防己甲素。

【中文化学名】　6，6′，7，12-四甲氧基-2，2-二甲基小檗胺。

【英文化学名】　（1β）-6，6′，7，12-Tetramethoxy-2，2′-dimethylberbaman。

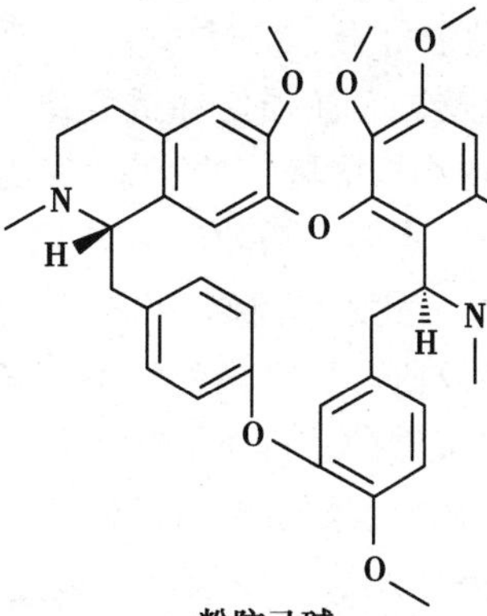

粉防己碱

分子式：$C_{38}H_{42}O_6N_2$，分子量：622.754，CAS号：518-34-3。

【理化性质】　粉防己碱为无色针状结晶（乙醚）。熔点219～222℃，比旋光度285°（$c=1$，$CHCl_3$）。几乎不溶于水、石油醚，溶于乙醚和部分有机溶剂。对光敏感。

【剂型与适应证】　本品收载于《化学药品地标升国标》第十四册；《英国药典》2013版；《欧洲药典》9.0版。

可用于治疗轻中度高血压、风湿痛、硅沉着病，亦可用于高血压危象等[1]。

【来源记载】　粉防己碱（Tetrandrine，Tet），是从防己科植物粉防己的块根中提取的双苄基异喹啉类生物碱，是千金藤属防己科植物粉防己的主要生物活性成分。《神农本草经》载防己，"主治风寒、温症、热气、诸痫、除邪、利大小便"，列为中品，一名解离。后诸家本草均有记载，有汉防己、木防己之名。粉防己为防己科植物石蟾蜍的根。秋季采挖，除去粗皮，晒至半干，切段或纵剖，干燥[1,2]。

防己由于其使用历史悠久，各地习用区别大，造成同物异名和同名异物现象严重。后经历代医家进行考证，确定粉防己为防己科植物粉防己的干燥根，即一般习惯所称的汉中防己。

粉防己与广防己因药名、功效较为相似，常混淆使用。广防己为马兜铃科马兜铃属植物，用途与粉防己相似，但其含有马兜铃酸，能够造成肾损害，国家食品药品监督管理部门从 2004 年 9 月 30 日起规定，其不能再用作药品使用[2,3]。

【研发历程】 近年研究资料表明，粉防己碱具有多种生物学效应，在治疗纤维化、门静脉和肺动脉高压、免疫机能调节及肿瘤防治等方面具有很好的应用前景[2,4]。

早在 1988 年粉防己碱就已被发现具有钙通道阻断作用，并被迅速应用于心血管和炎症等方面药理作用的研究[5]。大量研究表明，粉防己碱具有良好的抗高血压、心律失常、心肌缺血和炎症等作用[6]。粉防己碱作为一种中药钙拮抗剂，在临床心血管及炎症性疾病等领域具有广阔的应用前景[7]。

90 年代初，粉防己碱的治疗领域得到推广，当时已有关于肝、肺纤维化以及线粒体保护作用的研究，它的推广应用开辟了中药治疗肝病的新领域[8]。2002 年，研究发现粉防己碱具有抑制肿瘤细胞 DNA 和 RNA 合成的作用，为中药治疗肿瘤提供了新思路[9]。

目前，粉防己碱能防治高血压、纤维化、消化系统疾病、肿瘤，治疗类风湿性关节炎等自身免疫性疾病，降低门脉高压及肺动脉高压等的作用已得到证实，而其他的药理作用还在进一步研究之中[10]。

【药理作用】 粉防己碱具有镇痛抗炎、抗过敏作用，且对心血管系统具有广泛的药理作用，包括抗高血压、抗心肌缺血及再灌注损伤和抗心律失常等。其在体外能够明显抑制 ADP、胶原和花生四烯酸诱导的兔血小板聚集，对兔血小板黏附和血栓形成也有抑制作用。

粉防己碱还具有抗癌作用，研究表明，粉防己碱对 L7712 和 S180 两种癌细胞 DNA 和 RNA 的合成有很强的抑制作用，对大鼠瓦克肉瘤 W256 有显著抑制作用，而对蛋白质合成抑制作用较弱。防己总生物碱对横纹肌有一定松弛作用；其碘甲烷或溴甲烷衍生物"汉肌松"具有肌肉松弛作用。粉防己碱能够防止硅沉着病形成，临床上具有较好的治疗硅沉着病的作用。另外，粉防己碱还有解热、利尿及抗过敏性休克的作用[2,3,7]。

【临床应用】 临床用于治疗高血压病、心绞痛、终止阵发性室上性心动过速、肺纤维化等疾病具有较好的疗效，另外还有较强的抗肿瘤作用。粉防己碱还有降低血糖和抗自由基损伤的作用，治疗硅沉着病疗效显著，优于常规的免疫抑制及细胞毒药物[3,7]。

【综合评价】 国内外学者对对粉防己碱的药理作用进行了深入的研究。粉防己碱对心血管系统具有广泛的药理学作用，具有较好的抗高血压及心肌缺血再灌注等作用；目前粉防己碱治疗硅沉着病已取得了满意的疗效，而常规的免疫抑制及细胞毒药物对硅沉着病疗效甚微。粉防己碱是一种非类固醇激素的广谱抗炎药，同时也具有一定的免疫抑制作用。粉防己碱临床应用效果明显，副作用小，是一种应用前景广阔的天然药品。

（杨 欢 王月华 杜冠华）

【参考文献】

[1] 国家药典委员会. 中华人民共和国药典一部［M］. 2015 年版. 北京：中国医药科技出版社，2015：139-140.

[2] 甄攀. 粉防己碱的研究进展［J］. 医学研究通讯，2004，33（8）：79-82.

[3] 张晓红. 粉防己与广防己的鉴别及临床应用研究［J］. 中国当代医药，2015，22（24）：111-113.

［4］ 王辉，罗顺德，蔡豪生. 粉防己碱的药理学研究进展. 中国药学杂志［J］，2000，35（12）：800-802.

［5］ King VF, Garcia ML, Himmel D et al. Interaction of tetrandrine with slowly inactivating calcium channels. Characterization of calcium channel modulation by an alkaloid of Chinese medicinal herb origin［J］. J. Biol. Chem, 1988, 263（5）：2238-2244.

［6］ Liu QY, Karpinski E, Rao MR, et al. Tetrandrine：A novel calcium channel antagonist inhibits type I calcium channels in neuroblastoma cells［J］. Neuropharmacology, 1991, 30（12A）：1325-1331.

［7］ 王志荣. 粉防己碱药理作用研究进展［J］. 中国药理学通报，2000，16（5）：488-492.

［8］ 李定国，刘玉兰，陆汉明，等. 汉防己甲素对肝纤维化大鼠线粒体的影响［J］. 中华消化杂志，1994，14（6）：339-342.

［9］ YuJen Chen. Potenital role of tetrandrine in cancer therapy［J］. Acta Pharmacol Sin, 2002, 23（12）：1102-1106.

［10］ Chiu-Yin KWAN. Traditional herbal medicine research with special reference to tetrandirne and related bisbenzylisoquinoline alkaloids：a preface to this special issue on herbal drugs［J］. Aeta Pharmacol Sin, 2002, 23（12）：I.

ER-1-23

葛根

葛根素

Puerarin

【中文别名】 葛根黄素，葛根黄酮。

【中文化学名】 8-β-D-葡萄吡喃糖-4',7-二羟基异黄酮。

【英文化学名】 8-（β-D-Glucopyranosyl）-4',7-dihydroxyisoflavone。

葛根素

分子式：$C_{21}H_{20}O_9$，分子量：416.38，CAS 号：3681-99-0。

【理化性质】 本品为白色至微黄色结晶性粉末。在甲醇中溶解，在乙醇中略溶，在水中微溶，在三氯甲烷或乙醚中不溶，熔点 187～189℃。

【剂型与适应证】 本品收载于《中国药典》2015 年版；《英国药典》2017 版。

目前临床使用的药用剂型为葛根素注射液，有 90 余家企业生产，临床上主要用于治疗冠心病、心绞痛、心肌梗死、视网膜动静脉阻塞、突发性耳聋等疾病。葛根素滴眼液，用于治疗原发性开角青光眼、高眼压症、原发性闭角型青光眼、继发性青光眼。此外，还有属于保健品批号的产品如葛根素片、葛根素胶囊和葛根汤在日本药品市场均属于非处方药物。

【来源记载】 葛根素（puerarin）又名葛根黄酮，是由豆科植物野葛 ［*Pueraria Lobata*（Wild.）Ohw］或甘葛藤（*Pueraria thomsonii*）块根中提取得到的一种黄酮苷，是葛根的最主要有效成分之一。用葛根治疗疾病早在我国古代的医学著作《神农本草经》《伤寒杂病记》和《医学大辞典》中就有记载。

葛根始载于唐代《神农本草经》，将其列为中品，记载其"味甘平，主消渴，身大热，呕吐，诸痹，起阴气，解诸毒"。明代《本草汇言》记载葛根"清风寒，净表邪，解肌热，止烦渴"；《本草纲目》记载葛根性凉、气平、味甘，具清热、降火、排毒诸功效。《中国药典》规定药材葛根为豆科植物野葛 ［*Pueraria Lobata*（Wild.）Ohwi］的干燥根。野葛有效成分葛根素含量较高而被历版《中国药典》所收载。另有粉葛含葛根素次之，在2005年版和2010年版《中国药典》中亦曾收载。现已报道，葛根素可从野葛，粉葛，峨眉葛，食用葛，苦葛，黄毛葛，三裂叶葛等植物中提取葛根素，但其含量相差悬殊[1]。葛根在我国分布广泛，资源丰富，但其葛根素含量受葛根产地和采收季节的影响较大。

葛根是一种药食同源中药，具有极高的营养价值和医药价值，近年来得到人们的广泛关注，在我国素有"南葛北参"的美誉。

【研发历程】 1959年日本人柴田承二对葛根化学成分的研究表明，异黄酮类化合物是葛根的主要有效成分，其中含量较多的有葛根素、黄豆苷和黄豆苷元[2]。2003年David等首次全合成类葛根素[3]。在国内，1974年方起程等成功地提取了葛根素[4]。由于其具有很强的抗心脑血管缺血缺氧活性，能扩张冠状动脉及脑血管，降低心肌耗氧，改善心肌收缩功能，改善微循环等作用，1993年葛根素被原卫生部批准用于临床，其疗效确切，社会和经济效益显著。

作为改善心脑血管循环的新药，葛根素毒性小、安全范围广、疗效好而具临床应用价值。但在研究开发葛根素时，发现该品口服后在胃肠道中难吸收，通过血脑屏障进入脑内含量较低，难于充分发挥对脑血管的生理活性。因此新药上市后，许多研究者对葛根素开展了结构修饰活性实验等研究工作，试图通过结构修饰改变其空间结构，改善葛根素的水溶性和脂溶性，从而增强其药理活性和药效。例如通过烷基化酰化或成盐等基本有机合成反应类型以及定向合成技术对葛根素主要活性位点进行结构修饰，可制备一系列具有一定脂溶性和水溶性的葛根素衍生物[5]。近年来研究者已经合成出系列的葛根素衍生物，活性实验表明，部分葛根素衍生物具有较好的生物活性或生物利用度。例如，对葛根素酚羟基和糖C_8上的醇羟基修饰，得到的衍生物与葛根素相比脂溶性增强，水溶性较小，生物利用度更高。在新剂型研究方面，目前已开发或正在开发的剂型如速释型固体分散剂、固体自微乳制剂等，大大增加了葛根素的溶解度，生物利用度得以提高。近年来，对葛根素晶型的研究为葛根素的应用开辟了新的途径。

【药理作用】 葛根素的药理作用极其广泛，文献报道，其对心脏、脑、肝、骨、肺、神经等相关疾病都有明显治疗作用。

①心血管系统作用：临床和基础研究证明，葛根素具有显著的防治心脑血管疾病作用，可以扩张冠状动脉，改善缺血心肌的代谢；扩张脑血管，解除脑血管痉挛，改善脑循环，增加脑血流量；降低血液黏度，减慢心率，减少心肌耗氧量；对心肌缺血和脑缺血性疾病有良好的防治作用。

②对糖、脂代谢的作用：大量实验证明，葛根素具有促进糖代谢，调节脂质代谢的作用，可以降低血糖和血脂，葛根素还可以清除自由基，抗脂质过氧化作用，抑制血小板凝集，对于糖尿病和动脉粥样硬化等疾病有一定防治作用。

③肝保护作用：研究显示，葛根素对化学性肝损伤、酒精性/非酒精性肝损伤、缺血-再灌注性肝损伤等多种实验性肝损伤具有不同程度的保护作用。这种作用与其抗氧化作用和改善循环作用有密切关系。

④对青光眼等眼部疾病的治疗作用：局部给药或全身给药，葛根素可以明显改善眼微循环，降低眼压，对青光眼有明显治疗作用。

此外，葛根素还有其他药理作用，如解酒等，仍在开发之中[6]。

【临床应用】　葛根素目前临床主要用于治疗高血压、冠心病、心绞痛、心律失常、心肌梗死、缺血性脑血管病、视网膜动静脉阻塞、突发性耳聋和糖尿病并发症、眩晕等疾病，除此以外在慢性咽炎、脑梗死、帕金森综合征等疾病的治疗中也取得了一定效果。葛根素注射液在临床使用过程中出现的不良反应主要是发热，偶发过敏性皮炎、过敏性休克、喉头水肿、转氨酶增高、消化道出血、溶血现象和肾脏损害等症状，但停药后上述症状均很快消失[7,8]。

【综合评价】　葛根素毒副性作用小，安全范围广，在临床上具有很高的利用价值，是一种很有发展前景的药物。随着现代临床药理研究的发展，葛根素的众多药理作用和临床疗效逐步得到证实，尤其在冠心病心绞痛等疾病的治疗方面更是取得了可喜的效果。但葛根素具体药理作用机制、新药理作用的发现和验证等还需要深入研究。通过对葛根素的结构进行修饰改造，提高生物利用度及选择性，最终增强其药理活性，将会使葛根素及其衍生物在临床上的应用更加广泛。

（赵月蓉　杜立达　张　莉）

【参考文献】

[1] 宋洪杰，曾明，胡晋红，等. 葛属植物中 3 种异黄酮类成分分析 [J]. 药物分析杂志，2000，20（4）：223-226.

[2] 柴田承二，村上孝夫，西川嘉宏. 葛根化学成分研究 [J]. 药学杂志，1959，79（6）：757.

[3] Lee David YW, Zhang WY, Karnati Vishnu Vardhan R. Total synthesis of puerarin, an isloflavone C-glyco-side [J]. Tetrahedron Letters, 2003, 44 (36): 6857-6859.

[4] 方起程，林茂，孙庆民，等. 葛根黄酮的研究 [J]. 中华医学杂志，1974，54（5）：271.

[5] 刘应杰，兰作平，余瑜，等. 葛根素衍生物合成及其临床应用的研究概况 [J]. 贵阳中医学院学报，2012，34（5）：31-33.

[6] 荣林，杨旭东，陈理军，等. 葛根素药理作用及其作用机制研究进展 [J]. 大众科技，2014，16（6）：138-142.

[7] 张环宇，李大伟，史彩虹. 葛根素的临床应用研究进展 [J]. 现代药物与临床，2012，27（1）：75-78.

[8] 孙晶. 葛根素不良反应50例文献分析 [J]. 黑龙江医药，2009，3（22）：385-386.

ER-1-24

橙黄瑞香

瑞香素
Daphnetin

【中文别名】 祖师麻甲素，瑞香内酯。

【中文化学名】 7，8-二羟基香豆素。

【英文化学名】 7，8-Dihydroxycoumarin。

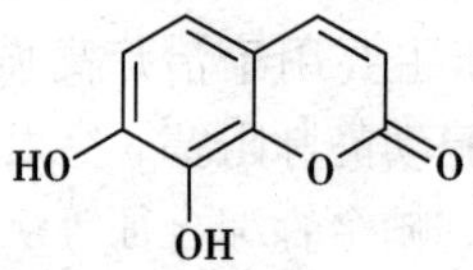

瑞香素

分子式：$C_9H_6O_4$，分子量：178.14，CAS 号：486-35-1。

【理化性质】 类白色或灰白色粉末；无臭，无味；在甲醇中略溶，平衡溶解度为 485.4μg/ml，在乙醇中微溶，平衡溶解度为 230.06μg/ml，在水中不溶，平衡溶解度为 176.7μg/ml[1]；熔点为 265～268℃。

【剂型与适应证】 本品收载于《化学药品地标升国标》第十三册。

目前临床使用剂型为瑞香素胶囊，主要用于血栓闭塞性脉管炎及其他闭塞性血管疾病和冠心病的辅助治疗。

【来源记载】 瑞香素主要存在于瑞香属植物长白瑞香（*Daphne Korean* Nakai）中，在黄瑞香 *Daphne giraldii* Nitsche 的茎皮和根皮中也能提取，是唐古特瑞香 *D. tangutica* Maxim 和凹叶瑞香 *D. retttsa* Hemsl 的主要药效成分。植物长白瑞香始载于《新华本草纲要》，全草及根茎均可入药。生于针阔叶林及针叶林下，在海拔 600～1800 米间均有分布。国内主要生长于东北的吉林安图、辽宁省等地，国外则分布在朝鲜、俄罗斯。性味辛、热，具有温中散阳，舒筋活络，活血化瘀的功效，为民间治疗跌打损伤的常用药。

【研发历程】 中药长白瑞香在临床上主要用来治疗冠心病、风湿性关节炎、血栓闭塞性脉管炎等，但由于长白瑞香属吉林省一级保护植物，且多散生不利于集中生产，限制了药物开发。为此，科学家对长白瑞香进行了有效成分研究。1977 年，吉林省中医中药研究所中药室植化组成功从植物中首次分离得到了结晶单体——瑞香素，药理科研人员实验证明，该晶体与长白瑞香临床药理活性一致，是长白瑞香的主要有效成分[2]。经过试验，科研人员将等分子比的焦性没食子酸及苹果酸和二倍量的浓硫酸加热下进行反应，利用 Pechmann 缩合反应，成功得到了淡黄色针状瑞香素晶体，至此，瑞香素原料药实现了人工合成[3]，可进行大规模工业化生产。后续，科研人员对瑞香素进行了大量的药理活性、代谢等方面的研究。2009 年由国家食品药品监督管理总局授予吉林省西点药业科技发展股份有限公司开发瑞香素胶囊的批准文号，这是我国首创的新药，具有历史性意义。

【药理作用】 经药理实验证明，瑞香素药效主要包括：

1. 改善心脑血管系统[4,5]　①通过静脉注射瑞香素 80mg/kg，可抑制前列腺素合成、血小板聚集，进而抑制大鼠试验性动脉血栓形成；②静脉注射瑞香素 10mg/kg，对垂体后叶素所致的兔急性心肌缺血有明显的保护作用；③小鼠灌服瑞香素 800mg/kg，可改善蛋黄乳引起的高胆固醇血症；④小鼠灌服瑞香素 300mg/kg 和 600mg/kg 可延长断头后张口动作持续时间，延长 KCN 或 NaNO$_2$ 中毒小鼠的存活时间；⑤瑞香素 600mg/kg 能对抗异丙肾上腺素所致常压缺氧小鼠耗氧速度加快和存活时间缩短的作用，减慢异常情况下的机体耗氧速度；⑥近几年发现瑞香素对 2 型糖尿病大鼠模型以及动脉粥样硬化兔模型的病理指标有改善作用；⑦在大鼠缺血再灌模型中，瑞香素通过上调 GAP-43 mRNA 和蛋白的表达，减轻海马神经元的损伤。

2. 中枢神经作用[6]　①镇痛作用；②给大鼠灌胃瑞香素 400mg/kg，能抑制蛋清性和右旋糖酐性足跖肿胀。瑞香素抗炎作用与同剂量水杨酸相似，可能是通过下丘脑的神经体液机制，维持垂体内 ACTH 的动态平衡；抑制环氧化酶和 5-酯氧化酶活性作用，以及抑制前列腺素和白三烯合成有关；③腹腔注射瑞香素 25mg/kg 和 50mg/kg，小鼠自发活动无明显变化；100mg/kg 时，小鼠明显减少自发活动；200mg/kg 时，表现为安静、不活动、眼睑下垂、翻正反射消失；400~600mg/kg 时翻正反射消失，最后死于呼吸停止。催眠作用的剂量接近于致死量，因此无治疗意义。

另外，瑞香素还能作用于 NF-κB 和 NFAT 信号通路表现出免疫抑制作用；通过螯合 Fe^{2+}、作用 RNR 来实现抗疟原虫、卡氏肺孢子虫的作用；通过抑制细菌线粒体中琥珀酸氧化酶对金黄色葡萄球菌、大肠埃希菌、福氏痢疾杆菌及铜绿假单胞菌产生抑菌效果；抑制小鼠胃肠推进运动而明显降低模型小鼠腹泻发生率，并对几类重要的蚜虫具有显著的触杀作用和较好的拒食作用[7]。

瑞香素与血浆蛋白结合较低，尿排泄水平较高，表观分布容积较大，其代谢和排泄较快，且主要经肾排出，体内消除半衰期仅 15 分钟，静脉注射和口服给药后组织分布基本相同，可通过血脑屏障进入脑。瑞香素代谢产物稳定性差，口服生物利用度低。人们对其代谢途径及产物进行了研究：瑞香素可能是 MRP2 和 BCRP 转运蛋白的底物，因而肠道吸收受影响；在大鼠血浆中，主要代谢产物是 UT1A6 和 UT1A9 介导的 7-O 和 8-O 葡萄糖苷取代产物；代谢产物瑞香素-7-甲醚具有抗炎活性[8-10]。

【临床应用】　经大量临床病例验证，口服瑞香素胶囊能显著改善血栓闭塞性脉管炎患者病情；口服瑞香素较肌内注射长白瑞香注射液对冠心病心绞痛患者有更好的疗效。临床上在手术麻醉或者非手术止痛病例中，静滴或静注瑞香素后，有明显镇痛镇静效果；口腔科耳穴注射瑞香素后拔牙 100 例病例中，镇痛作用有效率为 88%；口服瑞香素胶囊，对风湿性关节炎和类风湿性关节炎有效。

未见严重不良反应的报道。曾有 2 例口服瑞香素胶囊 3 天出现全身红痒，继续服药，两天后自行消失。个别患者服药后有轻微胃肠道反应。

【综合评价】　我国长白瑞香的来源珍贵，科学家在 20 世纪 70 年代发现并成功人工合成其主要活性化合物瑞香素，替代长白瑞香应用于临床血栓闭塞性脉管炎及其他闭塞性血管疾病和冠心病的辅助治疗。瑞香素作为我国首个成功自主研发的新药，在我国新药开发史上具有重要里程碑式的意义。瑞香素具有极为广泛的药理作用，但目前对其部分药理作用的研究偏向动物实验，还需进一步深入开展其药效学、药代动力学及临床研究，尽快开发应用于其他的适应证。

（赵　睿　杜冠华）

【参考文献】

［1］单进军，狄留庆，赵晓莉，等. 瑞香素平衡溶解度和表观油水分配系数的测定［J］. 南京中医药大学学报，2011，27（5）：449-450.

［2］吉林省中医中药研究所中药室植化组. 长白瑞香有效成分的研究——瑞香素的分离和鉴定［J］. 新医药学杂志，1977，4：13-16.

［3］刘国卿，王秋娟，杨思新，等. 祖师麻甲素的药理研究［J］. 中草药研究，1977，8（3）：21.

［4］吉林省中医中药研究所中药研究室药理组. 瑞香素药理作用的研究［J］. 新医药杂志，1977，（3）：142.

［5］李红，李伟平，柳溪，等. 瑞香素及其衍生物对 2 型糖尿病大鼠血液流变学影响的实验研究［J］. 吉林医学，2010，31（22）：3614-3616.

［6］姜秀莲，曲淑岩，潘光，等. 瑞香素对中枢神经系统的抑制作用［J］. 中国中药杂志，1986，11（3）：封2.

［7］黄芳，汤林华. 瑞香素类抗疟化合物的筛选及其靶分子研究［J］. 国际医学寄生虫病杂志，2008，35（6）：303-304.

［8］曲淑岩，毋英杰，王一华，等. 瑞香素的代谢及药代动力学［J］. 药学学报，1983，18（7）：496-500.

［9］金莹，于峰. Caco-2 细胞模型考察不同转运蛋白对瑞香素口服吸收的影响［J］. 中药药理与临床，2012，28（1）：52-56.

［10］Liang SC, Ge GB, Xia YL, et al. In vitro evaluation of the effect of 7-Methyl substitution on glucuronidation of daphnetin：metabolic stability, isoform selectivity, and bioactivity analysis［J］. Journal of Pharmaceutical Sciences, 2015, 104（10）：2188-2209.

ER-1-25

罂粟壳

罂粟碱
Papaverine

【中文别名】帕帕菲林。

【英文别名】Papaverin，Robaxapap，Pavabid，Cerespan。

【中文化学名】1-（3，4-二甲氧基苄基）-6，7-二甲氧基异喹啉。

【英文化学名】1-（3，4-dimethoxybenzyl）-6，7-dimethoxyisoquinoline。

罂粟碱

分子式：C$_{20}$H$_{21}$NO$_4$，分子量：339.39，CAS：58-74-2。

罂粟碱衍生物有：

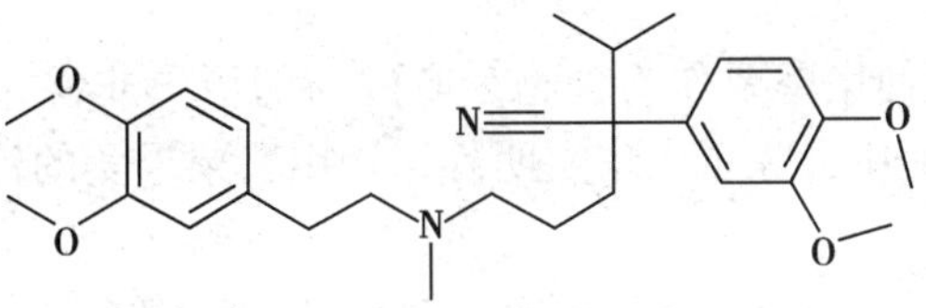

维拉帕米

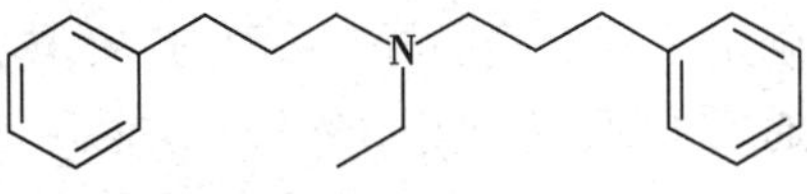

阿尔维林

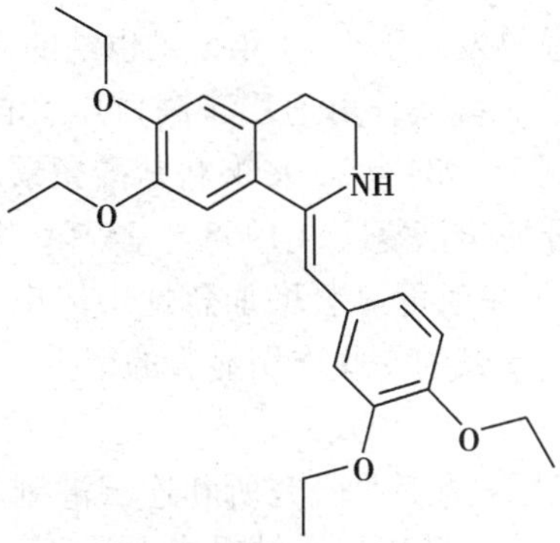

屈他维林

【理化性质】 罂粟碱为无色棱柱状或针状晶体。熔点 147～148℃，相对密度 1.337（20/4℃）。易溶于苯、丙酮、热乙醇、冰醋酸，稍溶于乙醚、三氯甲烷，不溶于水，溶于浓硫酸。它与多种无机酸和有机酸生成结晶盐，其盐酸盐的熔点 224～225℃；氢碘酸盐熔点 200℃（分解）；苦味酸盐熔点 183℃；苦酮酸盐熔点 221℃；水杨酸盐熔点 130℃。

【剂型与适应证】 本品收载于《中国药典》2015 年版；《英国药典》2017 版；《美国药典》40 版；《日本药典》17 版；《欧洲药典》9.0 版；《国际药典》第五版。

目前临床使用剂型有：盐酸罂粟碱片、盐酸罂粟碱注射液。临床主要用于治疗脑、心及外周血管痉挛所致的缺血，肾、胆或胃肠道等内脏痉挛。

【来源记载】 罂粟碱主要存在于罂粟科植物罂粟（*Papaver somniferum* L.）成熟蒴果的外壳中，罂粟壳性平味酸涩，有毒，内含吗啡、可待因、那可汀、罂粟碱等 30 多种生物碱，随产地和批次的不同，各种成分的含量变化很大。功能敛肺、涩肠、止痛。在《本草纲目》《本草经疏》《本草求真》中均有中医用罂粟壳入药的记载，又名"御米壳"或"罂壳"，用于久咳、久泻、脱肛及脘腹疼痛，但久服易成瘾。

罂粟的种植需要一定的气候和地域条件，一般在海拔 900～1300 米的地方种植，属一年生或二年生草本植物。原产土耳其、印度和伊朗，全世界最大的罂粟花产地为阿富汗，中国部分地区药物种植场为药用科研有少量栽培。

由于罂粟中罂粟碱含量低、产量少，仅靠从植物中分离提取不能满足临床需求。为此，1909 年国外开始人工合成罂粟碱[1]，我国也于 1980 年代以愈创木酚为起始原料，人工合成了盐酸罂粟碱[2]。

【研发历程】 人类使用罂粟作为食物、麻醉药的历史非常久远，起码开始于新石器时代。旧大陆的新旧文明中，除了中华文明外，均用罂粟果实的汁干燥后的产物——鸦片作为镇痛药物。

1848 年，德国化学家 Georg Merck 首次从鸦片母液中成功分离一种新的生物碱，命名为"罂粟碱"，并提出其正确的分子式 $C_{20}H_{21}NO_4$[1,3]。后来他采用重结晶方法纯化制备了罂粟碱的盐酸盐和硝酸盐。随后，Goldschmiedt 等于 1883 年通过研究罂粟碱的氧化产物提出其分子结构，并于 1888 年确定了其准确的异喹啉环核心结构[4]。

由于植物中罂粟碱含量通常很低（低于 1%），不能满足临床需求，因而 Pictet 和 Gams 于 1909 年提出了罂粟碱的人工合成方法，从而使其大规模的工业化生产成为可能[1]。

关于罂粟碱的药理研究最早发表于 1914 年，维也纳的 Pal 教授发现罂粟碱具有松弛平滑肌的作用，但并不引起平滑肌麻痹，可适用于高血压、心绞痛、尿毒症急症的治疗[5]。国外临床用药的记载最早追溯于 1934 年，Denk 将盐酸罂粟碱用于治疗 10 例急性动脉栓塞患者，其中 6 名患者血液循环完全恢复[6]。1965 年 JAMA 发表 Meyer 等的文章，经动脉造影证实，64mg 盐酸罂粟碱静脉注射可显著增加急性中风患者大脑的有效氧含量[7]。在罂粟碱的研究过程中，获得了罂粟碱的一些作用显著的衍生物，成为临床治疗心血管疾病的有效药物，如维拉帕米等。

我国于 1980 年代，由湖南医药工业研究所和连云港制药厂以愈创木酚为起始原料人工合成罂粟碱，以满足临床需求。药理研究结果指出其降压作用及解除平滑肌痉挛作用强度与天然品基本相似。经 200 例临床验证，人工合成盐酸罂粟碱与天然品疗效相同，无明显副作用[2]。

【药理作用】 罂粟碱是一种血管扩张药，为非特异性平滑肌解痉剂，特别是肺动脉、冠状动脉、大血管，产生全身非特异性的动脉扩张和平滑肌松弛。它直接作用于平滑肌细胞，抑制磷酸二酯酶，增加细胞内环磷腺苷（cAMP）的浓度，cAMP 将血管平滑肌中的触酶钙移出细胞质，产生一个没有神经参与的直接的平滑肌松弛效应。罂粟碱也可抑制心脏传导，直接作用于心肌细胞，延长不应期。对中枢神经系统没有作用。大剂量的罂粟碱可引起低血压和心动过速。

【临床应用】 盐酸罂粟碱在临床上用于治疗脑、心及外周血管痉挛所致的缺血，肾、胆或胃肠道等内脏痉挛，可治疗心绞痛和动脉栓塞等疾病，偶尔用于治疗勃起功能异常。近年来盐酸罂粟碱联合尼莫地平等药物，用于缓解术后或蛛网膜下腔出血后引发的血管痉挛及危象，结石诱发的急性肾绞痛，临床疗效显著。其不良反应包括肝功能受损；快速胃肠道外给药可使呼吸加深、面色潮红、心跳加速、低血压伴眩晕；过量时可有视力模糊、复视、嗜睡及软弱。

【综合评价】 盐酸罂粟碱为《中国药典》收载的老品种，经过几十年的临床应用，正确使用其临床疗效确切且安全性好。为满足临床需求，目前已有改进剂型如 100ml：30mg 盐酸罂粟碱氯化钠注射液上市，可避免小体积高浓度静脉推注引起的严重不良反应。

王聪等人已经利用 70 例临床病例分析证实盐酸罂粟碱无成瘾性[8]。因此对有临床适应证的患者正确使用盐酸罂粟碱，可缓解患者痛苦，造福于患者。

（强桂芬　杜立达）

【参考文献】

［1］　Elad D，Ginsburg D. The synthesis of papaverine［J］. Bulletin on Narcotics（UNDOC），1952，3：27-34.

［2］　毛洪奎. 盐酸罂粟碱（合成）鉴定会［J］. 医药工业，1981，3：45.

［3］　Merck & Co. Merck's 1907 Index.

［4］　Goldschmiedt. Monatsch，1883，4：704.

［5］　Pal J. Das Papaverine als Gefässmittel und Anaestheticum. Deutsche med Wchnschr. 1914，40：164.

［6］　Macht，DI. A pharmacologic and clinical study of papaverine［J］. Ann Int Med，1916，17：786.

［7］　Meyer JS，Gotoh F，Gilroy J，et al. Improvement in brain oxygenation and clinical improvement in patients with strokes treated with papaverine hydrochloride［J］. JAMA，1965，194（9）：957-961.

［8］　王聪，袁伟晋，王英秀. 关于盐酸罂粟碱无成瘾性的 70 例病例分析［J］. 中国医院药学杂志，1982，2（6）：17-19.

ER-1-26

薯蓣

薯蓣皂苷

Dioscin

【中文别名】　重楼皂苷Ⅲ。

【中文化学名】

（25R）-3β-［2-氧，4-氧-双（吡喃鼠李糖基）-β-D-吡喃葡萄糖苷］5-螺甾烯。

【英文化学名】

（25R）-3β-［2-O，4-O-Bis（α-L-rhamnopyranosyl）-β-D-glucopyranosyloxy］ spirosta-5-ene。

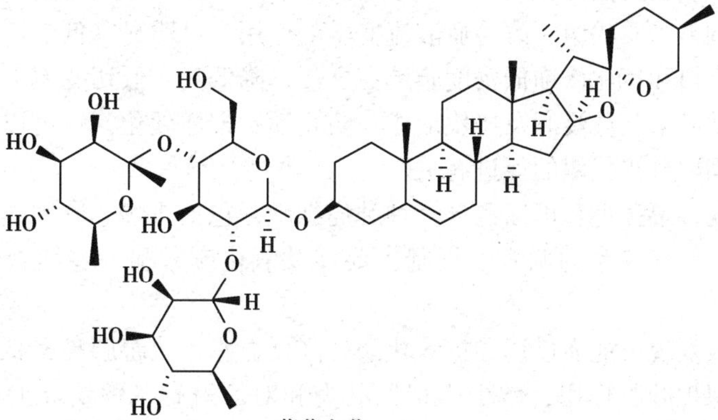

薯蓣皂苷

分子式：$C_{45}H_{72}O_{16}$，分子量：869.05，CAS 号：19057-60-4。

【理化性质】

白色粉末，不溶于水、石油醚、苯，可溶于甲醇、乙醇、醋酸，微溶于丙酮、戊醇。旋光度-115°（C=0.373，乙醇）。熔点 294~296℃。

【剂型与适应证】

本品收载于《化学药品地标升国标》第五册。

薯蓣皂苷片，内含薯蓣总皂苷，临床用于缓解冠心病，冠状动脉供血不足。也可用于控制高脂血症。

【来源记载】

薯蓣皂苷提取自薯蓣科植物穿龙薯蓣 *Dioscorea nipponica*，传统中药穿山龙是此植物的干燥根茎。穿山龙可煎汤口服治疗关节疼痛、关节炎、疟疾和慢性支气管炎等疾病，也可用鲜品捣烂外敷治疗痈肿恶疮。穿山龙是一种在东北地区、山西地区和山东地区比较常用的中药。

【研发历程】

日本科学家 TSUKAMOTO，KAWASAKI 和 YAMAUCHI 等人于 1956 年 2 月在 Pharmaceutical Bulletin 上发表的文章 *Saponins of Japanese Dioscoreaceae. V. on the structure of dioscin*，第一次报道和解析了日本薯蓣科植物中薯蓣皂苷的结构[1]。但直到 20 世纪 90 年代至本世纪初，针对薯蓣皂苷的生物活性研究才引起科学家的兴趣。现在被认为薯蓣皂苷可能在降低血脂、保肝、抗病毒、抗炎、抗肿瘤方面都有着一定的效果。在中药标准化实行后，薯蓣皂苷作为穿山龙等中药的质量控制标准吸引了更多的研究和关注。在国内，有已经上市的薯蓣皂苷片用于控制高脂血症。而国外并没有相应药物获准上市。除此之外，薯蓣皂苷元还是用来合成甾体激素类药物的重要前体[2]。随着中药标准化的实行，薯蓣皂苷被作为穿山龙的质量控制标准被广泛应用与研究。同时薯蓣皂苷元已经成为激素化学合成的重要前体，而由于用于提取薯蓣皂苷的穿山龙现在主要来源于野生植物，资源有限，所以每年药材缺口在 20 万吨以上。

【药理作用】

研究显示以薯蓣皂苷为主要成分的中药复方制剂具有增加冠脉血流量，减少心肌耗氧量，对心肌缺血和缺血再灌注损伤产生保护作用，因而可以改善心肌缺血、缓解心绞痛；薯蓣皂苷还具有调节脂质代谢、改善血液流变学的作用，可明显降低血清总胆固醇、甘油三酯、低密度脂蛋白和氧化修饰低密度脂蛋白含量，降低高、低切变率下的全血黏度以及血浆黏度，减轻动脉壁脂质浸润及斑块形成，防止动脉粥样硬化，也可以减轻肝脏脂肪沉积。这可能与胆固醇分泌代谢的促进有关。

另有研究发现，薯蓣皂苷可以诱导多种肿瘤细胞，包括胃癌、乳腺癌、肺癌、口腔鳞状上皮癌、宫颈癌等细胞系的凋亡，机制主要涉及氧化应激和一些细胞存活信号通路的抑制[3]。

薯蓣皂苷还被发现可能通过诱导抗氧化酶、降低血脂、改善胰岛素抵抗、抑制炎症反应，起到一定的保护肝脏作用，减少酒精性肝炎和对乙酰氨基酚诱导的肝损伤的损害作用[4,5]。而这些作用可能与薯蓣皂苷水解后产物薯蓣皂苷元的药理作用相关，具体的关系需要进一步的研究确认[2]。除此之外，薯蓣皂苷的抗炎作用也被广泛报道，这与穿山龙应用于关节炎和慢性支气管炎的治疗相关[6]。国内很多研究发现穿山龙镇咳平喘和治疗慢性支气管炎的成分主要集中在总皂苷和水溶性皂苷组分中，以薯蓣皂苷为代表的甾体皂苷在较大剂量下也有效。而最近的一些研究也显示薯蓣皂苷可以通过抑制炎症反应，趋化效应，降低炎细胞招募，缓解一些缺血-再灌注模型的组织损伤[7]。

【临床应用】

薯蓣皂苷单体在临床应用很少，国内有薯蓣皂苷片用于改善冠状动脉供血不足，缓解冠心病和治疗高脂血症，可以降低胆固醇和甘油三酯，而对于其他疾病的治疗未见报道。国外并无相应药物进行临床试验，也并无药物上市。但是在国内，以薯蓣皂苷为质量控制标准的中药材，如穿山龙，应用于一些中药复方中作镇咳、平喘、祛痰用，也可用作慢性支气管炎的治疗和某些关节炎的控制方法。

【综合评价】

薯蓣皂苷单体的确认已经过去了 60 年，但是针对单体的生物学活性研究较少，但是其在抗炎、抗肿瘤等方面的作用相对比较突出和确定，所以正在逐渐引起一些科学家的深入研究。

而中医临床上对于穿山龙的应用一直在进行，科学的临床评价标准和安全性评估可以很好地为薯蓣皂苷的生物活性研究确认提供重要的临床证据。反过来薯蓣皂苷的单体研究可以更好的解释临床应用的一些原理问题，为更好的临床应用提供依据。我们有理由相信，随着不懈的努力，对生物活性的评价，机制的研究和后续的改造，薯蓣皂苷拥有一定的开发潜力。

（孔令雷　杜冠华）

【参考文献】

[1] T Tsukamoto, T Kawasaki, T Yamauchi. Saponins of Japanese Dioscoreaceae. V. on the structure of dioscin [J]. Pharm Bull, 1956, 4 (1)：35-42.

[2] 岳蕾，陈玲，寇俊萍，等. 薯蓣皂苷元药理活性及其机制研究进展 [J]. 中国临床药理学与治疗学，2010，(02)：233-237.

[3] Man, S., Gao W, Zhang Y, et al., Chemical study and medical application of saponins as anti-cancer agents [J]. Fitoterapia, 2010, 81 (7)：703-714.

[4] Zhao, X., Cong X, Zheng L, et al., Dioscin, a natural steroid saponin, shows remarkable protective effect against acetaminophen-induced liver damage in vitro and in vivo [J]. Toxicol Lett, 2012, 214 (1)：69-80.

[5] Kamisako, T., H. Ogawa. Regulation of biliary cholesterol secretion is associated with abcg5 and abcg8 expressions in the rats：effects of diosgenin and ethinyl estradiol [J]. Hepatol Res, 2003, 26 (4)：348-352.

[6] Xu LN, Wei YL, and Peng JY, Advances in study of dioscin-a natural product [J]. Zhongguo Zhong Yao Za Zhi, 2015, 40 (1)：36-41.

[7] Qi, M., et al., Dioscin attenuates renal ischemia/reperfusion injury by inhibiting the TLR4/MyD88 signaling pathway via up-regulation of HSP70 [J]. Pharmacol Res, 2015, 100：341-352.

橙皮苷
Hesperidin

ER-1-27
玳玳花

【中文别名】 橙皮甙；陈皮甙；二氢黄酮苷；柑果甙；桔皮甙；橘皮苷。

【中文化学名】 （2S）-5-羟基-2-（3-羟基-4-甲氧基苯基）-7-［（2S，3R，4S，5S，6R）-3，4，5-三羟基-6-［［（2R，3R，4R，5R，6S）-3，4，5-三羟基-6-甲基氧杂-2-基］氧基甲基］氧杂-2-基］氧基-2，3-二氢苯并吡喃-4-酮。

【英文化学名】 （2S）-5-hydroxy-2-（3-hydroxy-4-methoxyphenyl）-7-［（2S，3R，4S，5S，6R）-3，4，5-trihydroxy-6-［［（2R，3R，4R，5R，6S）-3，4，5-trihydroxy-6-methyl-oxan-2-yl］oxymethyl］oxan-2-yl］oxy-2，3-dihydrochromen-4-one。

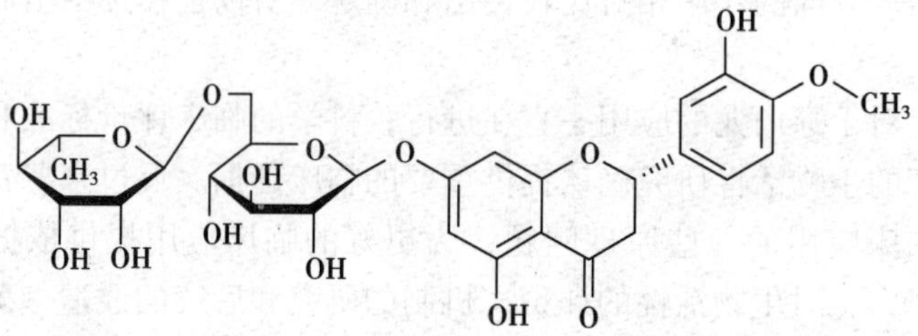

橙皮苷

分子式：$C_{28}H_{34}O_{15}$，分子量：610.56，CAS 号：520-26-3。

【理化性质】 淡黄色结晶性粉末，（pH 6~7 沉淀所得），无臭，无味。熔点 250~255℃（250℃软化）。1g 溶于 50L 水。在 60℃溶于二甲基甲酰胺及甲酰胺，微溶于甲醇及热冰醋酸，几乎不溶于丙酮、苯及三氯甲烷，而易溶于稀碱及吡啶。

【剂型与适应证】 本品收载于《化学药品地标升国标》第五册。

橙皮苷能够预防与治疗心血管疾病、调节血糖、调节血脂、调节血压、调节循环系统、调节机体，且具有抗菌消炎、抗病毒功效。

【来源记载】 橙皮苷主要存在于柠檬、柑橘、玳玳花等果皮中，这类中药共同归属于理气药，性味多辛苦温而芳香，具有行气、降气、解郁、散结的作用。理气药主要用治脾胃气滞所致脘腹胀痛、嗳气吞酸、恶心呕吐、腹泻或便秘等，肝气郁滞所致胁肋胀痛、抑郁不乐、疝气疼痛、乳房胀痛、月经不调等，肺气壅滞所致胸闷胸痛、咳嗽气喘等。

《神农本草经》中记载理气药"主胸中瘕热，逆气，利水谷，久服去臭，下气"，《本草纲目》中提到"其治百病，总取其理气燥湿之功。同补药则补，同泻药则泻，同升药则升，同降药则降"。

现代研究表明理气药具有广泛的作用，对消化系统具有调节作用，同时可以调控支气管平滑肌、子宫平滑肌和心血管系统。理气药抑制胃肠运动是其降逆、止吐、止泻、镇痛的药理作用基础，其兴奋胃肠运动是消除胀满的药理作用基础，其松弛支气管平滑肌是降逆止喘的药理作用基础。静脉注射产生的升压抗休克作用，是理气药药理作用研究的新进展。

【研发历程】 橙皮苷是橙皮素与芸香糖形成的糖苷，为二氢黄酮衍生物。橙皮苷广泛存在于豆科、唇形科、芸香科柑橘属植物体中[1]。橙皮苷是柑橘果肉和果皮的重要成分，橙皮苷大部分存在于柑橘加工的废弃物中，如果皮、果囊中，其中成熟的果皮和组织中橙皮苷的含量最高（内果皮 30%～50%，橘络、核、果肉中 30%～50%，外果皮 10%～20%），汁液和橘囊中含量较低 1%～5%。橙皮苷粗提物最早是由 Lebreton 于 1827 年发现，随后人们对该物质展开深入研究。匈牙利学者 Albert Szent-Gyorgi 于 1936 年发现该黄酮类化合物具有保护微血管的作用，有类似于维生素 P 的作用[2]，于 1938 年对维生素 P 进行制备[3]。直到 1949 年人们才发现这种维生素 P 物质是由两种黄酮组成，圣草素和橙皮苷，同时被认为具有维生素样活性。这种物质后来被命名为维生素 P，旨在说明它具有降低血管通透性和脆性，缓解坏血症和维生素 C 缺乏症。后来人们发现这种物质具有抗氧化的作用，因而维生素 P 的命名被舍弃。由于橙皮苷在植物药中分布较为广泛，对其的研发一直得到人们的广泛关注。

目前提取橙皮苷的方法主要有[4]：甲醇索氏提取法、溶剂超声提取法、回流提取法、柱层析法、甲醇超声处理提取法、甲醇稀释离心法等。橙皮苷的提取主要是利用其所含的两个酚羟基在碱性条件下，与溶液中的钠离子反应生成钠盐而溶出，然后酸化、冷却，使其从溶液中析出。从柑橘果皮中提取橙皮苷一般采用热提取法和浸泡提取法，收率均不理想。近年来，超声提取天然植物中的有效成分研究已广泛开展，且取得一定的进展。利用橙皮苷在碱性条件下开环溶解进行提取，酸性条件下闭环沉淀进行分离，提取时加大碱用量，可减少乙醇用量，但碱性不宜过大，否则，橙皮苷易被氧化破坏。

【药理作用】 橙皮苷的药理作用广泛，早期作为维生素 P，近年来发现其有降血压、抗过敏，降低骨密度、胆固醇，改变体内酶活性，改善微循环，抗菌，抗炎，抗肝炎，抗肿瘤等药理作用。

橙皮苷具有维生素 P 样作用，可降低毛细血管通透性，防止微血管出血。小鼠腹腔注射 175～250mg/kg 橙皮苷能有效拮抗组胺、溶血卵磷脂引起的血管通透性增加；橙皮苷具有抗病毒、抗菌的作用，200mg/ml 的橙皮苷预先孵育能保护小鼠纤维细胞免受病毒侵袭。1～10μg/ml 的橙皮苷能有效抑制真菌的生长；橙皮苷具有维持血管正常渗透压、降低血管脆性、缩短出血时间、降血脂和防治动脉粥样硬化的作用；橙皮苷对胃肠有兴奋作用，对平滑肌的作用先有短暂兴奋，之后抑制兴奋，所以它是健胃消食类药物的主要成分之一；橙皮苷具有抗脂质过氧化和清除羟自由基作用；橙皮苷是新发现的作用于中枢神经系统的黄酮类化合物，具有镇静催眠作用；同时橙皮苷具有降低胆固醇，治疗风湿，抑制皮肤色素沉着的美白作用；橙皮苷对雌激素受体亲和力强，可作用于雌激素受体，防止骨丢失，减少破骨细胞数量；橙皮苷对人肺癌、直肠癌、肾癌、人乳腺癌细胞有明显抑制作用，可用于癌症预防[5]。

【临床应用】 橙皮苷具有维持渗透压，增强毛细血管韧性，缩短出血时间，降低胆固醇等作用。虽然没有独立用药，但药典记载橙皮苷作为辅料广泛用于心血管系统疾病的辅助治疗，可配制多种防止动脉硬化和心肌梗死的药物，是中成药"脉通"的主要原料之一。在国际上橙皮苷作为辅料用于治疗血管脆性疾病、褥疮、风湿性关节炎、维生素 C 缺乏症、外伤、产科疾病、牙龈炎症、水肿和胃肠道疾病[6]。橙皮苷可以用来合成生产一种抗癌药物地奥司明（diosmin）。在食品工业中可用作天然抗氧化剂[7]，也用于化妆品行业。

【综合评价】 国内外的研究表明，橙皮苷在医疗保健、功能食品、食品添加剂、化妆品等领域均有广泛的应用前景。橙皮苷资源丰富，并且在自然界绿色植物中广泛存在。柑橘、柠檬、佛手等植物均是良好的橙皮苷源，这为橙皮苷的开发与利用提供了良好的资源基础。橙皮苷具有丰富的生理效应，加之其为植物的天然提取物，对人体无毒副作用，显示了橙皮苷在保健食品领域具有广阔的发展前景。随着科技的进步和人们健康意识的逐步提高，橙皮苷的研究和开发将会不断的深入，其功效和作用机制将会更加明确，以橙皮苷为主要成分的功能食品将具有更为广泛的市场前景。

（陈 姣 陈乃宏）

【参考文献】

[1] Barthe GA. Radioimmunoassay for the quantitative determination of hesperidin and analysis of its distribution in citrus sinensis [J]. Phytothem, 1988, 27 (1)：249.

[2] Armentano L, Bentsath A, Beres T, et al. Uber den Einfluss von substanzen der flavon gruppe auf die permeabilitat der kapillaren [J]. Vitamin P. Dtsch Med Wochenschr, 1936, 62：1325-1328.

[3] Szent-Gyorgi A. Preparation of citrin [J]. Physiol Chem, 1938, 225：126-131.

[4] 马庆一，陈春涛，荆晓艳，等. 橙皮苷等桔皮活性成分的提取和抑菌作用研究 [J]. 食品科学，2004，259 (12)：112-115.

[5] 李玉山. 橙皮苷研究新进展 [J]. 科技导报，2009，27 (22)：108-116.

[6] Garg A, Garg S, Zaneveld LJD, et al. Chemistry and pharmacology of the citrus bioflavonoid hesperidin [J]. Phytotherapy research, 2001, 15 (8)：655-669.

[7] Saija A, Tomaino A, Loascio R, et al. In vitro antioxidant activity and in vivo photo protective effect of orange extract [J]. Int J Cosm Sci, 1998, 20 (6)：331-333.

第二章

防治神经精神系统疾病的天然小分子药物

概　述

在人类认识天然药物的漫长历史过程中，作用于神经系统药物的发现具有独特的过程。这些药物多数最初是作为毒药使用，这也是人们能够认识到药物与毒性具有密切关系的主要依据。在人类长期与自然斗争的过程中，特别是对于狩猎民族，为了更好的捕捉到凶猛的野兽，发现了具有神经毒性的物质。这些物质毒性显著，作用强，受到人们的重视，经过研究发现了具有选择性作用的天然小分子药物如筒箭毒碱、傣肌松、毛果芸香碱、毒扁豆碱等。

为了证明这些有毒小分子药物的毒性特点和规律，科学家对其作用机制进行了系统深入研究，发现了神经信号传递与受体激动剂和拮抗剂的作用，极大地推动了神经科学的发展。我们现在能够从分子水平认识神经信号传导的机制，与这些药物作用机制的研究密切相关。对于这些药物，其毒性作用与药理作用和生理作用是同一作用的量变过程，随着剂量的增加作用不断增强，当剂量达到一定程度时就会出现毒性反应。因此，适当的剂量就是治疗疾病的良药，而过量使用就是致命的毒药。

作用于神经系统的天然小分子药物种类很多，有作用于胆碱能神经系统的药物，如胆碱受体激动剂、胆碱受体拮抗剂、胆碱酯酶抑制剂。这些药物有的以外周作用为主，有的以中枢作用为主，在治疗多种疾病中发挥了积极作用，如加兰他敏、石杉碱甲等；也有作用于其他神经系统的药物，如作用于肾上腺素能神经系统的麻黄碱，中枢兴奋作用的咖啡因等。

在抗胆碱药物的研究中，天然胆碱 M 受体拮抗剂的研究在临床治疗休克等急性疾病中也产生了良好效果。特别是通过东莨菪碱一类化合物的研究，推动了人们对微循环的研究，有效提高了微循环障碍导致急性疾病的治疗效果。在天然产物莨菪的研究基础上制备的药物山莨菪碱，合成的化合物注射剂称为 "654-2"，在临床抢救了大批有机磷中毒病人和其他感染性休克病人，至今仍是临床急救用的重要药物。

麻黄碱的药理作用研究是中国学者对传统药物研究的重大发现。在 20 世纪 20 年代，药理学家经过实验证明了麻黄碱具有松弛平滑肌的作用，这一发现不仅为临床治疗疾病提供了新的药物，在作用机制研究中也有了进步，更证明了中药治疗疾病的有效性和物质基础。

在作用于神经系统的天然药物中，还有一个特别的药物——阿片。阿片是一个具有强大镇痛作用和治疗多种疾病的天然药物，在长期的使用过程中，由于其成瘾性也给人类带来过巨大的灾难。由阿片作为研究起点，不仅促进了人类对于中枢镇痛机制的认识，促进了阿片受体的发现，更发现了多种疗效显著的镇痛药物，止咳药物等。同时，由于阿片的应用，也出现了一批成瘾性更强的毒品。阿片作为药物充分表现了治疗作用和毒性作用的两重性，其在解除人类痛苦中功效显著，在滥用中也罪恶深重。

在已经发现并应用于临床的神经精神系统小分子药物，有些经过临床应用证明其治疗效果非常有限，而且已经出现了疗效更优的替代药物，就应该对这类药物进行客观评价，根据具体情况撤出临床。还有很多药物的治疗效果显著、安全性很好。这些药物虽然曾经应用于临床，但由于后来研发的化学药物在某些方面的特点而在临床上推广，特别是作用机制方面的研究更为清楚，逐渐掩盖了早期发现并应用的药物。这些早期发现的药物如罗通定、士的宁、白屈菜碱等，需要进行更深入的研究工作，全面认识其作用特点和规律，在防治神经精神系统疾病中发挥更好的作用。

（杜冠华）

一叶萩碱
Securinine

一叶萩

【中文别名】 一叶萩碱；叶萩碱；硝酸一叶萩碱；一叶碱；叶底珠碱。

【中文化学名】 (6S, 11aR, 11bS) -9, 10, 11, 11a-四氢-8H-6, 11b-亚甲呋喃并 [2, 3-c] 吡啶并 [1, 2-a] 氮杂䓬-2 (6H) -酮。

【英文化学名】 (6S, 11aR, 11bS) -9, 10, 11, 11a-Tetrahydro-8H-6, 11b-methanofuro [2, 3-c] -pyrido [1, 2-a] azepin-2 (6H) -one。

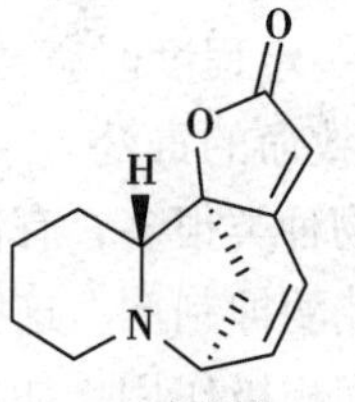

一叶萩碱

分子式：$C_{13}H_{15}NO_2$，分子量：217.26，CAS 号：5610-40-2。

【理化性质】 本品为淡黄色至黄色的结晶或结晶性粉末，无味，味微苦，在无水乙醇或三氯甲烷中溶解，在水中不溶，其熔点为 140~142℃，比旋光度为 (D) -1042° (1.0g/100ml 乙醇)。

【剂型与适应证】 药物制剂用其硝酸盐，制剂有硝酸一叶萩碱注射液，临床用于治疗小儿麻痹后遗症和面神经麻痹，对神经衰弱、低血压、植物神经功能紊乱引起的头晕、耳鸣、耳聋等有一定疗效。

【来源记载】 一叶萩碱来源于大戟科植物一叶萩（叶底珠）*Securinegasuf fruticosa* Rehd. 的叶，最早由 Murav'eva V. I. 等人在 1956 年从一叶萩植物分离出来[1]。一叶萩是一种亚灌木类植物，广泛分布于温带和亚热带地区[2]，其适应能力较强，我国大部分地区都可以栽种，资源丰富。一叶萩是民间常用药，根部入药，具有祛风活血、健脾益胃等功效，用于治疗风湿腰痛、四肢麻木和小儿疳积等疾病。一叶萩的根、茎、叶、花、皮中均含有生物碱，其中主要成分为一叶萩碱。

【研发历程】　一叶萩碱最早由前苏联学者从乌苏里地区植物中分离获得，但其化学结构是由我国学者从本土资源提取分离并最终确定[3]。一叶萩生物碱的主要结构特征为包含一个吲哚里西啶、吡咯里西啶或喹诺里西啶环及一个 α, β-不饱和五元内酯环的四环化合物，其基本结构骨架类型如下图所示四种类型[4]。

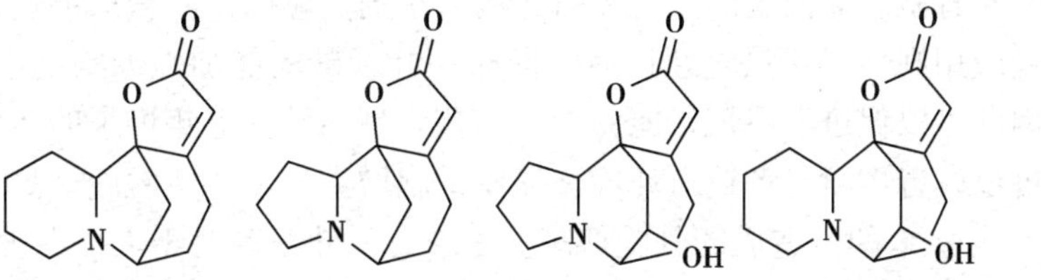

Securinine-type　　Norsecurinine-type　Neosecurinine-type　Neonorsecurinine-type

一叶萩生物碱基本结构类型骨架

由于一叶萩碱化学反应的复杂性，自 1956 年一叶萩碱被报道以来关于其化学反应性和结构修饰方面的研究报道相对较少，而对于一叶萩碱化学全合成及生物学方面的研究取得了一定的进展。

一叶萩碱具有刚性的分子结构，且含有 4 个环和 3 个手性中心，合成难度较大。1974—1978 年间，日本的 Sanakawa U、美国的 Parry RJ、加拿大的 GolebiewskiWM 这三个研究小组采用同位素标记 S. suffruticosa 饲喂动物的研究方法对一叶萩碱的生物合成进行了研究[5]。之后又有 5 个研究小组，Horii Z、梁晓天、Honda T、Liras S、Albes R，报道了一叶萩碱的全合成方法。其中除 Horii Z、Albes R 等的合成路线外，其他路线合成的是均为消旋的 securinine 或 allosecurinine。其中 Horii Z 等于 1967 年首次实现了一叶萩碱的化学全合成，其路线采用 1, 2-环己二酮作为一叶萩碱的 B 环前体，与 2-锂-吡啶的一叶萩碱 A 环前体缩合，构建了一叶萩碱的母核[4]。

作为一叶萩生物碱的另一大类结构代表 Norsecurinine，其化学性质不稳定，碱性条件下容易发生聚合，使其化学全合成更加困难。目前关于其全合成研究共有 4 个小组的研究报道，两例是消旋体 Norsecurinine，两例是光学纯 Norsecurinine[6]。化学全合成的研究为一叶萩碱的结构修饰和活性优化指引了方向，近年来有学者在此基础上研究了一叶萩碱相关的化学反应，最新研究显示一叶萩碱可发生 1，3-偶极环加成反应、［2+2］光化学环加成反应、Baylis-Hillman 反应，从而得到相应的刚性二聚体；部分氨基酸乙酯及酰胺的衍生物能与一叶萩碱发生 Michael 加成反应，得到相应的氨基酸轭合物；一叶萩碱光二聚作用的选择性与溶剂极性、反应时间、底物浓度等外部因素无关，而与其自身结构的复杂性、反应的可逆性及二聚产物的稳定性有关[7]。

对于其药理活性，早期研究表明，一叶萩碱对脊髓有明显的兴奋作用，具有与典型的脊髓兴奋药士的宁相似的作用，之后不久硝酸一叶萩碱被用于临床治疗脊髓灰质炎恢复期麻痹、面神经麻痹及神经衰弱等，但其兴奋中枢神经系统的机制直到 1985 年才由 Beutler J. A. 等发现。Beutler J. A. 通过配体结合实验发现，一叶萩碱及其类似物对于 GABA 受体的作用具有选择性；其对神经元细胞的电生理实验也表明一叶萩碱能拮抗 GABA 的抑制作用。在一叶萩碱的衍生物中，securinine 可以与 GABA 受体相互作用，表现出药理活性，而其异构体 allosecurinine 和 virosecurinine 没有药理活性。后来，国内外学者在临床和药理学方面进行了更深入的研究，发现右旋—叶萩碱能显著增强中隔胆碱乙酰转移酶的活性，且能减弱由 β-淀粉样引起的认知障碍等。一叶萩碱以神经药理活性为主，近些年—些学者研究发现—叶萩碱还具有抗肿瘤、抗炎、抗病毒、改善骨髓造血功能、降压等生物活性。

【药理作用】 一叶萩碱的药理作用主要表现为中枢神经系统兴奋作用，作为 GABA 受体抑制剂，其对脊髓有类似士的宁的兴奋作用。小剂量应用一叶萩碱能提高大脑反射的兴奋性，大剂量应用则会引起强直性惊厥，同时一叶萩碱还能加强大脑皮层的条件反射，缩短潜伏期，因此可以促进学习记忆能力[8]，有望发展为治疗老年痴呆的药物。

一叶萩碱可以改善再障患者造血环境，促使细胞增生，与环磷酰胺（CTX）合用有协同抑瘤作用，且能拮抗 CTX 造成的骨髓抑制。另外，一叶萩碱对于人体白细胞株 K562 等4 种肿瘤细胞的增殖均有抑制作用。其抗肿瘤机制可能与诱导细胞凋亡、促进外钙内流、提高细胞内钙离子浓度及下调 Bcl-2 基因表达有关[8]。除此之外，Weenen H 等研究发现从大戟科植物 *Margaritaria discoidea*（Baill.） Webster 的根皮中分离得到的—叶萩碱具有显著的抗疟活性，其机制可能是 α，β-不饱和羰基基团容易与疟原虫的核酸成分发生 Micheal 加成反应[9]。一些学者研究发现，一叶萩碱还有抗Ⅰ型单纯疱疹病毒的活性，在抗菌抗炎等方面也有一定的作用，它能彻底地抑制甘蓝链格孢菌、弯孢叶斑病菌、蠕孢菌及弯孢菌等真菌的孢子萌发[10]。最新报道显示，胶质瘤的分化水平与异柠檬酸脱氢酶的突变体 IDH1 密切相关，根据 IDH1 在神经细胞分化中的关键作用及一叶萩碱衍生物良好的促神经细胞分化活性，可以推测一叶萩碱很有可能成为靶向突变型 IDH1 的新型促分化抗胶质瘤的候选药物[7]。

【临床应用】 近些年来，一叶萩碱在临床上得到了广泛的应用，主要用来治疗小儿麻痹后遗症和面神经麻痹，对神经衰弱、低血压、植物神经功能紊乱引起的头晕、耳鸣、耳聋等也有一定的疗效。临床上主要使用的是左旋一叶萩碱的硝酸盐和盐酸盐，另外，一叶萩碱滴眼液经初步临床疗效观察治疗单纯疱疹性角膜炎效果显著。但在临床治疗过程中也有一些不良反应，在较大剂量较长时间使用后，可能产生肝损害、血清转氨酶升高或出现轻度肌肉震颤和手足麻木等神经刺激现象，但在停药后多数均能恢复正常[8]，因此临床使用时应注意用法用量。

【综合评价】 目前，一叶萩碱的生物活性研究，尤其是中枢神经系统兴奋方面的作用机制研究有明显进展，并发现了越来越多的新药理作用，在临床应用方面不仅仅局限于神经疾病，还具有治疗高血压、阿尔茨海默病及抗肿瘤等疾病的潜力。但对于其化学反应及结构修饰方面的研究报道仍然匮乏，需要更多更广泛的研究。

（王丹姝 方莲花 杜冠华）

【参考文献】

［1］ Murav'eva VI, Ban'kovskii AI. Chemical studies on alkaloids from Securinegasemishrub：Securinegasuffruti-cosa（Pall.）Rehd. Dokl. Akad［J］. NaukSSSR, 1956, 110：998-1000.

［2］ Yuan W, Lu Z, Liu Y, et al. Three new podocarpane-type diterpenoids from callus of Securinegasuffruticosa［J］. Chem Pharm Bull（Tokyo）, 2005, 53（12）：1610-1612.

［3］刘毅，岳志华. 一叶萩碱的研究进展［J］. 中国药事，2009，23（8）：817-818.

［4］袁玮. 一叶萩碱生物合成与生物转化的研究［D］. 北京：中国医学科学院中国协和医科大学，2005.

［5］Sanakawa U, Ebizuka Y, Yamasaki K. Biosynthesis of securinine, the main alkaloid of Securinegasuffruti-cosa［J］. Phytochemistry，1977，16（5）：561-563.

［6］Han G, LaPorte MG, Folmer JJ, et al. Total syntheses of the Securinega alkaloids（+）-14, 15-dihydro-norsecurinine，（−）-norsecurinine, and phyllanthine［J］. J Org Chem，2000，65（20）：6293-6306.

［7］胡玉泉. 一叶萩碱化学反应性研究及其二聚体、氨基酸轭合物的合成［D］. 广东：暨南大学，2015.

［8］陆小娟. 叶底珠叶化学成分的研究［D］. 吉林：吉林大学，2010.

［9］Weenen H, Nkunya MH, Bray DH, et al. Antimalarial compounds containing an alpha, beta-unsaturated carbonyl moiety from Tanzanian medicinal plants［J］. Planta Med，1990，56（4）：371-373.

［10］AK Singh, MB Pandey, UP Singh. Antifungal activity of an alkaloid allosecurinine against some fungi［J］. Mycobiology，2007，35（2）：62-64.

丁公藤碱Ⅱ
Erycibe Alkaloid Ⅱ

丁公藤

【中文别名】 包公藤碱Ⅱ，包公藤甲素。

【中文化学名】 2β-羟基-6β-乙酰氧基-8-氮杂双环［3，2，1］辛烷。

【英文化学名】 2β-hydroxyl-6β-acetyloxy-8-azabicyalo［3，2，1］octane。

丁公藤碱Ⅱ

分子式：$C_9H_{15}NO_3$，分子量：185.22，CAS号：74239-84-2。

【理化性质】 丁公藤碱Ⅱ为白色黏状物，$[\alpha]_D^{20} = -5.56°$（$c = 0.90$，$CHCl_3$）。其苯甲酸盐为白色细针状结晶，熔点 159～160℃[1]。

【剂型与适应证】 本品无来源标准。

滴眼剂：0.05%、1%（W/V）水溶液。丁公藤碱Ⅱ能使瞳孔缩小，眼内压下降，作用持久，适用于各种类型的青光眼，如开角型青光眼、急慢性闭角青光眼及青光眼术后眼压控制不满患者。注意事项：哮喘患者应慎用。

【来源记载】 丁公藤是《中国药典》收载品种，为旋花科植物丁公藤（Erycibe obtusifolia Benth.）或光叶丁公藤（Erycibe schmidtii Craib.）的干燥藤茎。全年均可采收，切段或片，晒干。始载于《常用中草药手册》（中国人民解放军广州军区空军后勤卫生部编，1969）。丁公藤只见于广东中部及沿海岛屿，光叶丁公藤则分布于云南东南部、广西西南至东部、广东、海南。丁公藤具有祛风除湿、消肿止痛的功效。辛，温；有小毒。用于治疗风湿痹痛、半身不遂、跌仆肿痛，为广东、广西民间用于抗风湿的传统药物。

　　丁公藤碱Ⅱ是从旋花科丁公藤属植物丁公藤茎中提取的莨菪烷类生物碱，为不饱和脂环族氨基醇的醋酸酯，其化学结构不同于其他已知的拟胆碱药物。具有缩瞳、降低眼压作用，临床用于治疗青光眼具有显著疗效。在青光眼缩小瞳孔、降低眼压和改善房水流畅系数方面均有显著作用，无不良反应，局部副作用轻，是治疗青光眼比较理想的药物。

　　丁公藤碱Ⅱ在原植物中的含量仅为十万分之一，因此，研究丁公藤碱Ⅱ的高效合成路线具有较为重要的科学意义和实用价值。

　　【研发历程】　丁公藤为我国广东省陆丰县的民间草药，当地俗称"猪母嚼"，曾用以发汗退热，但副作用较大，仅适用于体质强壮者。20世纪70年代，药理试验发现其水煎剂具有强烈的缩瞳作用，鉴于中草药中具此作用者尚属罕见，而当时临床用于缩瞳的毛果芸香碱（pilocarpine）或毒扁豆碱（physostigmine）在国内又缺乏药源，为此前辈科研人员对丁公藤的缩瞳有效成分进行了化学、药理研究，以期获得一个国产的新缩瞳剂，以供治疗青光眼使用。

　　国外对丁公藤属植物的化学成分研究报道不多，1967年Sasorith，Souvan K.研究了产自老挝的凹脉丁公藤（*Erycibe elliptilimba*），报道其叶中含有黄酮类、木质中含有鞣质，其茎不具毒性。我国科学家从陆丰所采集的为正品丁公藤（*Erycibe obtusifolia* Benth.），从茎中提取分离得到两种单体，初定名为包公藤甲素（丁公藤碱Ⅱ）和包公藤乙素。其中甲素为缩瞳有效成分，为具弱碱性的无色胶状物，性质不稳定，但可制成稳定的苯甲酸盐结晶和3，5-二硝基苯甲酸盐结晶。甲素纯品可通过其盐制得，甲素得率以苯甲酸盐计算，仅为生药量的十万分之一。由甲素苯甲酸盐配成0.025%浓度的眼药水，其缩瞳效果即可代替甚至超过2%毛果芸香碱硝酸盐的作用[2]。

　　20世纪80年代，丁公藤碱Ⅱ治疗青光眼的药理研究及合成研究迅速展开。药理研究发现，目前所知的莨菪烷类生物碱如阿托品、山莨菪碱等均具有抗胆碱能活性，而丁公藤碱Ⅱ则相反，具有拟胆碱能活性。以毛果芸香碱为代表的拟胆碱药是一类历史悠久、效力较强的抗青光眼药物，均为毒蕈碱受体（M受体）的激动剂。丁公藤碱Ⅱ是M受体完全激动剂，化学结构不同于其他已知的拟胆碱药，与M受体阻断剂阿托品等呈竞争性作用关系。丁公藤碱Ⅱ对胆碱酯酶活性无明显抑制作用，有很强的收缩瞳孔作用，其效价为匹罗卡因的80倍，也可明显兴奋肠平滑肌。给家兔静脉注射0.025%丁公藤碱Ⅱ0.5ml，可见明显降压及心动过缓。天然丁公藤碱Ⅱ为左旋体，为仲胺结构。N-甲基化丁公藤碱Ⅱ及其乙酰化物也具有与丁公藤碱Ⅱ相似的拟胆碱作用，但药效明显下降，而丁公藤碱Ⅱ的二乙酰化物则作用全失。可见丁公藤碱Ⅱ氮原子上的不同取代类型（仲胺、叔胺和酰胺）在药理作用上是存在明显差异的[3]。丁公藤碱Ⅱ分子中的$C_2\beta$-OH可能是保持其缩瞳作用的关键结构之一[4]。

　　【药理作用】　丁公藤碱Ⅱ可降低正常兔眼压和拮抗水负荷所致的实验性高眼压，其降压效能强于毛果芸香碱，长期用药不发生耐受性。局部滴药对兔全身血压无影响，静脉给药可降低血压，不影响眼内压。

　　丁公藤碱Ⅱ是拟胆碱能药物，其无胆碱酯酶抑制作用，是直接作用于M胆碱能受体，呈现毒蕈碱样作用[5]。其通过细胞膜上M_3受体触发人眼睫状肌细胞内Ca^{2+}的升高，通过M_3受体亚型介导其缩瞳和降眼压作用[6]，其信号转导机制与环核苷酸系统相偶联[7,8]。

　　此外，动物实验表明丁公藤碱Ⅱ可能通过减慢心率、增强心缩力、降低氧耗、加强酸性代谢产物的充分氧化以及钠泵等作用改善心功能[9]。

【临床应用】　丁公藤碱Ⅱ眼药水对青光眼缩小瞳孔、降低眼压和改善房水流畅系数方面的作用与毛果芸香碱相当，其中缩瞳作用强于毛果芸香碱，长期滴用疗效不降低，无明显不良反应。

丁公藤碱Ⅱ在降眼压方面有明显的剂量反应关系：0.01%、0.05%丁公藤碱Ⅱ的降眼压幅度与1%毛果芸香碱相似，0.25%丁公藤碱Ⅱ比1%毛果芸香碱作用强；丁公藤碱Ⅱ在缩瞳方面具有一定的剂量反应关系：三种浓度丁公藤碱Ⅱ的缩瞳作用与1%毛果芸香碱相似；连续滴药一个月，0.05%丁公藤碱Ⅱ和1%毛果芸香碱的眼压下降率相接近，均可显著改善房水流畅系数，副作用不明显[7]。

本品有毒，服用或注射过量易引起中毒，主要表现为出汗、流涎、气喘、腹痛、腹泻、四肢麻木、瞳孔缩小、血压下降、心搏减慢等，应注意其局部用药后可能有不同程度的视力模糊、结膜充血、异物感等[10]。

【综合评价】　丁公藤碱Ⅱ临床用于治疗青光眼有显著疗效，在青光眼缩小瞳孔、降低眼压和改善房水流畅系数方面均有显著作用，强度与毛果芸香碱相当，其中缩瞳作用强于毛果芸香碱。长期滴用疗效不降低，无明显不良反应，局部副作用轻。因此丁公藤碱Ⅱ是治疗青光眼比较理想的药物。

虽然丁公藤碱Ⅱ仅为生药量的十万分之一，但前辈科学家们已经在合成研究和构效关系研究领域展开了较为丰富的科研工作。有理由相信，丁公藤碱Ⅱ和其新一代的丁公藤碱Ⅱ类化合物将在治疗青光眼领域具有更广阔的应用前景。

（杨志宏　杜冠华）

【参考文献】

［1］方一苇，赵家俊，卞则樑. 治疗青光眼新药丁公藤碱Ⅱ的结构测定［J］. 化学通报，1981，4：17-18.

［2］姚天荣，陈泽乃. 包公藤的化学研究：缩瞳有效成分包公藤甲素的分离和初步研究［J］. 药学学报，1979，14（12）：731-735.

［3］姚天荣，陈泽乃，易大年，等. 包公藤（*Erycibe obtusifolia* Benth.）的化学研究［J］. 药学学报，1981，16（8）：582-588.

［4］何虎明，沈家祥，马秀英，等. 丁公藤碱Ⅱ类似物的合成及其生物活性［J］. 药学学报，1989，24（5）：335-340.

［5］王心田，黄明月，梁舜薇. 丁公藤缩瞳药理研究［J］. 新医学，1978，9（6）：279-280.

［6］黄文勇，彭大伟，曾淑君，等. 丁公藤碱对培养的人眼睫状肌细胞内 Ca^{2+} 运动的影响［J］. 眼科学报，1999，15（4）：212-214.

［7］周文炳，彭大伟，陈秀琦，等. 丁公藤碱Ⅱ降眼压和缩瞳作用的研究［J］. 眼科学报，1986，2（3）：150-153.

［8］曾淑君，张延斌，彭大伟，等. 丁公藤碱降眼压作用机制的研究［J］. 中华眼科杂志，1999，35（3）：171-173.

［9］成柏华，唐海铭，李丽，等. 包甲素对大鼠心缩功能及 K^+、H^+、PO_2 的影响［J］. 上海第二医科大学学报，1986，2：130-132，170-189.

［10］Huang HH, Yen DH, Wu ML, et al. Acute Erycibe henryi Prain（"Ting Kung Teng"）poisoning［J］. Clin Toxicol（Phila），2006，44（1）：71-75.

马钱子

士的宁
Strychnine

【中文别名】 番木鳖碱，士的宁。

【中文化学名】 （4aR，5aS，8aR，13aS，15aS，15bR）-4a，5，5a，7，8，13a，15，15a，15b，16-十氢-2H-4，6-亚甲基吲哚〔3，2，1-ij〕恶庚〔2，3，4-de〕吡咯并〔2，3-h〕喹啉-14-酮。

【英文化学名】 （4aR，5aS，8aR，13aS，15aS，15bR）-4a，5，5a，7，8，13a，15，15a，15b，16-decahydro-2H-4，6-methanoindolo〔3，2，1-ij〕oxepino〔2，3，4-de〕pyrrolo〔2，3-h〕quinoline-14-one。

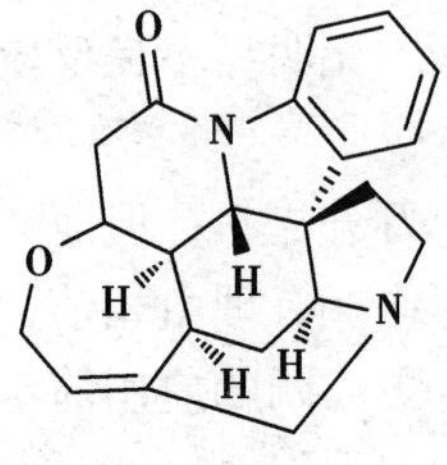

士的宁

分子式：$C_{21}H_{22}N_2O_2$，分子量：334.41，CAS 号：57-24-9。

士的宁衍生物有：

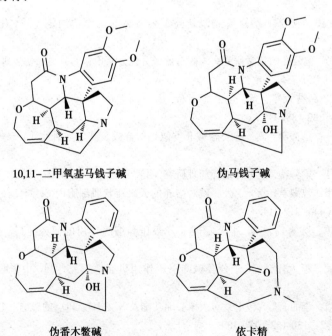

10,11-二甲氧基马钱子碱   伪马钱子碱

伪番木鳖碱   依卡精

【理化性质】 本品为极苦的斜方棱柱结晶；溶于沸水，略溶于水和乙醇，不溶于乙

醚；熔点 286~288℃，沸点 270℃，比旋度+52.5°~+53.0°。

【剂型与适应证】 本品收载于《中国药典》2005 年版；《欧洲药典》8.7 版。

目前临床使用剂型有：士的宁片剂、硝酸士的宁注射剂。临床上用于巴比妥类药物中毒、偏瘫、弱视、血液病以及链霉素的毒性反应的治疗。曾用于治疗再生障碍性贫血。

【来源记载】 士的宁是从植物马钱子中鉴定的第一个生物碱。中药马钱子为马钱科植物马钱 *Strychnos nuxvomica* L. 的干燥成熟种子。马钱子，又名番木鳖，《本草纲目》中记载马钱子生青熟赤，亦如木鳖，其核小于木鳖而色白。《本草原始》中记载马钱子味苦，鸟中其毒，则麻木搐急而毙；狗中其毒，则苦痛断肠而毙；若误服之，令人四肢拘挛。

原著《中药大全》中将马钱子记载为常用中药。《本草纲目》中记载马钱子："治伤寒热病，咽喉痹痛，消痞块，并含之咽汁，或磨水噙咽。"《中药志》中记载马钱子："散血热，消肿毒。治痈疽，恶疮。"

马钱子生长在热带，分布于印度、越南、缅甸、泰国、斯里兰卡等地。在古印度，马钱子的毒性和药用功效也被人们熟知。马钱子的种子（富含士的宁）被进口到欧洲，作为一种杀死啮齿类动物和小型食肉动物的毒药销售。马钱子主要活性成分为生物碱，占 1.5%~5%，其中士的宁的含量最多，占总生物碱的 35%~50%[1]，直到 19 世纪，士的宁的结构才被确定。

【研发历程】 1818 年，法国化学家 Joseph Bienaimé Caventou 和 Pierre-Joseph Pelletier 从一种豆中首次发现了士的宁。同时，从马钱属植物中发现了士的宁的衍生物马钱子碱，其毒性低于士的宁。

据历史记载，在 1640 年的欧洲，含士的宁的制品就被用于毒杀狗、猫、鸟等生物。1946 年，Sir Robert Robinson 首次确定了士的宁的结构。1954 年，Robert B. Woodward 在实验室中首次合成了这种生物碱，成为有机化学历史上最著名的合成反应之一。这两位化学家分别在 1947 年和 1965 年，由于在发现和合成士的宁方面的贡献，获得了诺贝尔奖[2]。

【药理作用】 士的宁的药理作用主要体现在中枢神经系统、心血管系统和消化系统以及抗肿瘤作用等方面。

士的宁对神经系统的作用。研究表明，士的宁对神经系统的作用主要表现在以下方面：①士的宁能够提高脊髓的兴奋性。急性脊髓炎患者转入恢复期时，神经的恢复非常缓慢，利用士的宁能兴奋脊髓的反射功能，提高大脑皮质感觉中枢的功能，对于急性脊髓炎患者加快恢复神经功能有明显的疗效；②士的宁对延髓具有兴奋性，能够提高血管运动中枢和呼吸中枢的兴奋性；③士的宁对大脑皮层具有兴奋作用。治疗剂量的士的宁能够兴奋大脑皮层，使处于抑制状态的患者苏醒过来，并且能够提高患者听觉、视觉、味觉及触觉等感受器的功能[3]。

对心律失常的治疗作用。士的宁可以阻滞电压门控性钠通道 Nav 1.5，这是电压门控性钠（Nav）通道的一个主要亚型，存在于哺乳动物的心肌细胞，对维持心肌细胞的兴奋性及兴奋性传导方面起着重要的作用。研究表明，士的宁能浓度依赖性地抑制 Nav 1.5 电流，故其在治疗某些心律失常疾病方面存在潜在的优势[3]。

士的宁可通过反射作用促进消化功能。士的宁能够刺激味觉感受器反射性增加胃液分泌，促进胃对事物的消化和食欲。此外，0.5mm 和 1mm 士的宁与 HepG2 细胞孵育 72 小时，能够显著诱导 HepG2 细胞皱缩[4]，抑制 HepG2 细胞的形成，促进 HepG2 细胞凋亡，提示士的宁可能具有抗肿瘤作用[5]。

【临床应用】　士的宁在临床中常用于治疗弛缓性瘫痪、五官科疾病、糖尿病、神经衰弱、急性脊髓炎、周围神经炎以及再生障碍性贫血等疾病。但是，由于士的宁毒性较大，安全范围窄，过量或长期使用易发生中毒。相关研究表明，将马钱子与甘草或肉桂配伍，能降低士的宁的毒性[6,7]。因此，深入研究士的宁的中毒机制和毒代动力学，对士的宁的临床安全用药具有重要意义。

【综合评价】　由于士的宁毒性很大，治疗窗口窄，口服或注射均有可能引起毒性反应。临床上作为中枢兴奋药已经很少用，但是作为巴比妥类药物中毒、偏瘫、弱视、血液病以及链霉素的毒性反应的治疗，临床上应加大力度，使士的宁的药效作用发挥到最大。

（高　丽　杜立达　秦雪梅）

【参考文献】

[1] 黄喜茹，曹冬. 马钱子研究进展 [J]. 上海中医药杂志，2005，39（1）：62-65.

[2] 维基百科. https：//en. wikipedia. org/wiki/Strychnine.

[3] 赵晓燕. 士的宁对神经元钾离子通道的作用 [D]. 大连：大连理工大学，2013.

[4] Deng XK, Yin W, Li WD, et al. The anti-tumor effects of alkaloids from the seeds of Strychnos nux-vomica on HepG2 cells and its possible mechanism [J]. Ethnopharmacol, 2006, 106（2）：179-186.

[5] 屈艳格，陈军，蔡宝昌. 士的宁的研究进展 [J]. 中国实验方剂学杂志，2011，17（24）：247-251.

[6] 闫雪生，朱建伟，江波，等. 马钱子与甘草配伍前后士的宁和马钱子碱的 HPLC 分析 [J]. 亚太传统医药，2009，5：18.

[7] 闫雪生，朱建伟，江波，等. 马钱子与肉桂配伍前后士的宁和马钱子碱的分析 [J]. 中国实验方剂学杂志，2010，16：77.

山梗菜碱

Lobeline

ER-2-4

半边莲

【中文别名】　祛痰菜碱；半边莲碱。

【中文化学名】　2-［（2R，6S）-6-（（S）-2-羟基-2-苯乙基）-1-甲基哌啶-2-基］-1-苯基乙酮。

【英文化学名】　2-［（2R，6S）-6-（（S）-2-Hydroxy-2-phenylethyl）-1-methylpiperidin-2-yl］-1-phenylethanone。

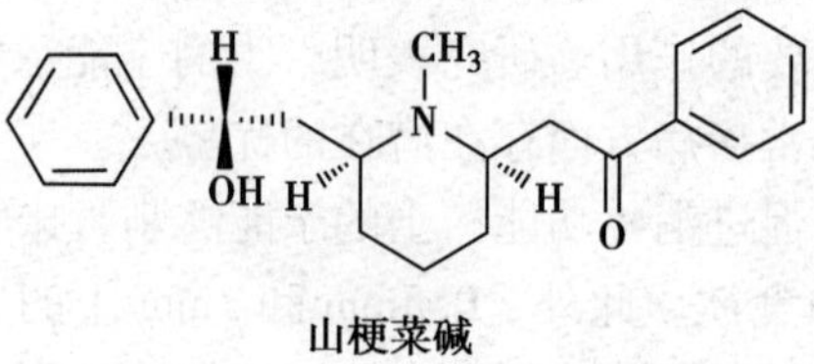

山梗菜碱

分子式：$C_{22}H_{27}NO_2$，分子量：337.45，CAS 号：90-69-7。

【理化性质】　白色结晶或颗粒状粉末；无臭；味苦；呈弱酸性反应。在乙醇或三氯甲烷中易溶，在水中微溶。熔点 130~131℃。

【剂型与适应证】　本品的盐酸盐收载于《卫生部颁标准》化学药品及制剂。

山梗菜碱注射液，主要用于各种原因引起的中枢性呼吸抑制。临床上常用于新生儿窒息，一氧化碳、阿片中毒等。

【来源记载】　山梗菜碱主要存在于桔梗科植物半边莲 *Lobelia chinensis*，北美洲山梗菜 *Lobelia inflata*，风铃草 *Campanula medium*，哈氏山梗菜 *Lobelia hassleri*，烟草花山梗菜 *Lobelia nicotianaefolia* 中[1]。山梗菜也被称为印第安烟草，用于呼吸系统疾病的治疗已经有相当长的历史记载。美国土著居民最早吸食山梗菜也是用于治疗哮喘的治疗方案。在 19 世纪，美国医生采用山梗菜作为催吐剂，用于清除体内的毒物。也正是因为这个原因，山梗菜被称为"催吐草"。现在山梗菜仍然被用来清除喉咙、支气管以及肺等呼吸道黏液[2]。

【研发历程】　山梗菜碱最初是从北美桔梗科植物山梗菜（*Lobelia inflata*）中发现的活性成分，在 20 世纪 30 年代，完成了化学合成工艺，实现了人工合成，临床常用为盐酸山梗菜碱（盐酸洛贝林）。因其结构与烟碱相类似，最初用于呼吸系统疾病的治疗，后经确认发现山梗菜碱可选择性的兴奋颈动脉窦的外周化学感受器，进而反射性兴奋延髓呼吸中枢，加强呼吸功能，因此，被作为呼吸兴奋剂广泛使用[3]。

虽然山梗菜碱具有与烟碱相似的生物学活性，但活性仅为烟碱的 1/5~1/20，因此，山梗菜碱在许多戒烟产品中被用作尼古丁的替代品。但在 1993 年，美国 FDA 禁止了含有山梗菜碱的戒烟产品的销售，但是目前关于山梗菜碱在药物成瘾方面的研究仍在继续。

【药理作用】　山梗菜碱的药理学作用较为广泛，主要表现为烟碱样作用，一方面，山梗菜碱可选择性兴奋颈动脉窦和主动脉体化学感受器而反射性兴奋呼吸中枢，对吗啡所致呼吸抑制有较好的兴奋作用，山梗菜碱有扩张支气管作用，可对抗毛果芸香碱和乙酰胆碱引起的气管收缩。剂量较大时，则可直接兴奋呼吸中枢；还能兴奋延脑的迷走中枢（引起心率减慢）、呕吐中枢，对自主神经节先兴奋后麻痹，对横纹肌有箭毒样作用。对迷走神经中枢和血管运动中枢也同时有反射性兴奋作用。此外，研究报道，山梗菜碱具有一定的抗癌作用，可显著抑制小鼠腹水癌细胞对氧的摄取[4]。

【临床应用】　主要应用于：①新生儿窒息、一氧化碳引起的窒息；②吸入麻醉剂及其他中枢抑制药（如阿片、巴比妥类）的中毒；③肺炎、白喉等传染病引起的呼吸衰竭。服用者可有恶心、呕吐、呛咳、头痛、心悸等不良反应。

【综合评价】　呼吸衰竭是临床常见的危重症候，虽然机械通气在挽救急性呼吸衰竭患者生命，延长患者生存期方面获得了充分肯定，但也会引起严重并发症，降低患者的生存质量。呼吸兴奋剂是一类能够直接或间接兴奋延髓呼吸中枢而加强呼吸的一类药物，此类药物可加强通气功能，改善通气质量。与机械通气相比，其具有使用方便，并发症少等优势，适合于长期服用。按照呼吸兴奋剂分类标准，山梗菜碱属于选择性作用于外周化学感受器，进而反射性兴奋呼吸中枢，达到加深加快呼吸的作用。除此之外，由于山梗菜碱与烟碱结构相似，也被用于药物成瘾方面的研究，已有研究表明山梗菜碱可能具有抑制药物成瘾的功效，其作用机制可能与其抑制多巴胺释放有关。山梗菜碱还具有缓解由于烟碱戒断诱发的精神症状，如抑郁症、焦虑症等。此外，亦有研究发现山梗菜碱在神经退行性疾病的治疗中亦有一定改善作用，其机制可能与胆碱受体相结合有关。山梗菜碱作为一个使用近百年的药物，在保护人类身体健康方面必将做出更大的贡献。

（楚世峰　陈乃宏）

【参考文献】

［1］王秀丽. 山梗菜化学成分的研究［D］. 长春：长春中医药大学，2008：9-14.

［2］Kowalczyk-Bronisz SH. Studies on vomitory effect of some acridine compounds［J］. Arch Immunol Ther Exp（Warsz），1980，28（5）：777-782.

［3］Benwell ME，Balfour DJ. The influence of lobeline on nucleus accumbens dopamine and locomotor responses to nicotine in nicotine-pretreated rats［J］. Br J Pharmacol，1998，125（6）：1115-1119.

［4］Chen MW，Chen WR，Zhang JM，et al. Lobelia chinensis：chemical constituents and anticancer activity perspective［J］. Chin J Nat Med，2014；12（2）：103-107.

天麻

天麻素
Gastrodin

【中文化学名】（2R，3S，4S，5R，6S）-2-（羟甲基）-6-［4-（羟甲基）苯氧基］环氧乙烷-3，4，5-三醇。

【英文化学名】（2R，3S，4S，5R，6S）-2-（hydroxymethyl）-6-［4-（hydroxymethyl）phenoxy］oxane-3，4，5-triol。

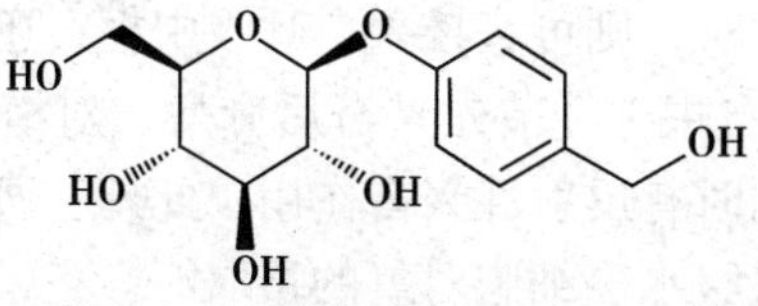

天麻素

分子式：$C_{13}H_{18}O_7$，分子量：286.28，CAS 号：62499-27-8。

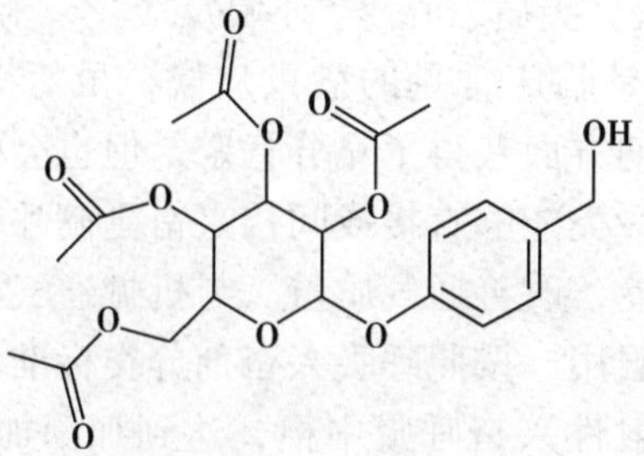

乙酰天麻素（天麻素衍生物）

【理化性质】 本品为白色棱柱状晶体，无臭，味苦；微有引湿性。能溶于水、甲醇、乙醇、丙酮和热乙酸乙酯，不溶于三氯甲烷，难溶于乙醚。熔点 153～156℃，比旋度为 −68°～−72°[1]。

【剂型与适应证】 本品收载于《化药地标升国标》第十六册。

注射液、片剂和胶囊；临床上广泛用于眩晕（美尼尔氏病、药性眩晕、外伤性眩晕、突发性耳聋、前庭神经元炎、椎基底动脉供血不足等）、头痛（血管性头痛、偏头痛等），神经衰弱，神经衰弱综合征及脑外伤性综合征，神经痛（三叉神经痛、坐骨神经痛等）的治疗[1]。

【来源记载】 天麻素为兰科植物天麻的干燥块根提取物，原料产地为云南。中药天麻（*Gastrodia elata* Bl.）又名赤箭、定风草、水洋芋等，为兰科天麻属与密环菌特殊共生的多年生草本植物，药用部位为其块茎，性甘、平，归肝经，中医认为其主要功效有息风止痉，平抑肝阳，祛风通络。从天麻中提取出的化学成分有天麻素、天麻苷元、香荚兰醇、香荚兰醛、β-谷甾醇、对羟基苯甲酸、胡萝卜苷等 23 种，而天麻中活性成分含量最高的有效单体是天麻苷，即天麻素[2]。

【研发历程】 我国对天麻化学成分的研究已有三十余年，所报道的化合物中，主要有酚类、有机酸类及植物中常见的甾醇类等几种类型。目前在天麻成分的研究中重在指纹图谱，而把活性研究的重点放在天麻素上。研究结果显示，天麻素具有多方面的药理作用，并且使用安全，不良反应低，在体内不易蓄积，基于对天麻传统药用经验的认识，将天麻素开发为一种治疗失眠、头疼等与天麻的功能主治相关的药物。目前，国内已有多家药厂生产天麻素原料药和普通制剂如天麻素片、天麻素胶囊，以及天麻素注射液等。为达到减少服药次数，减小血药浓度波动，降低副作用的目的，近年来研发了一些新的剂型，如天麻素分散片、天麻素缓释片、缓释微丸及渗透泵片等[1]。

尽管天麻素已经在临床应用，但对其药理作用和临床的治疗效果缺乏设计严谨和具备规模的研究结果，认识天麻素的药理作用还需要进行大量的研究工作和确证工作。近年有研究认为，天麻的其他成分在实验研究中也表现出良好的生物活性，这提示对天麻以及天麻素的研究还需要开展大量工作。

【药理作用】

1. 催眠、镇静、抗惊厥作用 采用协同巴比妥钠诱导小鼠睡眠实验证明，天麻素能使小鼠自主活动次数明显减少，增加了阈下剂量巴比妥钠所致睡眠小鼠的数量，提示天麻素对小鼠具有一定的镇静、催眠作用[3]。

2. 抗癫痫作用 动物实验结果显示，天麻素可能通过抑制海马兴奋性氨基酸神经递质 Glu 受体和激活海马抑制性神经递质 GABA 受体的活性与表达，降低了大脑皮质的兴奋性，从而抑制癫痫的形成及发展来发挥抗癫痫作用[4]。

此外，有研究证明，天麻素具有一定的清除自由基、抗氧化、抑制中枢神经细胞凋亡等药理作用，这些作用可能与抗衰老和神经保护作用相关[5]。从现有资料可以看出，对天麻素的药理学研究和临床治疗作用的认识还是非常初步的，天麻素是否为天麻的有效成分，还需要更多的研究提供证据。

【临床应用】 天麻素具有镇静、催眠、镇痛和增强免疫等作用，临床上用于治疗紧张性头痛，可能发挥止痛和减缓患者紧张情绪的作用，从而进一步缓解症状[6]。临床上采用天麻素穴位注射治疗失眠，也取得一定效果[7]。此外，天麻素制剂还被用于治疗心脑血管、微循环系统疾病如高血压、冠心病等，也取得一定疗效，无明显副作用[8,9]。

另有关于天麻素治疗癫痫、血管性痴呆、耳聋、耳鸣、带状疱疹、骨性关节炎、认知功能损害等方面的报道，均取得一定效果，但要验证天麻素的这些作用，仍需要更深入的研究。

【综合评价】 天麻是一味功效多而广泛应用的中药，应用历史悠久，无明显不良反应。天麻素有一定镇静、镇痛、降压作用，能保护脑神经细胞和血管内皮细胞，抑制缺血再灌注损伤，并能扩张血管、改善心肌微循环，增加心肌营养性血流量等。但由于缺乏深入和规范的研究，其疗效依然有待于进一步验证。目前，天麻素的制剂剂型以注射液为主，另外还有片剂、胶囊。为了提高天麻素的靶向性及患者的顺应性，需进一步进行天麻素的新剂型研究。

（庞晓丛 刘艾林 杜冠华）

【参考文献】

[1] 李丁. 天麻素固体缓控释制剂的研究［D］. 沈阳：沈阳药科大学，2006：4-5.

[2] 杨世林，兰进，徐锦堂. 天麻的研究进展［J］. 中草药，2000，31（1）：66-69.

[3] 俞萍，徐德洲. 某天麻素制品改善睡眠作用的实验研究［J］. 现代预防医学，2007，34（16）：3056-3057.

[4] 邹宁，吕剑涛，薛仁余，等. 天麻素对小鼠的镇静催眠作用［J］. 时珍国医国药，2011，22（9）：807-809.

[5] Wang Q, Chen GS, Zeng S. Distribution and metabolism of gastrodin in rat brain［J］. Journal of Pharmaceutical and Biomedical Analysis, 2008, 46（2）：399-404.

[6] 丘翠玲，易伟剑. 天麻素治疗肝阳上亢型紧张性头痛疗效观察［J］. 现代中西医结合杂志，2011，20（24）：3045-3046.

[7] 史玲，陈健，张吉玲. 天麻素穴位注射治疗失眠症40例［J］. 中医外治杂志，2010，19（1）：44.

[8] Zhang Qin, Yang Yunmei, Yu Guoyou. Effects of gastrodin injection on blood pressure and vasoactive substances in treatment of old patients with refractory hypertension: A randomized controlledtrial［J］. Chin Int Med, 2008, 6（7）：695-699.

[9] 苗凯，王美，谢祚. 天麻素治疗冠心病心绞痛临床效果的观察［J］. 天津药学，2009，21（6）：26-27.

毛果芸香

毛果芸香碱
Pilocarpine

【中文别名】 匹罗卡品。

【中文化学名】 (3*S*，4*R*)-3-乙基二氢-4-［(1-甲基-1H-咪唑-5-基）甲基]-2（3H)-呋喃酮。

【英文化学名】 (3*S*，4*R*)-3-Ethyldihydro-4-［(1-methyl-1H-imidazol-5-yl）methyl]-2（3H)-furanone.

毛果芸香碱

分子式：$C_{11}H_{16}N_2O_2$，分子量：208.26，CAS 号：92-13-7。

【理化性质】 本品为无色结晶或白色结晶性粉末；无臭；遇光易变质。本品在水中易溶，在乙醇中微溶，在三氯甲烷或乙醚中不溶。本品的熔点为 174～178℃，熔融时同时分解。比旋度为+80°～+83°。

【剂型与适应证】 本品收载于《中国药典》2015 年版；《英国药典》2017 版；《美国药典》40 版；《欧洲药典》9.0 版；《国际药典》第五版。

目前临床使用剂型有硝酸毛果芸香碱滴眼液。临床主要用于治疗青光眼。

【来源记载】 毛果芸香碱（匹罗卡品，pilocarpine）是从产自南美洲的芸香料毛果芸香属植物 *Pilocarpus jaborandi* 等的叶中提取的一种生物碱，含量 0.16%～0.84%，属于拟胆碱药，主要用于眼科治疗青光眼作为缩瞳和降眼压药。国外早在 20 世纪 30 年代已取得化学合成毛果芸香碱试验成功，但并未扩大到工业生产，此时药用的毛果芸香碱均取自天然植物[1,2]。

【研发历程】 毛果芸香碱（pilocarpine nitrate）作为一种治疗青光眼的药物已有百余年的历史[3]。1874 年，巴西人 Coutinhou 证实咀嚼毛果芸香属植物叶可使唾液分泌增加，1875 年提取了生物碱。不久 Weber 观察了该生物碱对瞳孔、汗腺、唾液腺的作用，从此该生物碱成为了治疗青光眼的药物。临床作为缩瞳剂用于眼科，降低眼压以治疗青光眼。目前在临床上使用的主要剂型仍为水溶液[4]。

1933 年，Preobrashenski 首先报道毛果芸香碱化学全合成的实验研究。由于制得的产物是以异毛果芸香碱为主，而异毛果芸香碱的药理活性仅及毛果芸香碱的 1/50～1/20；加上合成路线冗长，显然不可能指望用这种方法制造毛果芸香碱供药用。1972 年，DeGraw 采用贵重金属触媒接触氢化的方法成功合成具有顺式结构的高匹罗匹酸（Ho-mopilopic acid），并经由这一重要的中间体获得以毛果芸香碱为主的产物，因此用化学合成方法制造毛果芸香碱的实验研究有了新的进展[5]。目前已能人工合成。

【药理作用】 毛果芸香碱能激动胆碱能 M 受体，产生 M 样作用，对眼和唾液腺的作用较明显。毛果芸香碱滴眼液能产生缩瞳、降低眼内压和调节痉挛等作用。本品 10～20mg 皮下注射可使多种腺体分泌增加，包括汗腺、唾液、泪腺、胃腺、胰腺、小肠腺体和呼吸道黏膜等。毛果芸香碱可使肠平滑肌兴奋，肠平滑肌的张力和蠕动增加；支气管平滑肌兴奋，可诱发哮喘；此外，也可兴奋子宫、膀胱、胆囊与胆道平滑肌[4]。

【临床应用】 硝酸毛果芸香碱临床主要用于治疗青光眼。青光眼患者以进行性视神经乳头凹陷及视力减退为主要病变特征，并有眼内压增高的症状，严重者可致失明。闭角型青光眼（充血性青光眼）患者前房角狭窄，房水回流受阻、眼内压增高，低浓度的毛果芸香碱（≤2%）可使患者的瞳孔缩小、前房角间隙扩大、眼内压降低，从而缓解青光眼症状。高浓度的硝酸毛果芸香碱可使青光眼症状加重。本品亦可用来治疗开角型青光眼

（单纯性青光眼），其作用机制未明。本品也可与扩瞳药阿托品交替使用，以防止虹膜与晶状体粘连。另外，本品口服可用于治疗颈部放射治疗后的口腔干燥，但在增加唾液分泌的同时，汗液分泌也明显增加[5]。

【综合评价】 毛果芸香碱为 M-胆碱受体激动剂，可使瞳孔缩小眼压降低，是临床中使用历史悠久、疗效确切的抗青光眼常用药物[6]，但该剂型滴眼后立即被结膜囊中的泪液稀释，并很快从泪道排出，因此生物利用度低，作用时间极为短暂。为延长毛果芸香碱滴眼液的作用时间，增强毛果芸香碱的眼内通透性及生物利用度，减少用药次数，降低毒性，提高疗效，至今仍有许多科研人员在改良剂型方面作出巨大的贡献[7-10]。毛果芸香碱除了在临床上用于治疗疾病外，作为 M 受体激动剂，在胆碱能神经功能和受体理论的研究中发挥重要作用。

（林溢煌　方莲花　杜冠华）

【参考文献】

［1］王心田. DL-毛果芸香碱的化学全合成［J］. 医药工业，1978，12：5-8.

［2］王心田. 毛果芸香碱化学合成的研究［J］. 新医学，1978，9（6）：275-276.

［3］ K. Lekha Nair, S. Vidyanand, Jackson James, et al. Pilocarpine-loaded poly（DL-lactic-co-glycolic acid）nanoparticles as potential candidates for controlled drug delivery with enhanced ocular pharmacological response［J］. Journal of Applied Polymer Science，2012，124（3）：2030-2036.

［4］杨世杰. 药理学［M］. 北京：人民卫生出版社，2012：58-59.

［5］Al-Badr A A. Pilocarpine［J］. Analytical Profiles of Drug Substances，1983，12（08）：385-432.

［6］唐细兰. 青光眼药物治疗进展［J］. 中国药学杂志，2005，40（18）：1369-1372.

［7］Li N，Zhuang C，Wang M，et al. Liposome coated with low molecular weight chitosan and its potential use in ocular drug delivery［J］. International journal of pharmaceutics，2009，379（1）：131-138.

［8］Desai SD，Blanchard J. Pluronic F127-based ocular delivery system containing biodegradable polyisobutyl-cyanoacrylate nanocapsules of pilocarpine［J］. Drug delivery，2000，7（4）：201-207.

［9］Gavini E，Chetoni P，Cossu M，et al. PLGA microspheres for the ocular delivery of a peptide drug, vancomycin using emulsification/spray-drying as the preparation method: in vitro/in vivo studies［J］. European journal of pharmaceutics and biopharmaceutics，2004，57（2）：207-212.

［10］Vandamme TF. Microemulsions as ocular drug delivery systems: recent developments and future challenges［J］. Progress in Retinal and Eye Research，2002，21（1）：15-34.

艾片（左旋龙脑）

l-Borneol

ER-2-7

艾纳香

【中文别名】 贵州梅片、艾脑、艾脑香、白手龙脑、左旋龙脑。

【中文化学名】 内型-（1*R*，2*R*，4*S*）-1，7，7-三甲基二环［2.2.1］庚-3-醇。

【英文化学名】 （1*R*，2*R*，4*S*）-1，7，7-Trimethylbicyclo［2.2.1］heptan-3-ol。

分子式：$C_{10}H_{18}O$，分子量：154.25，CAS 号：464-45-9

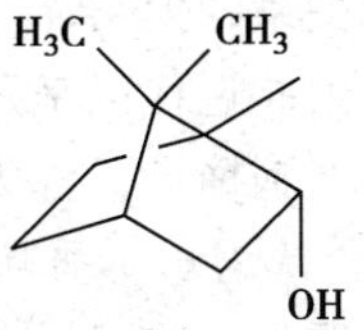

艾片（左旋龙脑）化学结构

【理化性质】 白色半透明片状、块状或颗粒状结晶。具清香气，味辛、凉，具挥发性，点燃时有黑烟，火焰呈黄色，无残迹遗留。熔点 201～205℃，易溶于乙醇、三氯甲烷或乙醚，几乎不溶于水，在 5%（g/ml）乙醇溶液中比旋度为－36.5°～－38.5°，室温下密闭放置稳定。

【剂型与适应证】 本品收载于《中国药典》2015 年版；《英国药典》2017 年版。

多入丸散用，外用研粉点敷患处，现代制剂中有软胶囊剂型；中医适应证包括：热病神昏，痉厥，中风痰厥，气郁暴厥，中恶昏迷，目赤，口疮，咽喉肿痛，耳道流脓[1]。

【来源记载】 为菊科植物艾纳香 *Blumea balsamifera*（L.）DC. 的新鲜叶经提取加工制成的结晶。与天然冰片互为旋光异构体，与天然冰片、机制冰片等均用于药用、制香等[1]。

艾纳香，异名大风艾、牛耳艾。艾纳香最早见于《广志》："艾纳香，出西国，似细艾。"在《海药本草》《生草药性备要》《岭南采药录》等本草著作中也有记载。《中华本草》认为："艾纳香或以似艾而有香气，故名。能制冰片，故又名冰片艾"，认为这是艾纳香制冰片最早的记载[2]。贵州罗甸地区是艾片的道地产区[3]。目前研究报道中，除艾纳香外，尚无生产艾片的其他植物资源。

【研发历程】 艾片是为数不多的自古代开始应用起，主要成分即为单一化合物的有机小分子。艾片古代发现时因形态嗅味与冰片几乎一致，故被当作冰片入药，现代以来随着技术进步，通过测定两者旋光性质发现冰片与艾片存在旋光差异，并据此将冰片分为天然冰片（右旋龙脑），艾片（左旋龙脑），机制冰片（合成龙脑）。

因其具有特殊香味，故现有修饰改造过程除围绕药用途径以外，还有作为香料等其他领域的使用研究。如通过去氢形成樟脑，或改变立体结构，形成异龙脑，艾片化学结构相对简单，为包含 10 个碳原子的螺环醇，现代的修饰改造过程多通过酯化的方式将其进行修饰，如与乙酸生成乙酸龙脑酯，由于其具备特殊的立体结构及手性位置，故一般修饰过程中将之作为结构的一部分修饰其他结构，从而形成特殊立体占位的化合物，进而产生药理作用。

艾片衍生物的化学结构有：

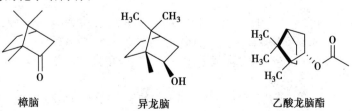

樟脑　　　　　　异龙脑　　　　　　乙酸龙脑酯

艾片与冰片的研究有密不可分的关系，但与冰片相比仍有明显的劣势：冰片传统使用地域广泛，艾片则主要于国内使用，因此近代以来药理研究以冰片（右旋龙脑）为主，艾片研究资料较少。冰片的植物资源为龙脑樟，又称为"木本香"，艾片植物资源为艾纳香，为"草本香"，从传统使用习惯角度，认为木本香优于草本香，故限制了艾片的使用。冰片纯化工艺方法发现早，工艺优良，所含樟脑，异龙脑等毒性较大成分少。艾片则因分布范围小，导致纯化工艺研究少，直到20世纪70年代仍使用传统手工工艺生产，导致产品含龙脑率低，毒性成分含量高，进一步影响其临床使用。在20世纪80~90年代，随着天然冰片植物资源减少，国内冰片需求增大，及合成冰片工艺较差多方面原因，艾片的植物种植及提取纯化等研究曾产生小规模的回暖局面，但随着近年来天然冰片在国内植物资源不断发现，合成冰片工艺不断改进，质量不断提高，艾片的研究又渐趋平淡。

【药理作用】 艾片在中药中认为其功效为开窍醒神，清热止痛。主要用法用量基本与冰片相同。

现代药理研究认为艾片具备透过血脑屏障的作用，作用机制可能与其提高细胞膜流动性、Na^+，K^+-ATP 酶活性、降低细胞膜电位以及调节细胞内钙离子浓度有关，有开窍作用[4]。

艾片及合成冰片药理作用研究认为，艾片及合成冰片脑保护的关键机制与调节 P-糖蛋白通路、脂质过氧化反应及一氧化氮通路最为密切；其次能调节钙通路，认为这是冰片表达"辛-浮-心"药性与入脑"开窍醒神"的主要生物学机制。并依据强度积分规律的统计结果，认为艾片的脑保护及其对血脑屏障调节机制等各方面均有优于合成冰片的趋势。提示治疗脑血管疾病，以选择艾片为妥[5]。

【临床应用】 艾片自古以来即作为冰片的一种在临床上使用，但一般认为其临床效果不如冰片，临床上使用范围较冰片小。主要原因可能有以下几个方面：发现时间较冰片晚导致临床使用范围比冰片小；加工工艺没有冰片成熟导致其杂质含量高。艾片的不良反应研究较少，一般认为与冰片的不良反应相同，主要包括：胃肠道刺激性，生殖毒性，过敏反应等。

【综合评价】 艾片目前临床中应用范围尚可，有一定的研究意义，在冰片研究不断发展的过程中，艾片的研究也会保持一定的热度，且受冰片类药物在临床上需求量大供应量少的影响，艾片在临床上也将保持较高的需求。

（生立嵩 杜冠华）

【参考文献】

［1］国家药典委员会. 中华人民共和国药典一部［M］. 2015 年版. 北京：中国医药科技出版社，2015：88.

［2］中华本草编委会. 中华本草［M］. 上海：上海科学技术出版社，1998：6765-6766.

［3］叶强. "艾片"原料的栽培与加工［J］. 上海中医药杂志，1957，7：13.

［4］陈振振，杜守颖，陆洋，等. 艾片与麝香酮芳香开窍作用机制研究［J］. 中药材，2014（3）：460-464.

［5］田微，王建，高天，等. 艾片与合成冰片对脑缺血缺氧小鼠模型的影响［J］. 中药药理与临床，2013，29（2）：53-56.

可卡因

Cocaine

ER-2-8

古柯

【中文别名】 古柯碱，可可精。

【中文化学名】 8-甲基-3-（苯甲酰氧基）-8-氮杂双环［3，2，1］辛烷-2-甲酸甲酯。

【英文化学名】 methyl（1*R*，2*R*，3*S*，5*S*）-3-（benzoyloxy）-8-methyl-8-azabicyclo［3.2.1］octane-2-carboxylate。

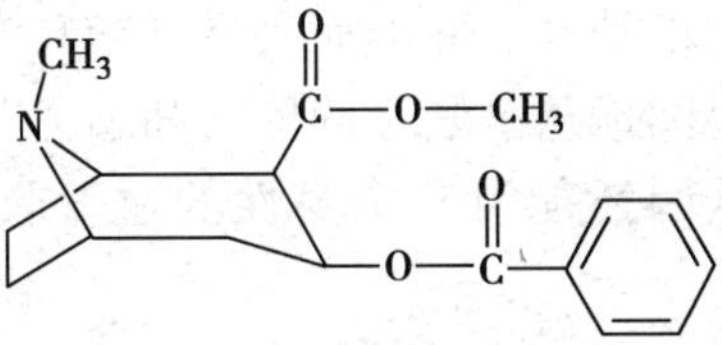

可卡因

分子式：$C_{17}H_{21}NO_4$，分子量：303，CAS 号：50-36-2。

【理化性质】 本品纯品为白色结晶，无气味，味略苦而麻；不溶于水（1∶600），易溶于三氯甲烷（1∶0.7）、乙醚（1∶3）、乙醇（1∶7）等有机溶剂，溶于丙酮、苯、乙酸乙酯、二硫化碳、石油醚等有机溶剂；在乙醇中呈现单斜片状结晶。熔点98℃（90℃以上即可缓慢挥发），比旋光度-16°（*c*=4，三氯甲烷）。其盐酸盐为白色结晶或结晶性粉末，极易溶于水，可溶于乙醇和三氯甲烷，但不溶于乙醚。

【剂型与适应证】 本品收载于《中国药典》2015 年版；《英国药典》2017 版；《美国药典》40 版；《日本药典》17 版；《欧洲药典》9.0 版。

目前临床使用剂型有：注射剂。临床主要用于各种手术的局部麻醉。适用于鼻、咽、耳、尿道、阴道等手术（用 5%～10%溶液）。2%～3%溶液点眼用于眼部手术。

【来源记载】 可卡因主要存在于古柯植物叶子里。古柯是一种生长在南美洲安第斯山脉的热带山地常绿灌木，一般高 1～4 米不等。13 世纪，秘鲁的印加帝国将古柯树奉为神树，认为此树是神明所赐，并且在祭祀典礼中焚烧古柯树的叶子来祭奠太阳神。早在 16 世纪，西班牙探险家们便注意到印第安人通过咀嚼古柯植物叶子的制品来提神，他们用扇贝或牡蛎的壳焚烧、研碎后的粉末状残渣与古柯叶子混合制成小球状，晾干后咀嚼。甚至有记载嚼这种小球可以减轻饥饿和干渴的感觉，因此有"圣草"之称。

1750 年，法国的植物学家尤苏伊将第一批古柯树的样品运送到欧洲。玻利维亚拉巴斯在 1781 年爆发土著起义，守城的士兵在军粮不足的情况下靠着古柯叶撑了一段时间，这让欧洲的很多人了解到古柯叶的效果。在现代医疗中，可卡因被用作局部麻醉药或血管收缩剂，由于其麻醉效果好，穿透力强，主要用于表面麻醉[1,2]。

【研发历程】 1855 年，德国化学家弗里德里希（G. Friedrich）（1828—1890）首次从古柯叶中提取出麻药成分，并命名为 Erythroxylon[3]。1859 年，德国化学家纽曼

（Albert Neiman）（1834—1861）又精制出更高纯度的物质，命名为可卡因（Cocaine）[4]。1880年，有"现代外科学之父"之称的霍尔斯特德（William Steward Halsted）（1852—1922）将可卡因制成局部麻醉剂。1884年，奥地利著名心理学家西格蒙德·弗洛伊德（Sigmand Frend）（1856—1939）首先推荐用可卡因作局部麻醉剂、性欲刺激剂、抗抑郁剂，并在其后很长时间里用于治疗幻想症，他将其称之为"富有魔力的物质"[5,6]。

【药理作用】 可卡因可以阻断表皮和黏膜神经冲动的产生和传导，维持时间可达20~40分钟，一旦局部被吸收或分散到身体其他部位，局麻作用即行消失。一般作为局麻药的浓度为5%~10%。临床上将可卡因用于局部黏膜麻醉。可卡因在中枢可引起对神经递质的变化，从而导致癫痫发作，神经错乱[7]。可卡因可通过加强人体内化学物质的活性刺激大脑皮层，兴奋中枢神经，并继而兴奋延髓和脊髓，表现为情绪高涨、思维活跃、好动、健谈，能较长时间地从事紧张的体力和脑力劳动，甚至胜任繁重的、平时不能承担的工作。此外，可卡因还能引起全身性的血管收缩，由此引发诸多心血管并发症。

近来研究发现，可卡因影响某些与伏核（nucleus accumbens，NAcc）中基因表达有关的系统。反复的可卡因作用导致啮齿类动物NAcc内基因表达和神经元形态的持久变化。可卡因直接诱导NAcc染色质酶的修饰，导致组蛋白乙酰化作用和磷酸化作用的改变。伏核是脑中奖赏回路中的一个关键性中心，可卡因成瘾会造成该环路中基因表达的持久性变化，而这些变化可能是可卡因成瘾的某些行为效应的基础[8]。研究也发现，G9a的过表达可以阻断反复的可卡因诱导的基因增强表达。在反复的可卡因作用下，对G9a和二甲基化的H3K9的抑制促进了对可卡因的嗜好，部分原因是通过调节神经元树突可塑性异常的基因转录活化，且NAcc中G9a表达的下调还可以增加神经元树突棘的密度[9,10]。可卡因可通过血脑屏障，并在中枢神经系统蓄积，急性中毒时脑中的药物浓度高于血药浓度，本品还可通过胎盘屏障。

【临床应用】 可卡因是人类发现的第一种具有局麻作用的天然生物碱，为长效酯类局麻药，脂溶性高，穿透力强，对神经组织亲和性良好，产生良好的表面麻醉作用。在临床上常用于各种手术的局部麻醉，如口、鼻、咽、耳、尿道、阴道等手术麻醉。其主要不良反应是其小剂量应用能兴奋大脑皮层，产生欣快感，具有很强的药物滥用潜力和依赖性。大剂量应用可使呼吸、心血管和呕吐中枢兴奋，严重者可发生惊厥，最后由兴奋转为抑制，出现呼吸抑制、心衰、甚至死亡。严重心血管疾病、高血压、甲亢患者慎用，青光眼患者禁用。可卡因对消化系统、免疫系统、心血管系统和泌尿生殖系统都有损伤作用。

【综合评价】 可卡因是人类发现的第一种具有局麻作用的天然生物碱，为长效酯类局麻药，脂溶性高，穿透力强，对神经组织亲和性良好，产生良好的局部表面麻醉作用。其收缩血管的作用，可能与阻滞神经末梢对去甲肾上腺素的再摄取有关。近来因其毒性大并易于成瘾，已被其他局麻药所取代。

（王金华　杜冠华）

【参考文献】

[1] Halsted W. Practical comments on the use and abuse of cocaine [J]. New York Medical Journal, 1885, 42: 294-295.

[2] Corning JL. An experimental study [J]. New York Medical Journal, 1885, 42: 483.

[3] Gaedcke F. Ueber das Erythroxylin, dargestellt aus den Blättern des in Südamerika cultivirten Strauches Erythroxylon Coca Lam [J]. Archiv Der Pharmazie, 1855, 132 (2): 141-150.

[4] Gootenberg, Paul, ed. Cocaine: Global Histories. London: Routledge. 1999. ISBN 0-203-02646-2.

[5] Madge, Tim. White Mischief: A Cultural History of Cocaine [J]. Madge (Edinburgh: Mainstream Publishing Company), 2001, ISBN 978-1-84018-405-1.

[6] Spillane, Joseph F. Cocaine: From Medical Marvel to Modern Menace in the United States, 1884—1920. Baltimore and London: The Johns Hopkins University Press. 2000, ISBN 0-8018-6230-2.

[7] Bocklisch C, Pascoli V, Wong J C, et al. Cocaine disinhibits dopamine neurons by potentiation of GABA transmission in the ventral tegmental area [J]. Science, 2013, 341 (6153): 1521-1525.

[8] Sartor GC, Powell SK, Brothers SP, et al. Epigenetic Readers of Lysine Acetylation Regulate Cocaine-Induced Plasticity [J]. Journal of Neuroscience the Official Journal of the Society for Neuroscience, 2015, 35 (45): 15062-15072.

[9] Maze I, Covington HE, Dietz DM, et al. Essential Role of the Histone Methyltransferase G9a in Cocaine-Induced Plasticity [J]. Science, 2010, 327 (5962): 213-216.

[10] Nyssen L, Brabant C, Didone V, et al. Response to novelty and cocaine stimulant effects: lack of stability across environments in female Swiss mice [J]. Psychopharmacology (Berl). 2016 Feb; 233 (4): 691-700.

石杉碱甲
Huperzine-A

蛇行石杉

【中文别名】 福定碱；哈伯因；竹林安特。

【中文化学名】 （5*R*，9*R*，11*E*）-5-氨基-11-亚乙基-5，8，9，10-四氢-7-甲基-5，9-亚甲基环辛四烯并 [b] 吡啶-2（1H）-酮。

【英文化学名】 （5*R*，9*R*，11*E*）-5-amino-11-ethylidene-5，8，9，10-tetrahydro-7-methyl-5，9-methanocycloocta [b] pyridin-2（1H）-one。

石杉碱甲

分子式：$C_{15}H_{18}N_2O$，分子量：242.3，CAS 号：120786-18-7。

【理化性质】 白色结晶性粉末，味苦，具有引湿性；易溶于三氯甲烷，溶于甲醇、乙醇，微溶于水；熔点211-216℃。

【剂型与适应证】 本品收载于《中国药典》2015年版。

目前石杉碱甲有3种剂型：片剂、注射剂和胶囊剂，主要适用于老年性记忆功能减退及阿尔茨海默病患者，对改善记忆功能有良好作用，可用于各型阿尔茨海默病患者的治疗。尚可用于治疗重症肌无力。

【来源记载】 石杉碱甲是从植物蛇形石杉中获得。蛇形石杉为多年生蕨类植物，主要分布于东北至长江流域及华南、西南各地，有退热、止血、续筋、除湿消瘀、止血功效，民间用于治疗肺炎、肺痈、劳伤吐血、痔疮便血、跌打损伤、肿毒等[1]。

【研发历程】 20世纪80年代，我国学者徐择邻和刘嘉森分别从石松目（Lycopodiales）石杉科（Huperziaceae）石杉属植物华南马尾杉 [*Phlegmariurus fordii*（Baker）Ching] 和蛇足石杉（*Huperzia serrata*），分离得到石杉碱甲[2,3]。

目前已从该植物中分离鉴定120多个化学组分，其中90多个石松生物碱，32个石松三萜，其中石杉碱甲的乙酰胆碱酯酶抑制活性最强，石杉碱乙以及6β-羟基石杉碱甲活性次之，三者均属于lycodine型石松生物碱。

可以作为石杉碱甲天然来源的植物除了蛇足石杉外，还包括产自中国南部省份的石杉科植物华南马尾杉 [*Phlegmariurus fordii*（Baker）ching]；产于华中地区的草药藤石松 [*Lycopodiastrum casuauinoides*（Spring）Holub]；属于石杉近缘植物的小接近筋草（*Lycopodium selago* L.）。从蛇足石杉全草提取石杉碱甲效率极低（仅有十万分之六左右），再加上植物生长缓慢，造成石杉碱甲原料药昂贵；而石杉碱甲的全合成路线复杂，成本高昂，因此结合不同类石松生物碱的内在相互关系，以其他生物碱为先导化合物，开展生物转化或半合成路线将成为研究热点。

1986年确定石杉碱甲的化学结构后，发现其与20世纪60年代由Valenta从 *Lycopodium Selago* 中分离得到的Selagine为同一生物碱，由于结构类似于Lycodine，故将其列为Lycodine型生物碱。石杉碱甲为强效的AChE可逆性抑制剂，其改善学习记忆能力在动物模型上得到验证，1996年在中国被批准用于阿尔茨海默病（Alzheimer's Disease，AD）的治疗[4]。

由于石杉碱甲提取成本高，自1986年以来，国内外对其化学合成方法展开研究，并且在研究过程中发现，石杉碱甲的手性结构对其生物活性至关重要，天然产物（－）-Hup A的乙酰胆碱酯酶（AChE）的抑制活性是其外消旋体的2倍，是其非天然产物对映体（＋）-Hup A者的38~50倍，因此天然产物（－）-Hup A的化学合成受到广泛关注。目前（－）-Hup A的化学制备方法可以分为不对称合成法和外消旋体分离法，但是制备成本高昂，仅限于实验室小量制备。

鉴于实现（－）-Hup A所特有的桥环和氨基结构，实现其的全合成和结构改造难度较大，科学家们努力探索合成结构简单的石杉碱甲类似物，以期获得结构简单并具有AChE抑制活性的石杉碱甲类似物，但是目前尚未发现具有活性的石杉碱甲类似物。在Hup A结构改造和修饰中，发现异兰香石杉碱甲，其活性与Hup A相当，选择性大大提高，但是化学稳定性差，进一步结构改造合成了ZT-1，如下图[5]。ZT-1的AChE抑制活性与Hup A相当，而丁酰胆碱酯酶抑制活性较低，毒性也低于Hup A，可以通过血脑屏障，其口服生物利用度和作用时程与 Hup A 相当，是非常有前景的抗 AD 药，目前已获得中国、美国、日本、欧洲的专利，目前正处于临床研究阶段，有望成为我国具有自主知识产权的创新药物。

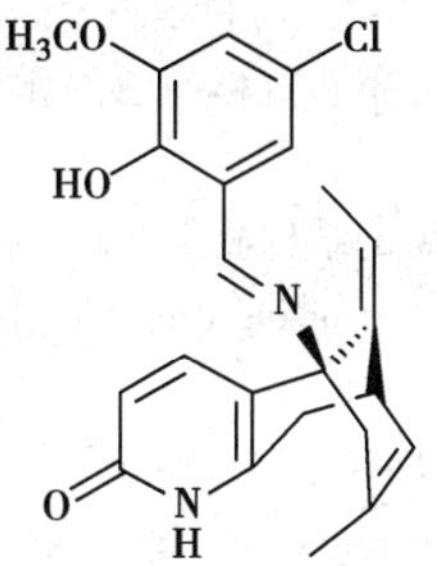

ZT-1

【药理作用】　石杉碱甲具有增强学习记忆能力、改善空间记忆障碍的能力，可以用于老年痴呆和血管性痴呆等神经退行性疾病的治疗。与目前已有的抗 AD 药物相比，石杉碱甲可以通过血脑屏障，具有较高的口服生物利用度，且 AChE 的抑制时程较长[6]。

石杉碱甲作为高选择性的 AChE 可逆性抑制剂，可以抑制 AChE，减少乙酰胆碱水解，提高乙酰胆碱在突触间隙的水平，弥补 AD 患者脑内乙酰胆碱的缺乏，从而改善 AD 患者的临床症状。这种抑制作用可逆，且作用时间长，反复给药没有依赖性，也无明显的肝毒性。X-线衍射结果显示是石杉碱甲与 AChE 活性位点的直接结合可以抑制 AChE 与底物的结合，从而发挥抑制作用[7]。

除了较强的 AChE 抑制作用外，石杉碱甲对丁酰胆碱酯酶有较弱的抑制作用，还可以通过抑制氧化应激、降低神经抑素、降低谷氨酸的含量、抑制细胞内钙的增加、抑制神经元凋亡等多种药理作用机制保护神经元，改善 AD 相关的认知功能降低的症状，提高学习能力。

【临床应用】　自 1994 年石杉碱甲被批准用于临床，在改善老年记忆减退和 AD 患者的记忆和认知能力减退等方面取得明显的效果。近年来，国内大量临床研究发现，石杉碱甲对血管性痴呆、智力低下及精神分裂症患者的学习和认知功能障碍也有一定的治疗作用，且不良反应较轻。

【综合评价】　阿尔茨海默病是老年人中常见的中枢神经系统退行性疾病，临床表现为认知和记忆力的进行性损害。石杉碱甲是我国学者从中药蛇足石杉中成功开发出的高效、高选择性的乙酰胆碱酯酶可逆性抑制剂，其易通过血脑屏障、口服生物利用度高，选择性抑制乙酰胆碱酯酶且作用时程较长，不良反应较少。石杉碱甲在改善老年记忆减退、老年痴呆和血管性痴呆患者的记忆和认知能力减退等方面取得明显的效果，其机制不仅通过抑制乙酰胆碱酯酶，还可以通过多种机制发挥神经元保护作用。但是由于石杉碱甲在植物中含量较低，且结构复杂难以实现大量合成，限制其大规模开发利用，因此加强对石杉碱甲合成机制的研究，并发现新的合成工艺成为今后的研究热点，为具有我国自主知识产权的药物打入国际市场奠定基础[8]。

（连雯雯　刘艾林　杜冠华）

【参考文献】

［1］ 江苏新医学院. 中药大辞典［M］. 上海：上海科学技术出版社，1986：1138.

［2］ 刘嘉森，俞超美，周有作，等. 石杉碱甲和石杉碱乙的化学研究［J］. 化学学报，1986，44（10）：1035-1040.

［3］ 徐择邻，储宾孟，栾新慧，等. 福定碱的结构测定［J］. 解放军医学杂志，1985，10（4）：263-264.

［4］ Tang XC. Huperzine A shuangyipian：a promising drug for Alzheimer's disease［J］. Zhongguo Yao Li Xue Bao，1996，17（6）：481-484.

［5］ Ma X，Gang DR. The Lycopodium alkaloids［J］. Natural Product Reports，2004，21（6）：752-772.

［6］ Wang R，Yan H，Tang XC. Progress in studies of huperzine A，a nature cholinesterase inhibitor from Chinese herbal medicine［J］. Acta Pharmacologica Sinica，2006，27（1）：1-26.

［7］ Raves ML，Harel M，Pang YP，et al. Structure of acetylcholinesterase complexed with the nootropic alkaloid，（−）-huperzine A［J］. Nature Structure Biology，1997，4（1）：57-63.

［8］ Ma X，Tan C，Zhu D，et al. Huperzine A from Huperzia species-an ethnopharmacolgical review［J］. Journal of Ethnopharmacology，2007，113（1）：15-34.

ER-2-10

东莨菪

东莨菪碱

Scopolamine

【中文别名】 海俄辛，使保定，金玛特。

【英文别名】 Hyoscine；transderm-Scop；Scopine（−）-tropate；Hyosol；Scopine tropate。

【中文化学名】 9-甲基-3-氧杂-9-氮杂三环［3.3.1.02，4］壬烷-7-醇（−）-alpha-（羟甲基）苯乙酸酯。

【英文化学名】 9-methyl-3-oxa-9-azatricyclo［3.3.1.02，4］non-7-yl ester-alpha-（hydroxymethyl）phenylacetate。

东莨菪碱

分子式：$C_{17}H_{21}NO_4$，分子量：303.35，CAS号：51-34-3。

临床应用的为东莨菪碱的衍生物丁溴东莨菪碱和氢溴酸东莨菪碱，结构相关的衍生物也具有药用价值，如莨菪碱、山莨菪碱、樟柳碱等。丁溴东莨菪碱及其他衍生物的化学结构如下：

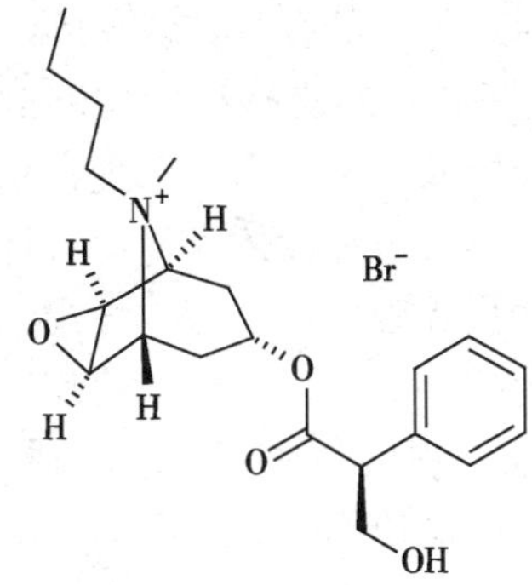

丁溴东莨菪碱 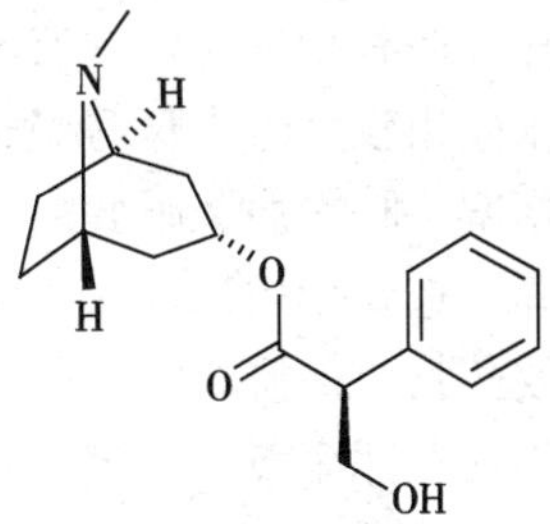　　　　　　　莨菪碱

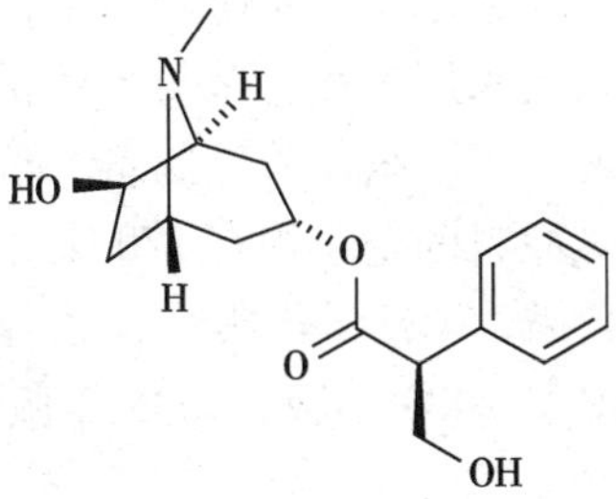

山莨菪碱 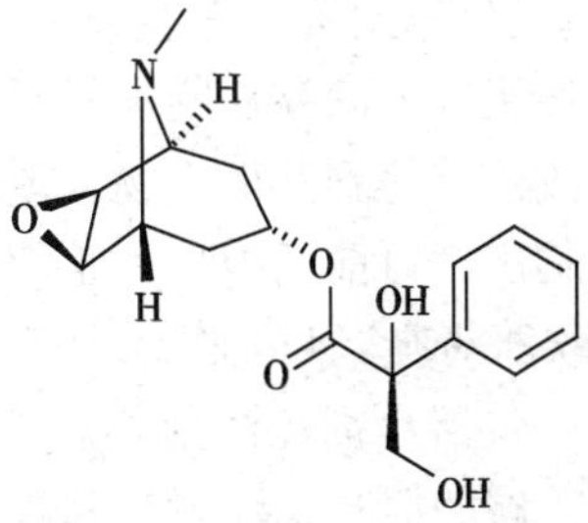　　　　　　　　　樟柳碱

【理化性质】　东莨菪碱是一种粘稠糖浆状液体，味苦而辛辣。易溶于乙醇、乙醚、氯仿、丙酮和热水，水溶性为 100000mg/L，微溶于苯和石油醚，在冷水中溶解度尚可。能与多种无机或有机酸生成结晶。熔点为 59℃±1.0℃，沸点为 460.3℃±1.6℃[1]。

【剂型与适应证】　本品收载于《中国药典》2015 年版；《美国药典》36 版；《日本药典》16 版；《欧洲药典》8.6 版。

本品常见剂型有注射剂、胶囊和片剂[2]。适应证：①用于麻醉前给药、晕动病、帕金森病；②缓解平滑肌痉挛（尤指胃肠道）和扩瞳；③解救有机磷中毒；④主要用于对阿托品过敏的患者，也用于轻度虹膜睫状体炎；⑤用于支气管哮喘和哮喘样支气管炎[3]。

【来源记载】　东莨菪碱是一种莨菪烷型生物碱，它存在于多种茄科植物如东莨菪（*Scopolia japonica*）和洋金花（*Datura metel*）等，是这些植物的主要有效成分。

中药东莨菪具有治疗饮食积滞，噎膈反胃的作用，在《本草拾遗》《药性考》《纲目拾遗》《康熙几暇格物编》等著作中均有记载，已有一千多年的应用历史。东莨菪生于沙丘及砂地，分布于东北、华北、西北等地区。

中药洋金花应用历史悠久，在《本草纲目》《生草药性备要》《本草便读》和《陆川本草》中均有记载，已有 2000 多年的应用历史。中药洋金花分布于热带及亚热带地区，温带地区普遍栽培；我国台湾、福建、广东、广西、云南、贵州、辽宁、河北、河南等省区均有野生。江苏、浙江、湖北、四川、上海、南京栽培较多，江南其他省和北方许多地区亦有栽培。此外，东莨菪碱还可来源于颠茄 *Atropa belladonna*，莨菪子 *Hyoscyamus niger*，曼陀罗根 *Datura metel*，曼陀罗叶 *Datura metel*，毛曼陀罗根 *Datura innoxia*，毛曼陀罗叶 *Datura innoxia*，欧莨菪 *Scopoliacarniolica* 等植物。

东莨菪中的化学成分除东莨菪碱（scopolamine）外，还有莨菪碱（hyscyamine），山莨菪碱（anisodamine），樟柳碱（anisodine）等。莨菪碱是副交感神经抑制剂，有止痛解痉功能，对坐骨神经痛有较好疗效，有时也用于治疗癫痫、晕船等，药理作用似阿托品，但毒性较大，临床应用较少。山莨菪碱临床用于治疗感染中毒性休克、血管性疾患、各种神经痛、平滑肌痉挛、眩晕病、眼底疾患以及突发性耳聋等疾病，疗效肯定，应用广泛，在我国临床上发挥了重要作用，其人工合成品被称为"654-2"，至今是治疗感染性休克等血管性疾病的有效药物。樟柳碱临床用于血管性头痛、视网膜血管痉挛、缺血性视神经炎、脑血管病，引起的急性瘫痪、一氧化碳中毒所致的中枢功能障碍、震颤、麻痹、支气管哮喘、晕动病和有机磷农药中毒等[4-6]。

【研发历程】　东莨菪碱是洋金花、东莨菪等茄科植物的主要有效成分，早在 1892 年，化学家 E. 施密特就首先从东莨菪中分离出来该化合物，故命名为东莨菪碱。由于东莨菪碱溶解性和使用等方面存在明显不足，研究人员采用东莨菪碱与溴代正丁烷加热回流的方法进行结构改造，得到其衍生物丁溴东莨菪碱。丁溴东莨菪碱制备方法简单，易于合成，已经应用于临床，目前国内生产丁溴东莨菪碱原料的企业约有 170 家。

2002 年，《欧洲药典》4.0 收载了丁溴东莨菪碱，《英国药典》也收载了丁溴东莨菪碱的原料和制剂，包括片剂和注射剂。《中国药典》2000 年版、2005 年版、2015 年版均收载了丁溴东莨菪碱的原料、注射液和胶囊。

【药理作用】　丁溴东莨菪碱为外周抗胆碱药，除对平滑肌有解痉作用外，尚有阻断神经节及神经肌肉接头的作用，但对中枢的作用较弱。本药对肠道平滑肌的解痉作用较阿托品、山莨菪碱强，能选择性地缓解胃肠道、胆道及泌尿道平滑肌痉挛，抑制其蠕动。丁溴东莨菪碱对心脏、瞳孔以及涎腺的影响较小，故很少出现类似阿托品引起的中枢神经兴奋、扩瞳、抑制唾液分泌等不良反应。

丁溴东莨菪碱的作用靶点为 M 胆碱能受体，是 M 胆碱能受体的拮抗剂，药理作用与阿托品有相近的地方，但又有其自身的特点，在改善血液微循环方面表现出明显的优势。

丁溴东莨菪碱口服不易吸收，静脉注射后 2~4 分钟，皮下或肌内注射 8~10 分钟，口服 20~30 分钟产生药效，维持时间 2~6 小时[6]。

【临床应用】　丁溴东莨菪碱用于治疗各种原因引起的胃肠蠕动亢进或痉挛、胆绞痛、肾绞痛等，其特点是解痉作用较阿托品、山莨菪碱为强、起效快、不良反应小。本品的不良反应大多与其抗胆碱特性有关，可出现口渴、视力调节障碍、嗜睡、心悸、面部潮红、恶心、呕吐、眩晕、头痛等反应；还可降低下食管括约肌压力而增加胃食管反流，也有出现过敏反应者。大剂量时，易出现排尿困难，甚至出现精神失常。由于能升高眼内压，故青光眼患者忌用。由于应用本品作用选择性较阿托品高，引起的不良反应少，故在临床上应用较广[7]。

【综合评价】　丁溴东莨菪碱的药理作用机制明确，作用选择性较强，有良好的应用前景。尤其是通过该类药物的应用，促进了对临床休克的治疗理论探讨，产生了积极的促进作用。随着对该类药物的深入认识，将对临床应用给予更加科学合理的指导。

（刘艾林　杜冠华）

【参考文献】

[1] 吕露阳，王光明. 注射用丁溴东莨菪碱的制备及稳定性考察［J］. 中国医院药学杂志，2007，27（7）：966-967.

[2] 国家药典委员会. 中华人民共和国药典二部［M］. 2015年版. 北京：中国医药科技出版社，2015：32-33.

[3] 李杨，邢成名，杜冠华. 神经精神疾病合理用药. 第2版［M］. 北京：人民卫生出版社，2009.

[4] 中国医学科学院药物研究所药理室. 中华医学杂志，1973，53（5）：269.

[5] 郭恒怡. 中国医学科学院学报，1986，8（3）：170-182.

[6] 国家医药管理局中草药情报中心站. 植物药有效成分手册［M］. 北京：人民卫生出版社，1986.

[7] 苑华，王焱，刘云. 山莨菪碱的药理研究进展［J］. 现代中西医结合杂志，2004，13（16）：2210-2211.

白屈菜碱
Chelidonine

白屈菜

【英文别名】 Chelidonine；Chelidonin；（+）-Chelidonine；Stylophorin；Ctylophorine；Stylophoron；Chelidoniny；Helidonine；Khelidonin；11β-Hydroxychelidonane。

【中文化学名】 ［（56-*S*-（5*β*a，6*β*，12*β*a）］-5b，6，7，12b，13，14-六氢-13-甲基［1，3］苯并二氧杂环戊烯并［5，6-C］-1，3-二氧杂环戊烯并［4，5-I］菲啶-6-醇。

【英文化学名】 ［（56-*S*-（5*β*a，6*β*，12ba）］-5b，6，7，12b，13，14-hexahydro-13-methyl［1，3］benxodioxolo［5，6-C］-1，3-dioxolo［4，5-I］phenanthridin-6-ol。

白屈菜碱

分子式：$C_{20}H_{19}NO_5$，分子量：353.37，CAS号：476-32-4。

【理化性质】 白色晶体或结晶性粉末，单斜棱柱结晶；不溶于水，溶于乙醇、三氯甲烷及戊醇；熔点135~140℃；沸点220℃；比旋度+115°。

【剂型与适应证】 本品无来源标准。

目前临床使用剂型为复方白屈菜碱注射液，主要用于：①胃肠绞痛、胃及十二指肠溃疡、肾绞痛、痛经以及胆道蛔虫症止痛。②配合使用局麻药可用于妇女绝育手术。③复方白屈菜碱镇痛作用较好，可用于类风湿性关节炎、外伤及癌性疼痛。

【来源记载】 白屈菜碱又名毛莨碱，是由罂粟科植物白屈菜 *Chelidonium majus* L. 的全草中提取分离而得的一种生物碱[1]。白屈菜作为我国的一种传统中药，始载于明代《救荒本草》，为多年生草本，药用全草。早在 17 世纪已将白屈菜用于治疗黄疸、胆绞痛和胆石症。1941 年，前苏联学者报道用于治疗皮肤结核获得良好结果以后，这种生药被广泛应用。白屈菜碱性凉，味苦，有毒，归肺、胃经，具有消炎镇痛、止咳利尿、抗癌抑菌、平喘解毒等多种功效，并在我国 1977 年版《中国药典》一部中记载[1]。

随着提取工艺的发展进步，白屈菜的各种活性成分得以分离纯化，白屈菜的有效成分为生物碱类物质，其中白屈菜碱是其主要有效成分之一，属于苯并菲啶类生物碱[2]。近年来，白屈菜碱的人工合成有所进展，但生物合成途径以及相关基因组的研究却依然空白，这些均需要现代学者进一步的深入研究与挖掘。

【研发历程】 1824 年，研究人员首次从白屈菜中提纯得到白屈菜碱。药理学研究发现，白屈菜碱可通过不同的机制发挥抗肿瘤作用，对多种肿瘤细胞以及多药耐药性细胞都显示出抗癌潜力，但由于其口服生物利用度差，使得它的应用相当有限。有学者采用纳米技术制成白屈菜碱聚乳酸-羟基乙酸共聚物纳米粒，体内研究证实，纳米白屈菜碱表现出较好的组织分布曲线而不引起小鼠毒性，并且纳米白屈菜碱能够深入脑组织，因此具有更大的应用潜力。同时，Paul 等研究发现，纳米白屈菜碱对镉中毒小鼠的肝脏具有很好的保护作用[3]。

1981 年奥地利学者从白屈菜碱中分离出一种新的潜在抗癌物质 Ukrain（白屈菜碱的硫代磷酸衍生物）。随着研究的不断深入，研究者发现 Ukrain 可通过多种作用机制抑制肿瘤细胞的增殖，目前 Ukrain 已经作为一种抗肿瘤药物应用于临床，对肺癌、乳腺癌、前列腺癌、胰腺癌的治疗均有良好疗效[4]。2004 年季铵白屈菜生物碱硫代磷酸衍生物作为抗肿瘤药物在中国申请发明专利。

白屈菜碱有类似吗啡的镇痛作用，研究表明其镇痛作用主要是外周性的，不能被吗啡受体拮抗剂纳洛酮拮抗[5]。白屈菜碱的 6 位烷氧基取代和 6 位酰氧基取代衍生物还可以抑制中枢神经系统，特别对神经末梢作用较强，并且具有镇静催眠的作用[6]。

【药理作用】 白屈菜碱具有多种药理作用，主要表现在以下几个方面：

1. 对神经系统的影响（镇痛、镇静作用） 白屈菜碱属原鸦片碱一类，有类似吗啡的镇痛作用，5~20mg/kg 小鼠灌胃给药后，呈现剂量依赖性的镇痛效果，镇痛作用可持续 4~48 小时[5]。白屈菜碱衍生物还具有镇静催眠的作用[6]。

2. 对心血管系统的作用 白屈菜碱有兴奋心脏、扩张冠脉血管、升高血压的作用。0.01~0.02mg 可兴奋离体蛙心，同时心搏减慢。当剂量达到 0.05mg 以上，会引起心律不齐、舒张期心脏骤停等症状[7]。

3. 抗肿瘤作用 白屈菜碱是一种影响有丝分裂的毒性物质，体外研究显示，白屈菜碱对胃癌、白血病、鼻咽癌、肝癌细胞都有显著的抑制作用，能延缓恶性肿瘤的生长。白屈菜碱可通过不同的机制发挥抗肿瘤作用，是一种待研究的化疗药物[8]。

4. 对平滑肌的作用 白屈菜碱具有解痉和舒张作用，可抑制各种平滑肌痉挛，特别对胃肠道、支气管和泌尿系统的平滑肌痉挛有明显的解痉作用[9]。

5. 抑菌作用 白屈菜碱具有抑菌作用。在体内可抑制结核杆菌，在体外可抑制甲型链球菌、肺炎双球菌和其他革兰阳性菌。白屈菜碱对考夫曼-沃尔夫毛癣菌和絮状表皮癣菌均有抑制作用[10]。

6. 其他作用 实验证实，白屈菜碱能够降低由氯化镉诱导产生的鼠肝肾毒性，对肝脏和肾脏具有保护作用。白屈菜碱能够抑制人类角质细胞的增长。豚鼠试验证实，4~10mg/kg

白屈菜碱能阻止或延缓过敏性休克出现。另外，白屈菜碱还有抑螨作用，对敌百虫、氧化乐果防治棉铃虫均具有较好的增效作用。

【临床应用】　白屈菜碱一直作为止痛药应用于临床，具有显著的镇痛作用。以白屈菜碱磷酸盐治疗胃肠疼痛及溃疡镇痛，为吗啡制剂的代用品。胃痛舒胶囊可治疗胃肠痉挛、慢性胃炎、胃溃疡、十二指肠溃疡等胃病引起的疼痛，其主要成分为白屈菜碱和原阿片碱。白屈菜碱和青藤碱为主要成分的复方中药痛安注射液，具有通络止痛的作用，可用来治疗放化疗或非放化疗的胃癌、肺癌、肝癌等由血瘀引发的癌症中度疼痛等。白屈菜碱的抗癌作用的研究在国内外已有不少报道，可见其抗肿瘤活性受到越来越多的重视。白屈菜碱的硫代磷酸衍生物 Ukrain（NSC-631570）已经作为一种抗肿瘤药物应用于临床，对肺癌、乳腺癌、前列腺癌、胰腺癌的治疗均有良好疗效。

【综合评价】　白屈菜碱具有抗肿瘤、镇痛、解痉等多方面的药理作用，并且越来越受到国内外科研工作者的关注，特别是其在抗肿瘤方面体现出较好的应用价值，但作用机制还有待进一步明确。随着科学技术的发展，研究的深入，白屈菜碱在抗肿瘤新药的研发上将有更广阔的前景。

（吕亚丽　孙加琳　杜冠华）

【参考文献】

［1］国家中医药管理局. 中华本草［M］. 上海：上海科学技术出版社，1999.

［2］Lei QF，Zhao XL，Xu LJ，et al. Chenmical constituents of plants from tribe chelidonieae and their bioactivities［J］. Chin Herb Med，2014，6（1）：1-21.

［3］Paul A，Das S，Das J，et al. Cytoxicity and apoptotic signalling cascade induced by chelidonine-loaded PLGA nanoparticles in HepG2 cells in vitro and bioavailability of nano-chelidonine in mice in vivo［J］. Toxicol Lett，2013，222（1）：10-22.

［4］Habermehl D，Kammerer B，Handrick R，et al. Proapoptotic activity of Ukrain is based on Chelidonium majus L. alkaloids and mediated via a mitochondrial death pathway［J］. BMC Cancer，2006，6：14.

［5］何志敏，佟继铭，宫凤春. 白屈菜碱镇痛作用研究［J］. 中草药，2003，34（9）：837-838.

［6］Jagiello-Wójtowicz E，Chodkowska A，Gadzikowska M，et al. Preliminary evaluation of CNS effects of 6-O-substituted chelidonine derivatives［J］. Acta Pol Pharm，2003，60（2）：133-138.

［7］季宇彬. 天然药物有效成分药理与应用［M］. 北京：科学出版社，2007：119-120.

［8］邹翔，王雨蒙，王嘉琪，等. 白屈菜碱的药理作用研究进展［J］. 现代药物与临床，2014，29（11）：1326-1330.

［9］张宝恒，马丽，马俊江，等. 白屈菜药理作用的研究［J］. 中药通报，1985，10（1）：41-44.

［10］牛长群，何丽一. 中药白屈菜的研究概况［J］. 中国药学杂志，1994，29（3）：138-140.

印防己毒素
Picrotoxin

ER-2-12

防己

【中文别名】　苦味毒、防己苦毒素、木防己苦毒素。

【英文别名】 Picrotin-Picrotoxinin；Sesquiterpene；Cocculin。

【中文化学名】 3，6-甲醇-8H-1，5，7-三环戊醇（ij）环丙胺（a）薁-4，8（3H）-二酮。

【英文化学名】 3，6-methano-8H-1，5，7-trioxacyclopenta（ij）cycloprop（a）azulene-4，8（3H）-dione。

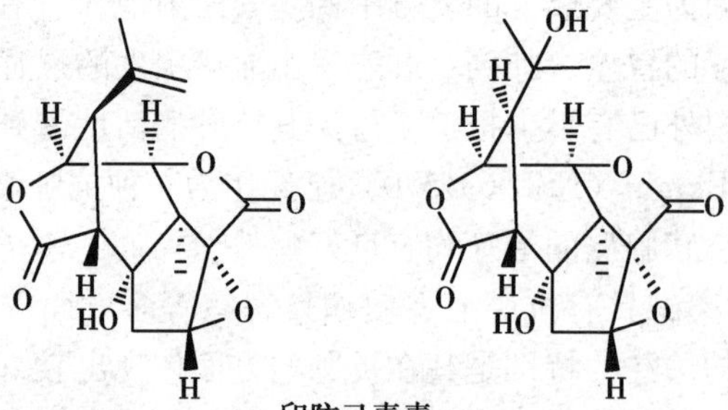

印防己毒素

分子式：$C_{30}H_{34}O_{13}$，分子量：602.58，CAS 号：124-87-8。

【理化性质】 本品为无色、柔软、有光泽的菱柱形结晶，或结晶性细微粉末。无臭，味极苦，置于空气中无变化，遇光易变质。在水中溶解度为 0.3%，在稀酸中易溶。在醚或三氯甲烷中微溶。熔点：203℃。

【剂型与适应证】 本品收载于《中国药典》1953 年版。

目前临床使用剂型为注射液，临床主要用于解救巴比妥类中毒。

【来源记载】 防己科植物共有约 71 属 450 种，主要分布于热带和亚热带地区，但是在北美洲和东亚的温带地区也有一些种类。印度防己是生长于东南亚及印度的一种攀缘植物，其具有硕大的茎（直径大于 10cm），树皮呈浅灰色，内部包裹白色树干，印防己花为 6~10cm 的黄白色小花，且有香味，果实为直径约 1cm 大小的干燥核果，种子弯曲为马蹄形或肾形。

印度防己中包含多种药用成分，例如：印防己的根与茎中可提取出季铵碱如小檗碱、黄藤素、木兰花碱等；种子中含有倍半萜类化学物质-苦味毒、种皮中含有叔胺类生物碱-蝙蝠葛碱等。近代，主要将该物质溶解于生理盐水中，并加入醇或三氯叔丁醇（防腐剂），制成灭菌溶液，供临床使用。

【研发历程】 印度防己的种子最古老的用途是作为鱼食和农药[1]，后来还曾一度被用作灭虱药。虽然印防己的种子具有毒性，但是在 19 世纪，酿酒家们为获得更多收益，用事先处理过的印防己种子来酿酒，这样酿的酒比单用酒精更加浓烈易醉[2]。

印防己毒素于 1812 年被 Pierre Boullay 等人首次分离成功，并被命名为苦味毒（picro-toxin，希腊语中"picros"与"toxicon"的组合）。因其具有毒性，在 19 世纪中期的英国，贩卖印防己种子细粉或将其入药是一种违法行为。但是随着对其强烈的生理学作用的发现，印防己毒素一度被广泛关注。

印防己毒素的药理作用机制目前尚存在争论。Claire F. Newland 等研究发现，当给予大鼠印防己毒素后，其由 GABA 受体通路引发的神经元放电频率有所下降，但振幅不变，由此推测：印防己毒素是通过对 GABA 受体的竞争性拮抗作用而发挥其药理活性的[3]。而 Jong M. Rho 等人通过对大鼠研究发现，印防己毒素可对 GABA 受体的氯离子通道产生非竞争性抑制作用，从而提出印防己毒素是通过对氯离子的拮抗作用发挥其药理作用，而非通过对 GABA 受体的竞争性拮抗作用[4]。

【药理作用】　目前对于印防己毒素的药理作用的研究多集中于其对中枢神经系统及 GABA 受体的作用。韩丹[5]等人以丘脑束旁核神经元伤害性放电为指标，给家兔静脉注射印防己毒素，观察注射后束旁核痛放电的变化，阐明印防己毒素和 GABA 在镇痛过程中的作用及机制。结果显示，印防己毒素对束旁核痛放电具有明显的抑制作用。另外也有研究表明，印防己毒素可以加强电针镇痛[6]。印防己毒素的上述作用为疼痛的产生及治疗提供相关理论依据。

印防己毒素可能具有通过 GABA 受体阻断急性低氧性血压下降的作用，许存和[7]等运用家兔低氧模型，探讨印防己毒素以及 GABA 受体在低氧状态中的作用。结果显示，低氧引起的血压下降过程中可能有 GABA 的参与，印防己毒素可以阻断由于低氧而引起的血压下降过程，但实验结果同样显示，在给予印防己毒素后的低氧后期，血压回降，可能与印防己毒素的有效血药浓度下降有关亦或与低氧状态激活其他心血管调节机制相关，但是上述实验结果为印防己毒素治疗低氧性血压下降提供了有力依据。

印防己毒素对心脏同样具有直接的作用。对离体蛙心脏的研究表明[8]，印防己毒素可抑制心脏特殊传导系统、减缓心率、使心肌收缩力下降并使心肌动作电位幅度下降。

印防己毒素作为 GABA 的抑制剂，主要兴奋中脑和延髓，大剂量印防己毒素可能兴奋脊髓和大脑。

【临床应用】　急性巴比妥类中毒较为常见，严重时可危及生命。国内外已有多篇文献报道了印防己毒素在治疗巴比妥类中毒中的卓越效果[9,10]。对于严重巴比妥类中毒且用一般的中枢兴奋剂无效的患者，可选用印防己毒素。该药物的用量及给药途径应取决于患者病情的严重程度及病情缓急，一般可采用 3～9mg 肌注或静脉滴注，每 15～30 分钟一次，直至角膜及吞咽反射出现，或患者面部及四肢出现略微颤动。

【综合评价】　印防己毒素作为 GABA 的抑制剂，因具有强烈的兴奋中脑和延髓作用而被广泛研究并运用于临床救治巴比妥类中毒患者中，取得较好效果及应用前景。但过量使用该药物可能出现痉挛、抑制呼吸中枢及并发呕吐等症状，故在临床使用中，应密切关注患者的临床症状，并随时观察患者呼吸、脉搏及血压等改变。

（万子睿　许焕丽　杜冠华）

【参考文献】

［1］James A. Duke, Ph. D.（September 26, 1995）. Ethnobotanical uses". Germplasm Resources Information Network：Dr. Duke′s Phytochemical and Ethnobotanical Databases. USDA. Retrieved June 9, 2012.

［2］Webster′s Revised Unabridged Dictionary. Springfield, Mass.：G. & C. Merriam Co. 1913. p. 953. Retrieved June 9, 2012.

［3］Newland CF, Cull-Candy SG. On the mechanism of action of picrotoxin on GABA receptor channels in dissociated sympathetic neurones of the rat［J］. Journal of Physiology, 1992, 447（1）：191-213.

［4］Rho JM, Donevan SD, Rogawski MA. Direct activation of GABA-A receptors by barbiturates in cultured rat hippocampal neurons［J］. Journal of Physiology, 1996, 497（2）：509-522.

［5］韩丹. 静脉注射印防己毒素对丘脑束旁核伤害性放电的影响［J］. 湖北医学院学报, 1990, 11（1）：21-23.

［6］张自东. 脑室注射印防己毒素对大鼠电针镇痛的影响［J］. 武汉医学院学报，1985（04）：292-293.

［7］许存和. 印防己毒素对家兔急性低氧性血压下降的阻断效应［J］. 中国应用生理学杂志，1998，14（2）：123-124.

［8］张问德. 印防己毒素对离体蛙心心率、收缩力和心室肌动作电位的影响［J］. 第三军医大学学报，1986，8，增刊37.

［9］毛裕林. 印防己毒素抢救急性巴比妥类药物中毒三例报告［J］. 江西医药杂志，1965，5（8）：955.

［10］Sierra-Paredes G，Galán-Valiente J，Vazquez-Illanes MD，et al. Extracellular amino acids in the rat hippocampus during picrotoxin threshold seizures in chronic microdialysis experiments［J］. Neurosci Lett，1998，248（1）：53-56.

ER-2-13

雪花莲

加兰他敏
Galantamine

【中文化学名】 （4a*S*，6*R*，8a*S*）-5，6，9，10，11，12-六氢-3-甲氧基-11-甲基-4aH-［1］苯并呋喃并［3a，3，2-ef］［2］苯并氮杂䓬-6-醇。

【英文化学名】 （4a*S*，6*R*，8a*S*）-5，6，9，10，11，12-Hexahydro-3-methoxy-11-methyl-4aH-［1］benzofuro［3a，3，2-ef］［2］benzazepin-6-ol。

加兰他敏

分子式：$C_{17}H_{21}NO_3$，分子量：287.35，CAS 号：357-70-0。

【理化性质】 加兰他敏作为药物使用的是其氢溴酸盐——氢溴酸加兰他敏。氢溴酸加兰他敏为白色或类白色的结晶性粉末；无臭。其在水中溶解，在乙醇中微溶，在丙酮、三氯甲烷、乙醚中不溶[1]。其熔点为119~121℃，比旋度为-90°~-100°。

【剂型及适应证】 本品收载于《中国药典》2015 年版；《英国药典》2013 年版；《美国药典》35 版；《欧洲药典》8.0 版。

剂型有胶囊、片剂及口服液，临床上用于治疗轻到中度阿尔茨海默病（Alzheimer's disease，AD）。

【来源记载】 加兰他敏是一种石蒜科植物中提取的生物碱，其最早是从植物雪花莲 *Galanthus nivalis* 中分离得到，现今是从水仙属和雪片莲属中提取或者化学合成得到[2]。在欧洲的很多地方如保加利亚、土耳其东部和高加索地区，雪花莲属植物是土生土长的一类物种。但是它最早的药学应用却少有人知。Plaitakis 和 Duvoisin 推测古希腊荷马史诗中的"moly"也许就是雪花莲；在荷马史诗《奥德赛》中，"moly"是奥德修斯用来给赛斯解毒的药物，作为解毒药物使用可能是雪花莲属最古老的药用记载，但是并没有太多的证据[3]。关于雪花莲属植物传统应用的证据特别少，但可以肯定的是，直到第二次世界大战前雪花莲属及石蒜科其他属的植物在欧洲药物中并不经常使用[4]。

意大利学者 Iannello 研究了石蒜科的 *Pancratium Illyricum* L.，意大利撒丁岛的地方性物种，在它的叶子中发现了新的加兰他敏型生物碱，这种新型化合物体外乙酰胆碱酯酶（acetylcholinesterase，AChE）抑制率比氢溴酸加兰他敏高很多［$IC_{50} = (3.5\pm1.1) \mu m$ VS $IC_{50} = (1.5\pm0.2) \mu m$］[5]。

【研发历程】　20 世纪 50 年代早期，前苏联开始加兰他敏的现代医学研究。1951 年，前苏联药理学家 Mashkovsky 和 Kruglikova-Lvova 公开发表文章，第一次证实了加兰他敏的抑制 AChE 活性[2]。1957 年，保加利亚 Paskov 等发现雪花莲属植物是加兰他敏最丰富的来源，为加兰他敏由保加利亚 Sopharma 公司进行商业开发开辟了道路[2]。加兰他敏氢溴酸盐以商品名 NIVALIN 上市，刚开始，NIVALIN 在麻醉中使用拮抗肌肉松弛，后来迅速扩展到医学的其他领域。

1976 年，前苏联学者发现加兰他敏合并电刺激可明显拮抗和改善东莨菪碱造成的大鼠实验性记忆缺失；1988 年，保加利亚学者研究发现大鼠口服氢溴酸加兰他敏，合用 B 族维生素能加强加兰他敏对中枢神经系统的兴奋作用，促进条件反射的形成和改善记忆；1990 年，美国研究者报道了加兰他敏可改善小鼠记忆障碍，并进一步推测加兰他敏对人类的阿尔茨海默病中枢胆碱能障碍可能有效。

氢溴酸加兰他敏以治疗轻到中度阿尔茨海默病这一适应证出现于市场始于 1995 年，由 Sanochemia 公司开发。在美国，氢溴酸加兰他敏由强生下属公司杨森公司进行商业开发，于 2001 年以商品名 Razadyne 上市。至今，氢溴酸加兰他敏已经在美国、欧洲、日本等 20 多个国家和地区上市使用。

【药理作用】　乙酰胆碱（ACh）与大脑的学习和记忆有关，它主要由 AChE 水解代谢。当发生 AD 时，大脑基底前脑区神经元丢失，造成 ACh 的合成、储存、释放减少，从而导致以记忆和识别功能障碍为主的多种临床表现。加兰他敏是可逆的 AChE 抑制剂，选择性高且具竞争性，它在神经突触间隙与 ACh 竞争同 AChE 的结合，阻断此酶对 ACh 的降解，从而起到疗效。另外，它还具有烟碱样乙酰胆碱受体（nicotinic acetylcholine receptor，nAChR）的变构调节作用。nAChR 主要位于毒蕈碱样胆碱受体的突触前结构上，可促使胆碱能末梢释放 ACh，对维持胆碱能神经元生存和功能具有重要作用，研究发现 AD 患者脑皮层 nAChR 明显减少。加兰他敏通过结合在 AChR 的变构活性位点上，以加大乙酰胆碱信号的传递[6]。

加兰他敏在体外对 AChE 的抑制性是丁酰胆碱酯酶（BChE）的 53 倍。加兰他敏对 BChE 的低亲和力也许解释了其良好的耐受性。BChE 首先在血浆中发现，并不认为它与早期 AD 的胆碱能破坏有直接关系，对它的抑制可能导致外周不良反应[7]。

在《马丁代尔大药典》中记载，氢溴酸加兰他敏口服给药，最初的 4 周每天剂量为 4mg，一天两次；然后增加至每天 8mg，一天两次；此后，每天的剂量可以根据患者的反应和耐受性增加至 12mg，一天两次。在 3 个月内应该进行加兰他敏临床效果的重新评估，此后定期进行。

加兰他敏的代谢途径有：经肝脏细胞色素 P450 同工酶 CYP3A4 和 CYP2D6 代谢（Ⅰ

相），葡萄糖醛酸化（Ⅱ相）和以原型经尿液排出。静脉注射或口服后，大约20%以原型排出，其余经肝脏代谢。

【临床应用】 20世纪90年代前，加兰他敏主要用于治疗脊髓灰质炎后遗症、肌肉萎缩、术后肠肌麻痹、尿潴留及重症肌无力等，到了90年代，人们研究发现加兰他敏具有改善小鼠记忆障碍功能，由此推测其对阿尔茨海默病的中枢胆碱能障碍可能有效。

在一项为期3~6个月的临床试验中，服用加兰他敏的受试者比服用安慰剂的受试者认知能力有了显著提高，加兰他敏也提高了患者的每日活动能力及显著减少了他们被照顾的需求。服用加兰他敏的受试者在行为症状上也有显著改善[8]。目前加兰他敏新的适应证的临床开发也在进行中，比如戒烟及改善精神分裂症和躁狂症患者的认知障碍。

【综合评价】 雪花莲作为加兰他敏的天然产物来源，其最初作为药物使用的信息很难得到，这也为其增添了几分神秘色彩，但是也为探索加兰他敏作为药物开发的历史增加了难度。加兰他敏的开发提示我们传统药物使用信息及信息共享的重要性。

氢溴酸加兰他敏具有良好的耐受性和安全性，适合老年AD患者使用，但也只是暂时缓解了AD患者的症状，期待科学家能对AD发病机制有更深入的研究从而研发出更加有效的药物，下一个会不会也来自天然产物呢？让我们拭目以待。

（雷甜甜　杜冠华）

【参考文献】

［1］国家药典委员会. 中华人民共和国药典一部［M］. 2015年版. 北京：中国医药科技出版社. 2015：780.

［2］Michael Heinrich, Hooi Lee Teoh. Galanthamine from snowdrop-the development of a modern drug against Alzheimer's disease from local Caucasian knowledge［J］. Journal of ethnopharmacology, 2004, 92（2-3）：147-162.

［3］Plaitakis, A., Duvoisin, R. C. Homer's moly identified as *Galanthus nivalis* L.: physiologic antidote to stramonium poisoning［J］. Clinical Neuropharmacology, 1983, 6（1）：1-5.

［4］Michael Heinrich. Snowdrops: the heralds of spring and a modern drug for Alzheimer's disease［J］. The Pharmaceutical Journal, 2004, 273：905-906.

［5］Carmelina Iannello, Natalia Belen Pigni. A potent acetylcholinesterase inhibitor from *Pancratium illyricum* L.［J］. Fitoterapia, 2014, 92（1）：163-167.

［6］王聪，石心红. 加兰他敏治疗阿尔茨海默病的研究进展［J］. 药学与临床研究, 2008, 16（1）：45-49.

［7］Sean Lilienfeld. Galantamine-A Novel Cholinergic Drug with a Unique Dual Mode of Action for the Treatment of Patients with Alzheimer's Disease［J］. CNS drug reviews, 2006, 8（2）：159-176.

［8］Scott, Lesley J., Goa, Karen L. Galantamine：A Review of its Use in Alzheimer's Disease［J］. Drugs, 2000, 60（5）：1095-1122.

吗啡
Morphine

【中文化学名】　17-甲基-4，5α-环氧-7，8-二脱氢吗啡喃-3，6α-二醇。

【英文化学名】　7，8-Didehydro-4，5α-epoxy-17-methylmorphinan-3，6α-diol。

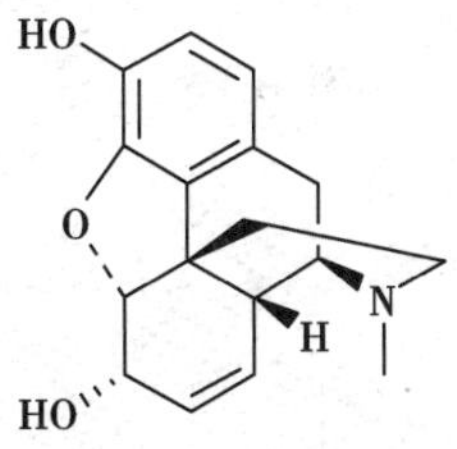

吗啡

分子式：$C_{17}H_{19}NO_3$，分子量：285.34，CAS 号：57-27-2。

吗啡衍生物有：

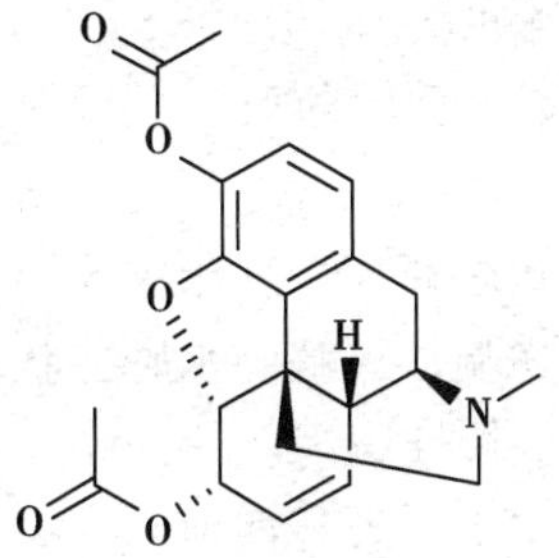

海洛因 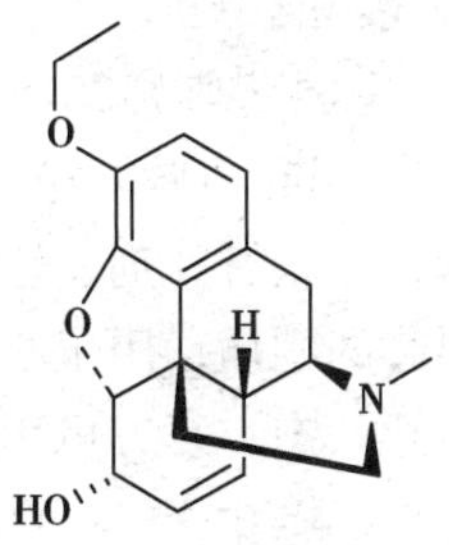　　　　　　　　　　乙基吗啡 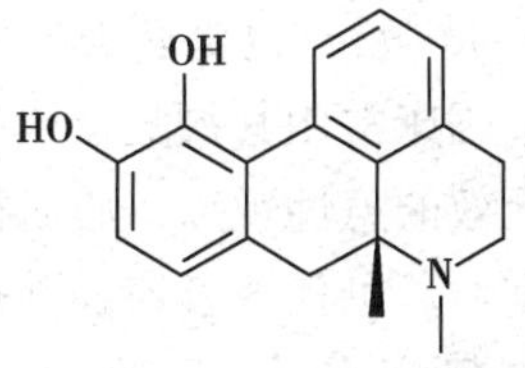　　　　　　　　　阿扑吗啡

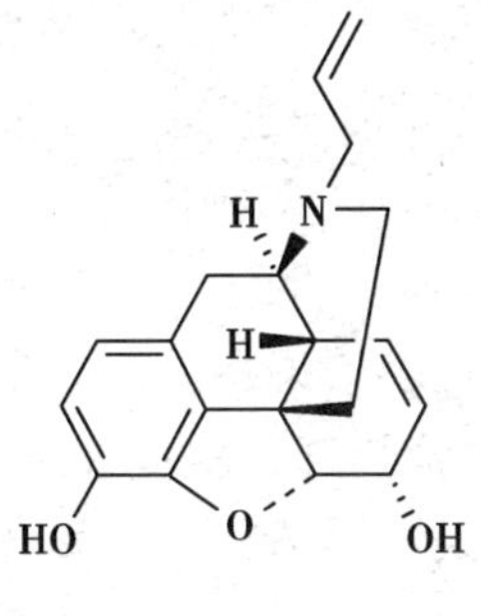

烯丙吗啡 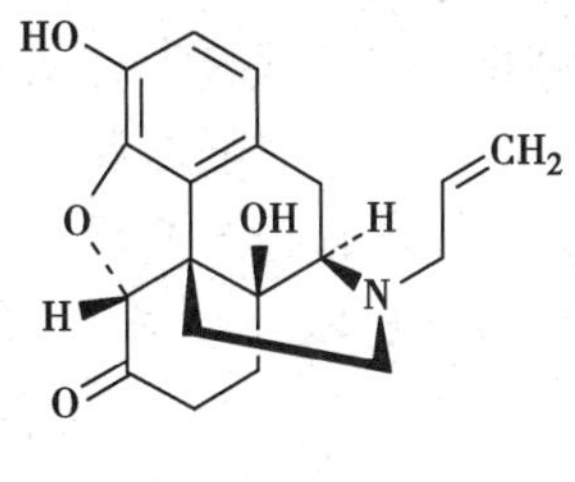　　　　　　　　　纳洛酮 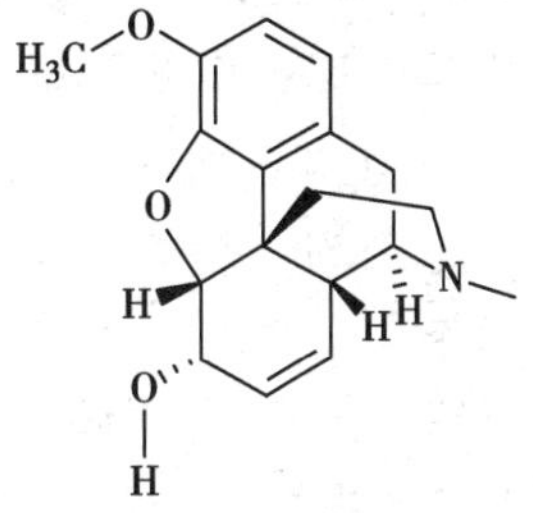　　　　　　　　　　可待因

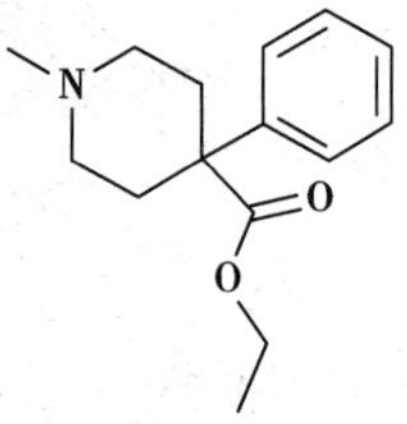

哌替啶 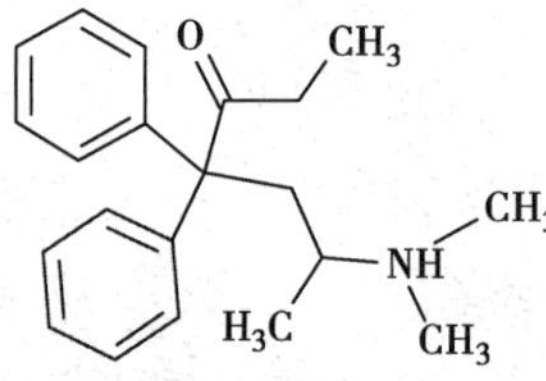　　　　　　美沙酮 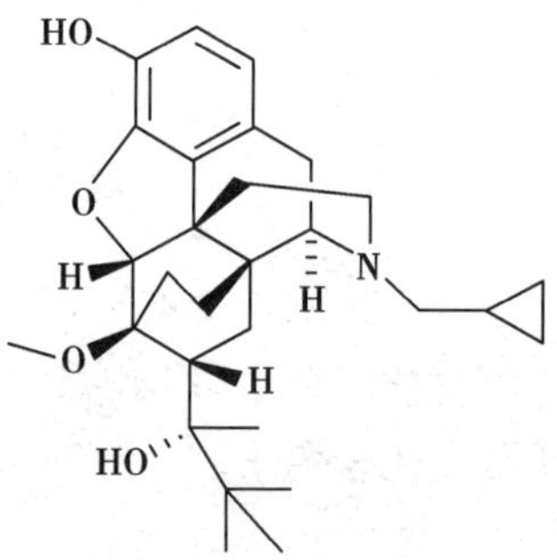　　　　　　丁丙诺啡

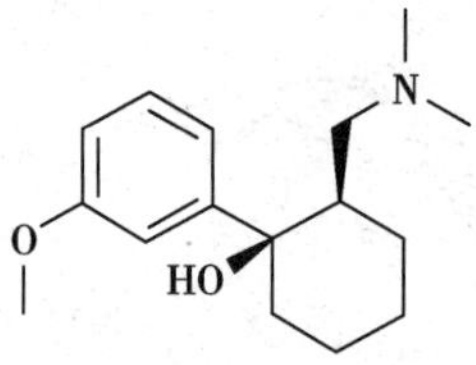

曲马多

【理化性质】 为白色、有丝光的针状结晶或结晶性粉末；无臭；遇光易变质；在水中溶解，在乙醇中略溶，在三氯甲烷或乙醚中几乎不溶，比旋度为$-110.5°\sim-110.0°$。

【剂型与适应证】 本品收载于《中国药典》2015 年版；《英国药典》2017 版；《美国药典》40 版；《欧洲药典》9.0 版；《国际药典》第五版。

目前临床常用其盐酸盐或硫酸盐，剂型有片剂、注射液和缓释片。临床主要用于其他镇痛药无效的急性锐痛，心肌梗死引起的剧痛；用于心源性哮喘，缓解肺水肿症状；麻醉和手术前给药可使患者安静并进入嗜睡状态；复方可用于急、慢性腹泻。

【来源记载】 吗啡是从植物罂粟中提取的。罂粟原产于西亚地区，学名"somniferum"，意思是"催眠"，反映出其具有麻醉性。由于罂粟具有镇痛致欣快的功能，五千年前的苏美尔人认为罂粟是神赐的"快乐植物"[1]。其后裔古巴比伦人将罂粟的种子及其种植技术传播给了古埃及人，被称之为"神花"。到了公元前三世纪，古希腊和古罗马的书籍中逐渐出现了对于罂粟的详细记载，古希腊人称其为"梦神之花"，大诗人荷马称罂粟为"忘忧草"，维吉尔称之为"催眠之花"。公元前 7 世纪，罂粟由波斯传入中国。中国的一些本草著作对于罂粟也有相关的记载，被看成治痢疾等症的良药。寇宗奭在《本草衍义》中指出："罂粟米性寒，多食利二便，动膀胱气，服食人研此水煮，加蜜作汤饮，甚宜。"王磹在《百一选方》中记录了罂粟治痢疾的处方。《本草纲目》中则记载其"治泻痢，润燥"。此外，人们还发现罂粟的其他功效，如治呕逆、腹痛、咳嗽等疾病，并有养胃、调肺、便口利喉等功效。实际中国传统医药学中使用的罂粟子和罂粟壳，含吗啡量也较少，甚至曾被当成了滋补品。这与西方应用未成熟果实中分泌的汁液做成膏不同。

罂粟的果实分泌的汁液干燥后得到的是鸦片，具有安神、安眠、镇痛、止泻、止咳、忘忧的功效。鸦片的神奇效果促成了鸦片的繁荣，也使不少人死于鸦片的过度使用。我国早在元朝时，就对罂粟的巨大副作用有了初步认识，建议慎用。名医朱震亨指出："今人虚劳咳嗽，多用粟壳止勤；湿热泄沥者，用之止涩。其止病之功虽急，杀人如剑，宜深戒之。"然而，这并没有引起世人的注意。直到 19 世纪后期，鸦片的危害才在社会上引起了足够的重视。而鸦片对我国社会的发展也产生了重大的影响，以虎门销烟为导火索的鸦片战争成为了中国沦为半殖民地半封建社会的开端。

　　目前临床上使用的吗啡全部来源于种植的罂粟，已经完成的全合成方法都不适合于大规模的工业化生产。但是全合成吗啡生物碱这样结构复杂的分子为化学家带来的挑战、鼓舞和成就感，其意义不言而喻。Gates 于 1952 年报道通过 23 步反应，以 0.01% 的总收率首次完成吗啡全合成的方法[2]，之后的几十年间陆续报道了数十条吗啡的全合成路线。近年来随着以 Heck 反应为代表的有机钯试剂在有机合成中的广泛应用，许多超常规反应成为了现实，使得吗啡全合成的设计更为巧妙和经济[3]。

　　【研发历程】　吗啡是鸦片中最主要的生物碱（含量 10%~15%）。人类很早就发现吸食鸦片能使人产生欣快愉悦的感受和经历。被西方国家尊为"医学之父"的古希腊医生希波克拉底已经发现服用鸦片对内脏疾病、妇科和传染病具有止痛收敛的功效。但直到古罗马时期的盖伦才明确将鸦片作为有效的镇痛药应用于临床。

　　然而，吗啡的研发过程却相当曲折，仅仅从吗啡的发现到其结构确定就历经了将近150 年的时间。1803 年，法国的狄劳斯尼向药学会递交了一份研究报告，报道其从鸦片中提取出一种新的结晶碱性物质，并意识到其为一种不同于植物酸的特殊物质。同年，著名的药剂师 F. W. A. 泽尔蒂纳报道称他从鸦片中提取出一种全新的物质。他将这种物质在狗和自己身上进行实验，发现狗吃下去后很快昏昏睡去，用强刺激也无法使其兴奋苏醒；他本人吞下这些粉末后也长眠不醒。1805 年他发表简报称这种物质呈碱性[4]，1817 年他发表了重要的论文《鸦片的主要成分吗啡和罂粟酸的研究》，称这种碱性物质为吗啡，并以希腊神话中梦神 Morphus 的名字为这种物质命名[5]。而这一发现也开创了人类对镇痛药物研究的新纪元。

　　吗啡分离纯化后，由于其结构复杂、理化性质特殊，引起许多化学家的兴趣。但是当时没有现代光谱分析和单晶衍射技术，仅凭燃烧法元素分析和化学降解法，要确定吗啡的结构是异常困难的。得益于长期的积累和持久的兴趣，英国化学家罗宾逊于 1925 年提出了吗啡正确的分子结构。在吗啡的化学结构得到确定后，化学家艾斯雷普对吗啡的结构进行了细致的研究，认为分子中的环状系统是吗啡镇痛作用的必需基团，这为阿片类镇痛药物的研究奠定了基础。

　　吗啡具有强大的镇痛作用，尤其对于多种镇痛药物束手无策的中、重度癌痛，吗啡有着非常好的疗效。然而吗啡具有成瘾、呼吸抑制等严重不良反应，甚至能引起急性中毒而导致患者死亡。因此，在规范吗啡临床应用的同时，探寻能够替代吗啡、且副作用小而镇痛作用强的阿片类药物也一直是新药研发的热点。

　　1917 年，半合成的蒂巴因衍生物羟考酮应用于临床，作为强阿片类镇痛药物用于重度疼痛的治疗。1939 年，借鉴吗啡和阿托品的化学结构，化学家艾斯雷普研发出镇痛药哌替啶（即杜冷丁）[6]。1945 年，赫希斯特化学公司的艾哈特小组在哌替啶的基础上研制成功一种新的镇痛药美沙酮[7]。1967 年，美国温斯洛普公司推出止痛药喷他佐辛，能够缓解剧烈的急性痛和慢性痛，更为可贵的是，它是非成瘾性镇痛药，这是镇痛药研究领域的一大突破。其后，强效阿片类镇痛药物也逐渐涌现，如丁丙诺啡药效比吗啡强 25~50 倍；芬太尼药效比吗啡强 100 倍，并且镇痛效果极快。

为了抗重度疼痛，保证患者的生存质量，阿片类药物的研发不断向着强效的方向发展。但同时，考虑到强阿片类镇痛药物的强成瘾性，针对中度疼痛的弱阿片类药物的相关研发也一直在进行。与吗啡一样提取于罂粟果实的生物碱可待因，是最早出现的弱阿片类镇痛药物，临床在用于镇痛的同时，也用于镇咳，具有良好的治疗效果。而双氢可待因则是在可待因的化学结构基础上衍生而来的弱阿片类药物，镇痛效果是可待因的两倍，成瘾性很弱。20世纪 70 年代，德国一家名叫 Grünenthal GmbH 的药品公司开发出一种新的弱阿片类镇痛药——曲马多，一经问世即应用于临床，成为经典的弱阿片类镇痛药物[8]。经过百余年的研发，阿片类镇痛药物的种类不断增多，成为临床应用最广泛的一类镇痛药物。

【药理作用】　吗啡口服易吸收，皮下注射、肌内注射吸收迅速，吸收后可分布于各种组织，可通过胎盘，仅少量通过血脑屏障；吗啡主要经肝脏代谢，60%～70% 在肝内与葡萄糖醛酸结合，10% 脱甲基为去甲基吗啡，20% 为游离型；主要经肾脏排泄，少量经胆汁和乳汁排泄，血浆半衰期为 2.5～3.5 小时。

吗啡为阿片受体激动剂，具有多方面的药理作用：①镇痛：通过模拟内源性抗痛物质脑啡肽的作用，激活中枢神经阿片受体而产生强大的镇痛作用，对一切疼痛均有效，对持续性钝痛比间断性锐痛及内脏绞痛效果强；②镇静：在镇痛的同时有明显镇静作用，有时产生欣快感，可改善疼痛患者的紧张情绪；③呼吸抑制：可抑制呼吸中枢，降低呼吸中枢对二氧化碳的敏感性，对呼吸抑制的程度与使用吗啡的剂量平行，过大剂量可致呼吸衰竭而死亡；④镇咳：可抑制咳嗽中枢，产生镇咳作用；⑤兴奋平滑肌：可使消化道平滑肌兴奋，导致便秘；并使胆道、输尿管、支气管平滑肌张力增加；⑥心血管系统：可促进内源性组胺释放而使外周血管扩张、血压下降；使脑血管扩张，颅压增高；⑦镇吐、缩瞳作用：吗啡可以通过中枢神经系统发挥镇吐作用；而其缩瞳孔作用则是吗啡的表现，使用阿片或吗啡的人的重要特征就是针孔样瞳孔。

【临床应用】

1. 药理作用　①镇痛：短期用于其他镇痛药无效的急性剧痛，如手术、创伤、烧伤的剧烈疼痛；晚期癌症患者的三阶梯止痛；②心肌梗死：用于血压正常的心肌梗死患者，有镇静和减轻心脏负荷的作用，缓解恐惧情绪；③心源性哮喘：暂时缓解肺水肿症状；④止泻：阿片酊或复方樟脑酊可用于急慢性消耗性腹泻；⑤麻醉和手术前给药：使患者安静并进入嗜睡状态。

2. 不良反应　①治疗量吗啡可引起恶心、呕吐、眩晕、意识模糊、不安、便秘、尿潴留、低血压、鼻周围瘙痒、荨麻疹和呼吸抑制等；②连续多次应用易产生耐受性和成瘾性，停药后出现戒断症状，表现为兴奋、失眠、流涕、流泪、震颤、出汗、呕吐、腹泻、肌肉疼痛、发热、瞳孔散大、焦虑和意识丧失；③急性中毒时出现昏迷、呼吸抑制、针尖样瞳孔缩小、血压下降甚至休克，其中呼吸麻痹是致死的主要原因。

【综合评价】　在吗啡研发的长期历程中，形成了具有重要作用的药物，为人类治疗疾病和解除痛苦做出了巨大贡献。同时，吗啡作为具有代表价值的药物，也给人类带来巨大灾难。因此，应用先进技术，不断发展新型药物，实现对人类健康的保障作用并尽可能降低可能的危害，是药学发展的最终目标。

（孔令雷　杜冠华）

【参考文献】

［1］Brownstein MJ. A brief history of opiates, opioid peptides, and opioid recept［J］. Proc Natl Acad Sci USA, 1993, 90: 5391-5393.

［2］Gates M, Tschudi G. The synthesis of morphine［J］. Journal of the American Chemical Society, 1952, 74: 1109-1100.

［3］Novak BH, Hudlicky T, Reed JW, et al. Morphine synthesis and biosynthesis-An update［J］. Current Organic Chemistry, 2000, 4 (38): 343-362.

［4］Serturner FW. Trommsdorff 's Journal der Pharmazie fur Aerzte［J］. Apotheker und Chemisten, 1806, 14: 47-93.

［5］Serturner FW. Ueber das Morphium, eine neue salzfahige Grundlage, und die Mekonsaure, als Hauptbestandtheile des Opiums［J］. Gilbert's Annalen der Physik, 1817, 55: 56-89.

［6］Eisleb O, Schaumann O. Dolantain, a new antispasmodic and analgesic［J］. Deut. Med. Wochschr, 1939, 65: 967-968.

［7］Scott CC, Chen KK. The action of 1, 1-diphenyl-1 (dimethylaminoisopropyl) butanone-2, a potent analgesic agent［J］. J Pharmacol Exp Ther, 1946, 87: 63-71.

［8］Preston KL, Jasinski DR, Testa M. Abuse Potential and Pharmacological comparison of tramadol and morphine［J］. Drug Alcohol Depend, 1991, 27: 7-17.

冰片
Borneol

油樟

【中文别名】　片脑、桔片、龙脑香、梅花冰片、羯布罗香、梅花脑、冰片脑、梅冰、龙脑、瑞脑、脑子、天然冰片、老梅片、梅片。

【中文化学名】　内-（1S）-1, 7, 7-三甲基二环［2.2.1］庚-2-醇。

【英文化学名】　endo-（1S）-1, 7, 7-Trimethylbicyclo［2.2.1］heptan-2-ol。

H

OH

冰片

分子式：$C_{10}H_{18}O$，分子量：154.25，CAS 号：464-45-9。

【理化性质】　白色结晶性粉末或片状结晶，气清香，味辛、凉。具挥发性，点燃时有浓烟，火焰呈黄色；密度 1.01 （g/ml）；熔点：204～209℃；沸点：212～214℃；易溶于乙醇、三氯甲烷或乙醚，几乎不溶于水。密闭保存 12 个月稳定。

【剂型与适应证】　本品收载于《中国药典》2015 年版；《英国药典》2017 年版；《欧洲药典》9.0 版。

冰片常用于复方配伍，尤其用于成药，少用于煎剂，也用于外用成药中。冰片功效为开窍醒神，清热止痛。用于热病神昏，惊厥，中风痰厥，气郁暴厥，中恶昏迷，胸痹心痛，目赤，口疮，咽喉肿痛，耳道流脓。传统中药中临床内用多作为"使药"，外用有抗炎抗菌等效果。适应证较广泛但很少单独使用，疗效并不确切。

【来源记载】 冰片为樟科植物 *Cinnamomum camphora*（L.）Preslde 的新鲜枝、叶经提取加工制成。远在两千多年前就已传入中国[1]，首见于《名医别录》，后收载于《唐本草》，历史上冰片来源于龙脑香科植物龙脑香树 *Dryobalanops aromatica* Gaertn. f. 树脂中析出的天然结晶性化合物或龙脑香树干经蒸馏冷却而得的结晶性化合物，是冰片中的正品，主产于印度尼西亚。天然冰片主要依靠进口，资源紧缺，而近年来从樟属植物中生产右旋龙脑，为我国增添了一种新的天然冰片药物资源，其中香樟、油樟和阴香 3 种樟科植物均可提取天然冰片。香樟主要分布在我国江西、福建等地，油樟主要分布在我国湖南、四川等省，阴香主要分布在我国云南、广西等省区。香樟中龙脑樟含右旋龙脑 81.78%，油樟中龙脑型含右旋龙脑 77.57%，阴香中的梅片树含右旋龙脑 70.81%，香樟中右旋龙脑的含量高于其他两个类型[2]。

冰片衍生物化学结构有：

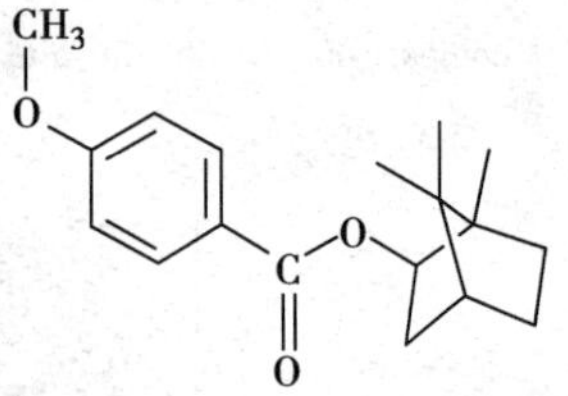

(+)-4-甲氧基苯甲酸冰片酯 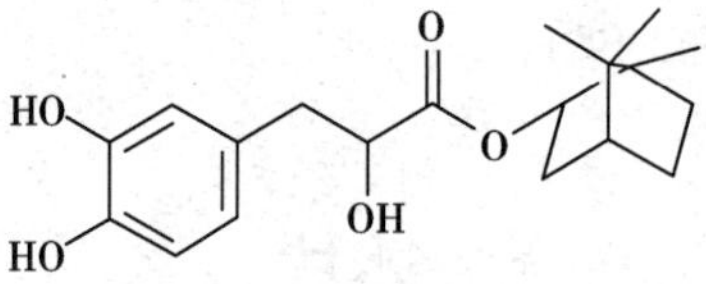　　　　丹参素冰片酯 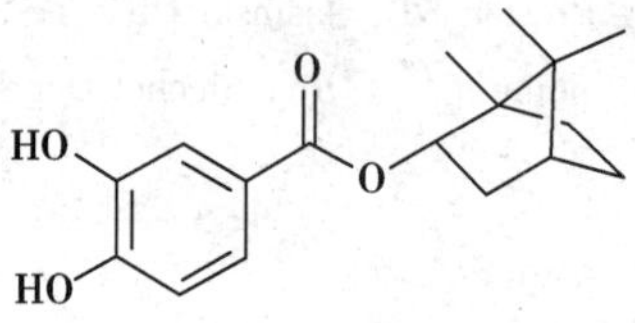　　　　原儿茶酸冰片酯

【研发历程】 冰片的使用在世界范围内都很广阔，现代研究最早的文献起于 1803 年，为荷兰语研究论文，这与印度尼西亚自 17 世纪起，即成为荷兰殖民地，又是冰片传统产地有一定的关系。Stockman[3] 在 1888 年对冰片进行了系统综述和初步的药理学实验，以青蛙为模型动物，研究了冰片的一般药理作用，神经刺激作用，对肌肉及各组织器官的药理作用。使用豚鼠、兔、猫及狗进行了药理研究，发现其在家兔给药剂量低时（0.5g/只）几乎无药理作用，高剂量时（2g/只）则可产生极强的降热作用。并对冰片的植物来源与樟脑，薄荷醇等进行了比较研究。冰片结构简单，药理作用广泛而缺乏特异性，在传统用药中往往作为"使药"与其他药物配伍使用。兼之其具有一定的毒性，故历来的药理研究中认为其可能并不针对特定疾病，冰片主要的药理研究以针对其透过血脑屏障及其机制，以及与其他药物配伍后促进血脑屏障渗透研究为主，此类研究以 1982 年上海药物研究所莫启忠等的研究为开端[4]。

在化学改造、合成及修饰的论文中，Jackson 等首次发表了樟脑通过加成反应合成冰片的论文，这是首次针对冰片化学结构开展的研究[5]。冰片的结构中含有羟基，为主要的反应部位，常见的修饰反应以酯加成反应为主，吴祈德等合成了一系列天然冰片的酯类衍生物，并对其进行了生物学性质考察，发现（+）-4-甲氧基苯甲酸冰片酯具有显著的开放血脑屏障作用，且毒性较冰片小[6]，因冰片独特的化学立体结构，分子量又相对较小，因此现代研究往往将其作为化学结构修饰的一部分，以观察药物是否具备如抗肿瘤、增加血脑穿透性或抗菌、抗氧化等新性质，目前的研究结果中，尚无根据冰片修饰的化合物成药的报道。

【药理作用】　冰片的主要药理作用包括抗炎作用，抗菌作用，中枢神经系统作用，抗生育作用等[7]。江光池等腹腔注射冰片 3.5ml/kg 可显著抑制蛋清所致大鼠足跖肿胀；冰片抑制和杀灭金黄色葡萄球菌、乙型溶菌性链球菌等 5 种常见细胞的最低抑菌浓度（MIC）为 1.0%~2.0%，最低杀菌浓度（MFC）为 1.5%~2.0%；小鼠给药 112mg/kg 对晚期妊娠有明显引产作用；刘启德等以 10%冰片石蜡油灌胃大鼠 1mg/kg 可显著提高庆大霉素脑组织中浓度，提示冰片可改变血脑屏障通透性。抗炎作用现有研究机制包括：抑制炎症因子白介素-1β、肿瘤坏死因子-α 及细胞黏附分子-1 的表达；其中枢神经系统作用机制包括抑制 P-gp（P-glycoprotein）、开放细胞间紧密连接、增加细胞吞饮小泡数量、改善上皮细胞的细胞膜磷脂分子排列等；另外冰片还通过影响一氧化氮水平、抑制 Ca^{2+} 浓度升高等产生作用。

冰片结构简单，植物来源广泛，近代来其合成制备方法不断发展，故其有不少类似物亦在临床中使用。如冰片脱氢化合物——樟脑，有强心、抗炎抗菌等药理作用，但因毒性较大，故一般不作为药用；冰片的异构化合物如异龙脑、艾片等，作用与冰片基本类似，江光池等发现龙脑、异龙脑均有镇痛、延长戊巴比妥引起的睡眠时间的作用[8]。异龙脑能显著延长耐缺氧时间，龙脑的这一作用则不显著。龙脑、异龙脑的局部刺激性均较小，黏膜内用药时异龙脑的刺激性略大于龙脑，肌内注射时则相反。

冰片在正常人体内过程的研究目前多为中药配伍体内研究，郭军等测定速效救心丸中的冰片血药浓度变化，发现冰片含服后吸收迅速，在 16 分钟即达峰值[9]。其代谢研究在动物体内研究亦有报道，胡珊珊等通过 LC-MS 方法，测定冰片及丹参冰片配伍在家兔体内代谢过程，发现冰片在体内代谢产物为乙酸冰片酯，其在家兔体内分布极快，30 分钟各组织浓度即达峰值[10]。

【临床应用】　冰片作为传统中药中常用的"使药"，在很多中药配伍组方中均有使用，代表药物如复方丹参滴丸、牛黄解毒丸、西瓜霜等，疗效较好，因其特殊的芳香气味，冰片具一定的刺激性，口服时可能引起肠胃不适，严重时可引起呕吐等不良反应。

【综合评价】　冰片是历史上使用最早的单体有机成分天然药物，自南朝时即有海外进贡的历史。因其具备特殊芳香气味，药理作用广泛，毒性相对较低，自古以来即得到广泛使用。近代来随着冰片现代药理作用的深入研究，植物资源的不断扩大，以及化学合成工艺的不断改进，冰片仍有很高的使用前景，随着其血脑屏障及黏膜通透性、抗炎抗菌等药理研究的不断深入，冰片在未来医药市场仍有较好的发展前景和临床需求。

（生立嵩　杜冠华）

【参考文献】

[1] 赵守训. 冰片（龙脑）——世界最早应用的天然有机成分药物 [J]. 亚太传统医药, 2006（2）: 24-25.

［2］陈建南，曾惠芳，李耿，等. 龙脑樟挥发油及天然冰片成分分析［J］. 中药材，2005，28
（9）：781.

［3］Stockman R. The physiological action of borneol. A contribution to the pharmacology of the camphor group
［J］. The Journal of physiology，1888，9（2-3）：65-91.

［4］莫启忠，宫斌，钱序平. 3H-冰片动力学的研究：中药冰片芳香开窍机理的初步探讨［J］. 中成药研
究，1982，8：5-7.

［5］Jackson CL，Menke AE. A New Method of Preparing Borneol from Camphor［C］. Proceedings of the Amer-
ican Academy of Arts and Sciences. John Wilson and Son，1882：93-95.

［6］吴祈德. 天然冰片的酯类衍生物合成及其在大鼠体内药物代谢动力学研究［D］. 广州：广州中医药
大学，2011.

［7］吴寿荣，程刚，冯岩. 冰片药理作用的研究进展［J］. 中草药，2001，32（12）：1143-1145.

［8］江光池，冯旭军，黄岚，等. 龙脑和异龙脑对小鼠和家兔的药理作用［J］. 华西药学杂志，1989，4
（1）：23-25.

［9］郭军，黄熙，王骊丽，等. GC-FID 法同步测定人含服速效救心丸后血中冰片、川芎嗪含量［J］. 中
草药，2003，34（8）：730-732.

［10］胡珊珊. 君药丹参对使药冰片的药代动力学影响研究［D］. 西安：西北大学，2008.

灯盏花素
Breviscapine

短葶飞蓬

【中文别名】 野黄芩苷。

【中文化学名】 5，6，4′-三羟基黄酮-7-葡萄糖醛酸苷。

【英文化学名】 7-（β-D-Glucopyranuronosyloxy）-5，6-dihydroxy-2-（4-hydroxyphenyl）-
4H-1-benzopyran-4-one。

灯盏乙素

分子式：$C_{21}H_{18}O_{12}$，分子量：462.36，CAS 号：27740-01-8。

【理化性质】 本品为淡黄色至黄色粉末，有一定吸湿性；无臭，无味或味微咸。在
甲醇、吡啶、稀碱溶液中溶解，在热水、乙醇、乙酸乙酯中略溶，在水、乙醚、三氯甲
烷、苯、丙酮等有机溶剂中几乎不溶。无明显熔点。在（284±2）nm 和（335±2）nm 波长
处有最大吸收。

【剂型与适应证】 本品收载于《中国药典》2015 年版。

片剂：20mg/片、40mg/片；注射剂：5mg/ml。适用于缺血性脑血管病，如脑血栓形
成、脑栓塞以及脑出血恢复期瘫痪患者。

【来源记载】　灯盏花素为灯盏细辛提取的灯盏甲素、灯盏乙素混合物，主要成分为灯盏乙素。灯盏细辛为菊科植物短葶飞蓬 *Erigeron breviscapus*（Vant.）Hand.-Mazz. 的全草。分布于云南、广西等地，尤其以云南较多。

灯盏细辛首载于《滇南本草》："灯盏细辛多用于跌打损伤，具有发表散寒、消炎止痛之功效"。灯盏细辛性寒、味微苦、甘、辛，具有微寒解毒、祛风除湿、活血化瘀、通经活络、消炎止痛的功效。由于灯盏细辛在少数民族居住区域广有分布，因此成为许多民族的民间习用草药。

灯盏花注射液于 2000 年被列入《国家中药保护品种和处方药》。

【研发历程】　对灯盏细辛的化学成分研究始于 20 世纪 70 年代末期，由云南省药物研究所最先开始这方面工作[1]。20 世纪 70 年代，全国大搞中草药运动，云南药物研究所派出研究人员深入民间收集单方，文山壮族苗族自治州丘北县一位 90 多岁罗姓苗族老中医献出一方：用灯盏花炖鸡蛋可用于治疗脑偏瘫。经云南省第一人民医院等医疗单位临床试验，证明此植物提取物用于治疗脑偏瘫、冠心病、脑血栓、脑出血、脑栓塞、微循环障碍等疾病有显著疗效[2]。从此，灯盏细辛逐渐走进了研究者的视野。

1974 年，G. Zemplén、L. Farkas 等合成了 5，6，7，4′-四乙酰氧基黄芩素，经反应成 7 羟基-5，6，4′-三乙酰氧基黄酮后，与溴代乙酰糖成苷后去乙酰基可得灯盏花素，实现了灯盏花素的全合成，且易于工业化规模生产[3]。

目前上市的剂型有普通片剂、颗粒剂、注射剂、注射粉针剂等。普通片剂和颗粒剂口服生物利用度极低，而普通注射液和粉针剂注射给药半衰期短，体内消除迅速，患者顺应性差，使用不方便。正在研发的灯盏花素新制剂有脂质体注射剂、微囊、舌下片、口腔崩解片、自乳化软胶囊等速释制剂，缓释片、缓释包衣微球、渗透泵控释片等缓控释制剂以及磷脂复合物、包合物、滴丸等。

人体消化道对灯盏乙素等黄酮类化合物吸收差的问题通过制剂手段均难以奏效或仅略微改善，目前国外提高溶解度的首选方法是对化合物进行化学结构修饰，又对其糖链上的羧基进行乙酯化、苄酯化、羟乙酰胺酯化以改善其药动学性质；通过对其糖链上的羧基进行聚乙二醇（PEG）酯化、对 4′-羟基 PEG 化或对苯环酚羟基进行羟烷基化，以提高灯盏乙素的水溶性；水解掉葡萄糖醛酸以提高灯盏乙素的脂溶性，提高其口服吸收利用度[4]。

【药理作用】　自 1979 年以来，灯盏花素已被制成针剂、片剂应用于临床，但对灯盏花素药理作用的进一步研究和大规模开发始于 20 世纪 80 年代后期。研究发现灯盏花素在心脑血管疾病的治疗上具有良好的药理活性。

灯盏花素可以抑制血小板和红细胞聚集，增强血液流动性，扩张血管，改善微循环，从而治疗冠心病心绞痛患者；通过阻断 β-受体、抑制 Ca^{2+} 内流、抑制 K^+ 外流等改善传导，对抗快速型心律失常；具有抗心力衰竭作用，其作用机制尚不明确，一方面可能是其对细胞内外钙释放的抑制，另一方面是增敏血管壁上的压力感受器，增加了副交感神经冲动的传入，直接激活中枢副交感神经核和乙酰胆碱受体，使副交感神经活性增强，对抗增加的交感神经活性，同时由于压力感受器的敏化，减少了交感神经冲动的传入，使交感神经活性降低及血压降低。另外，大量研究表明灯盏花素能够抑制心肌细胞肥大和增生，逆转心肌间质和血管重构[5]。

除心血管作用外，灯盏花素还具有扩张脑血管的作用，能降低脑血管阻力，治疗脑血栓、脑供血不足；对缺血 5 小时内再灌注损伤的脑部具有保护作用，主要是通过上调 Nrf2/HO-1 通路而发挥作用[6]。灯盏花素在糖尿病神经病变中也具有一定的作用[7]。

【临床应用】 灯盏花素为脑血管扩张剂，具有增加脑血流量、降低脑血管阻力、改善微循环。临床用于治疗缺血性脑血管病如脑血栓形成等的治疗。对年龄小、瘫痪轻、病程在半年以内患者疗效较好。灯盏花素不良反应较少，偶尔能引起高热、寒颤等输液反应，个别患者出现皮疹、口干、乏力等症状，停药即消失。灯盏花素注射液加入低分子右旋糖酐中静脉点滴，曾引起急性消化道大出血，因此，老年体弱者或有上消化道出血史患者慎用[8]。

【综合评价】 灯盏花素在心脑血管疾病的治疗中展现了良好的药理学活性，但对其药理作用的研究还不够完善，特别是在细胞水平和分子水平上对其作用机制的研究尚待进一步深入。另外灯盏花素较低的生物利用度也影响了其在临床中的使用，因此开发生物利用度高、药理活性好的灯盏花素衍生物也是今后研究的重点。

（阎 雨 方莲花 杜冠华）

【参考文献】

[1] 云南省药物研究所. 灯盏细辛化学成分的研究（第一报）[J]. 中草药通讯, 1976, 11：11-14.
[2] 杨文宇, 张艺. 灯盏细辛的民族民间应用状况 [J]. 中国医药报, 2005-5-31：A07 版.
[3] 崔建梅, 吴松. 灯盏花素的研究进展 [J]. 天然产物研究与开发, 2003, 15（3）：255-258.
[4] 杨丽梅, 顾军, 林明建, 等. 灯盏花素的研究进展 [J]. 天津药学, 2010, 22（1）：56-60.
[5] 张晓丹, 刘婧, 张伟兵, 等. 灯盏花素心血管药理及临床研究进展 [J]. 中国药业, 2007, 16（21）：3-5.
[6] Guo C, Zhu YR, Weng Y, et al. Therapeutic time window and underlying therapeutic mechanism of breviscapine injection against cerebral ischemia/reperfusion injury in rats [J]. J Ethnopharmacol. 2014, 151（1）：660-666.
[7] Zheng CJ, Ou WL, Shen HY, et al. Combined therapy of diabetic peripheral neuropathy with breviscapine and mecobalamin a systematic review and a meta-analysis of Chinese studies [J]. Biomed Res Int., 2015；2015：680-756.
[8] 韦宁. 灯盏花素的临床应用进展与不良反应 [J]. 中国药师, 2011, 4（2）：144-146.

麦角胺与麦角新碱
Ergometrine

麦角菌

【中文化学名】 (6a*R*, 9*R*) -N- [(*S*) -1-羟基丙- 2-基] -7-甲基-4, 6, 6a, 7, 8, 9-六氢吲哚并 [4, 3-fg] 喹啉-9-甲酰胺。

【英文化学名】 (6a*R*, 9*R*) -N- [(*S*) -1-Hydroxypropan-2-yl] -7-methyl-4, 6, 6a, 7, 8, 9-hexahydroindolo [4, 3-fg] quinoline-9-carboxamide。

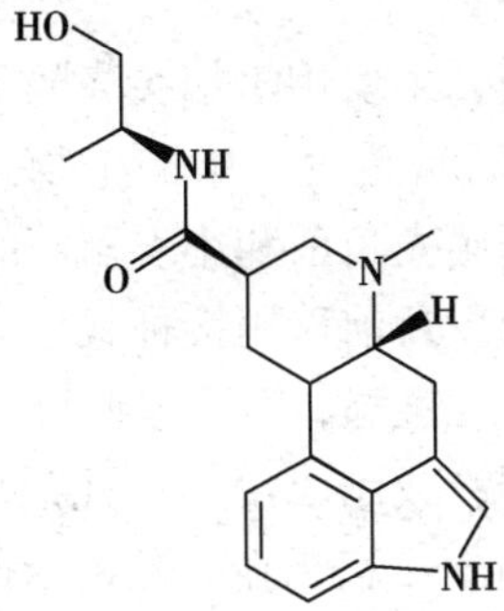

麦角新碱

分子式：$C_{19}H_{23}N_3O_2$，分子量：325.40，CAS 号：60-79-7。

酒石酸麦角胺
Ergotamine

【中文化学名】　2′-甲基-5′α-（苯甲基）-12′-羟基麦角烷-3′，6′，18-三酮酒石酸盐。

【英文化学名】　Ergotaman-3′，6′，18-trione，12′-hydroxy-2′-metyl-（5′α）-phenyl-metyl。

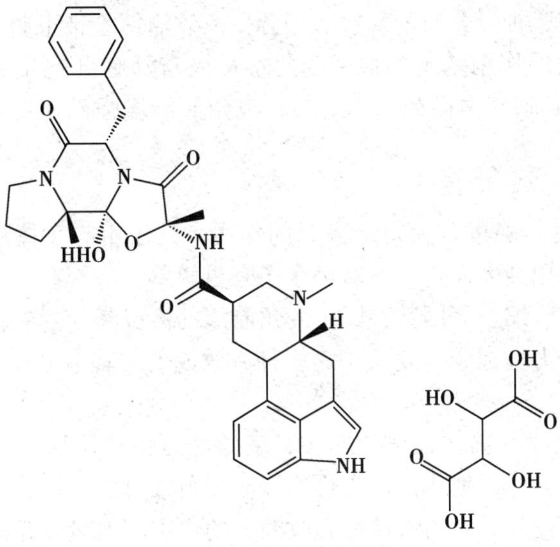

酒石酸麦角胺

分子式：$C_{37}H_{41}N_5O_{11}$，分子量：731.74，CAS 号：379-79-3。

【理化性质】　本品为白色或微黄色细微结晶性粉末，微有吸湿性，微溶于水和乙醇，不溶于乙醚和三氯甲烷。

【剂型与适应证】　马来酸麦角新碱和酒石酸麦角胺收载于《中国药典》2015 年版；《英国药典》2017 版；《美国药典》40 版；《日本药典》17 版；《欧洲药典》9.0 版；《国际药典》第五版。

马来酸麦角新碱常制成流浸膏、注射剂等应用。它作为子宫收缩药，主要用于产后或流产后预防和治疗由子宫收缩无力或缩复不良所致的子宫出血以及用于产后子宫复原不全，加速子宫复原。

酒石酸麦角胺为片剂和注射液，主要用于偏头痛的治疗，也可用于其他神经性头痛。

【来源记载】　麦角胺和麦角新碱是麦角中的生物碱。麦角（*Claviceps purpurea*），别名麦角菌、黑麦乌米，是麦角科真菌麦角菌和小麦角菌的菌核。麦角分布于东北、华北地区及新疆、江苏、浙江、四川等地。目前采用接种栽培的方式种植。

传统中医药学认为麦角味淡，性微温，有毒，归肝、肾经。传统用法为内服：制成流浸膏，每次 2~4ml，一日量 6~8ml；或制成浸剂、丸剂、针剂等分别使用。《国药的药理学》记载麦角为子宫紧缩药[1]。对于子宫出血，分娩后的弛缓性后出血，子宫之不全、退行等有效。《高原中草药治疗手册》记载麦角可治偏头痛[2]。

【研发历程】　麦角作为一味传统中药，原本用于产后止血及子宫复旧，有兴奋子宫肌的作用，作用强大而持久。中药现代化提出后，通过将我国数种野生麦角分别制成流浸膏，对在体和离体的兔子宫用药后发现其皆能促进其收缩，使之张力增加；并在离体兔子宫上表明，对产后和妊娠子宫比未孕子宫作用强。麦角中含多种有效成分，其中以麦角新碱对子宫作用最强，麦角胺次之。从我国 12 种寄主植物上所分离的 131 个麦角菌系中，有 17 个能在小麦培养基上产生麦角碱，其中以 Claviceps microccephalaCe-3 菌系最为优良，不但产碱力强，而且所产的主要为麦角新碱，故成为后来产业化进程中使用的主要菌系[3]。研究发现大量麦角胺或麦角毒能阻断 α-肾上腺素能受体，使肾上腺素的升压作用翻转。它们并不能阻止交感神经介质的释放。用豚鼠离体输精管带下腹神经标本实验，表明麦角胺与去甲肾上腺素的作用基本相似。麦角小量兴奋延脑（迷走性心率减慢、呼吸增加、惊厥等），大量因延脑麻痹而死亡。此外，麦角胺能增强巴比妥类、吗啡、美沙酮的镇静和催眠作用。

【药理作用】

1. 兴奋子宫的作用　麦角有兴奋子宫肌的作用，其作用与垂体后叶制剂相似，是直接作用于子宫肌，但作用强大而持久。对怀孕子宫更敏感；临产和新产后应用小量即有明显作用，甚至产生强直收缩。我国数种野生麦角制成的流浸膏，对在体和离体的兔子宫皆能促进其收缩，使之张力增加[4]。麦角中含多种有效成分，其中以麦角新碱对子宫作用最强，麦角胺次之。

2. 对心血管的作用　在离体血管实验中，麦角胺可使周围血管平滑肌收缩。在整体动物因血管收缩而升压，并产生代偿性心跳徐缓。麦角毒对心脏的作用不及对血管的作用强，但在心率慢到某种程度时，则有增强心收缩力的作用。大量麦角胺可损伤血管内皮细胞（原理不明），导致坏疽形成。麦角胺对血管作用最强，麦角毒次之，而麦角新碱几乎不影响血压和损伤血管内皮细胞[5]。麦角胺可使血管收缩，动脉搏动幅度减小，这可能与治疗偏头痛的作用有关。

3. 对神经系统的作用　大量麦角胺或麦角毒能阻断 α-肾上腺素能受体，使肾上腺素的升压作用翻转。它们并不能阻止交感神经介质的释放。麦角小量兴奋延脑（迷走性心率减慢、呼吸增加、惊厥等），大量因延脑麻痹而死亡。麦角胺能增强巴比妥类、吗啡、美沙酮的镇静和催眠作用[6]。

【临床应用】　马来酸麦角新碱主要用在产后或流产后预防和治疗由于子宫收缩无力或缩复不良所致的子宫出血；用于产后子宫复原不全，加速子宫复原。

酒石酸麦角胺主要用于偏头痛，能减轻其症状，只宜头痛发作时短期使用，一般认为并不能预防偏头痛发作。与咖啡因合用疗效比单用麦角胺好，副作用也较轻。也可用于其他神经性头痛。

【综合评价】 药物治疗主要使用催产类药物收缩子宫，由于麦角新碱已经停产，目前临床上主要使用缩宫素与前列腺类制剂[7]。

酒石酸麦角胺与咖啡因合用可提高麦角胺的吸收并增强对血管的收缩作用，因此麦角胺咖啡因片剂在偏头痛早期发作时使用可以获得较好效果，但由于其副作用，不适宜长期使用。

（马寅仲 杜冠华）

【参考文献】

[1] 牟鸿彝. 国药的药理学 [M]. 1952：150-153.
[2] 若尔盖县. 高原中草药治疗手册 [M]. 1971：95-96.
[3] 方起程. 分离麦角新碱的新方法 [J]. 药学学报，1963，10（12）：712-719.
[4] 何惠霞，朱平，岳得超. 麦角碱的类型、药理活性临床应用 [J]. 中国药学杂志，1992，27（4）：198-201.
[5] 国家药典委员会. 中华人民共和国药典二部 [M]. 2010 年版. 北京：中国医药科技出版社，2010：44-45.
[6] 高金玲. 产后出血的药物缩宫素与麦角新碱疗效评价 [J]. 中外医疗，2009，（22）：81.
[7] 李哲媛，任杰红. 国家基本药物麦角新碱注射液停产的原因及思考 [J]. 中国药业，2013，22（24）：8-9.

阿托品
Atropine

曼陀罗

【中文别名】 混旋莨菪碱，硫酸阿托品，硫酸阿托平。

【中文化学名】 （±）α-（羟甲基）苯乙酸-8-甲基-8-氮杂双环［3.2.1］-3-辛酯。

【英文化学名】 α-（Hydroxymethyl）benzeneacetic acid（3-endo）-8-methyl-8-azabicyclo［3.2.1］octyl easter。

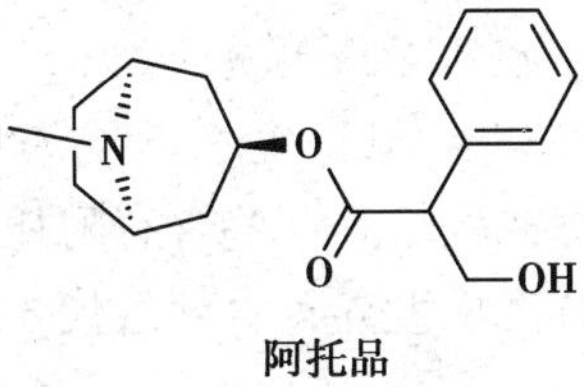

阿托品

分子式：$C_{17}H_{23}NO_3$，分子量：289.37，CAS 号：51-55-8。

阿托品的主要衍生物有甲溴阿托品、硝酸甲基阿托品、东莨菪碱、山莨菪碱、樟柳碱和后马托品。临床应用的为阿托品的硫酸盐，称为硫酸阿托品 [分子式：$(C_{17}H_{23}NO_3)_2 \cdot H_2SO_4 \cdot H_2O$，分子量：694.84，CAS 号：5908-99-6]。

【理化性质】 本品为无色或白色结晶性粉末；无臭。溶解度：在水中极易溶解，在乙醇中易溶。熔点不得低于 189℃，熔融时分解（《中国药典》）；114~118℃（《美国药典》）；115~119℃（《英国药典》）。阿托品化学结构为氨基醇酯类，在碱性条件下易被水解生成托品和消旋托品酸，在弱酸性、近中性水溶液中较稳定，pH 3.5~4.0 最稳定。

【剂型与适应证】 本品收载于《中国药典》2015 年版；《英国药典》2017 版；《美国药典》40 版；《欧洲药典》9.0 版；《国际药典》第五版；《日本药典》17 版；《印度药典》2010 年版。

临床常用其硫酸盐（熔点 194℃）。主要剂型有注射剂、片剂、眼膏剂；用于抢救中毒性休克、有机磷农药中毒、缓解内脏绞痛、麻醉前给药及减少支气管黏液分泌等治疗。硫酸阿托品眼用凝胶，适应证为虹膜睫状体炎、眼底检查、验光配镜屈光度检查前的散瞳。

【来源记载】 阿托品是从颠茄草（*Belladonnae herba*）、曼陀罗等茄科植物的根、叶中提取出的一种有毒的白色结晶状生物碱。

颠茄（*Atropa belladonna* L.），俗名野山茄，属茄科颠茄属的一个种，为多年生草本植物，全草入药。原产欧洲中、南部地区和小亚细亚，于 1809 年收载入《英国药典》，在美国、欧洲和印度等已广泛种植。20 世纪 30 年代引入我国，在山东、浙江、北京、上海等地均有栽培。

颠茄味微苦、辛，有毒，有效成分为生物碱，其生物碱含量的分布为：根 0.60%，叶 0.40%，茎 0.15%，花 0.19%，果实 0.21%，种子 0.31%。主要有效成分为莨菪碱（hyoscyamine），并含有少量东莨菪碱（scopolamine）。存在于植物中的不稳定左旋莨菪碱在贮藏、加工、提制过程中，逐渐转化为消旋莨菪碱即阿托品（atropine），此外尚含其他微量生物碱如东莨菪碱、阿托胺等。

莨菪类生物碱（Belladonna alkaloids）种类繁多，广泛存在于茄科植物莨菪（*Hyoscyamus niger* L.）种子（天仙子）、东莨菪（*Scopolia japonica* Maxim.）根、颠茄（*Atropa belladonna* L.）叶、白花曼陀罗（*Datura metel* L.）花（洋金花）及唐古特山莨菪（Anisodus tauguticus Pascher）根、种子中，阿托品（*dl*-莨菪碱）、东莨菪碱、山莨菪碱及樟柳碱是其中 4 种主要的莨菪类生物碱[1]。

【研发历程】 公元前 4 世纪的泰奥弗拉斯（Teophrastus）记述了曼陀罗可以治疗伤口、痛风、失眠，当时人们还迷信地认为它是个有魔力的"爱情药水"，而其中就有阿托品的成分。埃及的一种植物天仙子（henbane）的提取物中也含有阿托品。据传古埃及艳后克里奥佩拉，就用它来滴眼，使她的眼睛更诱人[2]。

公元 1 世纪的迪斯科瑞德斯（Dioscorides）发现含有曼陀罗的葡萄酒有麻醉作用，可用于治疗疼痛、失眠及手术前处理或烧灼。这些含有阿托品的提取物结合使用鸦片用来治疗疾病的方法曾风行整个古代西方医学世界，直到近代才被乙醚、三氯甲烷及其他现代麻醉剂取代[2]。

德国化学家 Friedlieb Ferdinand Runge（1795—1867 年）首先研究了阿托品散瞳的效应。1831 年，药剂师 Mein 成功从植物中得到阿托品纯结晶。而首次合成阿托品的是 1901 年由德国化学家理查德·威斯塔特（Richard Willstätter，因研究植物色素于 1915 年获得诺贝尔奖）完成的。他首先以环庚酮作为起始原料合成托品酮，然后再合成阿托品硫酸盐，尽管路线中每一步的产率均较高，但由于工艺步骤较多，使总产率大大降低，只有 0.75%[2]。

第一次世界大战中，制药业无法满足托品酮的需求。1917 年，英国化学家罗伯特·鲁宾逊（因研究植物染料和生物碱于 1947 年获得诺贝尔奖）发明了简单的托品酮合成法。该法是有机合成中的经典路线之一，仅以结构简单的丁二醛、甲胺和 3-氧代戊二酸为原料，在仿生条件下，利用曼尼希反应，仅通过三步反应（一锅反应）就合成了托品酮，而且产率达到 17%[2]。

在 1889 年由里夏德·维尔施泰特首次确定阿托品的化学结构。阿托品首次由阿尔贝特·拉登堡（A. Ladenberg，1879）通过合成取得。阿尔贝特·拉登堡发现，阿托品可由托品碱与托品酸经酯化反应而得，于是开始尝试利用各种羧酸制造不同的托品碱酯，其中以 α-羟基苯乙酸生成的后马托品最为著名，因其比阿托品的作用时间短，所以在眼科诊治上有应用价值。另从阿托品的氮原子烷基化所得到的季铵盐，也是一种抗痉挛药，因具有极性而被血脑屏障隔离，因此不影响中枢神经。国内杭州第一制药厂于 1970 年实现硫酸阿托品的全合成，提高了产量，大幅度地降低成本，满足了临床用药需求[3]。

【药理作用】　阿托品为典型的 M 胆碱受体阻滞剂。除一般的抗 M 胆碱作用解除胃肠平滑肌痉挛、抑制腺体分泌、扩大瞳孔、升高眼压、视力调节麻痹、心率加快、支气管扩张等作用外，大剂量时能作用于血管平滑肌，扩张血管、解除痉挛性收缩，改善微循环。此外本品能兴奋或抑制中枢神经系统，具有一定的剂量依赖性。对心脏、肠和支气管平滑肌作用比其他颠茄生物碱更强而持久。在眼组织阻断 M 胆碱受体，因而使瞳孔括约肌和睫状肌松弛，引起扩瞳。

毒蕈碱型胆碱受体（M 胆碱受体）阻滞剂有阿托品、东莨菪碱、山莨菪碱和樟柳碱等。莨菪类药不仅对内脏器官细胞上的 M 胆碱受体有拮抗作用，对中枢 M 胆碱受体也有拮抗作用。此类药物的化学结构相似，但东莨菪碱与阿托品相比仅多一氧桥，中枢作用增强；在东莨菪碱的托品酸部位多一羟基即为樟柳碱，其中枢作用相应减弱；东莨菪碱的氧桥部分断裂为羟基时即成山莨菪碱[4]，山莨菪碱不易透过血脑屏障，故中枢症状较阿托品轻。

肌内注射阿托品后 15~20 分钟血药浓度达峰值，口服达峰时间为 1~2 小时，作用一般持续 4~6 小时，扩瞳时效更长。易从胃肠道及其他黏膜吸收。也可从眼或少量从皮肤吸收。口服 $t_{1/2}$ 为 3.7~4.3 小时。血浆蛋白结合率为 14%~22%，分布容积为 1.7L/kg，可迅速分布于全身组织，可透过血脑屏障，也能通过胎盘。主要通过肝细胞酶的水解代谢，有 13%~50% 在 12 小时内以原型随尿排出。在包括乳汁在内的各种分泌物中都有微量出现。

本品经眼结膜吸收后，约 30% 以原型经肾排出，其余为水解后与葡萄糖醛酸结合为代谢物。一般 1% 凝胶点眼，扩瞳作用持续 7~10 天，调节麻痹持续 7~12 天。

【临床应用】　阿托品已广泛应用于各种内脏绞痛、全身麻醉前给药、抗休克、抗心律失常、解救有机磷酸酯类中毒等。其临床新用途日益拓宽，包括防治近视、预防颈内动脉狭窄颈动脉支架置入术患者颈动脉窦反应、治疗宫颈水肿等，以及与其他药物联合应用治疗肺结核咯血、治疗输液引起的发热反应、治疗急性肾炎、预防人工流产综合征、治疗婴幼儿喘息性支气管炎、治疗冻疮、治疗偏头痛等。

美国 Bedrossian（1971 年）最早报道，对近视眼患者单眼长期滴用阿托品治疗

（0.5%或1%，每晚滴眼一次），可使近视的发展停止或减缓[5]。阿托品防治近视的作用机制是通过作用于视网膜外组织（脉络膜、视网膜色素上皮、巩膜等）的 M 受体。其疗效是肯定的，但它的远期疗效、最佳浓度、最佳用法、长时间用药的不良反应以及与眼调节力的关系等问题，均需进一步探讨[6]。

临床研究表明，颈内动脉狭窄颈动脉支架置入术患者，术前预防性地静脉注射 1mg 阿托品后，术中及术后颈动脉窦反应的发生率较对照组明显下降，显示阿托品对颈内动脉狭窄颈动脉支架置入术患者颈动脉窦反应的预防效果显著[7]。

常见不良反应有口干、眩晕，严重时瞳孔散大、皮肤潮红、心率加快、兴奋、烦躁、谵语、惊厥。青光眼、前列腺肥大患者及高热者禁用。眼部用药后可能产生皮肤、黏膜干燥、发热、面部潮红，心动过速等现象。少数患者眼睑出现发痒、红肿、结膜充血等过敏现象，应立即停药。也有报道治疗量阿托品致精神障碍[8]。

【综合评价】　硫酸阿托品是一种 M 胆碱受体阻断剂，由于其为毒性药品，安全范围较小，从而限制其临床应用。经过长期的不懈努力，在迅速起效、延长药效、减轻副作用、使用方便等方面取得了一定的进展。随着临床治疗的需要，硫酸阿托品可以研制成舌下片等更多的剂型[9]，其新剂型和新的临床应用尚有一定的开发前景。

（方莲花　杜冠华）

【参考文献】

[1] 国家药典委员会. 中华人民共和国药典二部［M］. 2015 年版. 北京：中国医药科技出版社，2015：1335-1337.

[2] 新药发现史话（Brief History of Drug Discovery）——阿托品，http://blog. sciencenet. cn/blog-28871-506578. html.

[3] 杭州第一制药厂. 硫酸阿托品合成工艺［J］. 医药工业，1972，8：15-17.

[4] 施宝兴. 合理应用莨菪类药物抢救有机磷农药中毒［J］. 新药与临床，1986，5（5）：288-291.

[5] Bedrossian RH. The effect of atropine on myopia［J］. Ann Ophthalmol，1971，3（8）：891-897.

[6] 陈梅，王丽纯. 阿托品防治近视研究进展［J］. 医药论坛杂志，2010，31（3）：125-127.

[7] 刘建光，王峥，刘忠志，等. 阿托品在颈动脉支架置入术中的预防性应用［J］. 神经损伤与功能重建，2013，8（3）：192-193.

[8] 刘凤荣，衣艳春. 治疗量阿托品致精神障碍 1 例［J］. 当代医学，2013，19（25）：48.

[9] 覃志高，陈志华，李如栋. 硫酸阿托品剂型研究进展［J］. 中外医疗，2009，33：168-169.

环扁桃酯
Cyclandelate

ER-2-19

扁桃

【中文别名】　环扁桃酸酯；安脉生；抗栓丸；三甲基环己扁桃酸。

【中文化学名】　3，3，5-三甲基环己醇-α-苯基-α-羟基乙酸酯。

【英文化学名】　3，3，5-trimethylcyclohexyl-α-phenyl-α-hydroxyacetate。

分子式：$C_{17}H_{24}O_3$，分子量：276. 37，CAS 号：456-59-7。

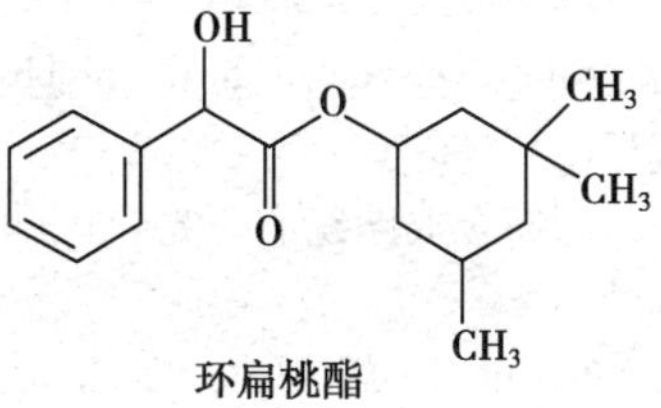

环扁桃酯

【理化性质】　白色或类白色的无定形粉末；有特臭，味苦。乙醇或丙酮中极易溶解，几乎不溶于水。熔点 50~62℃。

【剂型与适应证】　本品收载于《中国药典》2015 年版；《美国药典》40 版。

胶囊，100mg/粒。适应证为动脉硬化闭塞症、手足发绀症、脑动脉硬化、脑供血不足、脑血管疾病、脑外伤、脑损伤后综合征。

【来源记载】　扁桃（*Amygdalus communis* L.）是出产自中国新疆的一种坚果。传统中医学认为扁桃仁有活血祛瘀、润肠通便、止咳平喘的功效，主治经闭、热病蓄血、风痹、疟疾、跌打损伤、瘀血肿痛、血燥便秘。

【研发历程】　环扁桃酯的化学合成最早是由爱尔兰 Elan 公司的 FUNCKE 等人通过 α-羟基苯乙酸和顺-3,3,5-环甲基环己醇合成。原料扁桃酸主要由苯甲醛与氰化钠反应后经水解而得，但氰化钠属剧毒物，并且由于扁桃酸独特的 α-羟基酸结构，在反应所需的酸性条件下容易分解，导致此类反应副产物较多，收率不高。后续出现了一系列的改进方法，目前使用的 $Zn/HCOONH_4/C_2H_5OH$ 体系能够在保证收率的前提下降低环境污染[1]。后续均采用此方法合成环扁桃酯。由于使用此药物易造成粒性白细胞缺乏症，因此美国、加拿大等国并未批准其进入临床，在 70 年代已经被日本、法国等国从临床药物撤回。

【药理作用】　环扁桃酯的作用、结构与罂粟碱类似。它能直接松弛血管平滑肌，对乙酰胆碱、组胺和氯化钡等引起的豚鼠回肠和子宫平滑肌痉挛有缓解作用，此作用比罂粟碱强 3~5 倍。环扁桃酯还能扩张心、脑、肾、四肢末梢血管及冠状动脉，增加血流量，促进血液循环[2]。并能轻度增加小鼠脑对缺氧的耐受力，但对人脑血流量的影响尚未肯定。据报道，环扁桃酯尚能促进侧支循环，但对呼吸、血压、心排血量和心肌耗氧量等几乎没有影响。长期服用安全性高[3]。

【临床应用】　环扁桃酯能直接松弛血管平滑肌使血管扩张，对脑、肾、血管及冠状动脉有选择性的持续扩张作用，从而使血流量增加[4]。环扁桃酯临床上可用于脑动脉硬化症、脑血管意外及其后遗症、脑外伤后遗症、冠状动脉硬化、高血压性心脏病、肢端动脉痉挛症、闭塞性血栓性脉管炎、手足发绀症、内耳眩晕症等的治疗[5,6]。

【综合评价】　环扁桃酯作用与罂粟碱类似，但它能直接松弛血管平滑肌，特别对子宫平滑肌痉挛有缓解作用，此作用比罂粟碱强 3~5 倍。此外，本品能扩冠状动脉增加血流量，促进血液循环，对呼吸、血压、心排血量和心肌耗氧量等几乎没有影响。长期服用安全性要高于罂粟碱[7]。

（马寅仲　杜冠华）

【参考文献】

[1] Funcke AB, Ernsting MJ, Rekker RF, et al. Studies of spasmolytics. I. Mandelic acid esters [J]. Arzne-

imittelforschung，1953，3（10）：503-516.

［2］Diener HC，Krupp P，Schmitt T，et al. Cyclandelate in the prophylaxis of migraine：a placebo-controlled study［J］. Cephalalgia，2001，21（1）：66-70.

［3］陈刚，张俊，李星，等. 环扁桃酯的新合成路线的研究［J］. 中国药物化学杂志，2012，22（1）：29-32.

［4］Cameron BD，Chasseaud LF，Hawkins DR，et al. The metabolic fate of the coronary vasodilator 4-（3，4，5-Trimethoxycinnamoyl）-1-（N-pyrrolidinocarbonylmethyl）piperazine（cinepazide）in the rat，dog and man［J］. Xenobiotica，1976，6（7）：441-455.

［5］Laporte JR，Capellà D，Juan J. Agranulocytosis induced by cinepazide［J］. Eur J Clin Pharmacol，1990，38（4）：387-398.

［6］Takeda M，Tanaka T，Okochi M. New drugs for Alzheimer′s disease in Japan［J］. Psychiatry Clin Neurosci，2011，65（5）：399-404.

［7］Sidney M. Wolfe，M. D. Differences in the Number of Drug Safety Withdrawals：United States，United Kingdom，Germany and France 1970-1992.

咖啡因
Caffeine

咖啡豆

【中文别名】　1，3，7-三甲基黄嘌呤，咖啡碱。

【中文化学名】　1，3，7-三甲基黄嘌呤。

【英文化学名】　1，3，7-Trimethyxanthine。

咖啡因

分子式：$C_8H_{10}N_4O_2$，分子量：194.19，CAS 号：58-08-2。

【理化性质】　本品为白色或带极微黄绿色、有丝光的针状结晶或结晶性粉末；无臭；有风化性；在热水或三氯甲烷中易溶，在水、乙醇或丙酮中略溶，在乙醚中极微溶解；熔点为235～238℃。

【剂型与适应证】　本品收载于《中国药典》2015 年版；《英国药典》2017 版；《美国药典》40 版；《日本药典》17 版；《欧洲药典》9.0 版；《印度药典》2010 版；《国际药典》第五版。

剂型：常用片剂、散剂和注射剂，主要有枸橼酸咖啡因片、氨基比林咖啡因片、氨基比林咖啡因散、小儿氨酚匹林咖啡因片、麦角胺咖啡因片、苯甲酸钠咖啡因注射剂、咖溴合剂等。

适应证：①用于对抗急性感染中毒和乙醇、催眠药、麻醉药、麻醉性镇痛药中毒所引起的中枢性循环衰竭和呼吸衰竭；②防治未成熟初生儿呼吸暂停或阵发性呼吸困难；③与麦角胺合用治疗偏头痛，与乙酰水杨酸（阿司匹林、对乙酰氨基酚）制成复方制剂用于一般性头痛；④与溴化物合用，用于神经官能症，使大脑皮质的兴奋过程和抑制过程得到调节而恢复平衡。

【来源记载】　咖啡因是一种黄嘌呤生物碱化合物。它主要存在于咖啡树、茶树、巴拉圭冬青（玛黛茶）及瓜拿纳的果实及叶片里，而可可树、可乐果及代茶冬青树也存在少量的咖啡因。目前已在超过 60 种植物的果实、叶片和种子中发现了咖啡因[1]。世界上最主要的咖啡因来源是咖啡豆，咖啡原产地为埃塞俄比亚西南部的咖法省高原地区，但现在巴西已成为世界最大咖啡生产地。茶，原产于中国，是另外一个咖啡因的重要来源。由可可粉制的巧克力也含有少量的咖啡因。

咖啡的发现并无史料明确记载，早在石器时代，人类已经开始使用咖啡因。茶的历史可以追溯到仰韶文化中发现的茶树。唐代陆羽在《茶经》中提到，茶作为饮品的历史"发乎神农氏"[2]。就像咖啡浆果和茶叶一样，可乐果也有很古老的起源。使用可可的最早证据是从公元前 8 世纪古玛雅文明时期的罐中发现的残渣。很多西非的文明通过单独或群体的咀嚼可乐果来恢复精力和减轻饥饿。最早的有关咖啡的书面记载可能是 9 世纪波斯医师 al- Razi 所著的 Bunchum。16 世纪末时，在埃及的欧洲居民们记录了咖啡的使用，大概这个时候，咖啡开始在近东（地中海东部、欧洲东南部巴尔干半岛一带）广泛使用。

【研发历程】　1819 年德国化学家弗里德里希·费迪南·龙格第一次从可可豆中分离得到纯的咖啡因，后来又实现从茶叶中提取。其化学结构由 Stenhouse 研究确定，1899 年，Fisehe 首先合成咖啡因。中国 1950 年从茶叶中提取得到咖啡因，1958 年开始采用人工合成[3]。

【药理作用】　咖啡因是中枢神经系统的兴奋药，其主要药理作用：①作为中枢神经系统兴奋药。小剂量（<3mg/kg 体重，约 50~200mg）能兴奋大脑皮质，改善思维活动，提高对外界的感应性。大剂量（5~13mg/kg 体重）则可兴奋延髓的呼吸中枢和血管运动中枢，增加呼吸频率和深度；②促进儿茶酚胺的合成和释放，是具有正性作用的心血管药物，一次小剂量（<3mg/kg 体重，约 50~200mg）服用可产生心率增快、血压升高等正性心力作用；③刺激垂体-肾上腺皮质轴，引起促肾上腺皮质激素和皮质醇合成增加。咖啡因（674mg/ml）通过兴奋中枢神经系统的迷走中枢，刺激迷走神经胃支，可引起胃泌酸增加和胃腺分泌亢进，也可刺激胃肥大细胞释放组胺，进而造成胃壁细胞泌酸增加；④促进 Ca^{2+} 从肌浆网中释放，增强体外骨骼肌收缩性[4-6]。

咖啡因口服后主要在胃肠道快速而完全地吸收，在 15~60 分钟达峰值浓度，峰值可持续到 120 分钟。咖啡因首过消除效应较弱，经吸收后，能完全地进入全身组织并且自由通过。咖啡因的半衰期在不同个体之间差异极大。咖啡因主要在肝内代谢，仅 1%~5% 以原型经肾排泄。代谢产物包括副黄嘌呤（1，7-二甲基黄嘌呤，84%）、可可碱（12%）、茶碱（4%），这些化合物进一步代谢，最终通过尿液排泄出体外[7,8]。可可碱是咖啡因的主要活性代谢产物，据报道具有包括利尿、刺激心血管系统、舒张平滑肌、增加腺体分泌等的活性。

【临床应用】　咖啡因的临床常用制剂包括苯甲酸钠咖啡因及麦角胺咖啡因。苯甲酸钠咖啡因（注射液），每 ml 含咖啡因 0.12g、苯甲酸钠 0.13g；咖溴合剂（口服液），200ml

中含苯甲酸钠咖啡因 0.05~2g 及溴化钠 1~10g。苯甲酸钠咖啡因的适应证包括：①解救因急性感染中毒、催眠药、麻醉药、镇痛药中毒引起的呼吸、循环衰竭；②与溴化物合用，使大脑皮层的兴奋、抑制过程恢复平衡，用于神经官能症；③与乙酰水杨酸制成复方制剂，用于一般性头痛；与麦角胺合用治疗偏头痛。每片含酒石酸麦角胺 1mg，咖啡因 100mg，用量过大或皮下注射常见有恶心、呕吐、上腹部不适、腹泻、肌无力甚至胸痛。

麦角胺咖啡因能使脑动脉血管的过度扩张与搏动恢复正常。临床可用于偏头痛，也用于脑动脉扩张性头痛，组胺引起的头痛等，但预防头痛无效。不良反应包括：恶心、呕吐、腹痛、乏力，常见有手、趾、脸部麻木和刺痛感，脚和下肢肿胀。过量可引起严重中毒发生、精神错乱、共济失调、惊厥、手足灰白发冷、感觉障碍、甚至昏迷以及呼吸麻痹而死亡[9]。

枸橼酸咖啡因制剂，包括注射剂和口服液，是国际上唯一被批准的治疗早产儿呼吸暂停的药物。

【综合评价】　咖啡因适度地使用有祛除疲劳、兴奋神经的作用，临床上用于治疗神经衰弱和昏迷复苏及复方制剂用于治疗偏头痛及神经官能症。但是，大剂量或长期使用也会对人体造成损害，特别需要注意其成瘾性。当由于药物的耐受性而导致用药量不断增加时，咖啡因就不仅作用于大脑皮层，还能直接兴奋延髓，引起阵发性惊厥和骨骼震颤，损害肝、胃、肾等重要内脏器官，诱发呼吸道炎症、妇女乳腺瘤等疾病，甚至导致吸食者下一代智能低下、肢体畸形[10]，因此也被列入受国家管制的精神药品范围。

（王　霖　杜冠华）

【参考文献】

[1] 张羽冠，申乐，许力，等. 咖啡因对急慢性疼痛的调控及其可能的机制 [J]. 中国医学科学院学报，2014，36（6）：697-700.

[2] 易超然，卫中庆. 咖啡因的药理作用和应用 [J]. 医学研究生学报，2005，18（3）：270-272.

[3] 韩佳宾，陈静，王静康，等. 咖啡因制备方法研究进展 [J]. 化工纵横，2003，17（3）：13-16.

[4] Spriet LL. Exercise and sport performance with low doses of caffeine [J]. Sports Med, 2014, 44（2）：175-184.

[5] 李海霞，陈榕，周丹. 咖啡因的合成及其药理作用的研究进展 [J]. 华西药学杂志，2011，2（2）：182-187.

[6] Pohanka M. The perspective of caffeine and caffeine derived compounds in therapy [J]. Bratisl Lek Listy, 2015, 116（9）：520-530.

[7] 陈莹. 中枢兴奋药咖啡因的再评价 [J]. 国外医学：生理、病理科学与临床分册，1997，17（4）：375-378.

[8] 陈尧，周宏灏. 咖啡因体内代谢及其应用的研究进展 [J]. 生理科学进展，2010，41（4），256-260.

[9] 付剑亮，刘雨. 舒马曲坦注射剂与麦角胺咖啡因片剂治疗偏头痛的比较 [J]. 中国新药与临床杂志，1999，18（2）：82-84.

[10] D'Ambrosio SM. Evaluation of the genotoxicity data on caffeine [J]. Regul Toxicol Pharmacol, 1994, 19（3）：243-281.

ER-2-21
延胡

罗通定
Rotundine

【中文别名】 左旋四氢巴马汀，颅痛定，延胡索乙素，L-Tetrahydropalmatine，L-THP。

【中文化学名】 (S)-2，3，9，10-四甲氧基-5，8，13，13a-四氢-6H-二苯并[a，g]喹嗪。

【英文化学名】 (S)-2，3，9，10-tetramethoxy-5，8，13，13a-tetrahydro-6H-dibenzo[a，g]quinolizine。

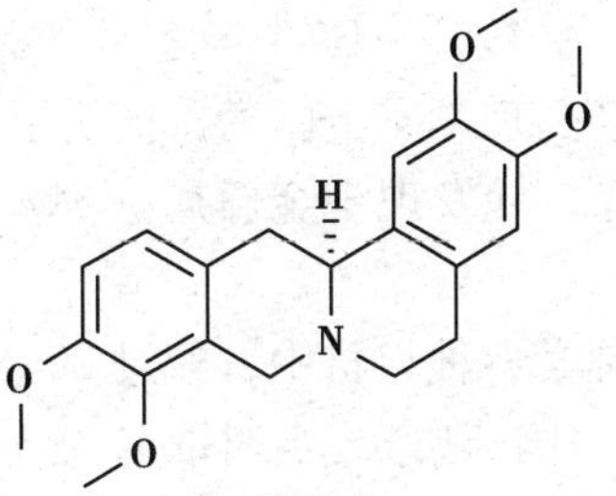

罗通定

分子式：$C_{21}H_{25}NO_4$，分子量：355.43，CAS号：10097-84-4。

【理化性质】 白色或微黄色的结晶，无臭，无味，遇光受热易变黄；该品在三氯甲烷中溶解，在乙醇或乙醚中略溶，在水中不溶，在稀硫酸中易溶；需遮光、密封保存。熔点为141~144℃，比旋度为-290°~-300°。

【剂型与适应证】 本品收载于《中国药典》2015年版。

1. 硫酸罗通定注射液用于胃溃疡及十二指肠溃疡的疼痛、月经痛、分娩后宫缩痛、紧张性失眠、痉挛性咳嗽等。

2. 罗通定（罗通定片）用于头痛、月经痛以及助眠等。

3. 盐酸罗通定（盐酸罗通定片）镇痛药。

4. 延胡索乙素（硫酸延胡索乙素）为消旋四氢巴马汀，有效部分为左旋体，即罗通定，适用于中等疼痛，特别适用于因疼痛、紧张而不能入睡的患者。

【来源记载】 罗通定是从传统中药植物延胡索中分离提取得到的具有镇痛活性的有机生物碱。中药延胡索又名玄胡、元胡，是罂粟科紫堇属多年生草本植物，以其块茎入药，用于行气止痛、活血化瘀、跌打损伤、恶露不尽、产后血晕、崩中、月经不调、心腹腰膝诸痛等。延胡索始见于南北朝时期的《雷公炮炙论》，据《本草纲目》记载，明代荆穆王妃胡氏，因食荞麦面时发怒，患了胃脘疼痛的疾病，发病时疼不可忍。催吐、泻下、行气、化滞等各种药物入口即吐，无法奏效。后来请名医李时珍诊视，李根据《雷公炮炙论》记载"心痛欲死，速觅延胡"，于是用温酒送服延胡索，王妃服药即能受纳，不再吐出，过了不久胃痛停止，数年未再犯。

延胡索产于安徽、江苏、浙江、湖北、河南等地，目前陕西、甘肃等地亦有引种栽培，但以浙江为主，生长于山地林下，以人工栽培品为主。《中国药典》规定的入药品种为罂粟科植物延胡索 Corydalis yanhusuo W. T. Wang 的干燥块茎。夏初茎叶枯萎时采挖，除去须根，洗净，置沸水中煮至恰无白心时，取出，晒干使用。《中国药典》收录了与上述延胡索同类植物，包括东北延胡索、土延胡、朝鲜产延胡索。这些药材与上述延胡索含有相类似的化学成分。目前延胡索加工制剂可在临床上用于止痛和局部麻醉药物使用。

【研发历程】 从 20 世纪 20 年代至今，大多数学者和研究人员将目光集中在延胡索药材内所含生物碱类化合物成分，提取分离得到超过 30 种不同种类的生物碱。其中罗通定是最重要的延胡索活性成分之一，并成功应用于临床。

延胡索乙素最初由我国药用植物化学家赵承嘏先生发现[1]，共分离出 13 种生物碱，并命名为延胡索素甲、乙、丙、丁到寅，并确定出其中 6 种生物碱的结构。1936 年由我国著名有机化学家黄鸣龙证明延胡索乙素即 dl-tetrahydropalmatine。从 1933 年起，由汪敬熙和鲁子惠两位科学家对延胡索乙素的药理作用进行研究，发现其能够使动物产生强直性晕厥。罗通定是左旋延胡索乙素，在 1959—1964 年之间，罗通定是由延胡索乙素拆分获得。1956—1965 年间，中国著名神经药理学家金国章，证明了罗通定是延胡索镇痛作用的主要有效成分，并对其机制进行研究，并发现千金藤属（Stephania）植物中含丰富的左旋体，其成为临床用药的主要来源。

1965 年罗通定载入我国药理学各种教材中，经过 20 多年临床实践，证明其疗效可靠、副作用小，并于 1977 年收入《中国药典》，当时取名为"颅痛定"，顾名思义其对头痛具有良好的疗效。1979 年广州市医药工业研究所（广州医工所）对延胡索乙素实现了全合成，目前罗通定主要由人工合成来生产。从 1980 年以来罗通定的作用原理研究取得了较大进展，证实其镇痛作用与脑内阿片受体无关，与前列腺素系统也无关，因此不属于麻醉性镇痛和解热镇痛药范畴。随后进一步证明罗通定与脑内 M 胆碱受体无亲和力，与 GABA 系统也无关，但与脑内多巴胺受体有亲和力[2]。目前针对罗通定镇痛以及其他药理学方面作用的研究仍在继续。

【药理作用】

1. 对中枢神经系统的作用 罗通定具有显著的镇痛、镇静和催眠作用，其作用机制与阿片受体无关，没有明显的成瘾性。与哌替啶合用可以增强镇痛效果，减少哌替啶用量，降低其药物依赖性的发生。目前研究认为罗通定为中枢多巴胺受体阻断剂，通过阻滞纹状体和伏隔核的 D_2 受体，和 PAG-RgpI-脊髓背角神经通路，抑制外周痛觉信息传入而起到镇痛作用[3]。另外，罗通定还具有抑制药物滥用后引起的运动反应加强，即抑制行为敏化的作用。

2. 对心脑血管系统作用 罗通定对脑缺血再灌注损伤[4]、心肌缺血再灌注损伤[5]具有一定的抑制作用，并且可以降低血压[6]。罗通定在心脑血管方面的药理作用机制较为复杂，可能与罗通定对炎症与细胞凋亡抑制相关。另外发现罗通定对 α 受体有一定的作用，并对钙离子呈非竞争性拮抗作用[7]。

3. 逆转肿瘤细胞耐药性 其机制可能是通过下调肿瘤细胞内 P-糖蛋白（P-gp）的表达、上调 Topo Ⅱ 的表达相关[8]。

4. 对内分泌系统作用 罗通定对垂体-肾上腺系统有兴奋作用，同时对肝脏也有一定的保护作用[9]。

5. 药物代谢　罗通定口服吸收完全，15 分钟可吸收 40%~50%。10~30 分钟起效，持效 2~5 小时。体内分布依次为脂肪、肺、肝和肾。皮下注射 12 小时随尿排出约 80%[10]。

【临床应用】

1. 胃肠道及肝胆系统疾病引起的疼痛、月经痛、分娩后疼痛。

2. 轻度的外伤和手术后疼痛。

3. 头痛性失眠和痉挛性咳嗽。

4. 亦有试用于Ⅰ~Ⅲ期高血压和各种原因所致心律失常的报道。

5. 罗通定催眠作用服后 15 分钟发生，2 小时后消失，因同时有止痛作用，所以特别适于因疼痛而失眠的患者。

6. 不良反应　可有嗜睡、眩晕、乏力、恶心等。大剂量对呼吸中枢有抑制作用，有时可引起锥体外系兴奋症状。

【综合评价】　罗通定作为一种来源于植物的天然小分子药物，具有镇痛、镇咳、催眠等作用。罗通定毒性低，不良反应少，应用安全。当达到镇痛作用时，能同时出现轻度的催眠作用，因此特别适用于因疼痛而不能入睡的患者。对慢性持续性疼痛及内脏钝痛效果较好，对急性锐痛、癌症晚期疼痛效果较差。由于其无成瘾性、依赖性，目前已获得世界范围的关注，具有巨大的市场前景和进一步开发利用的价值。

（袁天翊　杜立达　方莲花）

【参考文献】

[1] 赵承嘏. 关于几种中药的研究 [J]. 科学通报, 1953, 08: 59-62.

[2] 金国章. 左旋四氢巴马汀和它的第二代新药——左旋千金藤啶碱的药理研究进展 [J]. 药学学报, 1987, 06: 472-480.

[3] Chu H, Jin G, Friedman E, et al. Recent development in studies of tetrahydroprotoberberines: mechanism in antinociception and drug addiction [J]. Cell Mol Neurobiol, 2008, 28 (4): 491-499.

[4] Mao XW, Pan CS, Huang P, et al. Levo-tetrahydropalmatine attenuates mouse blood-brain barrier injury induced by focal cerebral ischemia and reperfusion: Involvement of Src kinase [J]. Sci Rep, 2015, 5: 11155.

[5] Han Y, Zhang W, Tang Y, et al. l-Tetrahydropalmatine, an active component of Corydalis yanhusuo W. T. Wang, protects against myocardial ischaemia-reperfusion injury in rats [J]. PLoS One, 2012, 7 (6): e38627.

[6] Chueh FY, Hsieh MT, Chen CF, et al. Hypotensive and bradycardic effects of dl-tetrahydropalmatine mediated by decrease in hypothalamic serotonin release in the rat [J]. Jpn J Pharmacol, 1995, 69 (2): 177-180.

[7] Meng HX, Wang B, Liu JX. Effect of salvianolic acid B and tetrahydropalmatine on the L-type calcium channel of rat ventricular myocytes [J]. Zhong Guo Zhong Xi Yi Jie He Za Zhi, 2011, 31 (11): 1514-1517.

[8] Sun S, Chen Z, Li L, et al. The two enantiomers of tetrahydropalmatine are inhibitors of P-gp, but not inhibitors of MRP1 or BCRP [J]. Xenobiotica, 2012, 42 (12): 1197-1205.

[9] 杜远东, 赵玉珍. 罗通定的药理作用和临床应用研究进展 [J]. 西北药学杂志, 2012, 27 (01): 91-94.

［10］Liu P, Li W, Li ZH, et al. Comparisons of pharmacokinetic and tissue distribution profile of four major bioactive components after oral administration of Xiang-Fu-Si-Wu Decoction effective fraction in normal and dysmenorrheal symptom rats［J］. J Ethnopharmacol, 2014, 154（3）：696-703.

毒扁豆碱
Eserine

毒扁豆

【中文别名】　水杨酸毒扁豆碱、依色林、卡拉巴豆碱。

【中文化学名】　（3a*S*, 8a*R*）-1, 3a, 8-三甲基-1H, 2H, 3H, 3aH, 8H, 8aH-吡咯并［2, 3-b］吲哚-5-基 N-甲基氨基甲酸酯。

【英文化学名】　（3aS, 8aR）-1, 3a, 8-Trimethyl-1H, 2H, 3H, 3aH, 8H, 8aH-pyrrolo［2, 3-b］indol-5-yl N-methylcarbamate。

毒扁豆碱

分子式：$C_{15}H_{21}N_3O_2$，分子量：275.35，CAS 号：57-47-6。

【理化性质】　从乙醚中析出的毒扁豆碱呈片状结晶；熔点 102~104℃，但该晶体不稳定，易变为熔点 86~87℃的结晶；比旋光度［α］-120°（苯），［α］-76°（三氯甲烷）。微溶于水，可溶于乙醇、苯、三氯甲烷或脂肪油中。毒扁豆碱的晶体或其溶液，加热、暴露于光线和空气中或有微量金属存在时，很容易变成红色，对碱更不稳定，易水解成毒扁酚碱，能被氧化为红色，失去疗效。

【剂型与适应证】　本品收载于《中国药典》1963 年版。

目前临床使用剂型有：水杨酸毒扁豆碱注射液、滴眼液、眼膏。临床主要作为胆碱酯酶抑制药，用于催醒、治疗青光眼。

【来源记载】　毒扁豆碱是由西非多年生植物豆科（Fabaceae）加拉巴豆属植物（*Calabar bean*）毒扁豆（*Physostigma venenosum*）种子中提取而得的生物碱。毒扁豆，早期被称为"审判豆"，此名来自于西非民间团体。19 世纪中叶，欧洲人到访位于尼日利亚东部的老卡拉巴尔，发现本地存在一个古老的信仰：给犯罪嫌疑人喂食"审判豆"，中毒死去即有罪，而幸存的人则视为清白。后由传道士将"审判豆"带入英国。直到 1864 年，约斯特和汉斯首次从毒扁豆分离得到毒扁豆碱[1-3]。

【研发历程】　毒扁豆碱是人类最先发现的可逆性 AChE 抑制剂，属于叔胺，易透过血脑屏障。1846 年，克列斯蒂森发现毒扁豆的提取物可使实验动物的心脏停止跳动而引起死亡；其本人也服食了一定量的提取物，亲身体验了身体感觉极度虚弱的中毒症状，但是侥幸活了下来。1855 年，克列斯蒂森报道了这项实验结果，认为毒扁豆碱中存在某种具有很强生理活性的物质。

1864 年，化学家约斯特和汉斯通过多次试验制备得到结晶的纯品分离物，将其命名为毒扁豆碱。之后，费雷泽和鲁滨逊合作，把毒扁豆碱用于眼科实验，结果证明毒扁豆碱可以拮抗阿托品对瞳孔的扩瞳作用，使瞳孔收缩；1875 年，拉奎尔发现毒扁豆碱除了能够缩瞳外还能够降低眼内压，因此毒扁豆碱被投入临床用于治疗青光眼。1925 年，斯坦曼德和博格确定它的化学结构，属于一类 3-碳取代的六氢吡咯并［2，3］吲哚环系的天然产物；1935 年，朱利安等首次实现毒扁豆碱消旋体的全合成[1,2,4]。

【药理作用】 毒扁豆碱是人们发现的第一种抗胆碱酯酶药物，之后通过对毒扁豆碱的结构进行改造，得到了一系列的同类型药物。抗胆碱酯酶药和乙酰胆碱一样，也能与胆碱酯酶结合，但结合较牢固，水解较慢，使酶失去活性，胆碱能神经末梢释放的乙酰胆碱便大量堆积，从而表现出一系列的生理活性[4]。毒扁豆碱无直接兴奋 M、N 胆碱受体作用，并可进入中枢，故对外周和中枢都有较强的作用[5]。

眼内局部使用时，所起作用与毛果芸香碱类似，但较强而持久，可兴奋瞳孔括约肌的 MChR，表现为瞳孔缩小，眼内压下降，对青光眼患者，作用更为明显。本品吸收后其外周作用与新斯的明类似，即 M、N 样作用，表现为较强平滑肌兴奋作用。进入中枢后，药物亦可抑制中枢 AChE 活性而产生 ACh 的中枢症状，常表现为先兴奋后抑制。毒扁豆碱作用需要依赖于器官中胆碱能神经的状态[5]。

【临床应用】 毒扁豆碱作为最早发现的抗胆碱酯酶药，目前仍然应用于临床。现主要局部用于治疗青光眼。与毛果芸香碱相比，本品起效较快，作用较强，刺激性亦较强，长期给药后，患者不易耐受。故目前多用于急性青光眼治疗。毒扁豆碱作为一种胆碱酯酶抑制剂，对于与乙酰胆碱或拟乙酰胆碱药物相关的症状如重症肌无力、阿尔茨海默病、阿托品中毒等同样有效，但由于本品解毒作用的特异性不高，并有一定危险性，在多数情况下都不作为首选药物使用[4,5]。

【综合评价】 由于毒扁豆碱毒性大、安全用药剂量范围窄、不稳定等缺点，早期只限用于眼科。随着毒扁豆碱应用范围的扩大，再加以分析技术的发展，克服了药物剂量小，血药、脑药浓度低，难以测定的困难，自 1985 年以来，不断开展了对毒扁豆碱代谢的研究[6,7]。近年来，国际上对叔胺型胆碱酯酶抑制剂毒扁豆碱的研究越来越重视，如在实验及临床神经药理中，毒扁豆碱被广泛用作拟胆碱工具药来研究中枢生理性及病理性的机制[8,9]。

（林溢煌　方莲花　杜冠华）

【参考文献】

［1］纪庆娥. 毒扁豆碱的作用机理和代谢研究的进展［J］. 国外医学药学分册，1993，20（4）：201-203.

［2］周永云. 毒扁豆碱的合成研究进展［J］. 云南民族大学学报，2015，24（3）：165-175.

［3］Proudfoot A. The early toxicology of physostigmine［J］. Toxicological Reviews，2006，25（2）：99-138.

［4］闰冠韫. 天然药物向化学药物转化的历程［D］. 哈尔滨：黑龙江中医药大学，2013.

［5］杨世杰. 药理学［M］. 北京：人民卫生出版社，2012：64-65.

［6］Boyer AW，Somani SM. Pharmacokinetics of biliary excretion of physostigmine in rat［J］. Archives Internationales De Pharmacodynamie Et De Thérapie，1986，278（2）：180-192.

［7］Walter K，Muller M，Barkworth M F，et al. Pharmacokinetics of physostigmine in man following a single application of a transdermal system［J］. British Journal of Clinical Pharmacology，1995，39（1）：59-63.

［8］ Meuret P, Backman SB, Bonhomme V, et al. Physostigmine reverses propofol-induced unconsciousness and attenuation of the auditory steady state response and bispectral index in human volunteers ［J］. Anesthesiology, 2000, 93（3）: 708-717.

［9］ Kirrane RM, Mitropoulou V, Nunn M, et al. Physostigmine and cognition in schizotypal personality disorder ［J］. Schizophrenia Research, 2001, 48（1）: 1-5.

香草醛
Vanillin

天麻

【中文别名】 香荚兰醛。

【中文化学名】 4-羟基-3-甲氧基苯甲醛。

【英文化学名】 4-Hydroxy-3-methoxybenzaldehyde。

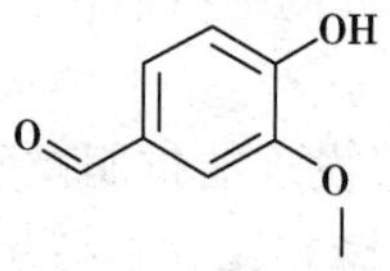

香草醛

分子式: $C_8H_8O_3$, 分子量: 152.15, CAS 号: 121-33-5。

衍生物有甲基香兰素和乙基香兰素两种。

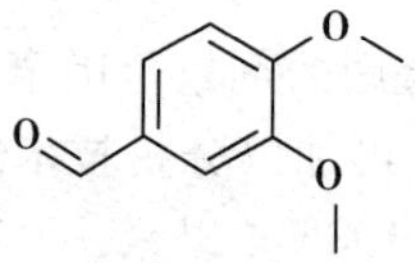

甲基香兰素 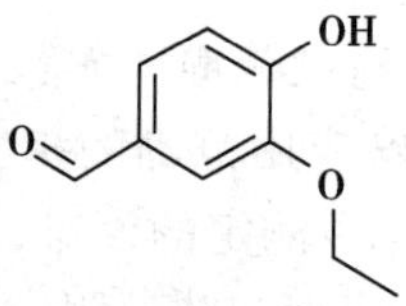　　　　　　乙基香兰素

【理化性质】 本品为白色或淡黄色针状结晶或晶体粉末，且有浓烈的香气。熔点81℃，沸点284~285℃，相对密度1.060。易溶于乙醇，三氯甲烷，乙醚，二硫化碳，冰醋酸，吡啶。它也溶于油，丙二醇和碱水溶液中。溶液对石蕊呈酸性。空气中能缓慢氧化，对光不稳定，密封避光保存。

【剂型与适应证】 本品收载于《化药地标升国标》第八册。

目前临床应用香草醛片，可用于治疗各型癫痫（尤适用于小发作），亦可用于治疗注意力缺陷障碍性多动症及眩晕等。

【来源记载】 香草醛存在于多种植物中，如兰科香草属植物天麻的块茎、木贼科植物木贼的全草、石莼科植物孔石莼、安息香科植物安息香树树脂，以及甜菜、香草豆、秘鲁香脂、妥卢香脂等[1,2]。目前可通过植物提取或人工合成获得香草醛，而且人工合成产量大，是目前获得香草醛的主要方法。

香草醛的药用具有悠久历史，中国传统医学认为，芳香物质如安息香具有疏肝理气、醒脑开窍之功效，《酉阳杂俎》载安息香出波斯国，作药材用。《新修本草》曰："安息香，味辛、香，性平，无毒。主心腹恶气鬼。西戎似松脂，黄黑各为块，新者亦柔韧"。《香谱》及《本经逢原》亦有记载。验方息痫膏（安息香、公丁香、冰片、白胡椒、麝香、凡士林）可治癫痫。现代则用安息香作为药物合成中间体，生产抗癫痫药物二苯基乙内酰脲。而上述这些物质的功效，都与其所含香草醛成分有着不可分割的关系。

【研发历程】 香草醛作为人类第一种合成的香料而闻名。在香料界称为香兰素，已不用香草醛的名称。早在1858年，法国化学家葛布利（Nicolas-Theodore Gobley）将香子兰精馏，通过水溶液重结晶的方式首次获得相对纯的香草醛[3]。由于天然香草醛产量较少，促使人们寻找化学合成的方法生产香草醛。1874年，德国科学家M·哈尔曼博士与G·泰曼博士推导出了香草醛的化学结构，并发现了一种以松柏苷为原料的合成新途径[4]。

香草醛作为重要的香料，药用研究较少，但仍然取得了不少的成绩。1965年我国科研工作者在研究天麻工作中受到启发，合成具有抗癫痫作用的香草醛，完成了食用香兰素制成药用香草醛的药理、毒理药物的研究。还发现香草醛有一定的抗菌作用，已被用于治疗皮肤病药物的配方中。香草醛可以作为多种药物合成的中间体，如合成盐酸小檗碱以及抗高血压药L-甲基多巴，治疗上呼吸道感染和防止性病菌株传播的甲氧基氨基嘧啶，以及治疗心脏病药罂粟碱等[5]。

【药理作用】

1. 抗癫痫抗惊厥作用　药理试验表明，本品能对抗戊四氮引起的惊厥，抑制由戊四氮诱发的癫痫样脑电，能抑制动物自发活动及延长环己烯巴比妥钠的睡眠时间，具有镇静及抗癫痫作用。香草醛对神经系统疾病如抑郁症、惊厥、癫痫等神经精神疾病的作用主要是其促进脑血液循环和进行脑保护的作用[6,7]，已经将其作为嗅觉通路防治抑郁症的手段，在临床上有应用报道。

2. 抗菌作用　香草醛抗菌的作用机制尚不清楚，可能与香草醛作用于细菌细胞膜完整性，酶活性以及遗传物质活性有关[8]。其杀菌活性可以用烷基化反应解释，这会使菌体蛋白变性，酶和核酸等的功能发生改变，从而呈现强大的杀菌作用。所以，α,β-不饱和结构及其疏水端基的存在是香草醛具有这种优良抗菌活性的重要分子结构特征。

【临床应用】 已有香草醛片应用于治疗癫痫，取得较好治疗效果。但临床偶有个别患者出现头昏等轻度反应。

【综合评价】 国内香草醛主要作为香料应用，已经成为重要的香料产品。香草醛是重要的药物中间体，国外约45%的香兰素用来生产药物，而国内在该领域消费仅占30%。香草醛的生产方法主要有亚硝化法和乙醛酸法。前者工艺落后，污染严重，国外已基本淘汰。乙醛酸法工艺稳定，产品质量好，"三废"少，是香草醛生产的发展方向。

（王晓波　王淑美　杜冠华）

【参考文献】

［1］孙宝国. 香料与香精［M］. 北京：中国石化出版社. 2000：39。

［2］国家医药管理局中草药情报中心站. 植物药用有效成分手册［M］，北京：人民卫生出版社，1986.

［3］Gobley, N. -T. "Recherches sur le principe odorant de la vanille"［J］. Journal de Pharmacie et de Chimie，1858，34：401-405.

［4］Tiemann F, Haarmann W. Ueber das Coniferin und seine Umwandlung in das aromatische Princip der Vanille ［J］. European Journal of Inorganic Chemistry, 2010, 7 (1)：608-623.

［5］汪多仁. 香草醛的开发与应用 ［J］. 北京日化, 2000, 3：13.

［6］张勇, 席刚明, 周少华. 天麻及其成分对神经系统的作用 ［J］. 国际中医中药杂志, 2006, 28 (5)：268-271.

［7］杨林林, 李福安, 魏全嘉. 羌活临床应用的研究概况 ［J］. 青海医药杂志, 2009, 39 (7)：91-93.

［8］Fitzgerald DJ, Stratford M, Gasson MJ, et al. Mode of antimicro-bial action of vanillin against Escherichia coli, Lactobacillus plan-tarum and Listeria innocua ［J］. J Appl Microbiol, 2004, 97 (1)：104-113.

银杏

银杏内酯 B

Ginkgolide B

【中文别名】BN52021；Gingko lactone；Ginkolide B；Ginkgolides。

【中文化学名】5H-二环戊二烯并 ［b, c］ 呋喃-3, 5a (6H) -二乙酸, 6-叔丁基-3a-羧基六氢-a^{5a}, 1, 2, 3, 5, 8-六羟基-a^3-甲基-, 三-g-内酯 (8CI)。

【英文化学名】5H-Dicyclopenta ［b, c］ furan-3, 5a (6H) -diacetic acid, 6-tert-butyl-3a-carboxyhexahydro-a^{5a}, 1, 2, 3, 5, 8-hexahydroxy-a^3-methyl-, tri-g-lactone (8CI)。

银杏内酯B

分子式：$C_{20}H_{24}O_{10}$，分子量：424.40，CAS 号：15291-77-7。

【理化性质】白色粉末；溶解度：0.98g/L（计算值）；熔点280℃。

【剂型与适应证】本品无来源标准。

银杏内酯注射液，银杏二萜内酯葡胺注射液：为多成分组成的注射液，其中银杏二萜内酯注射液含有 3 种主要成分。其功效为活血化瘀，通经活络，用于瘀血阻络所致的缺血性中风病。

【来源记载】银杏为银杏科银杏属植物银杏（*Ginkgo biloba* L.）多年生乔木，其种子又称为白果，具有药用价值，在传统医学中具有悠久的应用历史。银杏叶在中医药学中也有长期的应用历史，具有活血化瘀功效，是临床常用的活血化瘀药之一。

近年来广泛应用于治疗脑缺血性疾病的物质是从银杏叶中获得含有大量黄酮类化合物的提取物。后经深入研究，发现了其中的有效成分为银杏内酯类化合物，为开发小分子药物奠定了基础。

【研发历程】银杏叶性甘，味苦、涩，性平。归心、肺经。主要功效为活血化瘀，通络止痛，敛肺平喘，化浊降脂。用于瘀血阻络，胸痹心痛，中风偏瘫，肺虚咳喘，高脂血症。

早在 20 世纪 30 年代，就开始对银杏进行研究，获得多种银杏内酯类化合物[1]。银杏内酯 B 是由丸山等人在 1967 年分离并阐明其结构[2]，1988 年 Corey 等进行全合成[3]。经过多年发展，银杏有效成分的制剂在国内外均有上市。

国外广泛市场应用最多的是银杏提取物与噻氯匹定的固定组分组合物片剂，用于治疗脑梗死；另有单纯银杏内酯 B 的静脉注射液用于炎症的治疗，但该项目一直处于在审状态，已多年未见更新；此外，还有其他银杏提取物制剂作为稳定性心绞痛、认知障碍治疗药物处于临床前研究状态。国内批准的银杏相关制剂相对国外较多。其中，三种为化学药物（银杏叶注射液、银杏蜜环口服溶液与银杏达莫注射液），其余均为中药类别，包括注射剂、合剂、糖浆剂、颗粒剂、滴丸、片剂、胶囊剂、酊剂、丸剂、滴剂等。

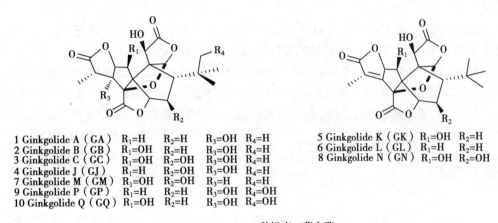

1 Ginkgolide A（GA）	R_1=H	R_2=H	R_3=OH	R_4=H
2 Ginkgolide B（GB）	R_1=OH	R_2=H	R_3=OH	R_4=H
3 Ginkgolide C（GC）	R_1=OH	R_2=OH	R_3=OH	R_4=H
4 Ginkgolide J（GJ）	R_1=H	R_2=OH	R_3=OH	R_4=H
7 Ginkgolide M（GM）	R_1=OH	R_2=H	R_3=H	R_4=H
9 Ginkgolide P（GP）	R_1=H	R_2=H	R_3=OH	R_4=OH
10 Ginkgolide Q（GQ）	R_1=OH	R_2=H	R_3=OH	R_4=H

5 Ginkgolide K（GK）	R_1=OH	R_2=H
6 Ginkgolide L（GL）	R_1=H	R_2=H
8 Ginkgolide N（GN）	R_1=OH	R_2=OH

10种银杏二萜内酯

从 1932 年至今，人们陆续发现的银杏二萜内酯类化合物有 10 个（银杏内酯 A、B、C、J、K、L、M、N、P、Q）。银杏内酯（尤其是 A，B）相比于同为银杏提取物中银杏黄酮生物利用度更好，因此市场上各类银杏制剂中银杏内酯类化合物是主要成分。

而对银杏内酯 B 结构修饰多以羟基为目标，Park 等[4]通过研究发现 C_{10}-OH 引入大基团或芳香基团且芳香基团上含有强吸电子基团时，化合物的 PAF 拮抗作用更强；另有研究表明其 C、F、D 环叔丁基结构对于银杏内酯药理活性是必要基团[5]。而研究发现，C_1-OH 对于银杏内酯的甘氨酸受体拮抗作用十分重要，多种修饰后均会导致活性下降，均低于天然的羟基的活性[6]。由于银杏内酯多环刚性结构导致其溶解度较差，而通过对 C_1，C_{10}-OH 进行成盐、氨基酸化、糖基化等修饰，可以改善化合物溶解度。

【药理作用】 银杏内酯 B 具有多种药理作用，主要还是在心脑血管保护与神经保护方面。一方面其作为公认的自然界中最强的血小板活化因子（PAF）受体拮抗剂[7]，可以抑制 PAF 下游各种炎症级联反应，从而具有抗炎效果；通过目前未知的机制减轻脑缺血再灌注模型动物中脑梗死体积与脑水肿对抗脑缺血效果；通过抑制 NF-κB，减少 TNF-α 浓度，减少神经细胞凋亡；显著抑制巨噬细胞释放嗜中性粒细胞趋化蛋白，对肠道及腹腔起到保护作用。还有研究表明其类似物 XQ-1H 在 15.6mg/kg 剂量灌胃后可以通过激活金属基质蛋白酶 9（MMP-9）抑制血小板聚集，进而减少血栓[8]；而且有研究表明 1.4mol/L 银杏内酯 B 预孵育 1 小时近乎完全抑制氧化低密度脂蛋白诱导的单核细胞迁移，保护内皮，减少动脉粥样硬化[9]；通过抑制乙醇诱导氧化酶，起到抗氧化的效果。另一方面作为中枢神经甘氨酸受体非选择性拮抗剂[10]，同时还上调脑源性神经营养因子（BDNF），抑制胞内钙离子与 NO 释放，因此其对神经系统相关疾病（如阿尔茨海默病）也有一定预防或治疗作用；同时也是 γ-氨基丁酸（GABA）A 型受体拮抗剂（$IC_{50} = 7.3 \times 10^{-5}$ mol）。它可以起到中枢神经保护作用。

【临床应用】　临床应用的银杏制剂有口服制剂和注射剂，口服制剂的原料药是以黄酮为主要成分的提取物；注射剂的化学成分比较少，主要是银杏内酯，但含量并不一致。已上市的银杏内酯注射液，主治活血化瘀、通经活络，用于瘀血阻络所致的缺血性中风病症。而且其在临床试验中与舒血宁注射液相比，在疗效、神经损伤等指标上一致。而其他银杏相关制剂主治与上述药理作用一致，主要用于抗凝血，中风预防与恢复，神经、认知功能的保护等。

【综合评价】　银杏内酯作为国际上防治心脑血管疾病的重要天然植物药之一，由于其独特的机制，相对明确的靶点，较低的毒性，越来越成为研究的重点。由于其结构的天然复杂度，其溶解度与生物利用度不足是影响成药的重要因素；而且基于银杏内酯的结构修饰也展示了其药理作用的结构基础。另一方面，其药理作用目前详细的机制并未有十分清晰的发现，也是下一阶段主要研究的方向。相信随着研究的深入，该类化合物能更多更好地应用于临床。

（张　雯　杜冠华）

【参考文献】

[1] S. Furukawa. Constituents of Ginkgo biloba leaves [J]. Scientific Papers of the Institute of Physical and Chemical Research. 1932, 19: 27-38.

[2] M. C. Woods, I. Miura, Y. Nakadaira, et al. Ginkgolides. V. Some aspects of their N. M. R. spectra [J]. Tetrahedron Lett, 1967, (4): 321-326.

[3] E. Corey, M. Kang, M. Desai. A. K. Ghosh and IN Houpis [J]. J. Am. Chem. Soc, 1988, 110: 649.

[4] P. -U. Park, S. Pyo, S. -K. Lee, et al. (1996). Ginkgolide derivatives.

[5] E. Corey, A. V. Gavai. Simple analogs of ginkgolide B which are highly active antagonists of platelet activating factor [J]. Tetrahedron letters, 1989, 30 (50): 6959-6962.

[6] E. Kondratskaya, O. Krishtal. Effects of Ginkgo biloba extract constituents on glycine-activated strychnine-sensitive receptors in hippocampal pyramidal neurons of the rat [J]. Neurophysiology, 2002, 34 (2-3): 155-157.

[7] P. Braquet. Proofs of involvement of PAF-acether in various immune disorders using BN 52021 (ginkgolide B): a powerful PAF-acether antagonist isolated from Ginkgo biloba L [J]. Advances in prostaglandin, thromboxane, and leukotriene research, 1985, 16: 179-198.

[8] W. Fang, L. Sha, N. D. Kodithuwakku, et al. Attenuated Blood-Brain Barrier Dysfunction by XQ-1H Following Ischemic Stroke in Hyperlipidemic Rats [J]. Mol Neurobiol, 2015, 52 (1): 162-175.

[9] X. Liu, W. Sun, Y. Zhao, et al. Ginkgolide B Inhibits JAM-A, Cx43, and VE-Cadherin Expression and Reduces Monocyte Transmigration in Oxidized LDL-Stimulated Human Umbilical Vein Endothelial Cells [J]. Oxid Med Cell Longev, 2015: 907926.

[10] L. Ivic, T. T. Sands, N. Fishkin, et al. Terpene trilactones from Ginkgo biloba are antagonists of cortical glycine and GABAA receptors [J]. Journal of Biological Chemistry, 2003, 278 (49): 49279-49285.

麻黄碱

Ephedrine

【中文别名】 麻黄素；麻黄碱锭；左旋麻黄素。

【中文化学名】 （1*R*，2*S*）-2-（甲基氨基）-1-苯基丙-1-醇。

【英文化学名】 （1*R*，2*S*）-2-（methylamino）-1-phenylpropan-1-ol。

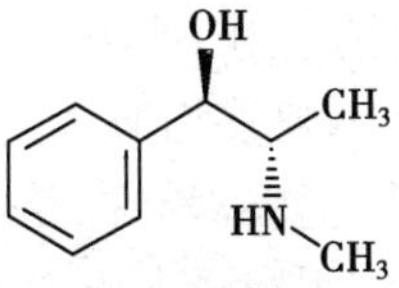

麻黄碱

分子式：$C_{10}H_{15}NO$，分子量：165.23，CAS 号：299-42-3。

麻黄碱衍生物有：

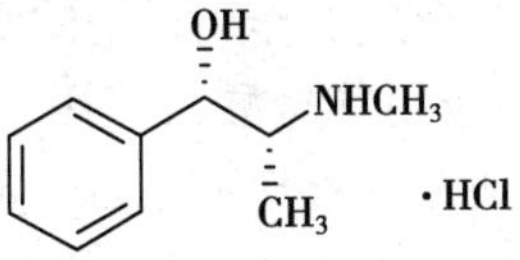

盐酸麻黄碱

分子式：$C_{10}H_{15}NO \cdot HCl$，分子量：201.70，CAS 号：50-98-6。

【理化性质】 常用其盐酸盐，盐酸麻黄碱为白色针状结晶或结晶性粉末；无臭，味苦。在水中易溶，在乙醇中溶解，在三氯甲烷或乙醚中不溶。熔点217~220℃。

【剂型与适应证】 本品收载于《中国药典》2015 年版；《英国药典》2017 版；《美国药典》40 版；《欧洲药典》9.0 版；《国际药典》第五版。

剂型主要有片剂、注射剂和滴眼剂。

临床主要用于：①预防支气管哮喘发作和缓解轻度哮喘发作；②用于蛛网膜下腔麻醉或硬膜外麻醉引起的低血压及慢性低血压症治疗；③治疗各种原因引起的鼻黏膜充血、肿胀引起的鼻塞。

【来源记载】 麻黄碱亦称麻黄素，是主要存在于麻黄科植物麻黄、中麻黄或木贼麻黄的干燥草质茎中的一种生物碱。麻黄是《中国药典》收录的中药，具有发汗散寒、宣肺平喘、利水消肿的功效，可治疗风寒感冒、胸闷喘咳、风水浮肿、支气管哮喘等病症。麻黄在中国有两千多年的应用历史，其功用在历代本草中均有记载。

麻黄的名称以龙沙（《神农本草经》），卑相、卑盐（《名医别录》），狗骨（《广雅》），草麻黄、色道麻、洁力根（蒙古）记载。麻黄始载于《神农本草经》。本品味麻色黄。《神农本草经百种录》提出：麻黄"轻阳上达，无气无味，乃气味中又最轻者，故能透出皮肤毛孔之外，又能深入凝痰停血之中，凡药力所不能到之处，此能无微不至，较之气雄力厚者其力更大。"故宋、金、元、明、清以来，本品用作佐使药，广泛用于治疗风寒湿痹、皮肤疾患、痈疽肿痛、损伤瘀肿等症。内服外用皆可。本草、方书屡有记载，如《本草纲目》《金匮要略》《伤寒论》《千金方》《日华子诸家本草》及《药性论》等。

【研发历程】 中国传统医学里，草药"草麻黄"中含麻黄碱和伪麻黄碱，是其主要活性成分[1]。日本有机化学家长井长义（1844—1929）在 1885 年首先从双穗麻黄（即蛇麻黄）中分离出麻黄碱[2,3]。奥地利化学家 Ernst Späth（1886—1946）1920 年全合成麻黄碱成功[4]。我国科学家陈克恢（1898—1988）1923 年在北京协和医学院和其协和同事 Carl F. 施密特从麻黄中提取麻黄碱，并随后阐明麻黄碱的药理作用[5]，麻黄碱才引起欧美国家的重视。1926 年麻黄碱在美国批准用于临床。1929 年长井长义解析麻黄碱结构。

【药理作用】 麻黄碱的作用与肾上腺素相似，能激动 α、β 两种受体。能直接作用于受体而发挥拟肾上腺素作用，也能使肾上腺素能神经末梢释放介质而间接发挥拟肾上腺素作用。麻黄碱性质稳定，拟肾上腺素作用较肾上腺素弱而持久，中枢兴奋作用较明显。对支气管平滑肌有松弛作用，但较肾上腺素弱而持久。可解除支气管痉挛，兴奋心脏，增强心肌收缩力，加快心率。但其增加心率的作用可因血压增高使反射性的迷走神经兴奋而减弱[6]。麻黄碱通过激动 β 受体，加快心脏心率，增加心脏收缩力。麻黄碱激动 α 受体而收缩动脉作用，但收缩兔主动脉条以直接作用为主。近年来又发现麻黄具有对抗急性血瘀症形成的作用；具有促进脂肪细胞脂肪合成的作用；清除氧自由基的作用。

【临床应用】 在临床上，主要应用其盐酸盐，用于治疗支气管哮喘和各种原因引起的低血压状态[7]；兴奋中枢，用于吗啡、巴比妥中毒；亦用于滴鼻消除黏膜充血。短期内反复应用，可快速产生耐受现象；还可用于蛛网膜下腔麻醉或硬膜外麻醉引起的低血压及慢性低血压症[8,9]。麻黄碱的主要不良反应是大剂量长期应用可出现中枢兴奋所致的不安、失眠、心悸、出汗等症状，可加服镇静催眠药，短期内反复用药可产生急性耐受性。

【综合评价】 麻黄碱药效比肾上腺素持久，但效力较差，症状轻时，用麻黄碱可能有效，较重时最好用肾上腺素。用量过大或长期连续使用，可引起震颤、焦虑、失眠、心悸等症反应；与苯巴比妥合用，可减少不良反应；甲亢、高血压、动脉硬化、心绞痛患者忌用；长期反复使用，可能引起成瘾性及耐受性；忌与帕吉林等单胺氧化酶抑制剂合用，以免引起高血压。由于新药不断出现，麻黄碱作为止喘药较少使用。

（王金华　杜冠华）

【参考文献】

[1] Botanical nomenclature, Shanghai, 1917, 1004.

[2] Lock, Margaret. East Asian Medicine in Urban Japan: Varieties of Medical Experience. University of California Press; Reprint edition (1984). ISBN 0-520-05231-5.

[3] Nagai, N., Pharm. Z., 1887, xxxii, 700.

[4] Späth, E., and Gökring, R., Monatsh, f. Chem., 1920, xli, 319.

[5] Chen, K, K., and Schmidt, C. F., J. Pharmacol. and Exp. Therap., 1924, xxiv, 339.

[6] Ruben JE, Kamsler PM, Howell WL Jr. The Spinal Anaesthetic Effects of Ephedrine Sulfate: A Preliminary Report [J]. Science, 1948, 27, 107 (2774): 223.

［7］von Mutius E，Drazen JM. A patient with asthma seeks medical advice in 1828，1928，and 2012［J］. N Engl J Med，2012，366（9）：827-834.

［8］Cannon C，Cowan Ff，Koppanyi T et al. Explanation of cocaine desensitization of blood pressure responses to ephedrine［J］. Science，1961，134（3485）：1075-1077.

［9］Eldaba AA，Amr YM. Intravenous granisetron attenuates hypotension during spinal anesthesia in cesarean delivery：A double-blind，prospective randomized controlled study［J］. J Anaesthesiol Clin Pharmacol，2015，31（3）：329-332.

筒箭毒碱
Tubocurarine

箭毒木

【中文别名】 阿美利查尔、狄沙林、箭毒碱、可拉灵、氯化竹管箭毒碱、氯化筒箭毒碱、管箭毒碱。

【中文化学名】 2，2，2′-三甲基-6，6′-二甲氧基-7′，12′-二羟基-筒箭毒盐。

【英文化学名】 7′，12′-Dihydroxy-6，6′-dimethoxy-2，2′，2′-trimethyltubocuraranium。

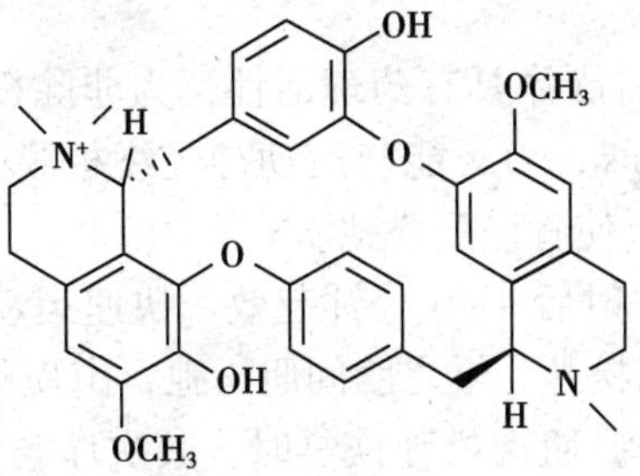

筒箭毒碱

分子式：$C_{37}H_{41}N_2O_6$，分子量：609.73124，CAS号：57-94-3。

衍生物：二甲基左旋箭毒碱双氯甲盐（简称氯甲左箭毒），傣肌松（锡生藤碱）。

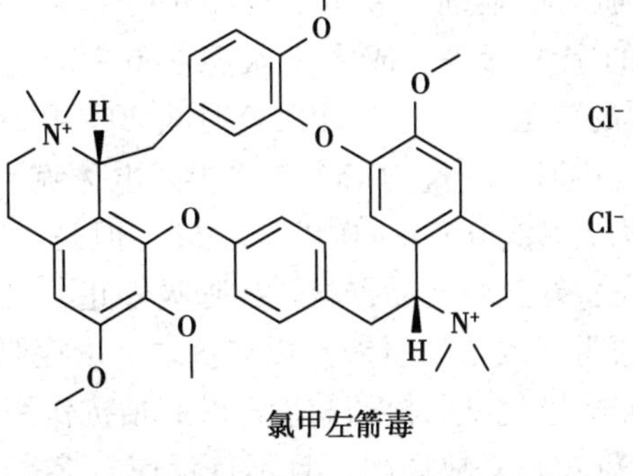

氯甲左箭毒

【理化性质】 筒箭毒碱为白色至微黄色结晶性粉末，在水中的溶解度为50mg/ml（22℃），易溶于甲醇、乙醇，不溶于乙醚、吡啶、三氯甲烷、苯、丙酮；在氢氧化钠溶液中溶解；比旋度为+210°～+224°；无水物熔点274～275℃（分解）。

【剂型与适应证】 本品收载于《中国药典》2015 年版；《英国药典》2012 版；《美国药典》40 版；《日本药典》15 版；《欧洲药典》7.0 版；《国际药典》第五版。

注射剂，静脉注射，多用于腹部外科手术，临床上曾用于治疗震颤麻痹、破伤风、狂犬病、士的宁中毒等。

【来源记载】 筒箭毒碱是防己科植物筒箭毒的主要有毒成分之一。最初认为右旋体具有活性，其左旋体后由中国科学工作者从海南轮环藤和毛叶轮环藤中分离出来证明亦有活性。后来另一种筒箭毒碱的衍生物傣肌松也从傣药亚乎鲁（防己科植物锡生藤）中分离得到。

【研发历程】 筒箭毒碱是从南美印第安人用数种植物制成的浸润箭毒中提取的生物碱，右旋体具有活性，1879 年 R. 伯姆首先提纯。该药 1942 年首次用于临床，是临床应用最早的典型非去极化型肌松药[1,2]。

70 年代中国科学工作者从海南轮环藤和毛叶轮环藤中分离出左旋筒箭毒碱，经制成二碘甲烷盐后，有较好的横纹肌松弛作用，进一步制成二甲基左旋箭毒碱二双氯甲烷盐即氯甲左箭毒，其肌松效价又有明显增强[3]。

傣肌松是我国自主研制的另外一种疗效确切的肌松药，它是从傣药亚乎鲁（防己科植物锡生藤）中分离出的一种生物碱，系筒箭毒碱的衍生物，经碘甲烷化后制成注射液，具有明显的横纹肌松弛作用而得名[4]。傣肌松是传统傣药的新发展，被推荐纳入 1977 年版《中国药典》[5]。

【药理作用】 筒箭毒碱右旋体具有药理活性，为非除极化型肌松药，又称竞争型肌松药（competitive muscular relaxants），能与运动神经终板膜上的 N_2 胆碱受体结合，竞争性地阻断 ACh 的除极化作用，使骨骼肌松弛。

该药口服难吸收，静脉注射后 4~6 分钟起效，快速运动肌如眼部肌肉首先松弛，而后出现四肢、颈部、躯干肌肉松弛，继之肋间肌松弛，出现腹式呼吸，如剂量加大，最终可致膈肌麻痹，患者呼吸停止。肌肉松弛恢复时，其次序与肌松时相反，膈肌最快恢复。临床上可用于麻醉辅助药，如气管插管和胸腹手术等。

本品还具有神经节阻断和释放组胺作用，可引起心率减慢、血压下降、支气管痉挛和唾液分泌增加等。大剂量引起呼吸肌麻痹时，可进行人工呼吸，并用新斯的明对抗。禁忌证为重症肌无力、支气管哮喘和严重休克。

【临床应用】 该品为肌肉松弛剂，多用于腹部外科手术，临床上曾用于治疗震颤麻痹、破伤风、狂犬病、士的宁中毒等。成人 1 次静注 6~9mg，必要时可增加 3~4.5mg（在用醚麻醉时，其用量须酌减至 1/3）。作用维持时间 20~40 分钟。根据手术时间的长短及肌肉松弛的需要，可重复注射，剂量为第 1 次之半。电休克，1 次 0.165mg/kg，30~90 秒内给药。诊断重症肌无力，1 次 0.004~0.033mg/kg。但是，临床应用注意该药有麻痹呼吸肌的危险，应用前须先备好急救药品器材。如呼吸停止，可给氧，气管插管，并作人工呼吸，或同时注射新斯的明（或依酚氯铵）以对抗之。重症肌无力患者忌用。另外，除极化肌松药如琥珀胆碱对非除极化型肌松药筒箭毒碱起拮抗作用，临床上不宜合用。

【综合评价】 由于本药来源紧缺局限，且不良反应较多，现临床上已较少使用，作为替代品，目前应用较多的是其他新型非去极化性肌松药如维库溴铵、罗库溴铵、阿曲库铵、顺式阿曲库铵以及新近出现的短效肌松药米库氯铵等。

（王守宝 杜冠华）

【参考文献】

[1] Griffith HR, Johnson GE. The use of curare in general anesthesia. Anesthesiol [J], 1942, 3（4）: 418-420.

[2] Gray TC, Halton J. Technique for the use of d-tubocurarine chloride with balanced anaesthesia [J]. Br Med J, 1946, 2: 293-295.

[3] 上海医药工业研究院，广东省海南农垦海口医院. 氯甲左箭毒试制研究 [J]. 医药工业，1979，5: 22-41.

[4] 莫治强，况铣，曾素贞，等. 应用新傣肌松的临床观察 [J]. 昆明医学院院报，1981，3-4: 26-28.

[5] 陈仲良. 关于傣肌松的结构 [J]. 化学学报，1980，38（6）: 567-572.

傣肌松
Cissampelini Methiodidum

亚乎奴

【中文别名】 锡生藤碱Ⅱ、雅红隆。

【中文化学名】 *dl*-筒箭毒碱碘甲烷盐。

【英文化学名】 *dl*-curarrine iodomethane。

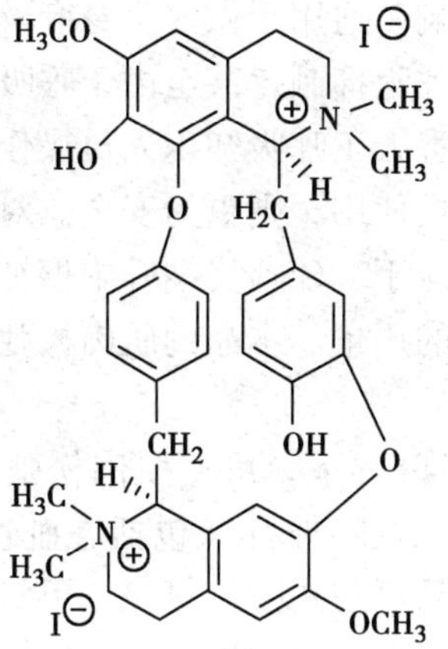

傣肌松

分子式：$C_{38}H_{44}O_6N_2I_2$，分子量：878.13，CAS 号：22260-42-0。

【理化性质】 傣肌松为淡黄色结晶性粉末；无臭，味微苦；略溶于热水，极微溶于冷水或乙醇，不溶于乙醚或三氯甲烷；熔点 277～281℃，融解时同时分解；临床用傣肌松为外消旋箭毒碱碘甲烷盐[1]。

【剂型与适应证】 本品收载于《中国药典》1977 年版。

傣肌松注射液。主要用于做浅全身麻醉下手术时的肌肉松弛剂，与乙醚、氟烷、甲氧氟烷、笑气等吸入麻醉以及静脉普鲁卡因麻醉、中药麻醉和针刺麻醉等配合使用。

【来源记载】 傣肌松为从防己科植物亚乎奴（*Cissampelos pareira* L.）的根及茎中提

取的亚乎奴碱（锡生藤碱-2）的碘甲烷盐[1,2]。亚乎奴系傣族习用药材，为防己科植物锡生藤（*Cissampelos pareira* L.）的干燥全株[3]。产于广西西北部、贵州西南部和云南南部。生于热带河边、沙滩、荒地、山坡石缝中或灌木丛中的潮湿地。春、夏二季采挖，除去泥沙，晒干。本品为我国研制成功的一种有确切疗效的肌肉松弛剂。

【研发历程】　筒箭毒碱为一种双苄基异喹啉生物碱，存在于防己科植物中，为筒箭毒的主要有毒成分之一。早在 20 世纪 50 年代初 Pradhan 等人已报道了从印度产的锡生藤中提取出新的肌松药海牙亭（hayatin）[4-6]。我国科学工作者从傣药亚乎奴中分离出外消旋 *d*，*l*-筒箭毒碱，经甲基化制成其碘甲烷盐，称傣肌松，用于外科手术作横纹肌松弛剂[1]。

我国于 1980 年 11 月研制的又一个强效非去极化型肌松剂，新傣肌松（二甲基消旋箭毒碱氯甲烷盐），由防己科植物雅红隆（*Cissampelos Pareira* L.）制得的二甲基雅红隆碱经氯甲烷化而制成，为傣肌松类似物。水溶性较傣肌松大数十倍，不仅解决了傣肌松水溶性差的问题，且肌松作用也明显增加。药理研究表明，本品对兔、猫、狗的肌松作用较筒箭毒碱强 1~2.5 倍，较傣肌松强 0.5~3 倍；对小鼠肌松作用与筒箭毒碱相当。本品的肌松作用可为新斯的明所拮抗。临床试用于颅脑、胸、腹、四肢等各部位手术 173 例，与静脉复合、乙醚、氟烷及中麻等多种麻醉配合使用，均有良好的肌松效果[7]。

【药理作用】　本品为横纹肌松弛剂，作用在神经肌肉接头处，为非去极性阻滞，可使所有横纹肌松弛，直到呼吸肌麻痹。在呼吸抑制期间，保证有效的人工呼吸，可使呼吸逐步恢复。其潜伏期短，静脉注射后，在 45 秒至 1 分钟内发挥作用，其持续时间为 20 分钟左右，半小时内重复给药有积蓄作用，与乙醚有协同作用，若 30 分钟内重复给药时应适当减量。对循环系统很少有影响。适用于做浅全身麻醉下手术时的肌肉松弛剂[3]。

经临床研究发现傣肌松可使呼吸抑制，甚至由于呼吸肌松弛导致呼吸停止。使用本品时，应具有人工呼吸的设备及熟悉人工呼吸知识人员操作，并切实做好准备，以保证安全用药。如能在插入气管内导管后再使用，则更为安全。对于年老体弱、水电解质紊乱及休克等危重患者或者已用吗啡、杜冷丁、硫喷妥钠等中枢神经系统抑制患者，均可加重本品的呼吸抑制，故需酌情减少本品的用量。本品的肌肉松弛作用可被新斯的明（1~2mg）所对抗[3]。

【临床应用】　本品在浅全身麻醉下，可使肌肉松弛，从而避免深麻醉，减少麻醉剂用量，便于手术操作和麻醉处理。在胸外科（包括心血管外科）、腹部、泌尿科、妇产科及骨科等大手术中均可应用。本品可与乙醚、氟烷、甲氧氟烷、笑气等吸入麻醉以及静脉普鲁卡因麻醉、中药麻醉和针刺麻醉配合使用。

【综合评价】　长期以来，我国临床所有的肌松剂全部依赖国外进口，价格昂贵。傣肌松是从傣药中分离出的筒箭毒碱的衍生物，曾被广泛用于做浅全身麻醉下手术时的肌肉松弛剂，填补了 20 世纪我国这方面的空白[7]。傣肌松注射液亦曾纳入 1977 年版《中国药典》。傣肌松的研发和临床使用，推动了我国从植物药中发掘研制了二十多种肌松剂，也促进了以肌松药结构为基础的衍生物的制备和研究[7,8]。

近年来，由于新型高效低毒的外科麻醉药物的应用，傣肌松因其呼吸抑制之副作用以及筒箭毒碱类药物可影响哺乳动物细胞有丝分裂，影响染色体正常分裂等潜在副作用[9]，目前临床应用日趋减少。

然而，傣肌松的研发是从天然产物中寻找和发现肌松药的重要标志性成果之一，当时不仅填补了国内相关空白，也促进了我国对民族药物的研发。这对当前从中药、民族药物中寻找和发现先导化合物乃至创新药物研发也具有重要的借鉴意义。

（余 洁 陈修平）

【参考文献】

［1］陈仲良. 关于傣肌松的结构［J］. 化学学报，1980，38（6）：567-572.

［2］Jean-Michel L，Jean G，Stephane M，et al. Crystal Structure of Daijisong［J］. Analytical Sciences，2004，（20）：105-106.

［3］佚名. 傣肌松注射液［J］. 医药工业，1976，（4）：39-40.

［4］Pradhan SN，De NN. Hayatin Methiodide：A New Curariform Drug［J］. British Journal of Pharmacology & Chemotherapy，1953，8（4）：399-405.

［5］Pradhan SN，Pandey K，Badola RP. A Clinical Trial Of Hayatin Methiodide As A Relaxant In 100 Cases［J］. Bja British Journal of Anaesthesia，1964，36（36）：604-611.

［6］Santoro D，Passantino A，Ricciardi C A，et al. Diuretics in the "Istituzioni di Materia Medica e Terapeutica"（1862-1864）by Giovanni Pagano of Naples［J］. Journal of Nephrology，2013，26（22）：139-142.

［7］姚应鹤. 1980~1981年国内新药综述［J］. 中国药学杂志，1982，17（7）：419-425.

［8］常志青. 我国中草药肌松剂研究概况［J］. 河南中医，1977，（4）：75-79.

［9］和智君，汪旭. d-筒箭毒碱对V79细胞和小鼠骨髓细胞有丝分裂的影响［J］. 癌变. 畸变：突变，2000，12（1）：8-11.

ER-2-28

山莨菪

樟柳碱
Anisodine

【中文别名】 AT-3、703。

【中文化学名】 3α-（2′-苯基-2′，3′-二羟基丙酰氧基）-6，7β-环氧莨菪烷。

【英文化学名】 （αS）-α-Hydroxy-α-（hydroxymethyl）benzeneacetic acid（1R，2R，4S，5S，7α）-9-methyl-3-oxa-9-azatricyclo［3.3.1.02，4］nona-7-yl ester。

樟柳碱

分子式：$C_{17}H_{21}NO_5$，分子量：319.36，CAS号：52646-92-1。

【理化性质】 其氢溴酸盐熔点126~128℃（丙酮-水），190~192℃（95乙醇），197~200℃（无水乙醇）。$[\alpha]_D^{15}$ -29.46（$c=1$，水），-12.26（$c=0.93$，乙醇）。MS m/e（%）：

319（51），154（14），138（100），96（5），95（5），94（36），97（15），96（5），42（15），137（25），119（23）。

【剂型与适应证】　本品收载于《化药地标升国标》第二册。

注射剂、片剂：临床适用于治疗偏头痛型血管性头痛、视网膜血管痉挛、缺血性视神经、视网膜、脉络膜病变及萎缩等。对神经系统炎症、脑血管病等引起的急性瘫痪，震颤麻痹症，一氧化碳中毒性脑病等，能促进其功能的恢复。可用作静脉复合麻醉，对治疗有机磷中毒、支气管炎哮喘及抗、防晕船方面也有一定的效果。

【来源记载】　来自于茄科植物唐古特山莨菪［*Anisodus tanguticus*（Maxim.）Pascher］的根。唐古特山莨菪俗名樟柳参，生长在海拔1700~4300米的高原地带，分布于西藏、四川、青海、甘肃等地，药源丰富。

【研发历程】　氢溴酸樟柳碱是我国独创新药。它是从青海唐古特山莨菪草药中分出。20世纪60年代初，唐古特山莨菪植物在青海省产地的俗名为樟柳参，与中药商陆之俗名樟柳相仿。因此，曾误作商陆使用，发生了阿托品样的中毒症状。经对原生药进行组织学鉴定，才发现它不是商陆，而是茄科植物唐古特山莨菪（*Anisodus tangutica* Maxim）。为了充分利用我国野生植物资源，开发生产莨菪类药物，中国医学科学院药物研究所对该植物开展了系统研究。

在从茎和叶分离化学成分的过程中，研究人员误将编号为At-2的结晶样品弹入眼睛，立刻引起瞳孔放大，次日却又恢复。这一偶然现象引起了药理研究人员的极大兴趣，很快对At-2进行了全面系统的研究，并与阿托品进行了对比。实验结果表明，At-2的中枢作用比阿托品弱而外周作用与阿托品相似。化学研究证明At-2的化学结构为6S-羟基莨菪碱。因此，根据其来源的植物学名命名为山莨菪碱（anisodamine）。当时，北京友谊医院儿科正在用大剂量阿托品抢救小儿中毒性痢疾引起的休克。但有些病例由于阿托品抑制腺体分泌作用较强，产生不良的副作用，影响了使用阿托品抢救休克的治疗，迫切需要有阿托品样的治疗作用，而副作用特别是抑制腺体分泌作用很小的药。山莨菪碱的药理作用正符合这种要求，它抑制腺体分泌的作用比阿托品弱几十倍。山莨菪碱于1965年4月第一次进入了临床试用，这也是山莨菪碱的商品名"654"的由来（人工合成品称为654-2。详见"山莨菪碱"）。由于山莨菪碱治疗不同类型休克有明显的疗效，它的主要机制是改善微循环障碍，因而收到异病同治的功效，用于抢救中毒性痢疾、暴发型流脑和大叶肺炎的危重病儿，使死亡率大大降低[1]。山莨菪碱的发明与应用推动了对唐古特山莨菪植物的化学成分和药理学研究。

1965年由中国医学科学院药物研究所从唐古特山莨菪中发现和分离出一种新的生物碱，命名为樟柳碱[2]。1967年成都制药一厂从唐古特山莨菪生产阿托品的母液中提取出樟柳碱，进而成批生产。当时药源丰富，年产氢溴酸樟柳碱原粉33kg，生产注射液258.8万支，口服片剂336万片，在临床上发挥了积极作用[3]。后因植物资源采集频繁，造成资源短缺，生产受影响。目前云南昆明制药厂亦有小规模生产。中国人民解放军总医院眼科以本品为主药，与其他药物配制成樟柳碱复合剂，批准为二类新药，1975年成功完成其全合成研究[4]。

【药理作用】

1. 中枢抗胆碱作用　它和乙酰胆碱在M胆碱受体部位竞争，阻止乙酰胆碱与M胆碱受体结合，从而阻断神经冲动传递，达到干扰由胆碱能神经传递引起的生理功能。其对脑电活动的影响，对抑制震颤素的镇痛作用以及对抗由槟榔碱引起小鼠震颤的作用强度与阿托品近似或稍弱，较东莨菪碱弱 19 倍，对大鼠回避性条件反射的作用较以上两药弱[5]。

2. 外周抗胆碱作用　如解痉、平喘、抑制唾液分泌、散瞳等，其作用强度较阿托品弱。

3. 对抗有机磷酸酯类农药中毒作用。

4. 抗休克作用　通过对血管平滑肌的直接作用解除血管痉挛，明显对抗肾上腺素引起的血管收缩，改善微循环而具有抗休克作用，使动物存活时间明显延长或者临床休克患者病死率降低。

5. 抗脑缺血性疾病　对脑血液循环的作用主要是调节血管舒缩，改善脑血管阻力，增加脑血流量，从而改善脑缺血症状。

6. 对眼睛的作用　临床研究发现樟柳碱调整眼血管的运动功能，缓解眼血管痉挛增加眼的血流量，改善眼的组织供血对视网膜血管痉挛、缺血性视神经病变等眼部病变有显著疗效。

7. 抗晕作用　在 5 级以上海浪中做防晕船试验，防晕率高于国内外同类药品，优于东莨菪碱等国外常用药。

樟柳碱口服吸收快且完全，静脉注射 1 小时后血药浓度就已接近零。在全身组织器官分布，最后经肾排泄。作用强度较阿托品弱，而毒性小。

【临床应用】　过去主要应用于中枢神经系统诸种疾病的治疗上，自 1970—1975 年治疗脑血管病疗效是肯定的[6]。经普鲁卡因与氢溴酸樟柳碱合成的复方制剂是对青光眼眼压已控制的患者视功能恢复的良好药物，对于视力极低的患者也有一定治疗作用，值得临床推广应用[7]。樟柳碱对缺血性视神经病变的治疗，比之常规皮质类固醇联合扩血管、血栓溶解剂、维生素及抗生素等，对视野的恢复十分明显，有效率高达 82.14%。经普鲁卡因与氢溴酸樟柳碱合成的复方制剂复方樟柳碱对于各种原因引起的多种缺血性眼病及其他相关眼病具有良好疗效，特别是对于缺血性视神经、视网膜、脉络膜病变疗效独特，并优于传统疗法[8]。

口服每次 1~4mg，每日 3~4 次。肌内注射：每次 5~10mg，每日 1~2 次；静脉注射：感染中毒性休克依病情决定剂量，成人静注每次 10~40mg，小儿 0.3~2mg/kg 体重，每隔 10~30 分钟重复给药。也可将本品 5~10mg 加于 5% 葡萄糖注射液 200ml 中静脉滴注，随病情好转延长给药间隔，直至停药，情况无好转可酌情加量。有机磷中毒的解救用量视病情而定。

【综合评价】　唐古特山莨菪的系统研究是我国药物研究的一个重要成果和典范，发现了山莨菪碱、樟柳碱，临床应用取得良好效果，挽救了众多的生命。同时还发现了具有相似结构和相似药理作用的东莨菪碱，由于其中枢作用较强，常作为工具药用于研究中。目前，樟柳碱临床应用范围已超过原来的应用范围和认识水平。樟柳碱对缺血性视神经病变的治疗，比常规皮质类固醇联合扩血管、血栓溶解剂、维生素及抗生素等具有明显优势。由中国人民解放军总医院研制的经普鲁卡因与氢溴酸樟柳碱合成的复方制剂复方樟柳碱注射液已临床应用多年，对于各种原因引起的多种缺血性眼病及其他相关眼病具有良好疗效，特别是对于缺血性视神经、视网膜、脉络膜病变疗效独特，并优于传统疗法。该药挽救了大量因原发和继发外伤缺血而失明的患者，近年来该药在全国广泛推广应用治疗多种眼病并取得良好的效果。随着对该类药物作用机制和特点的深入认识，将会在临床上获得更好的治疗效果。

（王守宝 杜冠华）

【参考文献】

[1] Xiu RJ，Hammerschmidt DE，Coppo PA，et al. Anisodamine inhibits thromboxane synthesis，granulocyte aggregation，and platelet aggregation. A possible mechanism for its efficacy in bacteremic shock [J]. J Am Med Assn，1982，247：1458-1460.

[2] 谢晶曦，王琳，刘永滩，等. 樟柳碱的化学结构 [J]. 科学通报，1975，10：52-53.

[3] 成都制药一厂. 氢溴酸樟柳碱生产工艺 [J]，医药工业，1975，5：12-15.

[4] 谢晶曦，周瑾，张纯贞，等. 樟柳碱全合成研究的新进展 [J]. 中国医学科学院学报，1982，4（2）：92-96.

[5] 陈保健. 樟柳碱的药理与临床应用 [J]. 江苏医药，1976，2：50-52.

[6] Varma DR，Yue TL. Adrenoceptor blocking properties of atropine-like agents anisodamine and anisodine on brain and cardiovascular tissues of rats [J]. British Journal of Pharmacology，1986，87 (3)：587-594.

[7] 李超，卢娜. 复方氢溴酸樟柳碱对眼压已控制青光眼的视功能恢复疗效观察 [J]. 临床眼科杂志，2002，10 (3)：246-247.

[8] 彭娟，胡秀文，高丹宇，等. 复方樟柳碱注射液在眼科的临床应用 [J]. 国际眼科杂志，2007，7（4）：1124-1127.

猴樟

樟脑
Camphor

【中文别名】 韶脑、潮脑、脑子、油脑、树脑。

【中文化学名】 1，7，7-三甲基二环 [2.2.1] 庚-2-酮。

【英文化学名】 1，7，7-trimethylbicyclo [2.2.1] heptan-2-one。

樟脑

分子式：$C_{10}H_{16}O$，分子量：152.23，CAS 号：76-22-2。

【理化性质】 樟脑为白色的结晶性粉末或为无色透明的硬块，具有刺激性的芳香气味和清凉感。樟脑在室温下易挥发，天然樟脑熔点为 176～181℃，合成樟脑熔点为 174～179℃。天然樟脑的比旋度为+41°～+44°，合成樟脑的比旋度为−1.5°～+1.5°。樟脑微溶于水，水溶性为 0.12g/100ml (25℃)，易溶于乙醇、乙醚、三氯甲烷、二硫化碳及挥发油等[1,2]。

【剂型与适应证】 本品收载于《中国药典》2015 年版；《英国药典》2017 版；《美国药典》40 版；《日本药典》17 版；《欧洲药典》9.0 版。

目前尚没有樟脑的单品制剂。含樟脑的方剂种类较多，主要有樟脑丹、樟脑油、樟脑膏和樟脑酊等，其适应证包括带状疱疹和神经性皮炎等。

【来源记载】 樟脑在中医药古书《品汇精要》《本草纲目》和《升炼方》等中均有记载，中医对樟脑的使用拥有悠久的历史。

【研发历程】 樟脑的研发历程经历了从天然产物提取到现代药物化学合成的过程[3,4]。在很长一段时间内，中国主要从樟树、猴樟和云南樟中提取樟脑。随着化学工业的发展，人类开始用化学合成的手段来大量获取樟脑。目前，中国的化学合成樟脑的工艺已经相当成熟，樟脑的规格主要分为工业级和药用级两大类。工业级樟脑的含量可达96%以上，而药用级的樟脑也能符合各国药典的标准规范。

【药理作用】 樟脑有毒，服用大剂量的樟脑会使人产生烦躁、嗜睡、肌肉痉挛、呕吐、抽搐和癫痫等症状。樟脑的成人致死剂量范围为 50～500mg/kg（口服）。一般来说，2g 的樟脑会造成严重的毒性反应，而 4g 的樟脑则会产生致命的毒性。

樟脑轻涂于人的皮肤上有类似于薄荷的清凉的感觉。另外，樟脑有较为轻微的局部麻醉效果。其可作用于胃肠道黏膜，对胃肠道黏膜可产生一定程度的刺激作用，合适的剂量可以使胃部感到温暖和舒适，但大剂量的樟脑也会使人产生恶心和呕吐的反应。

1. 对中枢神经系统的作用 樟脑对中枢神经系统的作用较为明显，其可以作用于大脑皮层的运动区和脑干而产生癫痫样的惊厥。

2. 对循环系统的作用 一般认为樟脑对急性心功能衰竭或者循环性虚脱的患者可能具有一定的治疗效果，可口服小剂量（50mg）来治疗轻微的心脏疲劳等病症。并且樟脑在体内的代谢产物氧化樟脑具有较为明显的强心、升压以及呼吸兴奋的作用。

3. 体内过程 樟脑比较容易通过黏膜、皮下和肌肉等途径被人体吸收，并且其口服吸收也极为迅速。樟脑在体内的代谢主要发生在肝脏中。其首先在肝脏中被氧化转变成樟脑醇，然后进一步发生二相代谢，与葡萄糖醛酸结合而形成葡萄糖醛酸结合物，最终大部分从尿液中排出体外。

【临床应用】 樟脑在临床上主要用于瘙痒性皮肤病、纤维组织炎、神经痛和流行性感冒。

【综合评价】 樟脑在人类历史上的应用有着相当长的历史，其具有兴奋、强心、消炎、镇痛、抗菌、止咳、促渗和杀螨等药理作用。但值得注意的是，樟脑本身对人体各器官和组织具有广泛的毒性[5,6]。其对心脏、肝脏、卵巢、睾丸和神经系统均具有较大的毒性，并且其对孕妇和婴儿也有明显的毒副作用。另外，AAPCC 的研究数据证实美国每年有超过 1 万人因间接或直接接触樟脑而产生中毒[7]。总的来说，虽然樟脑具有极其广泛的药理活性，但是其较多的毒性也在一定程度上限制了其临床应用。

（宋俊科 杜立达 杜冠华）

【参考文献】

［1］ Mann J, Davidson RS, Hobbs JB, et al. Natural products：their chemistry and biological significance ［M］. London：Longman Scientific & Technical，1994.

［2］ 熊颖，吴雪茹. 樟脑的药学研究进展 ［J］. 检验医学与临床，2009，6（12）：999-1001.

［3］ 陈芳，陈尚和. 简述合成樟脑的发展 ［J］. 林产化工通讯，1997，31（2）：20-23.

［4］汤青云，李界斌. 樟树中樟油和樟脑的提取［J］. 益阳师专学报，2000，17（5）：49-50.

［5］丁元刚，马红梅，张伯礼. 樟脑药理毒理研究回顾及安全性研究展望［J］. 中国药物警戒，2012，9（1）：38-42.

［6］Smith AG，Margolis G. Camphor Poisoning：Anatomical and Pharmacologic Study；Report of a Fatal Case；Experimental Investigation of Protective Action of Barbiturate［J］. The American Journal of Pathology，1954，30（5）：857-869.

［7］Manoguerra AS，Erdman AR，Wax PM，et al. Camphor poisoning：an evidence-based practice guideline for out-of-hospital management［J］. Clinical Toxicology，2006，44（4）：357-370.

薄荷脑

Menthol

薄荷

【中文别名】 薄荷冰、薄荷醇、薄荷霜。

【中文化学名】 ［1R-（1α，2β，5α）］-5-甲基-2-（1甲基乙基）环己醇。

【英文化学名】 ［1R-（1α，2β，5α）］-5-methyl-2-（1-methylethyl）cyclohexanol。

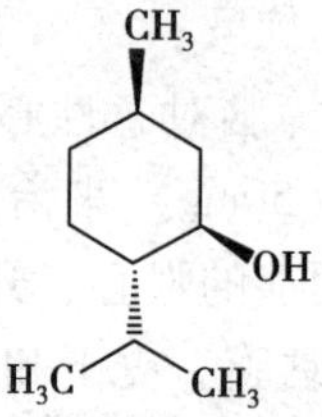

薄荷脑

分子式：$C_{10}H_{20}O$，分子量：156.27，CAS 号：89-78-1。

薄荷脑衍生物有：

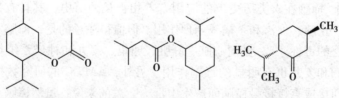

乙酸薄荷酯　　　异戊酸 L-薄荷酯　　　薄荷酮

【理化性质】 无色针状或棱柱状白色晶体或白色结晶性粉末；在乙醇、三氯甲烷、乙醚、液状石蜡或挥发油中极易溶解，在水中极微溶解；具有凉的、清香的、薄荷特征香气，带甜的刺激气味，味初灼热后清凉。沸点：212℃；熔点：41~43℃；比旋度-49°~-50°；普通的晶体表面有微量的液体油和极微量的不挥发物，合成的薄荷醇是各种异构体的混合物；有一定毒性、刺激性和过敏性反应。

【剂型与适应证】 本品收载于《中国药典》2015 年版；《英国药典》2017 版；《美国药典》40 版；《日本药典》17 版；《欧洲药典》9.0 版。

目前临床使用剂型有：多入片剂含服，或入软膏剂、醑剂，外用涂患处。临床上常用的有复方薄荷滴鼻剂、薄荷含片、10%薄荷醑。外用涂患处，常用于局部止痛、止痒、头痛、眩晕、蚊虫叮咬；滴鼻用于伤风鼻塞，吸入或喷雾用于咽喉炎；口服可以健胃。

【来源记载】　薄荷脑为唇形科植物薄荷 Mentha haplocalyx Briq. 的新鲜茎和叶经水蒸气蒸馏、冷冻、重结晶得到的一种饱和的环状醇[1]，为薄荷和欧薄荷精油的主要成分，有疏散风热、清热解表、祛风消肿、利咽止痛之功效。

唇形科薄荷属植物广泛分布于北半球的温带地区，少数种见于南半球，是一种用途广泛的中药材，也是世界上主要的香料植物之一[2]。其药用历史悠久，关于薄荷使用的记载最早见于《唐本草》。早在 2000 多年前，古人就已采集薄荷供食用和药用，后来需求量增加就大量栽培，培育出不少品种。明代医药学家李时珍在其《本草纲目》中对薄荷的药用价值记载："薄荷辛能发散，凉能清利，专用于消风散热，利咽喉口齿诸病，瘰疬，疮疥，风瘙隐疹。"《丹方大全》一书的鼻病方中多处提及薄荷入药治病，现代临床应用更为广泛。《中国植物志》记载，我国有薄荷属植物 12 种，主要分布于东北、华东地区和新疆。

【研发历程】　在芳香化合物中，薄荷脑往往被描述成可以赋予皮肤以及黏膜清凉感觉的独特原料。薄荷脑的来源主要是天然植物提取。全球市场上的绝大多数天然左旋薄荷脑是从众多的亚洲薄荷亚种植株中提取的。2006 年，全世界天然左旋薄荷脑的产量为 12800 吨或更多。但由于受多方面因素影响，天然薄荷醇的产量越来越少。20 世纪 60 年代以来，日本、德国等国家一直在研制合成薄荷脑产品，1974 年德国德之馨公司和日本高砂公司推出化学合成薄荷醇。目前，科学家们已经开始关注薄荷脑类似物质的研究以及这种分子结构的变化对于香味和清凉感觉的影响。一些研究表明羟基官能团位于支链或 1、4 位的物质不能表现出清凉感。研究人员认为具有光活性的薄荷脑类似物质应当能够表现出不同的、令人惊讶的清凉效果，同时他们认为羟基紧邻烷基基团的结构是产生清凉效果的关键。日本化学家野依良治和他的同事发现 BINAP 和铑的络合物可作为不对称氢化反应催化剂，对于合成薄荷脑非常有效，并因不对称有机合成的贡献，获得了 2001 年的诺贝尔化学奖。[3-6]

【药理作用】　薄荷脑药理作用较为广泛。局部应用对皮肤有刺激作用，可刺激神经末梢感受器缓慢透入皮内，引起长时间的充血，并反射性引起深部血管变化，从而调整血管功能，达到治疗作用。复方局部应用有消炎、止痛、麻醉和抗炎的作用。

呼吸系统方面，用于支气管炎时，能减少呼吸道的泡沫痰，使有效通气腔道增大；用于鼻炎、喉炎时，促进分泌，使黏稠的黏液稀释，表现出明显的缓解作用。消化系统方面表现强大的利胆作用。中枢神经方面，内服少量薄荷具有兴奋中枢神经系统的作用，可通过末梢神经使皮肤毛细血管扩张，促进汗腺分泌，增加散热，故有发汗解热作用。此外薄荷脑对多种药物有促透作用，其机制与引起皮肤超微结构的改变有关，有望成为促透剂药物的透皮给药制剂中得到广泛应用。也有体外试验表明其对金黄色葡萄球菌、变形杆菌等均有较强抗菌作用。近日英国科学家发现薄荷叶能够阻止癌症病变处的血管生长，使癌肿得不到血液供应，表现出一定抗肿瘤作用[7-10]。

【临床应用】　临床可用于辅助手术麻醉、术后镇痛等；肋间神经阻滞、三叉神经阻滞、枕神经阻滞等神经阻滞；神经性皮炎等顽固性瘙痒性皮肤病；局部应用时，有促进血循环、消炎、止痒止痛、减轻浮肿等作用。

【综合评价】 薄荷具有很强的生理和药理活性。然而到目前为止，国内外仅对其中个别化学成分进行研究，大部分植物尚未开发。天然薄荷醇临床用量较大，药理作用广泛，特别是其特殊的气味和广泛的药理作用，是重要的外用药物辅料和有效成分，具有良好的应用前景。

（赵　赢　杜冠华）

【参考文献】

[1] 国家药典委员会. 中华人民共和国药典一部 [M]. 2015 年版. 北京：中国医药科技出版社，2015：420-421.

[2] 张执侯. 薄荷、薄荷油与薄荷脑 [J]. 中国药学杂志，1955，3（7）：321-322.

[3] 穆旻. 芳香原料特写：薄荷脑（Menthol）——历史，消费量，合成，副产品，替代品和衍生物 [J]. 牙膏工业，2008（4）：47-51.

[4] 郭茂道. 合成薄荷脑 [J]. 化学通报，1964，（12）：4-5.

[5] 黄山，陆涛，姜标. 左旋薄荷醇的合成现状及进展 [J]. 有机化学，2009，24（6）：884-890.

[6] Kumobayash H, Sayo N, Akutagawa S, et al. Industrial Asymmetric Synthesis by Use of Metal-BINAP Catalysts. [J]. Nippon Kagaku Zassi, 1997, (12): 835-846.

[7] 姚新生，吴立军. 天然药物化学 [M]. 北京：人民卫生出版社，2003：225-226.

[8] 陆燕. 薄荷的药用价值及作用 [J]. 首都医药，2007，14（8）：44-45.

[9] 王晖，吴铁. 薄荷及其有效成分药理作用的研究概况 [J]. 中草药，1998，29（6）：422-424.

[10] 沈梅芳，李小萌，单琪媛. 薄荷化学成分与药理作用研究新进展 [J]. 中华中医药学刊，2012，30（7）：1484-1487.

第三章

防治免疫炎症相关疾病的天然小分子药物

概　　述

在人类常见疾病中，免疫和炎症相关疾病是给人类带来极大痛苦的多发病和常见病，是影响人类工作和生活的重大疾病。特别是在生活条件恶劣的环境下，这类疾病的发病率更高，病情也更为严重。而对于免疫炎症相关疾病的治疗，就成为人们长期以来艰苦探索和研究的重要问题。经过一个多世纪的努力，在炎症治疗方面也取得重要进展。但令人遗憾的是，至今我们对多数免疫炎症相关疾病还是束手无策，治疗乏药。

在治疗免疫炎症相关疾病的现代小分子药物研究方面，首先需要提及的是水杨酸的结构改造和阿司匹林的临床应用，这是天然药物对人类健康的巨大贡献之一。

水杨酸是柳树中含有的一种化学物质，广泛分布在多种植物中，临床上用于治疗关节炎等炎症疾病，具有显著的解热、镇痛、抗炎作用。早在 2000 多年前，古希腊、埃及人就用柳树皮中提取的粉末治疗疼痛和发烧，几乎世界各民族的传统医学中都有使用含有水杨酸类植物治疗炎症反应的记载。到 1829 年，人们成功地从柳树皮中提取了水杨苷；1875 年，水杨酸钠作为镇痛药物在欧洲用于临床。人们在具有解热镇痛作用的植物中发现了水杨酸这一主要有效成分。但是，由于应用水杨酸治疗疾病可以产生严重的胃肠道不良反应，限制了水杨酸的临床应用，成为其应用的重要制约因素。围绕水杨酸不良反应严重的问题，德国药物化学家对水杨酸进行了结构改造，合成了乙酰水杨酸。德国 Bayer（拜尔）制药公司于 1899 年将阿司匹林作为解热、镇痛、抗炎药用于临床，广泛用于治疗多种疾病引起的疼痛，如头痛、肌肉痛、炎症性疼痛等，降低发烧时的体温，对炎症反应也表现出很好的作用，曾是治疗类风湿关节炎病的重要药物。从此临床医生有了治疗疼痛的有效药物，阿司匹林也很快就风靡全世界。

阿司匹林的应用不仅为临床治疗多种原因引起的疼痛和多种炎症反应提供了有效的药物，同时对其作用机制的研究也推动了解热镇痛药物的研发。20 世纪中叶，人们受到阿司匹林的启发，开始研发新型的解热镇痛抗炎药物，发现了一批疗效好、副作用少的药物，如对乙酰氨基酚、吲哚美辛、布洛芬、尼美舒利、罗非昔布等，形成了具有类似作用又各有特点的药物，这类药物通常被称为非甾体抗炎药。非甾体抗炎药是为了与甾体类抗炎药区别而命名的。甾体类抗炎药也是天然小分子化合物，是从动物体内提取获得的，主要为糖皮质激素，在此不做讨论。

对阿司匹林研究产生的另一个有意义的影响是通过抗血小板作用预防血栓的形成，同时推动了心血管疾病治疗方法的进步。20 世纪 70 年代，科学家发现阿司匹林通过减少前列腺素释放发挥作用，而前列腺素不仅与疼痛、炎症、发热有密切关系，在心血管系统中也有广泛的作用。全球性的研究已经充分证明，阿司匹林对心肌缺血性疾病能产生比较理想的效果。特别是对于发生过心肌梗塞或轻度缺血的病人，应用小剂量的阿司匹林可以减少二次缺血的发生率。阿司匹林作为心血管药物，临床用量非常小，一般没有明显的不良反应。

除了非甾体类解热镇痛抗炎药物之外，从天然产物中还发现了一批抑制炎症的小分子药物，如小檗碱、苦参碱、穿心莲内酯、穿琥宁、炎琥宁、青藤碱等，这些药物对不同的炎症性疾病都有一定的作用，并具有一定的组织选择性。小檗碱对肠炎的治疗，炎琥宁对上呼吸道感染炎症的治疗等，都有较好的疗效。

目前，还有多种药物仍在临床应用，但由于种种原因，其作用特点还没有得到充分认识，临床应用还不够广泛。对于这些药物，有必要加强基础和临床研究，进一步认识其作用特点，为临床治疗相关免疫炎症性疾病提供新的药物。

多种免疫炎症性疾病至今仍然是医学治疗的难题，依然缺少有效的治疗药物。合理使用和系统研究这些天然小分子药物，将会对新型药物的发现和开发提供信息，促进抗免疫炎症性疾病的药物研发。

（杜冠华）

八角枫碱

dl-Anabasine

ER-3-1

八角枫

【中文别名】 消旋毒藜碱，（±）-毒藜碱。

【中文化学名】 2-（吡啶-3-基）哌啶。

【英文化学名】 2-（pyridin-3-yl）piperidine。

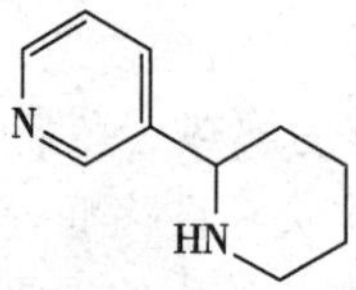

八角枫碱

分子式：$C_{10}H_{14}N_2$，分子量：162.2316，CAS 号：13078-04-1。

【理化性质】 八角枫碱为强碱性无色透明液体，略具刺激味，易溶于水及一般有机溶剂，可随水蒸气蒸馏，沸点110℃，无旋光性，折光率 n_D^{20}1.5418，比重1.0516，能与一般无机酸及有机酸结合成结晶性单盐和双盐，是一个二元碱。八角枫碱稳定性良好，避免与氧化物接触；密封保存，放置在通风、干燥的环境中。

【剂型与适应证】 本品收载于1977年版《中国药典》。

①风湿定胶囊：商品名普林松，功能活血通络、除痹止痛。用于风湿性关节炎、类风湿性关节炎、颈肋神经痛、坐骨神经痛。

②风湿定片：商品名为强正、君碧莎，功能活血通络、除痹止痛。用于风湿性关节

炎、类风湿关节炎、颈肋神经痛、坐骨神经痛。

③金骨莲胶囊：具有祛风除湿，消肿止痛的功效。用于风湿痹阻所致的关节肿痛，屈伸不利。

【来源记载】 八角枫碱是植物八角枫的主要成分。八角枫为八角枫科八角枫属植物八角枫的根、须根或树皮，最早记载于《简易本草》，《本草纲目拾遗》中称之为"木十八"，《本草从新》中称之为八角金盘，《植物名实图考》记载为："八角枫其叶八角形，故名。——其根亦名白龙须"。八角枫主要分布于华东地区、中南地区及贵州等地，在不同的地区有不同的俗名。比如，八角枫在陕西、云南、甘肃、贵州等地称之为白龙须，在广西称之为白金条，在江西、湖北等地称之为八角梧桐，在江西也有称为八角金盘，在湖北也有称之为老龙须。八角枫生于山谷、溪边或丘陵山坡疏林中。八角枫科下属只有八角枫属一个属，包含30多种植物，分布于亚洲、大洋洲和中非洲东部。中国有9种，其中广西八角枫、小花八角枫和云南八角枫为中国特产。八角枫植物有毒，须根最毒[1]，《本草纲目拾遗》载："木八角性热、力猛、有毒……虽壮实人亦宜少用"。

【研发历程】 八角枫中含有生物碱、糖、甾体、三萜、蒽醌及其相应的苷类等成分。浙江医科大学和上海药物所合作[2]，于1974年从国产八角枫须根中分离得到 dl-毒藜碱（anabasine）。继而又从八角枫属植物中分离出四个异喹啉类生物碱，发现了（-）-10-O-二甲基吐根酚碱和10-O-二甲基吐根酚碱2种新的生物碱。又发现其叶子中主要含有 p-amyrin acetate，triacontanol 和 bsltosterol 等生物碱类成分[3]。目前，经过众多科学家的努力，已从瓜木叶中得到7个 megastigmane 型葡萄糖苷，并测定了绝对构型[4]。从华瓜木干叶片的水溶性部分分离出7种糖苷类成分。八角枫叶的正丁醇可溶部分分离出8种苷类化合物[5]。Otsuka 等从八角枫中提取出3种新的木质素：2-O-（β-apio-furanosyl）-β-葡萄糖苷、E-阿魏酸酯、Z-阿魏酸酯，并测定了结构。Nakamoto 等从八角枫中提取出化合物7-O-乙酰马钱酸并测定了其结构。采用气质技术对黔产八角枫茎叶中低极性成分进行研究发现，其主要为长链脂肪酸和短链烷烃；对其枝叶挥发油进行分析，鉴定了其中59种成分。还从八角枫属植物瓜木根皮的70%乙醇提取物中分离得到豆甾醇等5个化合物。采用酸碱滴定法测定其总生物碱的含量，结果表明，八角枫各部位总生物碱含量依次为须根>细根>粗根>枝条木部>叶。以湖南产八角枫为例，总碱含量为须根0.164%，细根0.040%，粗根0.016%；另据报道在花果后期的八角枫生物碱含量较高，最高约为0.3%。

【药理作用】 现代药理研究表明，八角枫属植物具有松弛肌肉、中枢抑制、抗肿瘤、抗菌等作用。由八角枫制成的肌松二号针剂对神经肌肉接头的突触前和突触后都有作用，该药是一个去极化型的肌松药，具有竞争型肌松药的某些特点[6]。1979年利用蟾力苏配合新斯的明进行了对抗八角枫碱造成的呼吸抑制实验，结果表明，八角枫碱具有一定的中枢抑制作用，新斯的明不能对抗八角枫引起的呼吸麻痹[7]。八角枫属植物提取物对小鼠实验性肿瘤有抑制作用，八角枫提取物能显著抑制小鼠 P388 淋巴白血病和 Gardner 淋巴肉瘤，但对 Gross 病毒诱发的白血病，Warner 骨髓单核细胞白血病以及 B16 黑素瘤没有疗效[8]。另有研究发现，适当浓度的八角枫碱可通过颈动脉体和延髓浅表化学感受装置引起呼吸兴奋，其作用机制与烟碱、山梗菜碱等相同。八角枫碱对心血管系统作用与琥珀酰胆碱类似，其作用机制为八角枫碱通过对植物神经系统各环节的作用从而引起血压剧升、心动过缓等反应。有研究人员探讨了八角枫提取物对中枢神经系统受体的作用，结果表明，提取物中的Ⅰ和Ⅳ能与M受体特异性结合，Ⅲ能改变阳性对照物与腺苷、阿片、5-羟色胺（5-HT）及多巴胺受体的结合并使8-羟基-2-（二正丙基氨基）四氢化萘（DPAT）与5-HT受体结合的IC_{50}和K_i值显著下降。

【临床应用】　吕维斌等采用手法推拿加服八角枫散治疗肩周炎，具有较好疗效。陶伟桓等利用复方八角枫煎剂治疗顽固性肺咯血20例，18例治愈，2例无效，治愈者经随访均未再复发。曹泽民等利用八角枫、紫金藤等制成的消痹灵合剂治疗风湿性关节炎120例，痊愈95例，占观察人数次的62.5%；好转35例，占观察人数的29.2%；无效者10例，占观察人数的8.3%。

【综合评价】　总之，八角枫药材用于治疗风湿疼痛、麻木瘫痪、心力衰竭等症，其生物碱中含有毒藜碱，是松弛肌肉的主要活性成分，也是其毒性的主要来源。八角枫在临床多作为复方制剂使用，可用于治疗急性软组织损伤及退行性关节炎、带状疱疹、风湿性心脏病、慢性风湿性关节炎、肺咯血、乳痈等。八角枫具有疗效可靠、药源广泛、经济方便等优点，以八角枫为主要药材的制剂疗效显著，畅销全国，市场反映良好，为企业的发展做出重要的贡献，具有广阔的研究和开发前景。

（龚宁波　吕　扬）

【参考文献】

［1］全国中草药汇编组.《全国中草药汇编（上）》［S］.北京：人民卫生出版社，1982：14-15.

［2］浙江医科大学，上海药物研究所.八角枫中有效成分的化学研究［J］.新医学杂志，1974，410：26-28.

［3］Nobuko Sakurai, Kyoko Nakagawa-Goto, Junko Ito, et al. *Cytotoxic alangium* alkaloids from *Alangium longiflorum*［J］. Phytochemistry, 2006, 67：894-897.

［4］Hideaki Otsuka, Naozumi Kashima, Kyomi Nakamoto. A neolignan glycoside and acylatediridoid glucosides from stembark of *Alangium platanifolium*［J］. Phytochemistry, 1996, 42（5）：1435-1438.

［5］ItohA, Tanahashi T, IkejimaS, et al. Five phenolic glycoside from *Alangium chinense*［J］. Journal of NaturalProducts, 2000, 63（1）：95-98.

［6］常志青. 中草药肌松剂——华瓜木的研究［J］. 中国中药杂志，1981，5：34-36.

［7］薛开先.蟾力苏、新斯的明对抗八角枫碱引起的呼吸麻痹的实验研究［J］.药学学报，1979，14（12）：738-741.

［8］李荷叶.八角枫属*Alangium vitiense*提取物的抗小鼠淋巴瘤作用［J］.国外医药：植物药分册，1980，1：40-41.

小檗碱
Berberine

ER-3-2

黄连

【中文别名】　黄连素，小薜碱，小蘗（niè）碱，黄连素盐酸盐水合物，小檗碱盐酸盐，盐酸黄连素，黄连素盐酸盐。

【中文化学名】　5，6-二氢-9，10-二甲氧苯并［g］-1，3-苯并二甲氧戊环［5，6-α］

喹嗪。

【英文化学名】 Benzo［G］-1，3-benzodioxolo［5，6-α］quinolizinium-5，6-dihydro-9，10-dimethoxy。

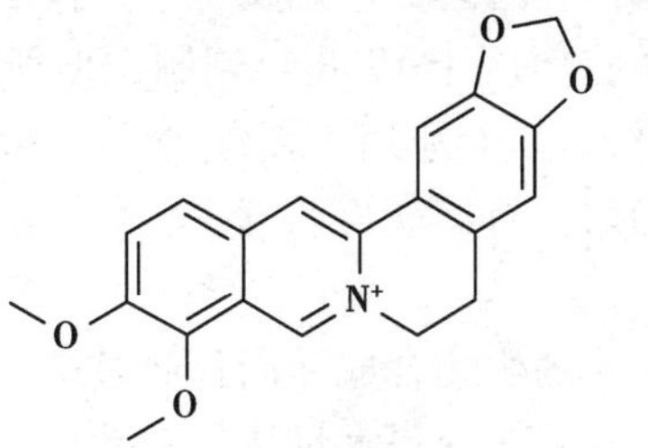

小檗碱

分子式：$C_{20}H_{18}NO_4$，分子量：336.36，CAS 号：2086-83-1。盐酸小檗碱分子式：$C_{20}H_{18}NO_4Cl$，分子量：371.82，CAS 号：633-65-8。

【理化性质】 黄色结晶性粉末；无臭。在热水中溶解，在水或乙醇中微溶，在三氯甲烷中极微溶解，在乙醚中不溶；熔点：204～206℃；对热不稳定。

【剂型与适应证】 本品收载于《中国药典》2015 年版；《英国药典》2017 年版；《日本药典》17 版；《欧洲药典》9.0 版；《韩国药典》第 10 版。

临床常用其盐酸盐。片剂、胶囊剂；主要用于治疗胃肠炎、细菌性痢疾等肠道感染、眼结膜炎、化脓性中耳炎。

【来源记载】 黄连是传统清热解毒中药，始载于战国至东汉时期的《神农本草经》，列为上品。已有几千年的应用历史，临床用于抗肠道细菌感染和解热镇痛。

我国最早的药物学专著《神农本草经》载有黄连，一名王连。唐代《药性论》称为支连。此外黄连尚有川连、味连、鸡爪连、上连、宣连等多种名称。后世医家均沿用《神农本草经》黄连正名，历版《中国药典》也以黄连为正式名称。唐代《新修本草》将湖南澧州黄连作为道地药材。《本草纲目》（公元 1578 年）记载黄连原植物为三角叶黄连，《本草纲目拾遗》（公元 1803 年）记载黄连原植物为短萼黄连[1]。

黄连的名称始载于《范子计然》，虽别名多种，但后世医家均沿用黄连为正名。本草记载黄连药用品种有黄连、三角叶黄连、峨眉黄连、云连及短萼黄连等品种，产地主要为安徽、湖南、四川、云南，四川自明朝开始栽培黄连，种植历史悠久。黄连尚有其他野生品种在各地作为黄连药用，但这些野生黄连尚未形成商品流通[1]。目前黄连为国家三级保护植物，主产于重庆石柱县，湖北西部、陕西、甘肃等地亦产。

小檗碱（berberine）是从中药毛茛科（Ranunculaceae）植物黄连（Coptidis Rhizoma）的干燥根茎中提取的一种天然的异喹啉类生物碱，其还存在于芸香科（Rutaceae）植物黄柏（Phellodendri chinensis Cortex）和小檗科（Berberidaceae）植物三颗针（Berberidis Radix）及罂粟科、防己科和鼠李科等多种植物。

黄连中的抗菌消炎的物质基础主要是其中所含的原小檗碱类生物碱成分，包括小檗碱、黄连碱（coptisine）、巴马汀（palmatine）、表小檗碱（epiberberine）、非洲防己碱（columbamine）、药根碱（jatrorrhizine）、甲基黄连碱（worenine）和木兰花碱（magnoflorine）等，黄连中总生物碱含量达 10%以上，小檗碱含量最高，约为 5%～8%。

【研发历程】　小檗碱常以季铵碱形式存在。其盐类在水中的溶解度都比较小，例如盐酸盐为 1：500，硫酸盐为 1：30。1826 年 M.-E. 夏瓦利埃和 G. 佩尔坦从 Xanthoxylonclava 树皮中首次获得小檗碱。现代药理学研究证实，小檗碱是结构明确、来源广泛、临床使用安全的中药单体，药理作用确实可靠，作用机制多样、独特。

小檗碱注射液由四川医学院药厂于 1958 年创制，但肌内注射剂量太低，静脉滴注也远不能达抑菌浓度，而且静脉滴注可诱发阿-斯综合征（Adams-Stokes syndrome），还可引起肾功能衰竭。因其疗效不确切，且有较好代替品种，中国卫生部于 1982 年 9 月 4 日将该品种淘汰[2]。

目前小檗碱不仅实现工业化的生物合成，而且通过结构改造和修饰，合成了一系列衍生物，并进行相关的药理活性检测，获得大量构效关系的信息。结果表明，这些小檗碱的结构衍生物具有多种药理活性，如治疗阿尔茨海默病、抗微生物、抗肿瘤和抗病毒等[3]。这些衍生物包括四氢小檗碱衍生物、二氢异喹啉衍生物、四氢异喹啉衍生物、苯乙胺衍生物等。通过结构修饰所得的小檗碱类衍生物具有多种生物活性，通过多种靶点发挥作用，但尚未成为药物使用。

【药理作用】　盐酸小檗碱具有广泛的药理作用，包括抗菌、抗病毒、抗炎、镇痛、抗癌、降糖、降脂、降血压、抗心律失常及抗心衰等。实验研究及临床报道发现，其对内分泌系统、循环系统、神经系统、消化系统、呼吸系统等多个系统的疾病均具有治疗作用。

目前小檗碱在临床上的适应证是治疗肠道细菌感染性痢疾，经过多年的临床应用，证明其疗效肯定。盐酸小檗碱对痢疾杆菌、大肠埃希菌、金黄色葡萄球菌等引起的肠道感染（包括菌痢）、眼结膜炎、化脓性中耳炎等有效。对幽门螺旋菌也有作用，而能使胃炎、胃及十二指肠溃疡减轻。另外，盐酸小檗碱还用于治疗急性肺损伤、肺炎等呼吸系统疾病，消化性溃疡、结肠炎等消化系统疾病，妊娠期泌尿系统感染等泌尿、生殖系统疾病等。

近年来研究发现，小檗碱有多种药理作用，但尚没有作为正式药物批准。给肥胖和糖尿病 db/db 小鼠服用小檗碱 [560mg/（kg·d）] 7 天，在不改变饮食的情况下，这些小鼠体重减少，葡萄糖耐量显著改善。此外，灌胃给予小檗碱 [380mg/（kg·d），2 周] 还可减少高脂肪饮食的 Wistar 鼠的体重和血浆甘油三酯，并改善胰岛素活性。进一步实验显示，小檗碱（5μg/ml）可激活 3T3-L1 脂肪细胞和 L6 肌细胞的磷酸腺苷活化蛋白激酶（AMPK），增加 L6 细胞的葡萄糖转运体（Glu4）的转位，减轻 3T3-L1 细胞的脂肪堆积[4]。小檗碱（7.5μg/ml）能增加 HepG2 细胞胰岛素受体（InsR）表达，此作用依赖于蛋白激酶 C（PKC）的活化，在高脂饮食加链脲佐菌素诱导的大鼠 II 型糖尿病模型中，灌胃给予小檗碱 [75mg/（kg·d），150mg/（kg·d），每天分 2 次给药，连续 15 天] 可显著降低空腹血糖，且减轻胰岛素抵抗[5]。盐酸小檗碱治疗 II 型糖尿病的作用机制主要是通过抑制糖原异生，促进糖酵解，抑制葡萄糖的吸收，促进胰岛素分泌，增加胰岛素敏感性，促进胰岛 β 细胞功能恢复等途径改善体内糖代谢紊乱。

盐酸小檗碱具有降血脂、降低血压、治疗心律失常、治疗心力衰竭及抗血小板聚集等对心血管系统的作用。高脂血症患者每天服用小檗碱（0.5g/次，一天 2 次，连续 3 个月），血中胆固醇降低 29%，甘油三酯降低 35%，低密度脂蛋白降低 25%[6]。其降脂作用机制包括：上调肝脏低密度脂蛋白受体，减少甘油三酯与胆固醇的合成，抑制脂肪细胞分化。降压机制主要是阻断 α-受体、直接舒张血管、增强乙酰胆碱的作用。

盐酸小檗碱具有调节血脂的作用。小檗碱在体外能显著上调肝细胞低密度脂蛋白受体（LDLR）的表达。进一步的研究显示，小檗碱的作用是在转录后水平，通过激活细胞的胞外信号调节激酶来发挥作用，与目前临床常用的他汀类药物机制完全不同。临床应用表明，小檗碱用于治疗高血脂患者疗效良好，还适用于肝功能障碍的患者，安全性好，无他汀类药物的不良反应。这项研究结果发表后被欧美多个研究单位和医院证实，使小檗碱成为很有前景的降血脂药物。目前，小檗碱的研究工作正在深入进行中。

TgCRND8 转基因小鼠灌胃给予盐酸小檗碱 [25mg/（kg·d），100mg/（kg·d），6 个月]，显示盐酸小檗碱能保护脑组织损伤、治疗阿尔茨海默病（AD）[7]。其作用机制包括通过 PI3K/AKT/GSK3 途径减少神经 β-淀粉样蛋白的释放，降低 AD 模型鼠脑内老年斑的数目，同时也抑制 Tau 蛋白的过度磷酸化及神经元纤维缠结的形成，以及抗炎、抗氧化、抑制 AChE 及 MAO 的活性。

盐酸小檗碱可抑制卵巢癌、子宫内膜癌、宫颈癌、乳腺癌、肺癌、肝癌、结直肠癌、肾癌、膀胱癌、前列腺癌等多种肿瘤细胞的生长和繁殖，具有抗肿瘤作用。其作用机制主要与干扰肿瘤细胞周期、诱导细胞凋亡、影响 COX-2 表达活性和 NF-κB 信号通路、抑制 PGE_2 生成和 IL-8 表达、降低端粒酶活性、下调 Bcl-2、上调 Bax 表达等有关。

小檗碱的同类化合物主要有药根碱、黄连碱和巴马汀等异喹啉类生物碱，均具有季铵基团。主要药理作用包括抗菌、抗病毒、抗真菌、抗炎、解热镇痛、抗癌、降糖、降脂、降血压、抗心律失常及抗心衰等。

小檗碱的生物利用度低，口服不易被吸收，肠壁吸收率仅为 5%，肠内的磷酸糖蛋白可增加官腔黏膜细胞外排生物碱的作用[8]。注射后迅速进入各器官与组织中，血药浓度维持不久。肌内注射后的血药浓度低于最低抑菌浓度。药物分布广，以心、骨、肺、肝中为多。在组织中滞留的时间短暂，24 小时后仅剩微量，绝大部分药物在体内代谢清除，48 小时内以原形排出仅占给药量的 5% 以下。在大鼠非房室模型中，非结合型小檗碱通过主动运输到达胆汁，在肝脏中通过 P450 酶系进行代谢，代谢的第一阶段是脱甲基，第二阶段是葡萄糖醛酸化。在大鼠模型中主要检测出小檗碱的四个代谢产物均是葡萄糖醛酸结合物，包括小檗红碱（berberrubine）、唐松草分定（thalifendine）、去亚甲基小檗碱（demethyleneberberine）和药根碱（jatrorrhizine）[9]。

【临床应用】　黄连在中国和印度作为消化道疾病用药已有 3000 余年的历史。小檗碱到目前为止作为止泻药类非处方药，临床上主要用于治疗肠道感染。近年来开展了临床研究，证明小檗碱有降血糖作用，且对糖尿病患者伴有的合并症如高血压、高血脂、血栓形成及炎症等有很好的预防和治疗作用。

盐酸小檗碱口服不良反应较少，偶有恶心、呕吐、皮疹和药热，停药后消失。溶血性贫血患者及葡萄糖-6-磷酸脱氢酶缺乏患者禁用。小檗碱静脉注射毒性大，仅供口服给药。

【综合评价】　盐酸小檗碱的药理作用十分广泛，临床上对各系统疾病均有治疗作用。同时具有药源广泛、价格低廉、不良反应少等优点，有推广应用的价值，但其许多作用机制仍未明确。近年来，研究热点主要集中在抗肿瘤、抗阿尔茨海默病、糖尿病及其心脑血管并发症等三个主要方向。但现阶段对小檗碱抗肿瘤作用机制的研究多局限于现代医学的细胞和分子水平。今后十分必要围绕上述三个方面深入开展其结构优化、作用机制或作用靶点的研究，并需要通过长期大量的临床研究来进一步证实盐酸小檗碱在临床治疗过程中的作用和疗效。

（方莲花　杜冠华）

【参考文献】

［1］赵宝林，刘学医. 黄连的本草考证［J］. 中药材，2013，36（5）：832-835.

［2］中国医院药学杂志编辑室. 关于药品淘汰的问题解答［J］. 中国医院药学杂志，1983，3（4）：187-188.

［3］Huang ZJ, Zeng Y, Lan P, et al. Advances in structural modifications and biological activities of berberine：an active compound in traditional Chinese medicine［J］. Mini Rev Med Chem, 2011, 11（13）：1122-1129.

［4］Lee YS, Kim WS, Kim KH, et al. Berberine, a natural plant product, activates AMP-activated protein kinase with beneficial metabolic effects in diabetic and insulin-resistant states［J］. Diabetes, 2006, 55（8）：2256-2264.

［5］Kong WJ, Zhang H, Song DQ, et al. Berberine reduces insulin resistance through protein kinase C-dependent up-regulation of insulin receptor expression［J］. Metabolism, 2009, 58（1）：109-119.

［6］Kong W, Wei J, Abidi P, et al. Berberine is a novel cholesterol-lowering drug working through a unique mechanism distinct from statins［J］. Nat Med, 2004, 10（12）：1344-1351.

［7］Durairajan SS, Liu LF, Lu JH, et al. Berberine ameliorates β-amyloid pathology, gliosis, and cognitive impairment in an Alzheimer′s disease transgenic mouse model［J］. Neurobiol Aging, 2012, 33（12）：2903-2919.

［8］Pan GY, Wang GJ, Liu XD, et al. The involvement of p-glycoprotein in berberine absorption［J］. Pharmacol Toxicol, 2002, 91（4）：193-197.

［9］Qiu F, Zhu Z, Kang N, et al. Isolation and identification of urinary metabolites of berberine in rats and humans［J］. Drug Metab Disposit, 2008, 36（11）：2159-2165.

丹皮酚
Paeonol

牡丹皮

【中文别名】 芍药醇，牡丹酚。

【中文化学名】 2′-羟基-4′-甲氧基苯乙酮。

【英文化学名】 2′-Hydroxy-4′-methoxyacetopheone。

$$H_3C-C(=O)-C_6H_3(OH)(OCH_3)$$

丹皮酚

分子式：$C_9H_{10}O_3$，分子量：166.18，CAS 号：552-41-0。

丹皮酚衍生物有：

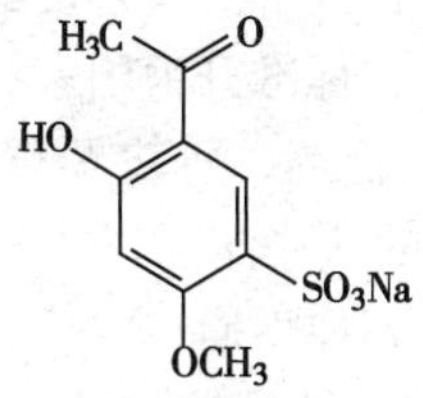

丹皮酚磺酸钠

【理化性质】　丹皮酚为白色或微黄色有光泽的针状结晶，气味特殊，味微辣；易溶于乙醇和甲醇中，溶于乙醚、丙酮、苯、三氯甲烷及二硫化碳中，稍溶于水，在热水中溶解，不溶于冷水，能随水蒸气挥发；熔点 48~51℃。

【剂型与适应证】　本品收载于《中国药典》1977 年版。

目前临床使用剂型有：丹皮酚片、丹皮酚软膏、丹皮酚注射液、丹皮酚橡胶膏。临床主要用于发热、头痛、神经痛、肌肉痛、腹痛、风湿性关节炎和类风湿性关节炎的治疗；其软膏剂也可用于各种湿疹、皮炎、皮肤瘙痒、蚊虫叮咬红肿等皮肤疾患，对过敏性鼻炎和防治感冒也有一定效果。

【来源记载】　丹皮酚是毛茛科植物牡丹（*Paeonia suffruticosa* Andr.）皮和萝藦科植物徐长卿［*Cynanchum paniculatum*（Bge.）Kitag.］的主要活性成分。牡丹皮和徐长卿都是中医常用药材，牡丹皮具有清热凉血、活血化淤、退虚热等功效，徐长卿具有祛风、止痛、止痒等作用，二者在中国有两千多年的应用历史，其功用在历代本草中均有记载。

牡丹皮是一种传统中药，《神农本草经》列为中品。马王堆出土文物是关于牡丹药用的最早记载。后汉末期张仲景著《金匮要略》，对牡丹的药用作了更进一步的论述。之后的《名医别录》《吴普本草》《本草经集注》等书也竞相载入[1]。徐长卿最早记载于《神农本草经》，并将其列为上品，在以后的历代本草中，均有记载，其别名如"一枝香""对月草""逍遥竹""土细辛""英雄草"等多达 50 多种[2]。

高纯度的丹皮酚原料可来源于植物提取或化学合成。常用的丹皮酚提取方法包括煎煮法、醇提法、水蒸气蒸馏法、CO_2 超临界流体萃取法等[3]，但由于植物资源的限制，且丹皮酚在天然植物中含量并不丰富，在含量最高的徐长卿根干品中也不过 0.1%~0.5%，故提取方法难免存在分离纯化困难。化学合成方法相对容易，通常经过 2~3 步反应和分离步骤即可获得终产物[4]。

【研发历程】　丹皮酚作为牡丹皮与徐长卿的主要活性成分，自古就以复方应用于临床。1884 年日本学者长井长义最早从牡丹皮中分离出丹皮酚[5]。随着现代提取分离与人工合成技术的发展，逐渐开发出丹皮酚单体药物，我国 CFDA 批准上市的剂型包括片剂、注射剂、软膏剂，其制剂的临床应用仍主要围绕抗菌、消炎、解热、镇痛方面。

丹皮酚注射液，原名徐长卿注射液，自 1971 年开始经上海及外地的十余个医疗单位，历时一年多的临床观察证明，丹皮酚注射液对风湿性关节炎、内脏痛、腰肌劳损等疾病疗效显著，且并无成瘾或其他不良反应，该药品最早收录于《中国药典》1977 年版一部，至今仍是丹皮酚临床应用的主要剂型。但因丹皮酚的水溶性小，需增加其溶解度以配制注射液。早期的注射液采用了 10 倍于丹皮酚的吐温以助溶，70 年代发展到将丹皮酚制成油溶液供肌内注射，但这些都带有安全隐患及使用不便等缺点。药学家通过将丹皮酚磺化后获得丹皮酚磺酸钠，使其水溶性问题得到解决，丹皮酚磺酸钠注射液也应运而生[6]。2003年，丹皮酚磺酸钠的质量标准也由地方标准升为国家标准。

丹皮酚皮肤给药的剂型主要是软膏剂，丹皮酚软膏最早收载于《安徽省药品标准》1987 年版[7]，后收载于 1995 年出版的《中华人民共和国卫生部药品标准》中药成方制剂第十册，可用于治疗风湿痛、胃痛及其他疼痛、湿疹、过敏性皮炎等症。随着制剂技术的发展，为了克服丹皮酚本身水溶性差、易挥发、稳定性不好的缺点，近年来出现了 β-环糊精包合制剂、W/O/W 型复乳型凝胶、磷脂复合物、脂质体等新的剂型，但均处于研究阶段[8]。

【药理作用】 丹皮酚药理活性广泛，其具有抑菌、抗炎、解热、镇痛、解痉的药理作用已被人们熟知，但随着近年来对丹皮酚药理作用的深入研究，其改善心脑血管、保肝护肾、抗肿瘤、免疫调节、抗氧化等多种新药理活性也相继被报道研究。

研究表明，丹皮酚改善心脑血管作用体现在：对钙通道电流具有阻滞作用而具有抗心律失常活性；能够影响内皮细胞炎症环节，从而保护血管、改善血液循环；稳定细胞膜，抑制缺血心肌的膜损伤等。

丹皮酚在体内外对人白血病细胞 K562、人乳腺癌基因细胞 T6-17、肝癌细胞 BEL-7404、移植性肝癌细胞 HepA、人白血病肿瘤细胞株 K562/ADM、宫颈癌细胞系 HeLa、人大肠癌细胞株 HT-29 等多种肿瘤细胞具有增殖抑制作用，具有逆转肿瘤细胞多药耐药的作用和对多种化疗药物的增敏作用及协同作用。

低浓度丹皮酚可以增加 T 淋巴细胞在血液循环中的比例，还能使 T 淋巴细胞发挥更强的淋巴因子分离功能，同时亦能促进中性白细胞的非特异性吞噬清除细菌的功能，其提高全身性细胞免疫和体液免疫功能的作用也已被实验证实。此外，丹皮酚具有较强的自由基清除作用，其抗氧化的作用也使丹皮酚走出制药领域而应用于食品保鲜行业[4,9~10]。

【临床应用】 在临床上丹皮酚是多种复方中药的主要有效成分，如在常见的中药制剂风湿定片、六味地黄丸、正骨水、归芍地黄丸、麦味地黄丸、杞菊地黄片、明目地黄丸、知柏地黄丸、骨刺丸、骨刺消痛片、复方益肝丸、养阴清肺丸、济生肾气丸、当归养血丸等十余种中成药处方中作为主要活性成分及质量控制指标。此外，丹皮酚也可以单体形式给药，上市的制剂主要有丹皮酚注射液、丹皮酚片以及丹皮酚软膏，临床上用于治疗风湿痛、胃痛和其他疼痛、湿疹、过敏性皮炎等，具有较好疗效。丹皮酚及其制剂临床应用副作用少，不会产生依赖性，不会发生反弹，安全性高。

【综合评价】 虽然丹皮酚存在易挥发且水溶性差的特点，但其在消炎镇痛方面的临床疗效显著，并且具有无成瘾性的优势，与此同时，心脑血管、免疫系统、抗肿瘤等广泛的药理活性逐渐被开发报道，这些均使得丹皮酚拥有广阔的开发前景。相信随着对丹皮酚药用价值认识的提高，以及结构改造、制剂工艺、晶型、共晶等科学技术的发展，丹皮酚的新药物、新剂型将继续推陈出新，进一步满足临床的需要。

（杨世颖 吕扬）

【参考文献】

［1］吴波. 中药牡丹皮的研究-牡丹皮中丹皮酚的含量测定［J］. 药学学报，1966，13（2）：145-148.

［2］张永清，闫萍. 徐长卿本草考证［J］. 中医研究，2005，18：54-57.

［3］付起凤，孟凡佳，苗青，等. 牡丹皮中丹皮酚提取工艺的研究进展［J］. 中医药信息，2010，27：108-109.

［4］胡春弟，张杰. 丹皮酚的药理作用及合成研究进展［J］. 化学与生物工程，2009，26：16-18.

［5］谢平. 中药牡丹皮的研究概况［J］. 中药材科技，1983，4：44-46.

［6］唐海燕，杨石，王见宾. 丹皮酚制备工艺、剂型改革及临床应用概述［J］. 江苏中医药，2004，25：58-60.

［7］奚军，柳淑玉，柳晨. 丹皮酚及其复方制剂的研究与临床应用进展［J］. 时珍国医国药，2005，16：66.

［8］Choy KW, Mustafa MR, Lau YS, et al. Paeonol protects against endoplasmic reticulum tress-induced endothelial dysfunction via AMPK/PPARδ signaling pathway［J］. Biochem Pharmacol, 2016, 116：51-62.

［9］刘雁丽，韦柳成，沈振国，等. 丹皮酚的药理作用、提取及含量测定方法研究进展［J］. 安徽医药，2011，15：896-899.

［10］郭齐，李贻奎，王志国，等. 丹皮酚药理研究进展［J］. 中医药信息，2009，26：20-22.

乌头碱

Aconitine

乌头

【中文别名】附子精，乙酰苯甲酰阿康碱。

【英文别名】Acetylbenzoylaconine。

【中文化学名】（1α，3α，6α，14α，15α，16β）-8-乙酰氧基-20-乙基-3，13，15-三羟基-1，6，16-三甲氧基-4-（甲氧甲基）乌头烷-14-苯甲酸酯。

【英文化学名】（1α，3α，6α，14α，15α，16β）-8-（acetoxy）-20-ethyl-3，13，15-trihydroxy-1，6，16-trimethoxy-4-（methoxymethyl）aconitan-14-yl benzoate。

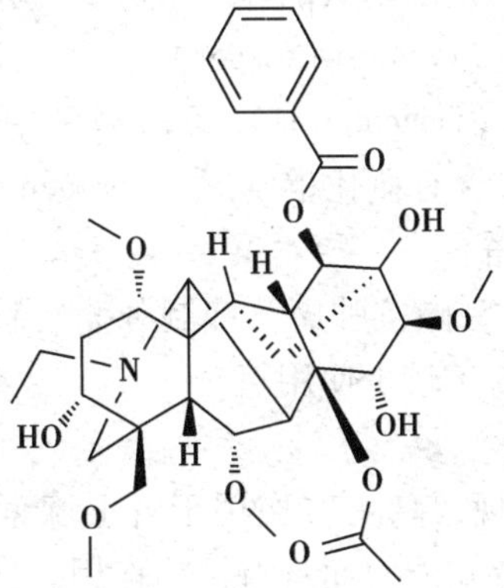

乌头碱

分子式：$C_{34}H_{47}NO_{11}$，分子量：645.74，CAS号：302-27-2。

【理化性质】 乌头碱为一种二萜生物碱，六方形片状结晶。密度1.379g/cm³，熔点200~205℃，沸点717.214℃（760mmHg），旋光度［α］$_D$+17.3°（三氯甲烷）。溶于无水乙醇、乙醚和水，微溶于石油醚。乌头碱属二元酯类，易水解失去一分子乙酸，毒性即降低，进一步水解除去一分子苯甲酸生成乌头胺。水解生成乌头胺后，其毒性仅为乌头碱的1/4000~1/2000。

【剂型和适应证】 本品收载于《化学药品地标升国标》第四册。

片剂，（乙酰乌头碱片），0.3mg/片（国药准字H61022876；H11021980）。用于关节炎、腰腿痛和带状疱疹引起的疼痛。

【来源记载】 乌头碱是中药乌头、附子中的主要化学成分，也是其有效成分。乌头碱结晶的提炼方法最早记载于明代（约16世纪）成书的《白猿经》中。

乌头为毛茛科植物，药用其根，母根为乌头，用于治风痹；侧根（子根）为附子，有回阳、逐冷、祛风湿的作用。市售乌头中的双酯型乌头碱的含量一般在2.14~3.88mg/g之间。

我国古代医学以乌头为回阳散寒止痛的要药，既可祛经络之寒，又可散脏腑之寒。但因其作用强烈且复杂，文献中记载为有大毒，用之宜慎。

【研发历程】 乌头最早记载于《神农本草经》，由于乌头具有显著的药理作用和毒性，很早就被医药学家重视并进行了深入研究。在明代就已经有了提取乌头碱并获得乌头碱结晶的方法记载。

现代研究进一步证实乌头碱的药理作用及其作用机制，药理学研究发现，乌头碱具有增强心肌收缩力的作用，也能够导致心律失常，这种作用和开放钠通道有关。由于乌头碱可以使钠通道开放，导致后除极和快速性心律失常，常作为制备心律失常动物模型和研究钠通道的工具药。但由于其致心律失常作用强，迄今没有把乌头碱作为强心药物应用。

采用现代技术方法对乌头的化学成分进行了深入研究，发现乌头类药材（草乌、川乌、附子）中主要成分是乌头碱型生物碱，如乌头碱（aconitine）、中乌头碱（新乌头碱，mesaconitine），素馨乌头碱（jesaconitine）、次乌头碱（下乌头碱，hypaconitine）、去氧乌头碱（deoxyaconitine）等。不同来源乌头的化学成分有一定差异，如川乌中还含有塔垃乌头胺（talatisamine）、川乌碱甲（chuan-wu-base A）、川乌碱乙（chuan-wu-base B）、卡乌碱（carmichaeline）、异乌头碱（isoaconitine）等；草乌中还含有北乌头碱（beiwutine）、得姆啶（denudine）等；附子中含有氯化棍掌碱（coryneinechloride）、去甲猪毛菜碱（salsolinol）、附子脂酸、β-谷甾醇等。

20世纪80年代，开展了乌头碱抗肿瘤及抑制肿瘤转移的研究，但病种局限于消化道肿瘤，又因乌头碱毒性大，故临床较少使用。

【药理作用】

1. 神经系统作用 研究发现，乌头碱作用于肾上腺素能神经，阻碍神经细胞的正常传导，可减少其对疼痛因子的感知能力而具有镇痛作用。适量乌头碱会影响神经末梢的正常传导，若用药剂量过大，还可起到麻痹神经作用[1]。

2. 心血管系统作用 含有乌头碱类的药物具有回阳救逆、散寒止痛的药理作用，临床应用于阳气虚衰导致的畏寒肢冷、慢性心力衰竭、心动过缓、低血压、休克、慢性肾病等病证[2]。研究发现，乌头碱可加强心肌收缩力，促进窦房和房室传导，增加冠脉血流，并减少心肌耗氧量，对心率具有双向调节作用[3]。但目前对乌头碱在心血管系统的药理作用研究尚未完全明晰。

3. 抗肿瘤作用　研究发现，乌头碱具有抗肿瘤作用，有较高的应用价值。采用胃癌小鼠模型，给予浓度 0.4ng/ml 的乌头碱溶液，发现其对胃癌的抑制率高达 35%[4]。在临床上，发现乌头碱可抑制口腔表皮样癌（KB）细胞的增殖。乌头碱在抗肿瘤中有一定的应用价值[5]。

4. 不良反应　乌头碱首先兴奋和麻痹感觉神经和中枢神经，其次兴奋胆碱能神经和呼吸中枢而出现胆碱能神经 M 样和 N 样症状，最后由于呼吸麻痹及中枢抑制导致死亡；乌头碱对心功能的影响为促使心肌细胞 Na^+ 通道开放，加速 Na^+ 内流，促使细胞去极化，从而导致心律失常[6,7]。

【临床应用】　中药乌头类药物的主要功效是回阳救逆、祛风除湿、散寒止痛，主要毒性成分为乌头碱，对中枢神经及心功能毒性有毒性反应。临床应用乙酰乌头碱片治疗关节炎、腰腿痛和带状疱疹引起的疼痛，但由于不良反应明显，应用较少。

【综合评价】　双酯型生物碱是乌头碱的重要毒性成分，可对迷走神经、中枢神经系统造成损害，并诱发心律失常。因此，应加强对乌头碱安全用药剂量的研究，明确含有乌头碱成分的中药及其使用剂量。

乌头作用显著并被记载为大毒，是典型的作用强并可对机体产生毒性的药物。加强对化学成分药理活性和作用机制的研究，深入认识乌头碱等活性成分的毒性特点和机制，可以提高用药安全性，扩大乌头碱的临床应用范围，发挥乌头碱在心血管系统、镇痛、消炎和抗肿瘤等方面的作用，将具有重要的临床应用价值。

（闫　蓉　杜冠华）

【参考文献】

［1］方芳，赵杰，余林中，等. 乌头碱对斑马鱼心脏毒性的初步研究［J］. 中药药理与临床，2012，（2）：32-34.

［2］田伟珍，叶海霞. 21 例乌头碱类中药中毒的急救护理［J］. 现代中西医结合杂志，2008，17（12）：1901.

［3］吴红金，张颖莉. 参附注射液对实验性心力衰竭大鼠血浆凋亡相关因子的影响［J］. 中西医结合心脑血管病杂志，2009，7（8）：926.

［4］汤铭新，孙桂芝. 乌头碱抑瘤及抗转移的研究与治疗的观察［J］. 北京中医，1986，03（14）：27.

［5］孙博. 附子主要成分对大鼠毒性作用的代谢组学研究［M］. 沈阳：沈阳药科大学，2009.

［6］陈信义，李峨，侯丽，等. 乌头类生物碱研究进展与应用前景评述［J］. 中国中医药信息杂志，2004，11（10）：922.

［7］刘强强，郭海东，徐策，等. 川乌毒理作用研究进展［J］. 中国中医药信息杂志，2012，19（8）：110.

水杨酸
Salicylic acid

ER-3-5

柳树皮

【中文别名】 邻羟基苯甲酸，2-羟基苯甲酸。

【英文别名】 2-Hydroxybenzoic acid；*O*-hydroxybenzoic acid；Salonil；*O*-Carboxyphenol；2-Carboxyphenol。

【中文化学名】 2-羟基苯甲酸。

【英文化学名】 2-Hydroxybenzoic acid。

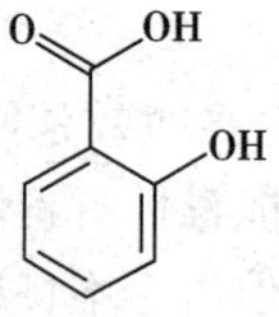

水杨酸

分子式：$C_7H_6O_3$，分子量：138.12，CAS 号：69-72-7。

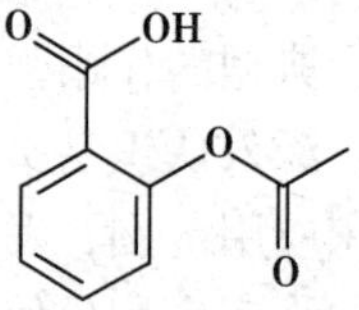

阿司匹林

分子式：$C_9H_8O_4$，分子量：180.16，CAS 号：50-78-2。

【理化性质】 水杨酸：白色结晶或结晶性粉末。易溶于乙醇，溶解于乙醚或三氯甲烷，微溶于水和无水乙醚，在氢氧化钠或碳酸钠溶液中溶解，但同时分解。常温下稳定，急剧加热分解为苯酚和二氧化碳。具有部分酸的通性。

阿司匹林：白色晶体，熔点 136~140℃，在 140℃ 时分解。阿司匹林是水杨酸的乙酰衍生物，呈弱酸性，在 25℃ 下酸度系数为 3.5。阿司匹林可以在醋酸铵或碱金属的醋酸盐、碳酸盐、柠檬酸盐和氢氧化物溶液中迅速分解。阿司匹林有两种晶型，即晶型 Ⅰ 和晶型 Ⅱ。

【剂型与适应证】 水杨酸收载于《中国药典》2015 年版；《英国药典》2017 年版；《美国药典》40 版；《日本药典》17 版；《欧洲药典》9.0 版；《国际药典》第五版。

阿司匹林收载于《中国药典》2015 年版；《英国药典》2017 年版；《美国药典》40 版；《日本药典》17 版；《印度药典》2010 年版。

临床应用水杨酸的乙酰化物，即乙酰水杨酸，又称阿司匹林。目前临床使用剂型主要有：普通片、肠溶片、肠溶胶囊、泡腾片、栓剂和散剂等。临床主要用于两个方面，一是用于治疗风湿性疾病；二是用于防治冠脉和脑血管血栓性病变以及其他术后血栓形成的并发症。两者服用剂量不同。

【来源记载】 水杨酸是从杨柳科柳树皮和蔷薇科绣线菊属植物中发现的化学物质。水杨酸（salicylic acid）中 salicylic 取自拉丁文 Salix，即柳树的拉丁文名。据古埃及《埃伯斯纸草书》记载，公元前 1500 多年，就用柳树皮应对多种病痛。公元前 300 多年，西方医学之父希波克拉底在其文集中提到用柳树皮来减轻产妇分娩时的疼痛[1]。19 世纪初，德国人卡尔·雅克布·洛维格从绣线菊中提取出了一种具退烧和消痛功效的酸——绣线菊酸（拉丁文 Spirsaure），即水杨酸。阿司匹林（aspirin）就是从绣线菊属（*Spiraea*）植物演化出来。

柳树是中国的原生树种，在中国已有 2000 多年的栽培历史，世界约 520 余种，中国有 250 余种，遍及全国各地。绣线菊在蒙古、日本、朝鲜以及欧洲东南部均有分布，在中国辽宁、内蒙古、河北、山东、山西等地均有栽培。绣线菊生长于河流沿岸、湿草原、空旷地和山沟中，海拔 200~900m。

由于从柳树皮提取分离的水杨酸具有胃肠道副反应，19 世纪末，德国拜耳公司通过改进首次人工合成阿司匹林。

【研发历程】 1763 年，在牛津大学的瓦德汉学院，英国牧师爱德华·斯通首次从柳树皮中发现了阿司匹林的有效成分为水杨酸[1,2]。由于水杨酸严重的消化道副作用，大多数患者不愿服用。1853 年，法国化学教授夏尔·热拉尔尝试把乙酰基连接到水杨酸的羟基上，从而使水杨酸严重伤胃的酸性作用大为减轻。但由于技术条件所限，热拉尔得到的产物纯度很低，因此未被重视[3]。1897 年，德国拜耳公司的化学家费利克斯·霍夫曼把旋果蚊草子（*Spiraea ulmaria*）合成的水杨苷经过修饰后，首次成功合成了阿司匹林，它比水杨酸对消化道刺激小[4]。阿司匹林于 1899 年 7 月上市，至今已有 100 多年时间。

1971 年，英国皇家外科学院的药理学家约翰·范恩研究前列腺素使肌肉收缩的作用，发现阿司匹林能抑制前列腺素的合成，引起血管舒张。此后 6 年，范恩和他的学生蒙卡达证实了阿司匹林可抑制前列腺素和血栓素的生成[5,6]。1982 年，约翰·范恩与两位瑞典学者伯格斯特隆、塞缪尔松，由于研究前列腺素所取得的成就，共同荣获诺贝尔生理学与医学奖。

很久以来，人们只知道阿司匹林有一种晶型结构，从 1960 年起开始怀疑阿司匹林还有一种晶型结构。直至 2005 年邦德等人在热乙腈中使阿司匹林和左乙拉西坦共同结晶时发现阿司匹林另一种新的晶型结构，即晶型Ⅱ[7,8]。

【药理作用】 阿司匹林是一种非甾体抗炎药（NSAID），其主要药理作用为抑制前列腺素代谢和血栓素合成，通过抑制前列腺素代谢所需的环氧化酶（cyclooxygenase，COX），与 COX-1 的多肽链 530 位丝氨酸残基的羟基发生不可逆的乙酰化，导致 COX-1 失活，继而阻断花生四烯酸转化为血栓素 A_2，抑制血小板聚集。

前列腺素是身体局部产生的一种激素，它可将痛觉传递到大脑，在下丘脑中调节体温，还会引起炎症。抑制前列腺素的合成可起到解热、镇痛、抗炎、抗风湿的作用。

阿司匹林的不良反应主要表现为胃肠道症状，如恶心、呕吐、上腹部不适或疼痛等，它也可引起过敏反应、心脏毒性、肝肾损害以及瑞氏综合征；另外，大剂量服用阿司匹林可引起水杨酸反应如头痛、眩晕、耳鸣、视听力减退等中枢神经症状。

【临床应用】 阿司匹林因治疗剂量不同，其临床应用也有不同。小剂量阿司匹林

（75～300mg/d）具有抗血小板聚集作用，可用于防治冠脉和脑血管血栓性病变以及其他术后血栓形成；中剂量阿司匹林（0.5～3g/d）具有解热镇痛作用，常用于治疗感冒引起的发热、头痛、牙痛、神经痛、肌肉痛、月经痛；大剂量阿司匹林（超过4g/d）具有消炎及抗风湿作用，用于治疗急性风湿热、风湿性关节炎和类风湿关节炎。另外，阿司匹林在儿科用于治疗皮肤黏膜淋巴结综合征（川崎病）。

【综合评价】 至今，阿司匹林应用已逾百年，为医药史上三大经典药物之一，是世界上应用最广泛的解热、镇痛和抗炎药，已被确立为治疗急性心肌梗死、不稳定心绞痛以及心肌梗死二期预防的经典用药。该药已被列入世界卫生组织基本药物标准清单，是最重要的基本药物之一。近年来的研究发现，阿司匹林在脑卒中、怀孕并发症、结肠癌、糖尿病及老年痴呆等方面也具有广泛的作用。因此，对阿司匹林的研究仍将继续。

（强桂芬　杜冠华）

【参考文献】

［1］ Mueller RL, Scheidt S. History of drugs for thrombotic disease. Discovery, development, and directions for the future ［J］. Circulation, 1994, 89: 432-449.

［2］ Stone E. An account of the success of the bark of the willow in the cure of agues ［J］. Philos Trans, 1763, 53: 195-200.

［3］ Gerhardt CH. Untersuchungen über die wasserfreien organischen Säuren ［Investigations into anhydrous organic acids］ ［J］. Annalen der Chemie und Pharmacie, 1853, 87: 149-179.

［4］ Singer H. Ueber Aspirin. Archiv für die gesamte Physiologie des Menschen und der Tiere, 1901, 84: 527-546.

［5］ Vane JR. Inhibition of prostaglandin synthesis as a mechanism of action for aspirin-like drugs ［J］. Nat New Biol, 1971, 231: 232-235.

［6］ Vane JR, Botting RM. The mechanism of action of aspirin ［J］. Thromb Res, 2003, 110: 255-258.

［7］ Vishweshwar P, McMahon JA, Oliveira M, et al. The predictably elusive form Ⅱ of aspirin ［J］. J Am Chem Soc, 2005, 127: 16802-16803.

［8］ Bond AD, Boese R, Desiraju GR. On the polymorphism of aspirin: crystalline aspirin as intergrowths of two "polymorphic" domains ［J］. Angew Chem Int Ed Engl, 2007, 46: 618-622.

马钱子碱
Brucine

ER-3-6

马钱子

【中文别名】 布鲁生，番木鳖碱。

【中文化学名】 10，11-二甲氧基马钱子碱。

【英文化学名】 10，11-Dimethoxystrychnine。

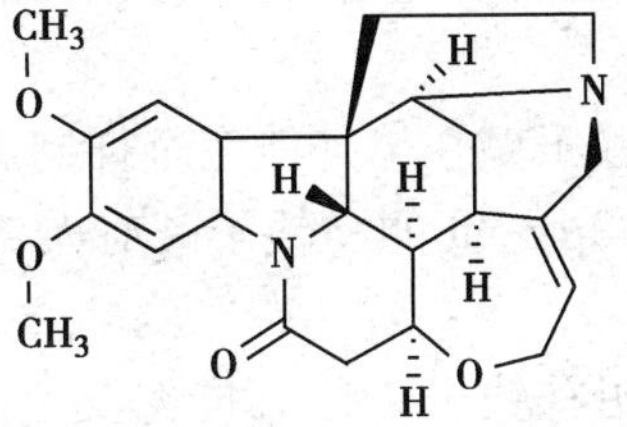

马钱子碱

分子式：$C_{23}H_{26}N_2O_4$，分子量：394.46，CAS 号：357-57-3。

马钱子碱的衍生物有：

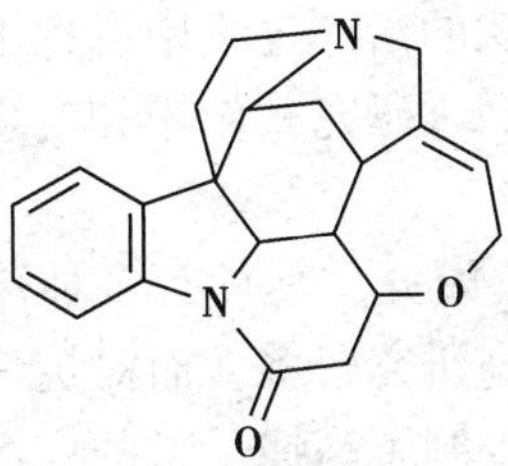

士的宁 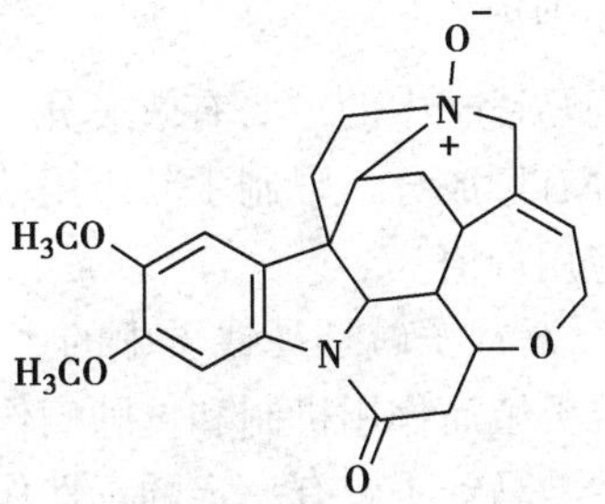　　　　　　　马钱子碱氮氧化物

【理化性质】 白色结晶性粉末，味极苦，微溶于水，可溶于乙醚、三氯甲烷、乙醇、甲醇等有机溶剂[1]，熔点 175~178℃，比旋光度−118°。

【剂型与适应证】 本品收载于《英国药典》2017 年版；《欧洲药典》8.7 版。

目前马钱子碱临床相关剂型主要以复方为主：通痹灵片、腰痛灵胶囊，前者主要用于治疗强直性脊柱炎，后者主要用于治疗腰椎间盘突出症、腰椎增生症、坐骨神经痛、腰肌劳损、腰肌纤维炎、慢性风湿性关节炎[2]。

随着制剂技术的不断发展，出现了马钱子碱脂质体、马钱子碱纳米粒、马钱子总碱囊泡、马钱子复方喷雾剂、马钱子复方凝胶等多种新剂型，这些剂型尚需大量的实验证实和研究[3]。

【来源记载】 马钱子作为中药始载于《本草纲目》，称之"状似马之连钱，故名马钱"，"本品苦寒、有毒，归胃、肝经，主治伤寒热病，咽喉痹痛，消痞块"[4]。马钱子碱主要来源于中药马钱子。由 Pelletier 和 Caventou 等，于 1819 年首先从马钱 Strychnos nux-vomica 种子和树皮中分离得到，呈弱碱性[5]。马钱子是马钱科常绿乔木植物马钱及同科木质大藤木皮氏马钱、云南马钱的干燥成熟种子。

【药理作用】

1. 镇痛作用 研究表明马钱子的镇痛作用是通过中枢和外周两种途径发挥的。研究报道的可能镇痛机制为：阻断电压门控 Na^+ 通道、抑制 PGE_2 的合成、作用于肾上腺素能受体与 L-精氨酸-NO 通路[6]。研究表明，马钱子碱（0.48mg/kg）可显著性地提升实验小鼠的痛阈值，且起效快维持时间久[7]。

2. 抗肿瘤作用 目前主要研究发现，马钱子碱通过诱导肿瘤细胞凋亡、抗血管生成、逆转肿瘤多药耐药以及调节多种细胞因子的表达等作用抑制乳腺癌、肝癌、白血病以及艾氏腹水瘤等肿瘤细胞的增殖[5]。且有研究表明，马钱子碱用量为320μg/ml 时对体外肝癌细胞生长抑制率接近100%[8]。

3. 抗病原体作用　0.1%马钱子碱在体外能完全抑制流感嗜血杆菌、肺炎双球菌、甲型链球菌和卡他球菌的生长，500μg/ml 的马钱子碱对人免疫缺陷病毒逆转录酶的抑制率在30%以上[9]。

4. 其他药理作用　研究证明马钱子碱还有抗炎及免疫调节作用、心血管系统作用、镇咳、祛痰、平喘、抑菌等作用。

【临床应用】　中药马钱子的功效为散结消肿、通络止痛，主治风湿顽痹、麻木瘫痪和跌打损伤等，其临床应用已有近千年的历史，也取得了很好的临床疗效。临床上常用其配伍方剂或复方成药，治疗风湿和类风湿性关节炎、中风偏瘫、痴呆、视网膜病变以及骨伤科、外科等疾病[10-11]。

马钱子碱作为马钱子中的主要有效成分，在疾病的治疗过程中发挥了重要的作用。但马钱子碱也是一种有毒成分，限制了其应用范围，深入研究其作用和毒理机制，有望提高马钱子碱的临床应用价值。

【综合评价】　马钱子碱是马钱子中的主要药效成分，其具有多种药理活性作用。目前对马钱子碱的抗炎镇痛作用机制和抗肿瘤作用机制研究较多，而对抗病原体等其他药理作用机制研究较少。马钱子碱有一定的毒性作用，限制了马钱子碱的广泛应用。通过对马钱子碱减毒增效的研究，将对马钱子碱在临床用药安全性上提供保障。

（杨　淬　杜冠华）

【参考文献】

[1] 徐金华，陈军，蔡宝昌. 马钱子碱的研究进展 [J]. 中国新药杂志，2009，18（3）：213-221.
[2] 王淑静，吕靖. 2010年版中国药典含马钱子的中成药分析 [J]. 中医临床研究，2014，6（23）：9-10.
[3] 赵引利，何燕宁，杨宇杰，等. 马钱子及其制剂药动学研究进展 [J]. 中草药，2015，46（11）：1710-1714.
[4] 赵立民，刘玉国，牛作兴，等. 马钱子碱抗肿瘤作用的研究进展 [J]. 中华肿瘤防治杂志，2013，20（11）：877-879.
[5] 李仙仙，魏武. 马钱子碱抗肿瘤及减毒增效的研究进展 [J]. 中国医药指南，2013，11（20）：486-488.
[6] 唐敏，伍冠一，朱婵，等. 马钱子碱镇痛研究进展 [J]. 中草药，2014，45（12）：1791-1795.
[7] 郑德俊，潘娅，李晶. 马钱子碱、马钱子粉及九分散抗炎镇痛的药效学比较研究 [J]. 中医药信息，2014，31（4）：1-3.
[8] 秦建民，撒忠秋，杨林，等. 马钱子碱抗肝细胞癌作用的实验研究 [J]. 中华普通外科杂志，2011，19（5）：390-392.
[9] 唐小山，陈鸿珊，张兴权，等. 中药提取物对人免疫缺陷病毒逆转录酶抑制作用的研究 [J]. 中国医学科学院学报，1990，12（6）：391-395.
[10] 祝焕蕊，田兆强. 浅谈中草药"马钱子"的临床应用 [J]. 黑龙江中医药，2008，37（3）：54.
[11] 林昌松，陈纪藩，刘晓玲，等. 马钱子药理研究及临床应用概况 [J]. 中药新药与临床药理，2006，17（2）：158-160.

甘草次酸
Glycyrrhetinic acid

甘草

【中文别名】 甘草亭酸。

【英文别名】 glycyrrheticacid，Arthrodont，Enoxolone，Biosone，Glycyrrhetin，Subgly-cyrrhelinicacid，α-Glycyrrhetinic acid。

【中文化学名】 3β-羟基-11-氧化-18β，20β-齐墩果烷-12-烯酸。

【英文化学名】 （2*S*，4a*S*，6a*S*，6b*R*，8a*R*，10*S*，12a*S*，12b*R*，14b*R*）-10-hydroxy-2，4a，6a，6b，9，9，12a-heptamethyl-13-oxo-1，2，3，4，4a，5，6，6a，6b，7，8，8a，9，10，11，12，12a，12b，13，14b-icosahydro-2-picene carboxylic acid。

甘草次酸化学结构

分子式：$C_{30}H_{46}O_4$，分子量：470.68，CAS 号：471-53-4。

【理化性质】 甲醇或三氯甲烷中为晶体；溶解性在水中不溶；熔点 292～295℃；旋光性：+168°（*c* = 64mol/L，三氯甲烷中，20℃，589.3nm，1dm）；手性异构体：18α-甘草次酸，18β-甘草次酸。

【剂型与适应证】 本品收载于《化药地标升国标》第十二册。18α-甘草次酸收录于《英国药典》2017 版和《欧洲药典》8.7 版。

甘草次酸片，可代替去氧皮质酮用于阿狄森病的治疗。

【来源记载】 甘草次酸主要由甘草中提取。其他植物如鸡骨草（*Abrus cantoniensis* Hance）中也含有该成分。甘草是临床应用历史悠久的传统常用中药，在中药组方中具有极其重要的地位，使用量大而广泛，主要作为使药使用。《神农本草经》中记载，甘草有坚筋骨，长肌肉，倍气力及解毒之功，能治五脏六腑寒热邪气与金疮肿，后世历代药学专著中均有记载。《中国药典》中记载甘草，其中甘草次酸是其重要的有效成分。

【研发历程】 甘草次酸是甘草中有效成分甘草苷（甘草甜素，glycyrrhizin）的水解活性产物。早在 20 世纪 30 年代就发现并确定了甘草次酸的化学结构[1-3]。随后又发现其抗溃疡活性[4]，促进了相关研究。该化合物原料药在 2010 年在国内获批，其衍生物甘珀酸钠（氢琥珀酸甘草次酸二钠盐）作为抗溃疡药在 2009 年分别获得片剂与胶囊剂的批号。国外方面，18β-甘草次酸被德国 BioNetWorks 公司作为治疗关节炎、类风湿、牙周炎的抗炎药物开发，在 1999 年 10 月 28 日申请了专利（专利号：WO0130383），并在 2006 年 6 月 26 日获得在全球主要市场的许可，随后在 2007 年计划开展三期临床试验，在 2008 年后开发进展处于停滞状态。

18β-甘草次酸

近年科学家对 18β-甘草次酸的结构进行了修饰，主要包括：在 3 位羟基引入合适酰基、糖配基，增强抗病毒、抗炎、抗溃疡、抗肿瘤活性；在 30 位羧基引入合适金属离子、烷氧基、氨基、糖配基等，其抗溃疡、抗炎活性增高；在 3 位与 30 位同时引入合适糖配基及其他基团，其抗炎、抗病毒活性进一步增强。[5] 在 A 环的 2 位引入羟基，也可增强抗菌活性；引入吸电子基可增强其抗癌活性。将 A 环变成五元环或 3 位羟基氧化或 1,4 位引入双键，则生物活性下降；在 2,3 位连接三氮唑化合物后可特异性识别 Hg^{2+} 并与之结合。C 环的 11 位羰基被还原，可减弱其类固醇作用；在 9 位引入双键，11 位引入环外双键，也可增强抗溃疡活性[6]。

其衍生物甘珀酸钠（氢琥珀酸甘草次酸二钠盐）除作为抗溃疡药物上市外，还有三家公司对其他适应证进行了相关研究：英国 RB 将其作为固定剂量组合物希望治疗非特异性炎性肠病，在英国进行临床三期试验后，于 1992 停止该项目；英国 York Pharma 将其制成凝胶或霜剂外用以期治疗银屑病，并在 2005—2009 年间多次进行二期临床试验，但 2009 年后该项目处于停滞状态；加拿大 Oxalys Pharmaceuticals 将其作为亨廷顿病的孤儿药物，在 2014 年被列入美国 FDA 孤儿药名单，并进行一期临床研究，目前仍在继续中。

【药理作用】 体内过程：18β-甘草次酸的生物利用度为 30%，$t_{1/2\alpha}$ 为 2.24 小时，$t_{1/2\beta}$ 为 11.5 小时，通过 CYP3A 在 22α，24α 位羟化代谢排出[7]。

甘草次酸有多种药理作用[8,9]：可以通过抑制磷脂酶 A_2、脂加氧酶，减少炎症介质生成，发挥抗炎作用；可以促进 PGE_2 生成，抑制胃液分泌，引起胃细胞增殖，增加胃黏液分泌，保护黏膜发挥抗溃疡作用；甘草次酸可以与类胡萝卜素结合成复合体，通过清除自由基发挥抗氧化作用；甘草次酸在 4×10^{-5} mol/L 浓度下，可以抑制病毒 DNA 复制实现抗病毒作用；在 10^{-4} mol/L 浓度下，甘草次酸可抑制肿瘤细胞增殖，诱导凋亡，减弱侵袭能力，诱导分化，发挥抗肿瘤作用；甘草次酸还可通过抑制 L 型钙通道产生广泛抗心律失常作用；18β-甘草次酸可作为 11-β-羟基类固醇脱氢酶（11-β-HSD）抑制剂，其对 11-β-HSD 氧化酶和还原酶的 IC_{50} 分别为 $(2.9 \pm 0.5) \times 10^{-9}$ mol/L 和 $(1.3 \pm 0.1) \times 10^{-8}$ mol/L，18α-甘草次酸对 11-β-HSD 氧化酶和还原酶的 IC_{50} 分别为 $(1.4 \pm 0.2) \times 10^{-8}$ mol/L 和 $(4.2 \pm 0.4) \times 10^{-8}$ mol/L，因此也有盐皮质激素样作用；通过抑制淋巴细胞、巨噬细胞活化发挥免疫调节作用。此外，甘草次酸还有抗胆碱酯酶（1.7×10^{-5} mol/L）、抗凝血、抗破伤风毒素、提高内耳听觉（100mg/kg，肌内注射）、促胰岛素吸收等作用。

【临床应用】 甘草次酸尚未直接作为药物在临床应用，而其衍生物作为抗溃疡药已上市，临床应用显示其不良反应主要表现为长期大剂量摄入甘草次酸，可引起高血压、水钠潴留、低血钾，并抑制肾素-血管紧张素-醛固酮系统，即假醛固酮增多症[10]。

【综合评价】 由于以上不良反应，尤其是假醛固酮增多症，限制了甘草次酸在临床上的使用，而其衍生物甘珀酸钠在近年的应用与研究则表明甘草次酸有作为良好先导化合物的潜力。

（张 雯 周启蒙 杜冠华）

【参考文献】

［1］ L. Ruzicka H, Leuenberger H, Schellenberg. Polyterpene und Polyterpenoide CXVIII Katalytische Hydrierung der α，β-ungesättigten Ketogruppe in der Glycyrrhetinsäure und dem Keto-α-amyrin［J］. Helvetica Chimica Acta, 1937, 20（1）：1271-1279.

［2］ E Von Doppelbindungen. Zur Lage der Carboxylgruppe bei der Glycyrrhetinsäure［J］. Helv. chim. Acta, 1942, 25：775.

［3］ Ruzicka L, Jeger O, Ingold W. Neuer Beweis für die verschiedene Lage der Carboxylgruppe bei der Oleanolsäure und der Glycyrrhetinsäure［J］. Helv. Chem. Acta, 1943, 26：2278-2282.

［4］ FRovers F. Effect of antiulcer of Glycyrrhetic acid［J］. Tijdschr Geneesk, 1946, 90（12）：135.

［5］ 李斌，江涛，万升标，等. 甘草次酸的化学修饰和结构改造研究进展［J］. 精细化工, 2006, 23：643-648.

［6］ 康蕾，李学强，王凤荣. 18β-甘草次酸结构修饰及生物活性研究进展［J］. 中草药, 2012, 43：1430-1442.

［7］ 高凯，余伟，杨静，等. 大鼠肝微粒体 CYP3A1/2 和 CYP2C9/10 参与甘草次酸羟化代谢［J］. 中国临床药理学与治疗学, 2008, 12：1255-1260.

［8］ 谢世荣，赵洁，刘琳，等. 甘草次酸的研究与展望［J］. 大连大学学报, 2005, 26：85-88.

［9］ 金敏，吴红金. 甘草次酸药理作用的研究进展［J］. 医学综述, 2009, 15：1712-1715.

［10］ 杨锦南，朱明. 甘草次酸及其衍生物药理作用研究进展［J］. 中国药理学通报, 1997, 13：110-114.

ER-3-8

齐墩果

齐墩果酸

Oleanolic acid

【中文别名】 土当归酸。

【英文别名】 Oleanol、Caryophyllin、Astrantigeninc、Giganteumgeninc。

【中文化学名】 3-羟基-12-齐墩果烯-28-酸。

【英文化学名】 3-Hydroxy-12-oleanene-28-oic acid。

齐墩果酸

分子式：$C_{30}H_{48}O_3$，分子量：456.70，CAS 号：508-02-1。

【理化性质】 白色针状结晶（乙醇），熔点 308~310℃；白色针状晶体（甲醇），熔点 306~308℃；不溶于水，旋光性：$[\alpha]_D^{20}$+83.3°（c=0.6mol/L，于三氯甲烷中）。

【剂型与适应证】 本品收载于《中华人民共和国卫生部药品标准》（二部）第三册；《英国药典》2017 版；《欧洲药典》8.7 版。

目前临床使用的剂型有齐墩果酸片、齐墩果酸胶囊。临床主要用于治疗传染性急性黄疸型肝炎、急慢性肝炎的辅助治疗。还可用于银屑病、风湿性关节炎、肾炎水肿、肝硬化腹水、胃痛淋浊、血崩、跌打损伤、痈肿、腰膝酸软、胎动不安等症。

【来源记载】 主要提取来源木犀科植物木樨榄 *Olea europaea* L. 的叶；女贞 *Ligustrum lucidum* Ait. 的果实；龙胆科植物青叶胆 *Swertia mileensis* T. N. He et W. L. Shi. 全草；川西獐牙菜 *S. mussotii* Franch.；伞形科植物大星芹 *Astrantia major* L. 的叶、根；五加科植物楤木 *Aralia chinensis* L. 的根皮及茎皮；葫芦科植物大籽雪胆 *Hemsleya macrosperma* C. Y. Wu.、可爱雪胆 *Hemsleya amabilis* Diels.、中华雪胆 *Hemsleya chinensis* Cogn.（金龟莲、罗锅底）的块根。含有齐墩果酸的植物及果实药用历史悠久，在治疗多种疾病中发挥重要作用，齐墩果酸可能是多种中药发挥治疗作用的有效成分。

【研发历程】 最早在 1918 年报道中首次确认了该化合物化学式[1]。1960 年，Khastgir 等首次纯化了该化合物[2]。1993 年 Corey 等实现了齐墩果酸的化学合成[3]。

现在该化合物在国内已有药物上市，最早在 2002 年有片剂上市，2010 年有胶囊剂上市，并未发现其他剂型。国外方面并未查到有上市信息，仅查到赛诺菲将其作为抗溃疡药物及非甾体抗炎药进行开发，其表现出了良好的抗炎抗溃疡效果，但 1989 年停止继续开发。

近年关于相关衍生物的构效关系及相关活性有不少研究，各种结构修饰在其降糖作用研究时主要目标为 C-3、C-28 位羟基，12、13 位双键及 A 环修饰位点，用以影响其与糖原磷酸化酶、蛋白酪氨酸磷酸酶 1B、α-糖苷酶位点结合；在研究其抗炎活性时，主要在 C-2 位引入氰基，并对 A、C 环进行修饰改造，有活性化合物的抗炎活性较阳性药地塞米松提高 286 倍；在研究其抗癌活性时，主要目标为 C-3、C-28 位羟基及 A 环[4]；研究其抗 HIV 活性时，多在 C-3、C-28 位羟基进行改造。

【药理作用】

1. 肝保护作用[5]　100mg/kg 3 天的预处理可发挥护肝降酶作用，可能通过增加金属硫蛋白数量、增加肝葡糖苷转移酶、防止谷胱甘肽排空、抑制细胞色素 P450 氧化酶数种亚型、自身活泼基团与毒性物质结合等方式来实现。

2. 抗菌抗病毒作用　齐墩果酸可能通过竞争性与微生物或病毒生长繁殖必需的酶结

合来抑制增殖或抑制干扰素诱导产生 NO，抑制巨噬细胞中 NO 而发挥抗炎、抗病毒作用，其对 HIV-1 感染的 H_9 细胞的 $EC_{50} = 3.4mol/L$。

3. 对糖和脂质代谢的作用　50~100mg/kg 4 天的处理的降血糖作用可能通过抑制葡糖苷酶活性、减弱葡糖吸收、抑制糖原磷酸化酶、激活糖原合酶、抑制蛋白酪氨酸磷酸酶1B、调节胰岛素信号转导、增加胰岛素敏感性，还可能通过抑制葡糖从胃到肠的转运及小肠绒毛的转运功能来实现；200mg/kg 混悬液灌胃 4 周的降血脂作用，可观察到高脂动物甘油三酯、胆固醇、β-脂蛋白的降低，血小板泳动速率增加，血液黏度降低。

4. 对免疫功能影响　60mg/kg 腹腔注射可能通过抑制 I 型变态反应，促进淋巴细胞增殖等或抑制传统补体途径 C-3 转化酶活性起到免疫调节作用。

5. 抗氧化作用　通过清除自由基，可对抗脂质体过氧化作用。

6. 其他作用　10^{-5}mol/L 齐墩果酸可能通过抑制 DNA 连接酶 I 活性位点，或 IC_{50} = $2.2×10^5$mol/L 在转录水平抑制外界 TPA 诱导的鸟氨酸脱羧酶（ODC）起到抗癌、抗突变作用；16mg/kg 齐墩果酸的聚乙烯吡咯烷酮混悬液口服 30 天还有可逆诱导小鼠精子质量与运动性下降作用[6]。

有报道其在体内符合单室模型，或非房室模型，而在复方中可能分布符合二室模型[7]；最终由肝脏 P450 氧化酶氧化失活。

【临床应用】　临床有报道利用 60~90mg/d 齐墩果酸片口服辅以维生素 B 对比西药治疗急、慢性肝炎，有效率分别为 94.4%、69.81%[8]。已上市药物说明书上多为急慢性肝炎辅助治疗使用。

【综合评价】　结合目前研究结果，齐墩果酸的应用多在保肝功能方面，其在抗癌、抗炎、抗 HIV 感染、降糖方面也均有一定的潜力。但是由于齐墩果酸生物利用度较差，在成药过程中如何在结构修饰上平衡生物利用度与各种药理活性的关系，是其能否进一步开发成新药的关键。

（周启蒙　杜冠华）

【参考文献】

[1] FD Dodge. The isomeric lactones, caryophyllin add urson [J]. J Am Chem Soc, 1918, 40：1917-1939.

[2] H Khastgir, S Sengupta, P Sengupta. Note on the constituents of the Indian medicinal plant *Oldenlandia corymbosa* Linn [J]. Journal of The American Pharmaceutical Association, 1960, 49（8）：562-563.

[3] E Corey, J Lee. Enantioselective total synthesis of oleanolic acid, erythrodiol, beta-amyrin, and other pentacyclic triterpenes from a common intermediate [J]. Journal of the American Chemical Society, 1993, 115（19）：8873-8874.

[4] 唐初，陈玉，柏舜，等. 齐墩果酸的结构修饰与生物活性研究进展 [J]. 有机化学, 2012, 33（01）：46-65.

[5] 田丽婷，马龙. 齐墩果酸的药理作用研究概况 [J]. 中国中药杂志, 2002, 27（12）：884-886.

[6] M. Mdhluli, G. Van der Horst. The effect of oleanolic acid on sperm motion characteristics and fertility of male Wistar rats [J]. Laboratory animals, 2002, 36（4）：432-437.

[7] 裴丹，欧阳臻，赵明，等. 龙柴方总萜部位中熊果酸，齐墩果酸在大鼠体内的药动学研究 [J]. 中药新药与临床药理, 2013, 3：017.

[8] 王立新，韩广轩. 齐墩果酸的化学及药理研究 [J]. 药学实践杂志, 2001, 19（2）：104-107.

ER-3-9

青风藤

青藤碱

Sinomenine

【中文化学名】 7，8-二脱氢-4-羟基-3，7-二甲氧基-17-甲基吗啡喃-6-酮。

【英文化学名】 7，8-didehydro-4-hydroxyl-3，7-dimethoxy-17-methylmorphinan-6-one。

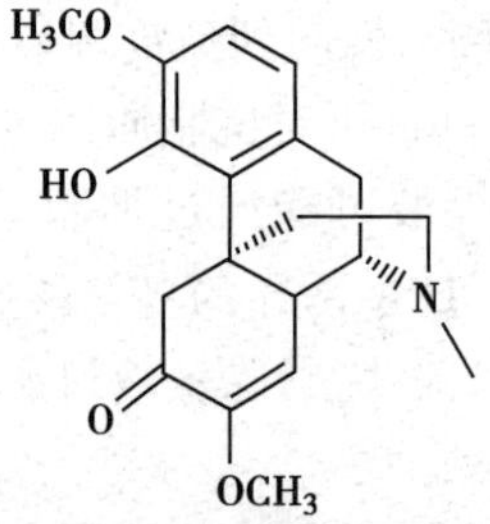

青藤碱

分子式：$C_{19}H_{23}NO_4$，分子量：329.39，CAS 号：115-53-7。

【理化性质】 针状结晶（由苯中结晶），熔点 161℃，熔化后熔点又升至 182℃。旋光度−71°（$c = 2.1$，乙醇）。溶于乙醇、丙酮、三氯甲烷和稀碱，微溶于水、乙醚和苯。其盐酸盐，结晶（水或乙醇），278℃ 分解。其氢碘酸盐，针晶（由水中结晶），272℃ 分解。其苦味酸盐，黄色针晶，176℃ 分解。青藤碱对光、热敏感，易分解。

【剂型与适应证】 本品收载于《化学药品地标升国标》第八册。

目前临床使用剂型有：盐酸青藤碱肠溶片、盐酸青藤碱注射剂、青藤碱缓释剂。临床主要用于治疗类风湿性关节炎等各种风湿病以及心律失常等。

【来源记载】 青藤碱源于防己科植物青风藤（*Sinomenium actum* Rehd. et Wils.）的根和茎，蝙蝠葛（*Menispermun dauricum* DC.）叶等。青风藤分布于长江流域及其以南（南至广东北部）各地。生于林中、林缘、沟边或灌丛中，攀缘于树上或石山上。6~7 月割取藤茎，除去细茎枝和叶，用水润透，切段，晒干。

青风藤味苦、辛，性温，有祛风湿、通经络、利水止痛等功能。用于风湿性及类风湿性关节炎、关节肿大、四肢疼痛麻木等症。青风藤始载于宋代《图经本草》，中医用其单味或复方内服或外用治疗风湿性疾病已有一千多年的历史[1~2]。

青风藤的茎及根含青藤碱、青风藤碱（sinoacutine）、土藤碱（tuduranine）、尖防己碱（acutumine）、N-去甲尖防己碱（N-acutumidine）、白兰花碱（michelalbine）、光千金藤碱（stepharine）、双青藤碱（disinomenine）、木兰花碱（magnoflorine）、四氢表小檗碱（sinactine）、异青藤碱（isosinomenine）等，其中青藤碱为青风藤中主要的活性成分，含量高达 2%。

【研发历程】 盐酸青藤碱常用的提取方法为回流法[3]（青藤碱含量大于 95%）和超声法[4]（青藤碱含量 98.73%）。

青藤碱的化学结构骨架由 A、B、C、D 四个环组成，与吗啡的结构相似，其中 A 环为苯环，B 环是与 A 环相接的半椅式六元环，C 环是与 B 环相连的具有 α、β 不饱和酮结构的扭椅式六元环，D 环是处于 B 环下面的含氮椅式六元环。结构如下图所示，目前针对青藤碱的结构修饰主要是对 A/C 上的活性集团进行修饰改造。

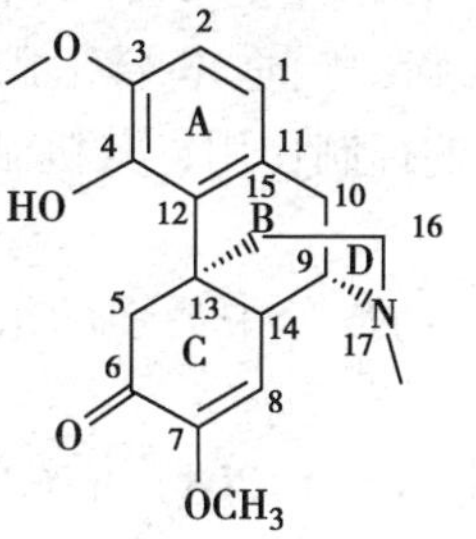

sinomenine   morphine

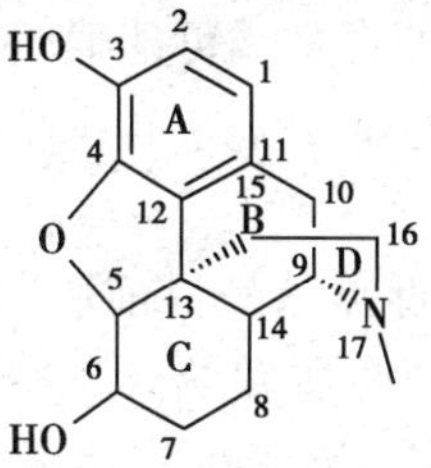

青藤碱   吗啡

基于 A 环改造发现青藤碱 1 位取代甲酰基衍生物在小鼠耳部巴豆油炎症抑制试验中表现出最强的抑制炎症反应作用。4 位取代获得的对氯苯甲酰基青藤碱抗炎和镇痛活性最强。运用生物转化和化学合成两种方法还制备了以碳碳方式连接的双青藤碱衍生物，较青藤碱活性有所增强，具有较强的细胞炎症因子抑制作用。C 环连接有吡嗪环的青藤碱衍生物对 T 淋巴细胞、B 淋巴细胞的增殖反应有较强的抑制作用，可用于免疫调节药物的制备。C 环羰基改造得到一系列 shift 碱衍生物，具有较强的抗炎镇痛作用等。这些尝试对于开发新药具有重要意义。

【药理作用】 青藤碱具有抗炎、免疫抑制、镇痛镇静、抗心律失常、戒毒等多种药理作用，但生物半衰期短，并具有强烈的组胺释放作用可导致皮疹、胃肠道反应、过敏性休克等副作用，限制其临床的广泛应用。

1. 对中枢神经系统的作用

（1）镇痛作用：青藤碱的化学结构与吗啡相似，其同样作用于中枢神经系统，具有明显的镇痛效果，但其作用机制不同，研究表明青藤碱的镇痛作用与组胺释放无关。

（2）镇静作用：青藤碱对中枢神经有抑制现象，其镇静作用是通过抑制高级神经活动的兴奋过程所致。青藤碱还能消除电刺激小鼠引起的"激怒"反应，有安定作用。此外，青藤碱与吗啡一样，虽对中枢神经系统主要表现为镇静作用，但对中枢某些部位，特别是脊髓呈现兴奋作用。

（3）镇咳作用：青藤碱具有明显的镇咳作用。对小鼠和猫的镇咳效价与可待因接近，而对豚鼠的效价约为可待因的 1/4。异丙嗪可加强青藤碱的镇咳作用。

（4）戒毒作用：猴长期皮下注射青藤碱，停药观察 72 小时未见任何异常反应，表明青藤碱无成瘾性。青藤碱对吗啡依赖离体豚鼠回肠的催促戒断收缩产生明显的抑制和阻断效应。其对脑啡肽受体的抑制活性在 75% 以上，提示其可能是通过阿片受体治疗吗啡戒断症状。另有研究表明青藤碱作用于 M 胆碱受体也可能与其治疗吗啡戒断作用有关。

（5）对中枢神经系统的其他作用：青藤碱略有催吐作用；对蛙神经末梢及家兔角膜有局部麻醉作用，可做局部浸润麻醉药使用。

2. 对外周神经系统的影响 青藤碱能可逆性阻滞神经肌肉的传递，呈浓度依赖性抑制作用；对神经干的兴奋性和传导性无明显影响。

3. 对心血管系统的影响 青藤碱具有明显的降压作用；青藤碱对缺血性心律失常有明显的拮抗作用。

4. 抗炎、抗过敏作用 青藤碱抗炎作用显著，其为 COX-2 抑制剂，可抑制炎症局部 PGE 的合成和释放。此外青藤碱可能通过下丘脑影响垂体-肾上腺系统发挥抗炎作用。青藤碱对大鼠肾移植的急性排斥反应也具有一定的抑制作用，其机制可能是抑制 Th1 细胞产生 IL-2 所致。

5. 组胺释放作用 青藤碱是目前所知的植物成分中最强的组胺释放剂之一。青藤碱可使豚鼠腹腔肥大细胞 90% 脱颗粒。

Wistar 大鼠单次口服 30mg/kg 青藤碱，（1.083±0.204）h（T_{max}）达到最大血药浓度（C_{max}）（5.235±0.390）ng/ml，半衰期为（4.875±0.635）h[5]。青藤碱主要分布在大循环和血流丰富的脏器，按分布浓度依次为肝、心、肾、肺、脑。睾丸中未检出。

【临床应用】 治疗风湿和类风湿性关节炎是青藤碱的最主要临床应用之一；青藤碱尤其适用于器质性心脏病所致心律失常的治疗。青藤碱治疗肾小球疾病可降低尿蛋白，减轻血尿症状，且副作用明显低于临床上常用的雷公藤多苷片。此外，青藤碱能显著抑制肾间质纤维化，抑制组织转化生长因子 TGF-β_1 的产生，显著延缓慢性肾衰竭发展，还用于治疗强直性脊柱炎。另外，近年来也有使用青藤碱治疗慢性肾炎、肿瘤、戒毒的临床应用报道。

药物对肝细胞有轻度影响，对其他脏器未见明显影响。青藤碱对体细胞无致突变活性，也无致诱变性。青藤碱不具有身体及精神依赖性，无成瘾性。高剂量注射剂引起的不良反应有注射部位灼痛、头部及上肢瘙痒、嘴唇和眼睑水肿、短暂性头痛等，可由 H_1 受体阻断剂缓解。

【综合评价】 青藤碱具有显著的抗炎、抗心律失常作用。然而其本身生物半衰期较短，促组胺释放易导致皮疹、胃肠道等不良反应。目前多种剂型如缓释、控释、凝胶、喷雾剂等新剂型能在一定程度上提高其临床疗效，减低不良反应。从药物化学角度以青藤碱为先导物对其进行修饰以增加其稳定性可能更为有效。对青藤碱的深入研究可能会发现新的 COX-2 抑制剂。此外，青藤碱具有与吗啡类似的部分化学结构，而其本身无成瘾性，对其戒毒机制与构效关系的研究可能会为发现高效低毒的天然戒毒药物带来新的希望。

（张 钊 陈乃宏）

【参考文献】

[1] 中国医学科学院药物研究所. 中药志. 北京：人民卫生出版社，1959.

[2] 江苏新医学院. 中药大辞典（上册）[M]. 上海：上海科学技术出版社，1982：1234.

[3] 王晓玲，温普红，冯列梅. 青藤碱提取工艺的优化 [J]. 中草药，1997，28（4）：247-249.

[4] 潘娓婕，李晓宁，张尊听，等. 超声法从青风藤根中提取青藤碱 [J]. 天然产物研究与开发，2003，15（2）：127-129.

[5] Zhang MF, Zhao Y, Jiang KY, Han L, Lu XY, et al. (2014) Comparative pharmacokinetics study of sinomenine in rats after oral administration of sinomenine monomer and Sinomenium acutum extract [J]. Molecules, 2014, 19：12065-12077.

苦参

苦参碱
Matrine

【中文别名】　母菊碱。

【英文别名】　Matricaria alkali。

【中文化学名】　（7aS，13aR，13bR，13cS）-十二氢-1H，5H，10H-二吡啶并［2，1-f：3′，2′，1′-ij］［1，6］萘啶-10-酮。

【英文化学名】　（7aS，13aR，13bR，13cS）-dodecahydro-1H，5H，10H-dipyrido［2，1-f：3′，2′，1′-ij］［1，6］-naphthyridin-10-one。

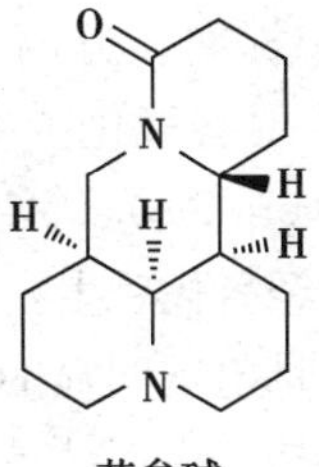

苦参碱

分子式：$C_{15}H_{24}N_2O$，分子量：248.37，CAS 号：519-02-8。

苦参碱类生物碱主要有：

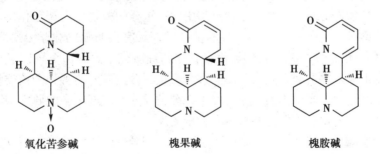

氧化苦参碱　　　　槐果碱　　　　槐胺碱

【理化性质】　白色针状结晶或者结晶粉末状，味微苦，久置空气中变淡黄色固体。苦参碱可溶于水、苯、三氯甲烷、甲醇，微溶于石油醚。苦参碱以四种形态存在于自然界中，分别为α-苦参碱：柱状或者针状结晶，熔点是76℃；β-苦参碱：斜方晶状，熔点是87℃；γ-苦参碱：液体，沸点是223℃；δ-苦参碱：柱状结晶，熔点是84℃，苦参碱比旋度+31°～+36°。

【剂型与适应证】　本品收载于《化学药品地标升国标》第一册。

目前临床使用剂型有：注射剂、片剂、胶囊剂、栓剂、滴丸、微丸、凝胶剂。临床上注射液用于活动性慢性迁延性肝炎，栓剂用于滴虫或念珠菌性阴道炎、慢性宫颈炎、老年性阴道炎、盆腔炎等。

【来源记载】　苦参碱（matrine）是由豆科植物苦参（*Sophora flavescens* Ait.）的干燥根、植株、果实经乙醇等有机溶剂提取获得，也存在于苦豆子（*S. alopecuroides* L.）、广豆根（*S. subprostrata* Chun et T. Chen.）中。

中药苦参又名苦甘草、苦参草、苦豆根、西豆根、苦平子、野槐根、山槐根、干人参、苦骨等，有清热燥湿、杀虫、利尿之功。用于热痢、便血、黄疸尿闭、赤白带下、阴肿阴痒、湿疹、湿疮、皮肤瘙痒、疥癣麻风，外治滴虫性阴道炎。苦参在历代本草中均有记载。

苦参始载于《神农本草经》："苦参性苦、寒"，"主心腹结气，癥瘕积聚"，具有"燥湿、解毒之功能"。在《本草纲目》中对其补肾、燥湿、治风杀虫均有记载。其后在《滇南本草》与《本草汇言》等著作中屡有记载[1]。

苦参是槐属的一种，分布于温带和亚热带地区。苦参在我国分布广泛，主产在河北北部、河南西部、山东西南部以及安徽、湖北、贵州等地。苦参碱主要来源是从中药苦参中提取分离[2,3]。迄今为止，尚没有文献报道其他植物中含有苦参碱。

【研发历程】　早在 20 世纪 30 年代初前苏联开始研究，国内研究开始于 1972 年，苦参中的化学成分主要分为生物碱和黄酮两大类，国内外研究的重点均放在生物碱上，到目前为止，苦参植物的根、茎、叶和花中提取、分离、鉴定的生物碱共有 23 种，大多数是喹诺里西啶类，极少数为双哌啶类，主要有氧化苦参碱（oxymatrine），苦参碱（matrine），槐果碱（sophoearloine），槐胺碱（sophoridine）等。

在苦参碱型生物碱中，母体化合物经氧化后生物活性发生明显变化，如氧化苦参碱和氧化槐果碱较其母体的毒性明显减弱，同时出现明显的负性频率和正性肌力作用。此外，去氢也可使生物碱的毒性减弱，槐果碱和槐胺碱分别为苦参碱的单脱氢和双脱氢产物，单脱氢的毒性改变不明显，双脱氢则使毒性明显减小，同时去氢可使正性肌力和负性频率作用均增强[4]。

现代医药发现，苦参中的主要成分苦参碱有明显的抗癌作用，氧化苦参碱有抗癌、抗衰老作用。黄酮主要为 A 环带异戊烯基支链类型、异戊烯基黄酮类化合物，通常是作为植物防卫素，在植物抵御外来生物的侵袭过程中发挥重要的植物生理调节作用。该类成分仅分布于豆科、桑科和菊科等少数几个科的植物中，具有很明显的化学分类学特征。20 世纪 70 年代开始，由于异戊烯基黄酮类化合物在药理研究中表现出多种明显的活性，对该类成分的研究也愈来愈引起人们的关注。迄今为止，自然界分离得到的该类化合物已达上千余种。早期的化学工作主要侧重在苦参生物碱类成分上，近年来的研究则多集中在其所含的异戊烯基黄酮类化合物上，并取得了大量成果[5]。

【药理作用】　苦参碱具有抗心律失常、抗炎、抗纤维化、抗肿瘤等多方面的药理活性。

苦参碱具有明显的负性频率和正性肌力作用，能够增强心肌收缩率，减慢心率，延长 P-R 间期和 Q-Tc 间期。可以通过促进 Bel-2 基因的表达，提高 Bel-2/Bax 比值来抑制心肌缺血-再灌注所导致的心肌细胞的凋亡，进而减轻冠状动脉粥样硬化性心脏病、心肌梗死、心肌缺血再灌注等情况下的心肌损伤从而达到抗心律失常的作用。苦参碱还可以通过抑制肺成纤维细胞增殖及肺间质成纤维细胞的表达而起到抗肺纤维化作用。研究发现苦参碱有抗过敏作用，可以抑制炎症介质释放，起到抗炎作用[6]。

苦参碱对肿瘤细胞有抑制作用，表现为抑制肿瘤细胞生长增殖，诱导肿瘤细胞凋亡。研究表明，0.8mg/ml 和 1.0mg/ml 苦参碱能显著性抑制人肝癌 SMMC-7721 细胞的生长增殖，并显著抑制侵袭转移等相关指标[7]。此外，0.0625~0.5mg/ml 苦参碱处理人大肠癌 HT29 细胞 48 小时后，显著抑制细胞增殖；剂量达到 1mg/ml 时增殖抑制率降低而诱导凋亡作用明显增强[8]。

氧化苦参碱与苦参碱同是苦参中的抗癌有效成分。氧化苦参碱因具有特殊的氧结构，从而改变了药物分子的极性，也因此具有了比苦参碱更独特的作用机制和疗效。近几年氧化苦参碱在临床上广泛用于治疗因肿瘤放疗、化疗引起的白细胞低下和慢性乙型、丙型肝炎等。有保护肝细胞、减轻肝细胞坏死和防治肝纤维化的作用，对各型湿疹均有较好的疗效，对急性、亚急性湿疹、接触性皮炎等皮肤炎症病变的疗效尤为明显，具有较好改善肝脏生化指标的作用，不良反应轻微[9]。

【临床应用】 苦参碱药理作用广泛，临床上可用于治疗多种疾病。目前对苦参碱的研究主要集中在抗肝损伤及肝纤维化、抗肿瘤、抗心血管疾病等方面，而其他药理活性，如化疗升白细胞、抗病毒等作用都很值得重视，对其进行全面的开发利用非常必要。苦参碱药理作用基本上处于试验阶段，有待进一步的开拓研究，以配合和促进临床实践的发展。对苦参碱现有制剂进行现代化的改进有助于提高其临床应用。

【综合评价】 苦参碱是从我国传统中药苦参中提取出的一种生物碱活性成分，具有广泛的药理学作用。苦参含有大量的生物碱类和黄酮类化合物，在生物、医药和保健等领域具有广泛的开发前景。苦参的野生种群丰富，适应性强，极易人工繁殖，组织培养也取得了一定成果。这就为开发苦参医药产品提供了生药资源保障。

苦参在肿瘤及其他疾病的治疗中有广泛的应用前景[10]，随着分子生物学技术的不断发展，特别是基因芯片、蛋白芯片技术的发展，将对苦参碱类生物碱抗肿瘤机制的研究起到很大的推动作用，而针对这些机制的研究则会开发出新型的抗肿瘤药物，从而为肿瘤的治疗开辟出一条新的途径。因此，从药理及制剂方面更深入的研究苦参碱对全面开发利用苦参碱有深远的意义。

（高 丽 杜立达 秦雪梅）

【参考文献】

[1] 钱信忠. 中国本草彩色图鉴 [M]. 北京：人民卫生出版社，2003.

[2] 中国科学院中国植物志委员会. 中国植物志. 第四十卷 [M]. 北京：科学出版社，2004.

[3] 国家药典委员会. 中华人民共和国药典一部 [M]. 2015 年版. 北京：中国医药科技出版社，2015：202-203.

[4] 张静涛. 苦参碱类生物碱的应用进展 [J]. 现代医学生物进展，2007，3：451-454.

[5] 赵平. 苦参异戊烯基黄酮类化合物的化学活性及其生物合成研究进展 [J]. 天然产物研究与开发，2006，16：172-178.

[6] 张丽华. 苦参碱药理作用研究进展 [J]. 中草药，2009，40：1000-1003.

[7] 王涌，彭承宏，张国平. 苦参碱诱导 SMMC-7721 细胞分化过程中侵袭转移相关指标的实验研究 [J]. 中药材，2003，26：566-569.

[8] 黄建，陈康杰，张卧. 苦参碱抑制人大肠癌 HT29 细胞增殖及诱导凋亡作用与机制 [J]. 中草药，2007，38（8）：1210-1214.

[9] 蒋合众. 苦参碱及氧化苦参碱药理作用和制备方法研究进展 [J]. 实用中西医结合临床，2007，7：89-90.

[10] Qu ZP, Cui J, Harata-Lee Y, et al. Identification of candidate anti-cancer molecular mechanisms of compound kushen injection using functional genomics [J]. Oncotarget, September 1, 2016.

岩白菜素

Bergenin

ER-3-11

岩白菜

【中文别名】　矮茶素。

【英文别名】　Cuscutin。

【中文化学名】　（2*R*，3*S*，4*S*，4a*R*，10b*S*）-3，4，8，10-四羟基-2-（羟甲基）-9-甲氧基-3，4，4a，10b-四氢吡喃并［3，2-c］异色烯-6（2H）-酮。

【英文化学名】　（2*R*，3*S*，4*S*，4a*R*，10b*S*）-3，4，8，10-tetrahydroxy-2-（hydroxymethyl）-9-methoxy-3，4，4a，10b-tetrahydropyrano［3，2-c］isochromen-6（2H）-one。

岩白菜素

分子式：$C_{14}H_{16}O_9$，分子量：328.27，CAS 号：477-90-7。

【理化性质】　白色疏松的针状结晶或结晶性粉末；气微，味苦；遇光或热渐变色。在甲醇中溶解，在水或乙醇中微溶。熔点为237~240℃，比旋度为-38°~-45°。

【剂型与适应证】　本品收载于《中国药典》2015 年版。

目前已开发成固体分散剂、栓剂、胶囊、包合物及一些复方制剂等用于临床。复方岩白菜素片中岩白菜素含量为 125mg/片，临床主要用于治疗慢性气管炎和慢性胃炎。对胃和十二指肠溃疡等亦有效。

【来源记载】　岩白菜素药源植物资源丰富，主要取自虎耳草科植物岩白菜 *Bergenia purpurascens* 全草，厚叶岩白菜（*B. crassifoloa*，*Astilbe macroflora*）及紫金牛科植物百两金（*Ardisia crispa*）根、茎、叶。中药岩白菜为民间常用药，最早载于清代《分类草药性》，具有滋补、止血、止咳等功效[1]。

亚洲共有岩白菜 10 种，主产于东亚、南亚北部和中亚东南部，我国共有 7 种（含 3 种特有种），主要分布于陕西（秦岭）、新疆、四川、云南及西藏[2]。

【研发历程】　1958 年 Evelyn J 和 Haynes LJ 最早报道了岩白菜素的全合成，他们利用 4-甲氧基没食子酸甲酯和 a-D-溴代-2，3，4，6-四乙酰葡萄糖作为原料成功合成了岩白菜素[3]。

1987 年陈文斗等用高效液相色谱法测定草药落新妇和岩白菜的醇提液中岩白菜素的含量为 5.8%，1991 年王俊平等用分光光度法测定草药鬼灯檠的醇提液中岩白菜素的含量达 19.17%。刘女年通过薄层定性分析发现，紫金牛属中的酸苔菜、罗伞树、朱砂根、紫金牛、莲座紫金牛、九节龙、心叶紫金牛 7 种植物均含有岩白菜素。张艺等用高效液相色谱法测定紫金牛属药用植物中岩白菜素的含量。结果表明，岩白菜素百分含量高于1%的植物有4种，有较大的资源利用价值。岩白菜素含量低于1%的有小乔木紫金牛、扭子果、细罗伞等11种，也有一定的资源利用价值[4]。

近年来发现8，10-二甲基岩白菜素和11-O-没食子酰基岩白菜素对小鼠体内的肿瘤有弱的抑制作用，它们的作用都强于岩白菜素。以三氯甲烷诱导小鼠肝损伤为模型，发现乙酰化岩白菜素比岩白菜素抗肝损伤的作用更强。从走马胎中得到的新的岩白菜素衍生物具有一定的自由基清除作用，并具有抗HIV病毒活性[5]。

【药理作用】

1. 止咳作用　岩白菜素对电刺激猫喉上神经所引起的咳嗽及氨水喷雾引起的小鼠咳嗽都有明显的止咳作用。它的止咳作用强度按剂量计算相当于可待因的1/7~1/4，连续给药23天无耐受性，岩白菜素对咳嗽中枢的抑制是选择性的[6]。

2. 祛痰作用　矮地茶100%煎剂给小鼠灌胃25g/kg，有明显的祛痰作用，其作用强度与同等剂量的桔梗相当。

3. 抗炎抗溃疡作用　在二氧化硫熏气法所致大鼠慢性气管炎动物模型上，给岩白菜素80mg/(kg·d)一次灌胃，10天为一疗程，结果表明治疗组大鼠气管的杯状细胞减少（显示有使黏痰量减少的祛痰作用），炎细胞浸润减轻，肺气肿及肺萎陷程度也减轻。Okada等发现岩白菜素对实验性胃溃疡大鼠有治疗作用，与临床用岩白菜素治疗胃溃疡、十二指肠溃疡和慢性胃炎的应用一致[7]。

近年来的研究表明，岩白菜素通过抑制IL-β和TNF-α的产生，具有一定的止痛及抗炎特性和控制炎性疼痛的潜力[4]。岩白菜素制剂在临床上已被广泛用于治疗慢性支气管炎、胃炎、胃及十二指肠溃疡。

4. 解热作用　百两金醇提取物对家兔由耳缘静脉注射霍乱伤寒、副伤寒、甲乙菌苗、破伤风类毒素混合制剂引起的发热有较强的解热作用。

5. 抗病毒作用　鬼灯檠醇浸膏在0.017~0.034mg/ml时，不仅能抑制DNA病毒，而且能抑制RNA病毒。灭活病毒后的细胞仍能继续分裂传代，说明有效而无明显毒性[7]。

6. 肝脏保护作用　岩白菜素可改善由四氯化碳所致的小鼠肝损伤模型，岩白菜素可以降低小鼠肝的谷氨酸丙酮转移酶和山梨醇脱氢酶的释放。同时还可以降低谷胱甘肽还原酶及提高谷胱甘肽含量，可知岩白菜素是通过调节谷胱甘肽和抑制自由基的释放来护肝的[8]。

7. 心血管系统作用　岩白菜素对小鼠的心律失常模型有一定的治疗作用。

8. 毒性实验　小鼠腹腔注射岩白菜素，最小致死量为10g/kg；灌胃12g/kg无中毒反应。将岩白菜素2.5g/kg给幼大白鼠连续服用60天，对其生长发育、肝功能、心电图无影响，心、肝、肾、肺、脾、胃、肠、脑等脏器经病理切片检查无中毒表现。

【临床应用】《中国药典》（2015年版）收载岩白菜素为镇咳祛痰药，用于慢性支气管炎、肺气肿、支气管哮喘等呼吸系统疾病。临床单用；或制成复方制剂，有复方岩白菜素片、清金糖浆、复方虎耳草片、清肺镇咳糖浆、肝毒净颗粒、咳喘平口服液、矽肺宁口服液，主要用于慢性支气管炎。经过较广泛的临床验证，证明其疗效比较稳定，复方制剂更有提高。

【综合评价】作为一种丰产易得的天然活性化合物，岩白菜属植物的临床应用由来已久，其化学成分及相关药理活性也更加清楚。通过对岩白菜素进行结构修饰，已得到多个岩白菜素的衍生物，在进行活性研究。但是，由于岩白菜属植物的相关产品的临床应用在不断拓宽，供需矛盾逐渐凸显，也是需要解决的问题。

（许律捷　刘艾林　杜冠华）

【参考文献】

［1］吕修梅，王军宪. 岩白菜属植物的研究进展［J］. 中药材，2003，26（1）：58-60.

［2］Pan JT，Gu CZ，Douglas ES，et al. Saxifragaceae［M］. Flora of China，2001，8：269-452.

［3］Hay JE，Haynes LJ. Bergenin，a C-Glycopyranosyl Derivtive of 4-O-Methylgallic Acid［J］. J Chem Soc，1958，2231-2238.

［4］哀菊丽，索建兰. 岩白菜属药用植物的研究进展［J］. 宝鸡文理学院学报（自然科学版），2011，31（1）：46-50.

［5］Lim HK，Kim HS. Protective effects of acetylbergenin against carbon tertra- chloride induced hepatotoxicity in rats［J］. Archives of Pharmacal Research 2001，24（2）：114-118.

［6］江苏新医学院. 中药大词典［M］. 上海：上海人民出版社，1999：359，2359.

［7］李百华，王俊平. 岩白菜素研究概况［J］. 西北药学杂志，1990，5（3）：45-46.

［8］王刚，麻兵继. 岩白菜素的研究概况［J］. 安徽中医学院学报，2002，21（6）：59-6138.

鱼腥草素

Houttuynin

鱼腥草

【中文化学名】癸酰乙醛。

【英文化学名】Decanoyl acetaldehyde。

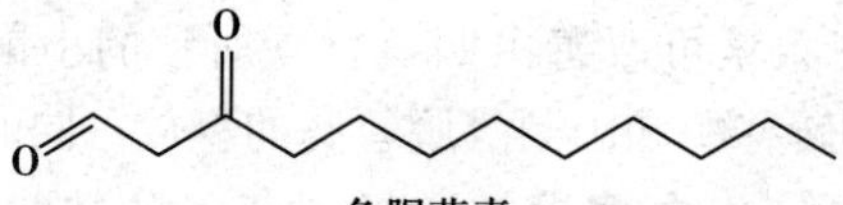

鱼腥草素

分子式：$C_{12}H_{22}O_2$，分子量：198.3，CAS 号：56505-80-7。

鱼腥草素的衍生物有：

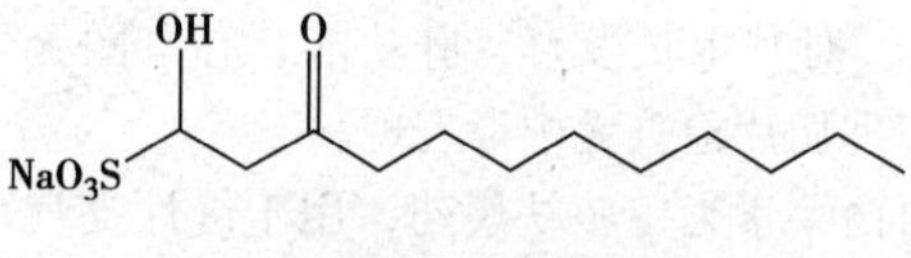

癸酰乙醛亚硫酸氢钠

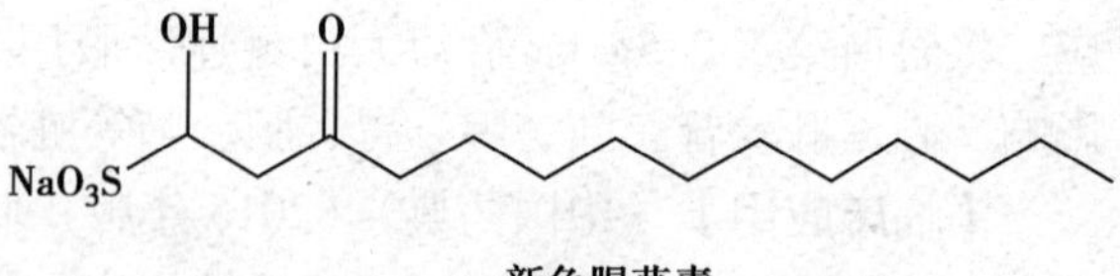

新鱼腥草素

【理化性质】具有挥发性气味的芳香油，黄色油状液体，溶于甲醇、乙醇、乙醚、石油醚，不溶于水，极易聚合。

【剂型与适应证】　本品收载于《中国药典》1995 年版。

鱼腥草素的临床制剂包括鱼腥草注射液，新鱼腥草素钠注射液，新鱼腥草素钠氯化钠注射液和注射用新鱼腥草素钠，鱼腥草素钠片，合成鱼腥草素片。主要适应证为慢性支气管炎、小儿肺炎和其他呼吸道炎症性疾病，以及宫颈炎、附件炎、盆腔炎、慢性宫颈炎等妇科炎症，银屑病等皮肤病。

另有鱼腥草素钠栓，适应证为子宫颈糜烂。复方鱼腥草片，适应证为外感风热所致急喉痹、急乳蛾，症见咽部红肿、咽痛；急性咽炎、急性扁桃体炎见上述证候者。

【来源记载】　鱼腥草素主要存在于三白草科植物蕺菜（*Houttuynia cordata* Thunb.）挥发油中。蕺菜搓碎后有鱼腥味，故名鱼腥草。鱼腥草具有清热解毒、消痈排脓、利尿通淋等功效，用于肺痈吐脓、痰热喘咳、热淋、热痢、痈肿疮毒、咽喉乳蛾、痔疮脱肛等症。

鱼腥草最早出现于《吴越春秋》中，当时叫岑草。其后，《名医别录》称之为蕺，唐代《新修本草》称菹菜，《食疗本草》称为蕺菜。《本草纲目》中首次用鱼腥草。鱼腥草广泛分布在我国南方各省区，西北、华北部分地区及西藏也有分布，其鲜草含挥发油，油中主要成分为鱼腥草素。鱼腥草因资源丰富，作用明确，在临床广泛应用。

【研发历程】　鱼腥草素是鱼腥草挥发油中含量最高的活性成分，1952 年首次用水蒸气蒸馏法从鱼腥草中提取的挥发油里发现，并获得化学结构，定名为癸酰乙醛（decanoyl acetaldehyde）[1]。但癸酰乙醛因其游离状态易于聚合失效，成品必须制成性质较稳定的加成物形式。1971 年，原卫生部五七干校制药厂等单位用化学方法合成鱼腥草素钠，又称为合成鱼腥草素，癸酰乙醛亚硫酸氢钠（houttuyninum，HOU），是鱼腥草素和饱和亚硫酸氢钠溶液反应得到的癸酰乙醛的亚硫酸氢钠加成物，性质较为稳定并保持了原有的抗菌活性，从而广泛应用于临床[2~4]。HOU 具有广谱抗菌消炎、利尿消肿、快速退热、抗病毒及抗肿瘤增殖、增加机体免疫力等药理作用。

新鱼腥草素，即十二酰乙醛亚硫酸氢钠（neohouttuynin），与鱼腥草素相比，脂肪链增长了两个碳原子，作用与疗效基本相似，对多种细菌均有较明显的抑制作用，临床上用于治疗感染性疾病。

自 20 世纪 60 年代开始，陆续研制多种以鱼腥草为原料的注射制剂，如鱼腥草注射剂、新鱼腥草素钠氯化钠注射液、新鱼腥草素钠注射液、注射用新鱼腥草素钠、复方蒲公英注射液等，是临床上常用的中药抗菌药物。但 2006 年因临床发现这些注射液可引起过敏性休克、全身过敏反应和呼吸困难等严重不良反应，甚至可引发死亡。国家食品药品监督管理局于 2006 年 5 月 31 日发布暂停这些药物的生产和使用，2008 年后逐步恢复使用[5]。

【药理作用】　鱼腥草素的药效团为 *p*-醛酮结构，对金黄色葡萄球菌、肺炎双球菌等多种细菌和某些真菌有不同程度的抑制作用，也有一定抗病毒、抗炎作用，能增强白细胞吞噬能力，提高机体非特异性免疫功能。合成鱼腥草素对白念珠菌、新型隐球菌、孢子丝菌等也均有明显抑制作用，其 MIC 为 2mg/ml。对于环磷酰胺所致免疫功能低下模型小鼠，灌胃给予合成鱼腥草素 60mg/kg、120mg/kg 能显著提高免疫功能[6]。

鱼腥草素尚显示一定的降血脂和抗动脉硬化作用。鱼腥草素灌胃 39mg/kg、78mg/kg 70 天具有抗动脉硬化作用，降低炎症细胞因子浓度，升高抗炎细胞因子浓度，可能是其抗动脉硬化的主要作用机制[7]。合成鱼腥草素具有抗炎镇痛作用，其抗炎作用与抑制炎症介质PGE、SRS-A有关。近年研究表明，鱼腥草素钠灌胃130mg/kg、260mg/kg、520mg/kg，可以增加类风湿性关节炎滑膜细胞的凋亡，降低类风湿性关节炎大鼠的关节指数及炎症因子的水平[8]。安全评价研究发现，合成鱼腥草素给小鼠灌胃，LD_{50}为（1.6±0.08）g/kg，连续7天静脉给药75~90mg/（kg·d），未致死。犬静脉滴注38mg/kg或47mg/kg不引起死亡。人口服80~160mg/（kg·d），连服30天，未见明显不良反应，结果提示合成鱼腥草素安全性较高[9]。

虽然合成鱼腥草素和新鱼腥草素较鱼腥草素稳定，但是在临床应用过程中同样会产生过敏反应。直至今日，通过探索对鱼腥草素的结构进行改造，以获得高效低毒的新型鱼腥草素衍生物一直是努力的方向。

【临床应用】 以鱼腥草素为主要成分的各种制剂，传统上主治乳蛾、肺痈、淋证、痈肿疮毒等感染性疾病。由于其抗感染疗效显著，并且有增强机体抵抗力的作用，因此对于免疫力低下者，如老年人和小儿等尤为适用，且不易产生耐药性。目前临床上主要用于治疗感染性疾病，呼吸系统，妇科和耳鼻疾病，治疗上呼吸道感染效果更佳。但相关的注射制剂在临床应用中存在不良反应，主要累及心血管系统、胃肠系统、血液系统、皮肤以及肾脏器官等。

【综合评价】 鱼腥草素相关产品对感染性疾病、呼吸系统疾病、妇科炎症等疾病的疗效确切，具有价格低廉、不易产生耐药性的优点。虽然其注射液制剂的不良反应曾对其临床应用产生巨大负面影响，但只要科学客观认识不良反应，就能以合理的风险最大限度地获得治疗利益。

（张 莉 杜冠华）

【参考文献】

[1] Isogai H. Science Papers Cool of Genal [J]. Education, 1952, 2：1.

[2] 卫生部五七干校制药厂. 人工合成鱼腥草的有效成分-葵酰乙醛 [J]. 医药工业, 1972, 2：19.

[3] 卫生部五七干校制药厂. 合成鱼腥草素的生产工艺临床疗效 [J]. 医药工业, 1972, (8)：5-8.

[4] 邱翠琴, 肖昔贤, 雷焕强, 等. 合成新鱼腥草素的研究和临床疗效初步观察 [J]. 新医学, 1979, 10 (12)：601-602.

[5] 闫位娟, 李连达. 鱼腥草注射剂概况、存在问题与对策 [J]. 中国新药杂志, 2012, 21 (21)：2506-2510.

[6] 召区兰, 于庆海, 徐静华, 等. 合成鱼腥草素对环磷酰胺模型小鼠免疫功能的影响 [J]. 沈阳药科大学学报, 2000, 17 (2)：133-135.

[7] 李静, 陈长勋, 高阳, 等. 鱼腥草素抗炎与抗动脉硬化作用的探索 [J]. 中成药, 2010, 32 (1)：26-30.

[8] 李君, 赵福涛, 王领, 等. 鱼腥草素钠抗类风湿关节炎滑膜增殖作用的实验研究 [J]. 中南药学, 2015, 13 (5)：502-505.

[9] Xu ZB, Zheng QD. A survey of chemical constituents and application of *Houttuyrtia cordata* Thunb [EB/OL]. 2008, 3, 18. http：//www. paper. edu. cn.

乌头

草乌甲素

Bulleyaconitine A

【中文别名】 粗茎乌碱A，粗茎乌碱甲。

【中文化学名】 （1-α，6-α，14-α，16-β）四氢-8，13，14-三醇-20-乙基-1，6，16-三甲氧基-4-甲氧甲基-8-乙酰氧基-14-（4′-对甲氧基苯甲酯）-乌头烷[1]。

【英文化学名】 ［（1-α，6-α，14-α，16-β）-8-（acetyloxy）-20-ethyl-13-hydroxy-1，6，16-trimethoxy-4-（methoxymethyl）aconitan-14-yl］（4-methoxyphenyl）-methanone。

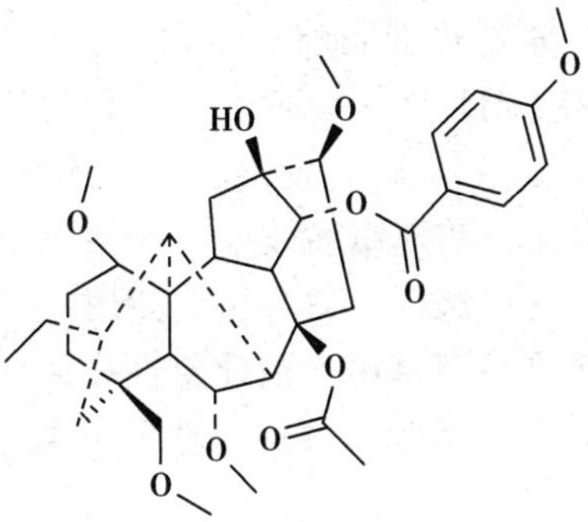

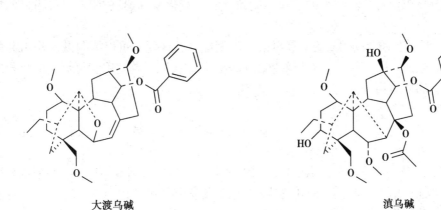

草乌甲素

分子式：$C_{35}H_{49}NO_{10}$，分子量：643.77，CAS：107668-79-1。

草乌甲素衍生物有：

大渡乌碱　　　　　　　　　　　　　　滇乌碱

【理化性质】 白色粉末，溶于甲醇、乙醇、三氯甲烷、乙醚，在水中不溶解，在稀盐酸或稀硫酸中极易溶解[1]，熔点：160～165℃。

【剂型及适应证】 本品收载于《中国药典》2015年版。

目前临床应用的草乌甲素制剂有片剂、粉针剂、胶囊和注射剂。主要用于治疗风湿性免疫疾病和慢性疼痛。

【来源记载】 草乌甲素（bulleyaconitine A）为乌头烷型二萜生物碱，分子式为

$C_{35}H_{49}O_9N$。早在 1980 年，草乌甲素由中科院昆明植物研究所从滇西民间用于镇痛抗炎的草药滇西嘟拉（滇西乌头，*Aconitum bulleyanum* Diels.）中分离得出[2]。目前草乌甲素可从乌头属植物中分离得到，如滇西乌头（*Aconitum bulleyanum* Diels.）、粗茎乌头（*Aconitum crassicaule* WT. Wang.）、长喙乌头（*Aconitum georgei* Comber.）和直缘乌头（*Aconitum transsectum* Diels.）等。

【研发历程】　1983 年，经研究证实，草乌甲素有明显镇痛、抗炎作用，随后进行临床前药理试验[2]。1984 年分别在九省市 29 所医院完成了临床试验。1985 年 5 月通过技术鉴定[2]。云南省红河州屏边制药最先正式投入生产，商品名为草乌甲素。已被《中国药典》（2015 年版）收载。近几年，草乌甲素在慢性病、风湿免疫疾病等方面疗效确切，临床推广迅速，显示出了极大的市场成长性和竞争力。

【药理作用】

1. 抗炎镇痛作用　草乌甲素通过抑制前列腺素的释放，从而发挥明显的抗炎作用。镇痛作用可能是与拮抗了脑内 5-HT 及其抑制了炎症趋化因子，抑制 PGE_2 释放从而解除对 β-内啡肽的抑制有关[3]。进一步研究发现，草乌甲素通过有效降低痛觉传递所依赖的电生理基础——钠离子电流，实现镇痛效果[4]。牛占国等发现，草乌甲素可用于烧伤轻中度疼痛，不良反应少，无成瘾性，适合长期使用，可以作为烧伤镇痛治疗的一个选择[5]。近期有学者通过临床观察草乌甲素治疗急性痛风性关节炎的疗效发现，采用草乌甲素 0.4mg 口服，早中晚各一次治疗急性痛风性关节炎效果良好，能够有效改善患者临床症状[6]。

2. 免疫调节作用　草乌甲素对参与关节形成炎症的免疫细胞具有明显抑制作用，可能与其临床抗炎作用具有密切关系。陆叶等研究草乌甲素对 BALB/c 小鼠的部分免疫功能的影响发现，0.32mg/kg 的草乌甲素对 BALB/c 小鼠的免疫功能有一定的抑制作用[7]。且有研究发现，草乌甲素对巨噬细胞的吞噬功能和分泌一氧化氮（NO）能力均有明显的抑制作用[8]。

3. 其他药理作用　0.1mg/kg 的草乌甲素予以大鼠空腹注射，可以抑制碱烧伤引起的角膜新生血管的生成[9]。草乌甲素有局部麻醉和解热作用。同时草乌甲素可用于治疗腰肌劳损、肩周炎、四肢扭伤等。

【临床应用】

1. 风湿免疫疾病　草乌甲素自上市以来，临床上用于类风湿关节炎及骨关节炎等治疗，具有良好疗效。

2. 慢性疼痛　草乌甲素不属于 NSAID，可对钠离子通道进行调节，很少有心理依赖性和器质性器官毒性作用，可避免 NSAID 和阿片类镇痛药物可能导致的胃肠道和心血管及肾脏不良反应、药物依赖等潜在危险。

【综合评价】　草乌甲素有良好的抗炎镇痛作用和免疫调节作用，适合慢性疼痛的长期用药，并对风湿免疫疾病的治疗具有明显的优势。因此，可以从草乌甲素的药物剂型、临床观察、临床适应证和不良反应等方面，对草乌甲素进行系统的研究。

（杨淬　杜冠华）

【参考文献】

[1] 国家药典委员会. 中华人民共和国药典二部 [M]. 2015 年版. 北京：中国医药科技出版社, 2015：711.

[2] 唐希灿. 镇痛抗炎新药滇西嘧啦碱甲 [J]. 新药与临床, 1986, 5 (2)：120-121.

[3] 杨杏林, 杨大男, 杨清锐, 等. 草乌甲素的研究进展 [J]. 世界临床药物, 2013, 34 (2)：80-83.

[4] Wang CF, Gerner P, Wang SY, et al. Bulleyaconitine A isolated from Aconitum plant displays long-acting localanesthetic properties in vitro and in vivo [J]. Anesthesiology, 2007, 107 (1)：82-90.

[5] 牛占国, 陈晓斌, 黄静, 等. 草乌甲素片用于烧伤创面镇痛效果的临床观察 [J]. 吉林医学, 2014, 35 (31)：7001-7002.

[6] 黄媛馨, 杨砥. 草乌甲素治疗急性痛风性关节炎的临床疗效观察 [J]. 临床合理用药, 2016, 9 (3A)：63-64.

[7] 陆叶, 韩立, 力弘, 等. 草乌甲素对 BALB/c 小鼠的部分免疫功能的抑制作用 [J]. 中国新药与临床杂志, 2007, 26 (10)：755-758.

[8] Tsai SH, Lin-Shiau SY, Lin JK, et al. Suppression of nitric oxide synthase and the down-regulation of the activation of NFκB in macrophages by resveratrol [J]. Br J Phamacol, 1999, 126 (3)：673-680.

[9] 叶莹. 草乌甲素对碱烧伤引起的角膜新生血管的抑制作用 [J]. 北方药学, 2015, 12 (5)：129.

ER-3-14

茶叶

茶碱
Theophylline

【中文别名】 二氧二甲基嘌呤，水合茶叶碱，茶叶碱，1，3-二甲黄嘌呤。

【中文化学名】 1，3-二甲基-3，7-二氢-1H-嘌呤-2，6-二酮。

【英文化学名】 1，3-Dimethyl-3，7-dihydro-1H-purine-2，6-dione。

茶碱

分子式：$C_7H_8N_4O_2$，分子量：180.16，CAS 号：58-55-9。

【理化性质】 白色结晶性粉末，无臭，味苦。在乙醇或三氯甲烷中微溶，在水中极微溶解，在乙醚中几乎不溶，在氢氧化钾溶液或氨溶液中易溶。水中溶解度 8.3g/L（20℃）。密度 1.5g/cm³，熔点 270～274℃，沸点 454.1℃（760mmHg），闪点 228.4℃，蒸汽压 $2.72×10^{-6}$mmHg（25℃）。与强氧化剂不相容。

【剂型与适应证】 本品收载于《中国药典》2015 年版；《英国药典》2017 年版；《美国药典》40 版；《日本药典》17 版；《欧洲药典》9.0 版。

目前临床使用剂型有：茶碱注射液，茶碱缓释片，茶碱缓释胶囊，茶碱控释胶囊。临床主要用于支气管哮喘、喘息型支气管炎、阻塞性肺气肿等症状，也可用于心源性肺水肿引起的哮喘。

【来源记载】　茶碱主要存在于茶叶和可可豆中。中国利用茶叶最少已有四千多年的历史。茶的最早发现与利用，是从药用开始的。唐代茶圣陆羽在《茶经》中指出："茶之为饮，发乎神农氏，闻于鲁周公"。《神农本草经》曾有记载："神农尝百草，日遇七十二毒，得茶解之"。陈藏器在《本草拾遗》中记载"茶为万病之药"。茶的主要产地有中国、印度、印度尼西亚、斯里兰卡、肯尼亚、乌干达、津巴布韦，为常绿灌木或小乔木植物。主要品种有绿茶、白茶、乌龙茶、红茶。茶入心、肝、脾、肺、肾五经，具有强心利尿、抗菌消炎、收敛止泻的功效。目前除了作为饮品外，也有不少含有茶的中成药在临床应用，例如羚锐通便茶、山绿茶降压片等。

【研发历程】　1888 年，德国生物学家 Albrecht Kossel 从茶叶中首次提取发现茶碱，一杯茶里面大约含有 1mg 的茶碱[1]。1895 年，E. Fischer 和 L. Ach 鉴定出茶碱 2 个甲基的位置，明确其结构为 1, 3-二甲基黄嘌呤[2]。1900 年，德国科学家 Wilhelm Traube 首次合成了茶碱。在众多的衍生物中，茶碱乙二胺因其良好的水溶性而备受关注，最终在 1908 年合成得到氨茶碱。

在研究过程中，科学家们逐渐发现了茶碱的利尿和扩张血管平滑肌作用。1902 年，茶碱首次在临床以利尿剂得以应用。1921 年，D. I. Macht 和 G. C. Ting 在猪的支气管平滑肌上发现了茶碱的支气管舒张作用。1922 年，S. Hirsch 第一次报道了茶碱的临床研究，茶碱和可可碱的混合物（其中茶碱 66.7%、可可碱 33.3%）治疗 4 例支气管哮喘患者中 2 人治疗效果非常好。同时他们也在牛支气管平滑肌上验证了该临床观察，证明茶碱和可可碱的混合物能够舒张支气管平滑肌。进一步研究认为，可以把黄嘌呤衍生物用于哮喘的长期预防，这一观点与现代茶碱的临床应用不谋而合。随后关于茶碱舒张支气管，治疗哮喘的基础研究和临床研究逐渐增多。20 世纪 40 年代，茶碱已在欧美临床应用；20 世纪 50 年代，我国开始将茶碱用来治疗哮喘及肺心病。

目前茶碱类药物及其衍生物有 300 多种，临床上较为常用的有氨茶碱、二羟丙茶碱、胆茶碱等。

①氨茶碱：茶碱与乙二胺的复盐制剂。氨茶碱比茶碱水溶性高，易于溶解和吸收。

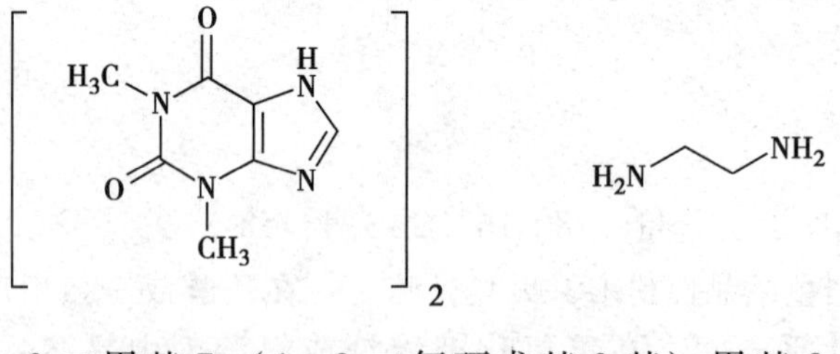

②多索茶碱：1, 3-二甲基-7-（1, 3-二氧环戊基-2-基）甲基-3, 7-二氢-1H-嘌呤-2, 6-二酮，其松弛支气管平滑肌痉挛的作用较氨茶碱强 10~15 倍，无腺苷受体阻断作用，故与茶碱相比，较少引起中枢、胃肠道及心血管等肺外系统的不良反应，并具有茶碱所没有的镇咳作用。

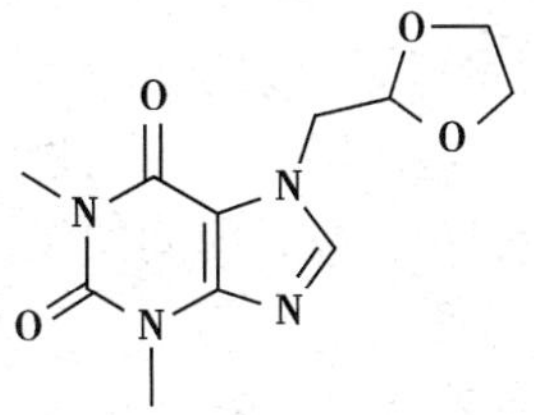

③二羟丙茶碱：1，3-二甲基-7-（2，3-二羟丙基）-3，7-二氢-1H-嘌呤-2，6-二酮，是茶碱的中性衍生物，pH 近中性，对胃肠道刺激小，主要用于口服给药。

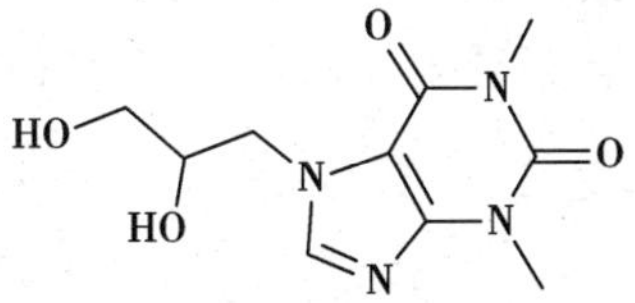

④胆茶碱：茶碱胆酸盐，1，3-二甲基黄嘌呤胆碱盐。水溶性强，溶解度为氨茶碱的 5 倍。

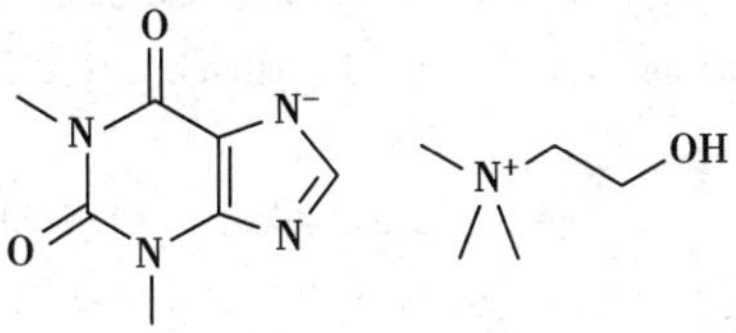

【药理作用】　茶碱主要用于治疗支气管哮喘、喘息型支气管炎、阻塞性肺气肿等症状。茶碱能够抑制磷酸二酯酶[3]，提高细胞内 cAMP 含量，对呼吸道平滑肌有直接扩张作用。茶碱还通过抑制腺苷受体，增加 IL-10 的释放[4]，抑制 NF-κB 的转录表达[5]，抑制炎症细胞的活化，抑制 T 细胞从外周血向气道黏膜转移，实现抗炎与免疫调节[6]。

茶碱缓释片：0.1~0.2g，一天两次，日剂量不超过 0.9g。茶碱缓释胶囊：0.2~0.3g，一天两次。氨茶碱注射液：静脉滴注，一次 0.2~0.5g，一日 0.5~1g，以 5%~10% 葡萄糖注射液稀释后缓慢滴注；静脉注射，一次 0.125~0.25g，一日 0.5~1g，用 50% 葡萄糖注射液稀释至 20~40ml，注射时间不得短于 10 分钟。

茶碱在胃肠道被迅速而稳定的吸收，口服血药浓度达峰时间为 2~3 小时，成人生物利用度为 96%~100%，新生儿为 80%。茶碱吸收后迅速分布至细胞外液，部分进入细胞内，在脂肪中分布很少。茶碱在体内通过多种途径消除，约 10% 为原形物排出，其余经肝脏代谢为无活性的 1，3-二甲尿酸和三甲基黄酮及有药理活性的 1-甲基尿酸。

茶碱在血清中的最佳有效浓度为 10μg/ml，一般在茶碱治疗中的血清浓度应维持在 8~20μg/ml。茶碱的毒性常出现在血清浓度为 15~20μg/ml，特别是在治疗开始，早期多见的有恶心、呕吐、易激动、失眠等，当血清浓度超过 20μg/ml，可出现心动过速、心律失常，血清中茶碱超过 40μg/ml，可发生发热、失水、惊厥等症状，严重的甚至呼吸、心跳停止致死。

【临床应用】　茶碱类药物作为一种临床应用时间比较长的哮喘治疗药物，具有治疗确切、价格便宜、使用方便的特点。虽然茶碱类药物扩张支气管的作用较 β₂ 受体激动剂弱，抗炎作用也远不及糖皮质激素，但与两者联用时，能增强 β_2 受体激动剂的平喘作用和糖皮质激素的抗炎作用[7]。小剂量联用可以减少夜间 β_2 受体激动剂的使用次数，避免因大量使用激素而产生的副作用。近些年随着临床药物研究技术的不断发展，茶碱类的长效药物、缓释药物，可以通过一次服用，较长时间的保持有效的血药浓度，并且有效避免了因为大剂量服用而导致的不良反应发生[8]。

【综合评价】　茶碱类药物的临床应用历史十分悠久，因为其不良反应较多，安全性差等原因，临床哮喘治疗应用率已经低于吸入型糖皮质激素以及 β_2 受体激动剂。但是因其廉价、有效，茶碱类药物在我国某些地区至今依然作为主要的哮喘治疗药物。近年来随着对哮喘发病机制的进一步阐明及茶碱作用机制的深入探讨，以及茶碱新剂型的开发，茶碱在哮喘治疗中的地位得以巩固，茶碱类药物在临床上发挥着重要作用。

（宫丽丽　杜冠华）

【参考文献】

［1］Somerville LL. Theophylline revisited［J］. Allergy Asthma Proc，2001，22（6）：347-351.

［2］Schultze-Werninghaus G，Meier-Sydow J. The clinical and pharmacological history of theophylline：first report on the bronchospasmolytic action in man by S. R. Hirsch in Frankfurt（Main）1922［J］. Clinical allergy，1982，12（2）：211-215.

［3］Rabe KF，Magnussen H，Dent G. Theophylline and selective PDE inhibitors as bronchodilators and smooth muscle relaxants［J］. European respiratory journal，1995，8（4）：637-642.

［4］Mascali JJ，Cvietusa P，Negri J，et al. Anti-inflammatory effects of theophylline：modulation of cytokine production［J］. Ann Allergy Asthma Immunol，1996，77（1）：34-38.

［5］Ichiyama T，Hasegawa S，Matsubara T，et al. Theophylline inhibits NF-kappa B activation and I kappa B alpha degradation in human pulmonary epithelial cells［J］. Naunyn-Schmiedeberg's archives of pharmacology，2001，364（6）：558-561.

［6］Barnes PJ. Theophylline［J］. American journal of respiratory and critical care medicine，2013，188（8）：901-906.

［7］陶哲，王文丽，崔振泽. 茶碱的作用机制及在哮喘中的应用［J］. 中国小儿急救医学，2006，13（6）：575-576.

［8］李媛，林青. 茶碱类药物的研究进展及应用［J］. 中国医药指南，2013，11（4）：421-422.

ER-3-15

穿心莲

穿心莲内酯
Andrographolide

【中文别名】　穿心莲乙素，雄茸内酯。

【中文化学名】　3-{2-［十氢-6-羟基-5-（羟甲基）-5，8a-二甲基-2-亚甲基萘基］亚乙基}二氢-4-羟基呋喃-2（3H）-酮。

【英文化学名】　3-{2-［Decahydro-6-hydroxy-5-（hydroxymethyl）-5，8a-dimethyl-2-methylenenaphthyl］ethylidene}dihydro-4-hydroxyfuran-2（3H）-one。

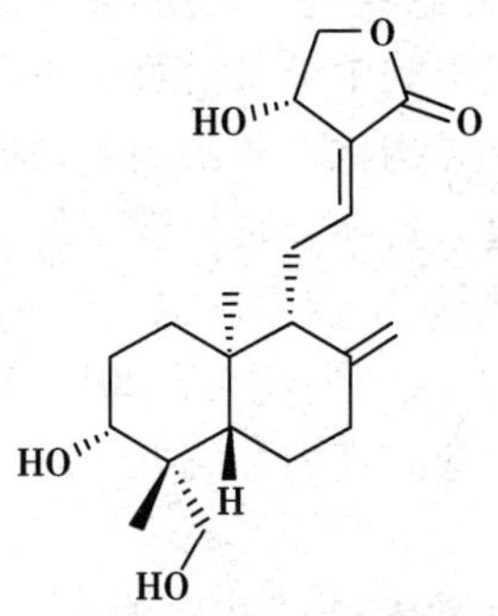

穿心莲内酯

分子式：$C_{20}H_{30}O_5$，分子量：350.45，CAS 号：5508-58-7。

穿心莲内酯衍生物有：

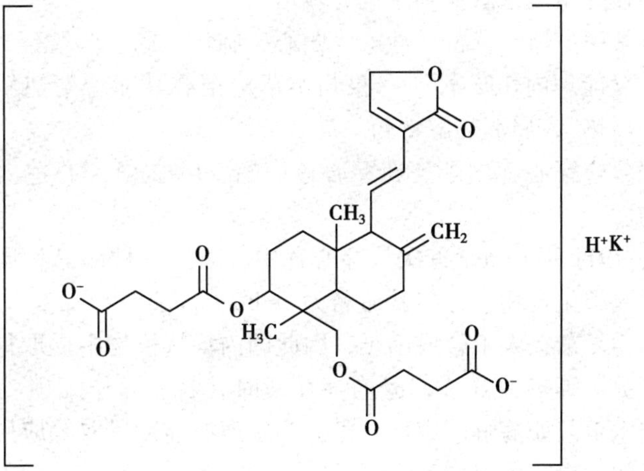

14-脱羟-11,12-二脱氢穿心莲内酯-3,19-二琥珀酸半酯单钾盐（穿琥宁）

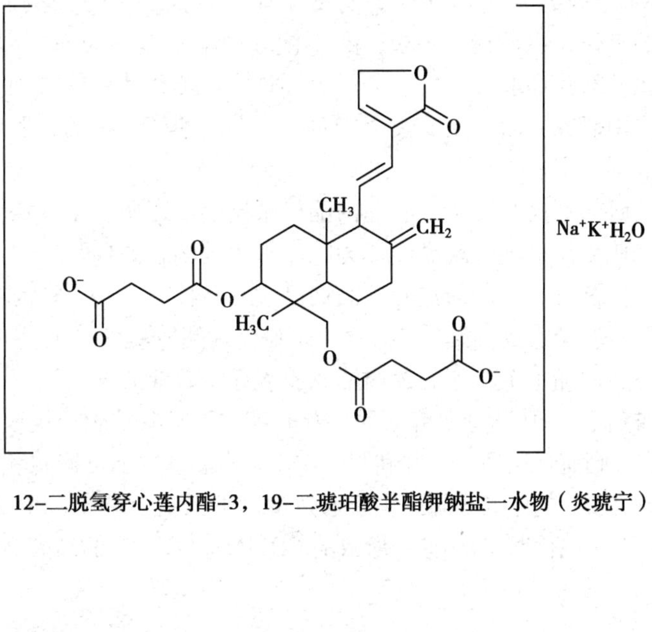

14-脱羟-11，12-二脱氢穿心莲内酯-3，19-二琥珀酸半酯钾钠盐一水物（炎琥宁）

【理化性质】　白色方菱形或片状结晶（乙醇或甲醇），无臭，味苦。在沸乙醇中溶解，在甲醇或乙醇中略溶，在三氯甲烷中极微溶解，在水中几乎不溶。穿心莲内酯为酯类结构，在水溶液中易水解、开环、异构化，故影响药物稳定性。温度越低，穿心莲内酯的稳定性越好；在碱性条件下不稳定，且随着碱性强度的增加其不稳定性增强，其最稳定的pH 值为 3~5。穿心莲内酯在三氯甲烷中较为稳定。

【剂型与适应证】　本品收载于《中国药典》2015 年版。

片剂：穿心莲内酯片；滴丸：穿心莲内酯滴丸；胶囊：穿心莲内酯胶囊。本品清热解毒，用于咽喉肿痛，口舌生疮。

【来源记载】　穿心莲内酯为爵床科植物穿心莲［*Andrographis paniculata*（Burm. f）Nees］中提取得到的二萜内酯类化合物。穿心莲，又名榄核莲、一见喜、斩舌剑、苦草、苦胆草等，因本品原产于印度，又名印度草。本品为爵床科植物穿心莲（圆锥须药草）的干燥地上部分。穿心莲在中国福建、广东、海南、广西、云南常见栽培，江苏、陕西亦有引种；原产地可能在南亚，在澳大利亚也有栽培。

穿心莲是一味常用中药，味苦、性寒，归心、肺、大肠、膀胱经。《岭南采药录》记载其能"解蛇毒，又能理内伤咳嗽"，《泉州本草》记载其能"清热解毒，消炎退肿，治咽喉炎症，痢疾，高热"，属清热解毒药。

穿心莲地上部分含穿心莲内酯、新穿心莲内酯、14-去氧穿心莲内酯等，穿心莲根主要含黄酮类化合物。

【研发历程】　1911 年 Gorter 首次从穿心莲中分离出一种结晶物质，对其进行结构鉴定，确认为二萜内酯类化合物，并将其命名为 andrographolide[1]。

穿心莲内酯结构复杂，人工合成困难，因此国内均从植物中提取得到。穿心莲内酯的提取有水提法、醇提法等多种方法，但均存在费时较长、操作烦琐、有效成分损失等问题。近年来，新技术工艺如酶解前处理、微波和超声波辅助提取等应用于穿心莲内酯的提取，显著缩短了时间，提高了提取效率等[2,3]。

穿心莲内酯水溶性较差，生物利用度较低，药理作用广泛但活性较弱，对制剂要求高。因此，从 20 世纪 70 年代至今，药物及有机化学工作者在穿心莲内酯的修饰与改造方面做了大量的工作，主要集中在 α，β-不饱和内酯双键的 Michael 加成、氧化还原、羟基的选择性酯化、氧化和取代反应、分子内环化、内酯环替换等方面，获得了一批新的衍生物。在药理作用研究方面，主要集中于对穿心莲内酯衍生物的抗肿瘤、抗病毒等生物活性的研究，并取得一定进展[4,5]。

穿心莲的研究不仅开发了穿心莲内酯口服制剂，还研发了穿心莲内酯衍生化合物注射剂穿琥宁和炎琥宁注射剂，现已经成为临床常用的药物。（见穿琥宁、炎琥宁）

迄今为止，开发、生产的穿心莲制剂已逾 600 种[6]。经 CFDA 批准上市的穿心莲内酯制剂产品主要有：穿心莲内酯片 14 个，穿心莲内酯胶囊 2 个，穿心莲内酯滴丸 1 个，亚硝酸氢钠穿心莲内酯 1 个，穿心莲内酯软胶囊 5 个，穿心莲内酯分散片 1 个。

【药理作用】　现代药理研究表明，穿心莲内酯具有抗炎、抗菌、抗病毒、抗肿瘤、免疫调节、治疗心脑血管疾病、保肝利胆等作用。穿心莲内酯可抑制和延缓肺炎双球菌和溶血性乙型链球菌所引起的体温升高，主要通过抑制下丘脑中 PGE_2 和 cAMP 含量的升高而发挥解热作用，而降低趋化肽（fMLP）所致的 CD11b+ 和 CD18+ 的高表达可能是其抗炎的主要机制。穿心莲内酯对香港病毒（HKV）、埃博拉病毒（EBOV）和呼吸道合胞病毒（RSV）具有拮抗作用，在体外实验中发现其对 HIV、SARS 以及病毒性心肌炎 ST_2 均有抑制作用。

穿心莲内酯还具有抗心肌缺血和抗缺血-再灌注损伤、保护血管内皮细胞、调脂、降血压、抗动脉粥样硬化和预防血管形成术后再狭窄以及改善血液流变性等作用，其作用机制主要是自由基清除和抗血小板聚集。穿心莲内酯能增加实验大鼠、豚鼠的胆汁流量、胆盐、胆酸和去氧胆酸量，能逆转由于对乙酰氨基酚引起的胆汁、胆酸等分泌物的减少，改善肝功能[7]。

【临床应用】　本品在临床上常用于菌痢、钩端螺旋体病、脑膜炎、肺炎、增强肾上腺皮质功能、上呼吸道感染。针对临床上病毒感染急症的需求，将该品内酯结构中引入不同的亲水集团，增强其水溶性，提高疗效。由此已制成了多种穿心莲内酯的粉针剂，目前临床上应用较为广泛的注射用穿琥宁、注射用炎琥宁、注射用莲必治是本类的代表性药物。穿心莲内酯口服可因苦极而致呕吐。该品及多种制剂口服较大剂量时可引起胃脘不适、食欲减退。曾有穿心莲注射液肌内注射后引起药疹、上腹痛及过敏性休克的报道。反应剧烈者症状可见：胸闷、气急、面色苍白、口唇青紫、出冷汗、脉搏细弱、血压下降等；反应轻者一般表现为腹痛、呕吐、哮喘、荨麻疹、丘疹、头晕、头胀、喷嚏等。出现反应的时间有即时的，也有在注射后 5~20 分钟出现的，经抢救后，一般在 5~45 分钟内逐渐好转，个别的经 24 小时始恢复。亦有以穿心莲羊水交换引产而致急性羊水堵塞者的报道。另外，考虑到穿心莲内酯对生殖有不良影响，因此建议准备生育的夫妇和孕育期的妇女慎用。

【综合评价】　穿心莲内酯应用广泛，在动物体内吸收快、药效长、生物利用度高、无明显的毒副作用。近年来临床应用仍侧重在抗菌消炎方面，随着研究的深入，穿心莲内酯显现防治心血管疾病、抗肿瘤、保肝利胆、增强免疫等多重功效，使其成为一种很有前途的中药，值得进一步研究和开发。

（阎　雨　方莲花　杜冠华）

【参考文献】

[1] Amos BS, Bruce HT, Patrick JC, et al. Andrographolide：an X-ray crystallographic analysis［J］. Journal of Crystallographic and Spectroscopic Research，1982，12（4）：309-319.

[2] 于波涛，张志荣，刘文胜，等. 穿心莲内酯体外稳定性研究［J］. 中药材，2002，24（5）：331-333.

[3] 林启寿. 中草药有效成分［M］. 化学工业出版社，北京，1965，624.

[4] Aromdee C. Andrographolide：progression in its modifications and applications-a patent review（2012-2014）［J］. Expert Opin Ther Pat，2014，24（10）：1129-1138.

[5] 刘改芝，徐海伟，孙凯，等. 穿心莲内酯衍生物的合成研究进展［J］. 有机化学，2008，28（2）：201-209.

[6] 王林丽，愈稼. 穿心莲及其制剂的药理作用和临床研究进展［J］. 中国药业，2003，12（10）：72-73.

[7] 刘国利，刘永琼. 穿心莲内酯的研究进展［J］. 医药导报，2006，25（1）：48-50.

穿心莲原植物

穿心莲新苷

Neoandrographolide

【中文别名】 新穿心莲内酯，穿心莲丙素，新穿心莲素，穿心莲新苷。

【中文化学名】 19-羟基-8（17），13-laboiadien-16，15-内酯-O-β-D-吡喃葡糖苷。

【英文化学名】 19-hydroxy-8（17），13-laboiadien-16，15-olide-O-β-D- glucopyrano-side。

穿心莲苷

分子式：$C_{26}H_{40}O_8$，分子量：480.59，CAS 号：27215-14-1。

【理化性质】 无色柱状结晶。无苦味。熔点 167～168℃，旋光度：［α］$_D$-48°（吡啶）；-45°（$c=1$，无水乙醇）。可溶于甲醇、乙醇、丙酮、吡啶，微溶于三氯甲烷、水，不溶于乙醚、石油醚。

【剂型与适应证】 本品收载于《中国药典》1977 年版。

穿心莲新苷是多种以穿心莲为主要原料药物制剂中的有效成分，也是以穿心莲内酯为主要成分的药物制剂的主要成分，如穿心莲内酯胶囊，穿心莲内酯片；以穿心莲为原药材制成的中药制剂如穿心莲注射液、穿琥宁制剂、穿心莲片、消炎利胆片、复方穿心莲片等，都含有穿心莲苷。这类药物主要用于急性细菌性痢疾、急性胃肠炎、上呼吸道感染、急性扁桃体炎、咽喉炎等，此外还用于治疗恶性葡萄胎及绒毛膜上皮癌等。

【来源记载】 穿心莲药材来源于爵床科植物穿心莲 *Andrographis paniculata* (Burm. f.) Nees 的地上部分，又名春莲秋柳（《岭南采药录》），一见喜（《泉州本草》），榄核莲、苦胆草、金香草、金耳钩、印度草、苦草等。穿心莲广泛分布于东南亚，多产于印度，澳大利亚也有栽培。我国福建、广东、海南、广西、云南有栽培，江苏、陕西亦有引种。穿心莲味苦，性寒，用于感冒发热、咽喉肿痛、口舌生疮、顿咳劳嗽、泄泻痢疾、热淋涩痛、痈肿疮疡、毒蛇咬伤等。其地上部分主要含半日花烷型二萜内酯类化合物，为其抗炎、抗微生物等活性的主要药效物质。含量较高的成分包括穿心莲内酯、新穿心莲内酯、脱氧穿心莲内酯、脱水穿心莲内酯等。目前穿心莲已开发出系列产品，并且对其成分和作用有了深入认识，是《美国药典》收入的五种中药材之一。

【研发历程】 穿心莲的化学成分主要有内酯类、黄酮类，其中穿心莲内酯、脱水穿心莲内酯均为二萜内酯类成分，在穿心莲药材中含量较高，是评价穿心莲品质优劣的参照物。1952 年 Kleipool 首次报道从穿心莲中分离得到新穿心莲内酯[1]，在 1968 年和 1971 年，W. R. Chan 等人确定了其化学结构和立体结构。到 20 世纪 90 年代，先后从穿心莲地上部分和穿心莲叶中分离得到多种二萜内酯类化合物，如穿心莲内酯（andrographolide）、新穿心莲内酯（neo-andrographolide）、脱水穿心莲内酯（dehydroandrographolide）、脱氧穿心莲内酯（deoxyandrographolide）、穿心莲内酯苷（deoxyandrographiside）、8-甲基新穿心莲内酯苷元（8-methylandrograpanin）、3-脱氢脱氧穿心莲内酯（3-dehydrodeoxyandrographolide）、新穿心莲内酯苷元（andrograpanin）、3，14-二去氧穿心莲内酯（3-oxo-14-deoxy-andrographolide），还发现一些黄酮类化合物以及谷甾醇和胡萝卜苷等[2,3]。迄今为止，已从穿心莲中发现了 40 多个二萜内酯类成分，70 多个黄酮类成分。此外还有甾醇、有机酸、二萜醇、二萜酸盐、环烯醚等[4]。

从 20 世纪 70 年代至今，药物及有机化学工作者在穿心莲内酯的修饰与改造方面做了大量的工作，主要集中在 α，β-不饱和内酯双键的 Michael 加成、3 个羟基的选择性酯化、氧化和取代反应、双键的氧化还原以及分子内环化、内酯环替换等反应[5]，生成的穿心莲内酯衍生物或类似物改善了抗菌、抗炎、心血管系统、免疫调节、抗肿瘤这些方面的药理活性。

【药理作用】 穿心莲具有清热解毒、消肿止痛作用。穿心莲中四种主要的二萜内酯类成分对 2，4-二硝基酚或内毒素诱导的发热和蛋清诱导的水肿或巴豆油诱导的炎症模型均有退热、抗炎活性。动物试验证明有抑制和延缓肺炎双球菌和溶血性乙型链球菌所引起的体温升高的作用，亦具有止咳、平喘作用，适用于急性细菌性痢疾、急性胃肠炎、上呼吸道感染、急性扁桃体炎、咽喉炎等。

活性成分穿心莲内酯和新穿心莲内酯抑制脂多糖刺激的小鼠腹腔巨噬细胞产生 NO，在 0.1~100mmol 范围内呈浓度依赖性。IC_{50} 分别为 7.9mmol 和 35.5mmol。当动物口服新穿心莲内酯 5mg/（kg·d）和 25mg/（kg·d）后 LPS 刺激的巨噬细胞 NO 形成分别为 35% 和 40%。而口服相同剂量的穿心莲内酯不抑制 NO 产生[6]。结果提示，新穿心莲内酯在穿心莲抗炎作用中起关键性作用。穿心莲内酯、脱氧穿心莲内酯（DA）、新穿心莲内酯（NA）和脱氧二脱氢穿心莲内酯（DDA）均有退热、抗炎活性。其中作用最强的是 DDA，其次是 DA、NA 和穿心莲内酯。通过初步的构效关系研究表明，二萜双环及其五元内酯环是其重要的药效团，α，β-不饱和双键是其解热抗炎活性所必需的药效基团，双键的个数和位置则对活性强弱有明显的影响。穿心莲毒性很小，新穿心莲内酯和脱水穿心莲内酯的半数致死量均>20g/kg。

实验显示，穿心莲内酯能够抑制由氧化低密度脂蛋白（oxLDL）引起的猪主动脉内皮细胞培养液中内皮素和丙二醛含量增加，降低环鸟苷酸含量和超氧化物歧化酶活性，提示新穿心莲内酯具有抗脂质过氧化作用，可拮抗 oxLDL 所致的内皮细胞损伤。

新穿心莲内酯对内毒素血症小鼠具有良好的保护作用，其作用机制可能是通过下调内毒素信号转导中 TLR4、NF-kBmRNA 表达抑制信号转导，降低集体对内毒素的反应性，减少炎性介质 NO 的分泌而起到保护机体功能[7]。新穿心莲内酯具有免疫双向调节作用，高浓度可抑制由 LPS 引起的巨噬细胞爆发和淋巴细胞的增殖，具有免疫抑制的抗炎活性，低浓度可协同增强 PMA 对呼吸爆发的刺激作用，机制可能与自由基的清除过程相关[8,9]。

【临床应用】 新穿心莲内酯是天然植物穿心莲的主要有效成分之一，但目前尚无单独使用新穿心莲内酯的相关制剂开发。穿心莲含有结构相似的有效成分多，药理作用相近，临床应用效果良好，因而临床应用均为多成分的中药制剂。穿心莲注射液临床应用比较广泛，也有肌内注射后发生过敏反应的报道，反应剧烈的表现为胸闷、气急、面色苍白、口唇青紫、出冷汗、脉搏细弱、血压下降等，一般反应比较轻微，如腹痛、呕吐、哮喘、荨麻疹等。含有穿心莲的口服制剂未见明显不良反应报道。

【综合评价】 穿心莲作为抗菌作用显著的中药，越来越受到医药界关注，随着对其化学成分和药理作用研究的不断深入，有可能开发出具有良好抗菌和治疗相关疾病新型药物，特别是随着抗生素滥用及不良反应的增加，开发新型抗菌效果好、不良反应少的药物引起人们的关注，对穿心莲及其有效成分的研究将展现出广阔的开发应用前景。

（龚宁波 吕扬）

【参考文献】

[1] RJC Kleipool. Constituents of Andrographis paniculata Nees [J]. 1952, Nature, 169: 33-34.

[2] 蒋珍藕. 穿心莲属植物化学成分研究进展 [J]. 中成药, 2011, 33 (8): 1382-1388.

[3] 靳鑫, 时圣明, 张东方. 穿心莲化学成分的研究 [J]. 中草药, 2012, 4 (1): 47-50.

[4] 褚晨亮. 穿心莲药材的化学成分和质量控制研究 [D]. 广东药学院, 2013: 3-4.

[5] 刘改芝, 徐海伟, 孙凯, 等. 穿心莲内酯衍生物的合成研究进展 [J], 有机化学, 2008, 28 (2): 201-209.

[6] Javzan BATKHUU, Koichi HATTORI, Fumihide TAKANO, et al. Suppression of NO Production in Activated Macrophages in Vitro and ex Vivo by Neoandrographolide Isolated from Andrographis paniculata [J]. Biol Pharm Bull, 2002, 25 (9): 1169-1174.

[7] 谭非. 中药新穿心莲内酯抗中暑内毒素血症作用机制的研究 [D]. 南方医科大学, 2008: 17-53.

[8] 刘峻, 王峥涛. 新穿心莲内酯对体外活化小鼠巨噬细胞的影响 [J]. 中国天然药物, 2005, 3 (5): 308-311.

[9] 刘峻, 唐庆九, 王峥涛. 新穿心莲内酯对小鼠巨噬细胞呼吸爆发及淋巴细胞增殖的影响 [J]. 中国新药与临床杂志, 2005, 24 (3): 206-209.

穿琥宁

Potassium Dehydroandrograpolide Succinate

【中文化学名】 14-脱羟-11, 12-二脱氢穿心莲内酯-3, 19-二琥珀酸半酯单钾盐。

【英文化学名】 4-[[(1R, 2R, 4aR, 5R, 8aS)-2-(3-carboxypropanoyloxy)-1, 4a-dimethyl-6-methylidene-5-[(E)-2-(5-oxo-2H-furan-4-yl) ethenyl]-3, 4, 5, 7, 8, 8a-hexahydro-2H-naphthalen-1-yl] methoxy]-4-oxobutanoate。

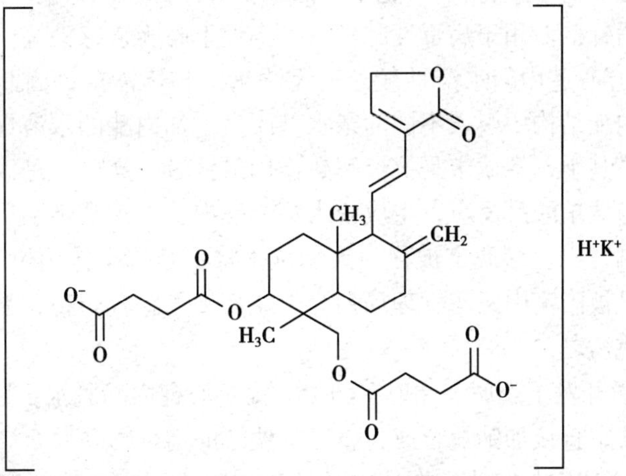

分子式：$C_{28}H_{35}KO_{10}$，分子量：570.67，CAS 号：76958-99-1。

【理化性质】 外观为类白色至微黄色的结晶性粉末，无臭，味苦，略具引湿性；微溶于乙醇，不溶于三氯甲烷，溶于 1% 碳酸氢钠溶液。

【剂型与适应证】 本品收载于《中国药典》2010 年版。

注射剂、冻干粉针剂。用于病毒性肺炎，病毒性上呼吸道感染等。

炎琥宁

Potassium Sodium Dehydroandrographolide Succinate

【中文化学名】 14-脱羟-11，12-二脱氢穿心莲内酯-3，19-二琥珀酸半酯钾钠盐一水物。

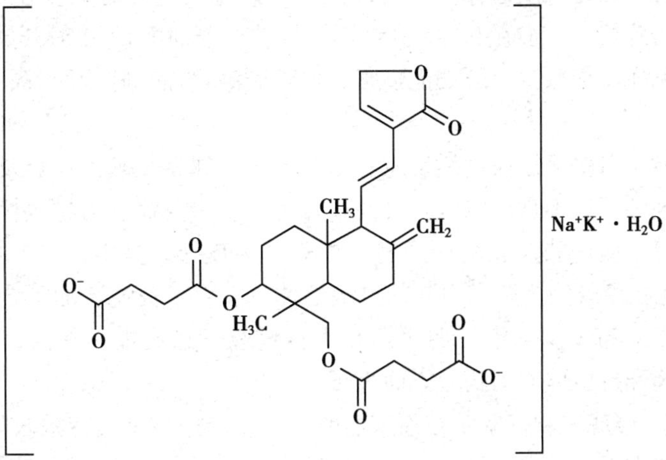

分子式：$C_{28}H_{34}KNaO_{10} \cdot H_2O$，分子量：610.68，CAS 号：6700-42-5。

【剂型与适应证】　本品收载于《化学药品地标升国标》第一册。

注射剂、冻干粉针剂。用于病毒性肺炎，病毒性上呼吸道感染等。

【研发历程】　穿心莲内酯水溶性较差，无法满足临床需要，因此从 20 世纪 70 年代开始研究者通过在内酯结构中引入不同的亲水基团，增加内酯的水溶性，目前已制成多种穿心莲内酯注射剂。其中，穿琥宁是抗炎解热作用最强者。穿琥宁是以穿心莲内酯为中间体，在吡啶催化下与琥珀酸酐反应，生成脱水穿心莲内酯琥珀酸半酯后，再在稀乙醇溶液中与碳酸氢钾反应制得[1]。穿琥宁被称为天然抗生素，其抗炎作用位于 13 种穿心莲内酯注射液首位，目前已被国家中医药管理局列为中成药十大急救药物，为全国中医医院急诊科室的首批必备中成药之一[2]。

1996 年通化公司开发了炎琥宁注射型药物。由穿心莲内酯脱水，羟基酯化后成钾钠盐精制而成，或由穿琥宁直接加钠盐合成，属于穿琥宁的衍生物品种[3]。

【药理作用】　炎琥宁与穿琥宁在体内活性代谢物为同一物质（穿心莲内酯半酯单钾盐），其在抗炎、抗病毒、治疗发热方面，可通过抑制组胺所致的毛细血管通透性增高，在指定位点刺激垂体-肾上腺皮质功能，从而促进 ACTH 释放，促进垂体前叶中 ACTH 的生物合成，消除炎症；可阻碍病毒复制过程中 DNA 与蛋白质的结合，抑制细菌内毒素引起的发热，体外具有灭活腺病毒、流感病毒、呼吸道病毒等多种病毒的作用，对金黄色葡萄球菌、甲型链球菌等均有抑制作用。临床上主要用于治疗上呼吸道感染、支气管肺炎、病毒性肺炎、病毒性肠炎、手足口病等[4]。

【临床应用】　穿琥宁广泛用于治疗病毒性肺炎、流感病毒引起的急性上呼吸道感染、急性支气管炎、小儿支气管肺炎、痢疾、流行性乙型脑炎及哮喘发作等疾病的治疗，特别对病毒性和细菌性上呼吸道感染和痢疾药效显著，对婴幼儿肺炎效果尤佳[5]。

在临床上，炎琥宁主要用于治疗上呼吸道感染、支气管肺炎、病毒性肺炎、病毒性肠炎、手足口病等[6]。

静脉滴注穿琥宁后的不良反应以过敏反应的报道最多，轻者出现丘疹、腹痛、呕吐、头晕、头胀，重者则出现过敏性休克，危及生命。出现反应的时间多在用药的 20 分钟之内发生，经对症治疗后，一般在 5~45 分钟逐渐好转，个别需 24 小时开始恢复。另外，使用穿琥宁后也可见血小板减少、肝功能损害、血管刺激疼痛、呼吸困难、寒战、发热等不良反应[7]。

静脉滴注炎琥宁后多见皮肤过敏反应和小儿泄泻，偶见过敏性休克及肝功能损害等报道。炎琥宁注射剂的严重不良反应以全身性损害为主，主要症状为过敏性休克、过敏样反应、寒战、高热等，而皮肤及其附件损害主要表现为皮疹，其中，53% 的患者为 14 岁以下儿童，38% 的死亡患者因为药品引起的过敏性休克。对于炎琥宁的不合理使用国家药品不良反应监测中心发布了第二十三期《药品不良反应信息通报》指出，主要是超剂量用药、超适应证用药和过敏体质用药三方面表现[8]。

【综合评价】　穿琥宁和炎琥宁在临床上的广泛应用中被证实疗效较好，也不需皮试。但由于其在溶液状态下不稳定，导致不良反应的发生。因此，研究者仍需研究和开发更安全可靠、更稳定、更方便使用的制剂，以适应临床要求。

（阎　雨　方莲花　杜冠华）

【参考文献】

［1］四川省中药研究所药化室穿心莲研究组. 脱水穿心莲内酯琥珀酸半酯单钾盐及其注射液的研究［J］. 中草药通讯，1978，1978（8）：1.

［2］徐荣，徐孝麟. 穿琥宁注射液的临床应用进展［J］. 现代临床医学，2005，31（4）：278-280.

［3］James RJ, Rui HL, Bud CT. Andrographolide derivatives to treat viral infections［P］. USA：WO2006101537A2, 2006, 09：28.

［4］Zhang YT, Zhang ZJ, Sun YH. A study on the interaction of the DAS-K with bovine serum albumin by on-line ultrafiltration and chemiluminesence［J］. Chinese Journal of Chemistry, 2004, 24（12）：1777-1783.

［5］孔庆峰，邓玉文，潘西芬. 穿琥宁的临床应用及不良反应［J］. 中国药师，2006，9（8）：765-766.

［6］梁建成. 炎琥宁的临床应用. 中国医学文摘内科学［J］. 中国医学文摘内科学，2006，27（5）：435-436.

［7］闫双银，王丽芬，吕爱琴. 穿琥宁注射液的临床应用［J］. 中国药事，2005，19（5）：311-312.

［8］程芳. 炎琥宁不良反应及安全性分析［J］. 临床合理用药，2015，8（11）：96-97.

黄芩苷
Baicalin

黄芩

【中文别名】 黄芩甙、贝加灵、7-葡萄糖酸-5，6-二羟基黄酮。

【中文化学名】 5，6-二羟基-4-氧-2-苯基-4H-1-苯并吡喃-7-β-D-吡喃葡萄糖酸。

【英文化学名】 5，6-Dihydroxy-4-oxygen-2-phenyl-4H-1-benzopyran-7-beta-D-glucopyranose acid。

黄芩苷

分子式：$C_{21}H_{18}O_{11}$，分子量：446.36，CAS号：21967-41-9。

【理化性质】 常温下为淡黄色结晶粉末，味苦；难溶于甲醇、乙醇、丙酮，微溶于三氯甲烷和硝基苯，几乎不溶于水，可溶于热乙酸；熔点202~205℃。

【剂型与适应证】 本品收载于《化学药品地标升国标》第十册；《英国药典》2017年版；《欧洲药典》8.7版。

片剂和胶囊剂，主要用于急、慢性肝炎、迁延性肝炎的辅助治疗。

【来源记载】 黄芩苷是从唇形科植物黄芩（*Scutellaria baicalensis* Georgi）根中得到的一种黄酮苷类化合物，是黄芩的主要有效成分之一。《中国药典》2015年版规定，黄芩按干燥品计算，含黄芩苷不得少于 9.0%。我国分布的药用黄芩尚有滇黄芩（*S. amoena C . H. Wright*）、粘毛黄芩（*S. viscisdula* Bunge）、甘肃黄芩（*S. rehderiana* Diels）、丽江黄芩（*S. likiangensis* Diels）、川黄芩（*S. hypericifolia* Lévl. ）和大黄芩（*S. tenax* W. W. Smith var. *patentipilosa* G. Y. Wu）等，这些黄芩也含有一定量的黄芩苷。黄芩在我国药用历史悠久，《神农本草经》中列为中品，用于"诸热黄胆，肠泄痢，逐水，下血闭，恶疮疽蚀火疡"，迄今已有 2000 多年的应用历史。《中国药典》2015 年版记载黄芩具有"清热燥湿，泻火解毒，止血，安胎"功效，临床上单用或与其他中药配伍用于治疗呼吸道感染、急性菌痢、病毒性肝炎、过敏性疾病和妇科疾病等，是中医常用的药物之一。

【研发历程】 黄芩属植物化学成分的研究始于 1889 年，但直到 1910 年由德国的 G. Goldschmiedt 和 E. Zerner 从越南产黄芩 *S. altissima* 中才分离出黄芩属植物的第一个黄酮类化合物——黄芩素（scutellarein）。1922 年柴田桂太及其合作者从黄芩中分离出黄芩苷、黄芩素、汉黄芩素和苯甲酸[1]。

黄芩素是黄芩中含量最高的黄酮类化合物之一，化学名称为 5，6，7-三羟基黄酮，国家药典委员会将其正式命名为百可利（英文名称为 baicalein）。黄芩素与一分子葡萄糖醛酸结合形成的苷类化合物即为黄芩苷，两者在黄芩中同时存在。研究证明，黄芩素是体内的有效成分，黄芩素进入动物体内后，在血液中迅速转化为黄芩苷及其他代谢物；黄芩苷口服不易吸收，须在肠道经酶水解为黄芩素后方可吸收入血，并在体内也迅速转变为黄芩苷[2]。

目前，黄芩苷和黄芩素的提取方法有多种，都比较成熟，可以实现规模化生产[1]。由于黄芩苷的水溶性较差，制成注射剂难度较大，目前临床上使用的多为口服制剂。研究显示，该药存在明显的首过效应，因此生物利用度较低。研究发现，黄芩苷与金属离子配合形成黄芩苷-金属配合物后生物利用度提高，药理活性有不同程度的提升[3]。此外，将黄芩苷制备成易于被体内酯酶水解的酯型前药，也可以提高黄芩苷的脂溶性。

【药理作用】 药理研究表明，黄芩素和黄芩苷具有抗菌抗病毒、清除氧自由基、抗氧化、解热、镇痛、抗炎、抗肿瘤、保护心脑血管及神经元、保肝、预防或治疗糖尿病及其并发症等药理学作用[4]。

1. 抗菌抗病毒 抗菌谱广，对多种革兰阴性菌、革兰阳性菌及螺旋体等的生长具有抑制作用。黄芩素对大肠埃希菌抑制作用的 IC_{50} 约为 0.29mmol/L，对白念珠菌最小抑菌浓度（MICs）为 264μg/ml；灌胃给予黄芩苷 0.96~1.5g/kg 可明显延长流感病毒感染小鼠的存活时间。

2. 抗肿瘤 可抑制多种肿瘤细胞的增殖，具有明显的抗肿瘤活性，其机制与抑制肿瘤细胞增殖、诱导肿瘤细胞凋亡、抑制新生血管形成、抑制肿瘤侵袭与转移以及增强肿瘤细胞化疗敏感性有关。黄芩素可抑制大鼠膀胱癌 MBT-2 细胞增殖，诱导凋亡，其 IC_{50} 为 0.43μmol/L；MBT-2 细胞注射至 C3H/HeN 裸鼠复制的膀胱癌模型中，每只小鼠连续 10 天给予黄芩素 0.05~0.1mg/d 处理后的肿瘤明显小于对照组；在 50~200μmol/L 内黄芩素可剂量依赖性地抑制人前列腺癌 DU2145、PC3 细胞增殖及人脐静脉内皮细胞增殖，形成芽突及血管样结构；黄芩素还可以抑制人乳腺癌细胞 MDA-MB-231 的黏附、转移、侵袭，在 2~50μmol/L 浓度范围内具有一定的剂量依赖性；黄芩素 100μg/ml（非细胞毒剂量）还能逆转卵巢癌耐药细胞株 A2780/ADM 的耐药性，这种逆转作用可能与降低 P-gp 药物外排功能、增加细胞内药物浓度有关。

3. 解热镇痛抗炎 黄芩素和黄芩苷可以通过干扰花生四烯酸的代谢通路，抑制核因子的活性以及细胞因子的分泌、释放而发挥解热镇痛抗炎作用。大鼠腹腔注射黄芩苷4.5mg/kg 可发挥解热作用；内毒素诱导的发热家兔静脉给予黄芩苷 20mg/kg 后体温显著降低；黄芩素 20mg/kg（iv）可改善内毒素休克大鼠（LPS 10mg/kg，iv）血流动力学及心率的变化，降低内毒素休克大鼠的死亡率，减轻肝、肺组织的白细胞浸润。

4. 清除氧自由基及抗氧化作用 黄芩素和黄芩苷对羟自由基、超氧阴离子（O_2^-）、烷过氧自由基及 DPPH 自由基有较强的清除作用。黄芩素 $25 \sim 100\mu mol/L$ 能抑制 H_2O_2 诱导的 RAW264.7 细胞凋亡，亚二倍体形成等。

5. 护肝 对多种原因造成的肝损伤均具有一定的保护作用，其作用机制与抗氧化、抑制炎症介质分泌具有密切的关系。研究发现腹腔注射黄芩苷 $50 \sim 200mg/kg$ 对 CCl_4 诱发的急性肝损伤小鼠有保护作用；大鼠腹腔注射黄芩苷 70mg/kg 能改善 CCl_4 导致的慢性肝纤维化；此外小鼠灌胃给予黄芩素 $50 \sim 150mg/kg$ 能显著减轻 D-GalN 和 LPS 所造成的免疫性肝损伤。

6. 治疗或预防糖尿病及其并发症 具有保护胰岛组织，改善糖尿病大鼠肾组织和视网膜病变的作用，这与黄芩素能降低炎症反应、抑制氧化应激损伤具有一定的关系。链脲菌素诱导的糖尿病大鼠灌胃给予黄芩苷 $25 \sim 100mg/kg$ 后，体内血糖浓度降低，胰岛组织损伤改善；连续 12 周灌胃给予黄芩素 $80 \sim 120mg/kg$ 对糖尿病大鼠肾组织具有明显的保护作用；灌胃给予黄芩素 $150mg/（kg \cdot d）$ 对糖尿病视网膜病变具有改善作用。

7. 保护心脑血管 离体和细胞培养试验显示黄芩具有扩张血管、降压、心肌保护、内皮细胞保护以及抗动脉粥样硬化等心血管保护作用。黄芩素不影响正常大鼠的血压，但可降低高血压大鼠的血压。黄芩苷 $0.5\mu mol/L$、$2\mu mol/L$ 可使去甲肾上腺素，KCl 及 $CaCl_2$ 所致的大鼠离体主动脉条收缩张力下降，量效反应曲线右移，最大效应降低，并且能够显著抑制去甲肾上腺素依赖的内 Ca^{2+} 性收缩与外 Ca^{2+} 性收缩。黄芩素对心肌细胞缺血再灌注损伤具有保护作用，且这种作用强于黄芩苷。静脉注射黄芩素 10mg/kg 可以改善内毒素休克大鼠心肌的收缩能力。

8. 神经保护作用 黄芩素具有很好的神经保护作用，可以通过抑制胶质细胞的炎症反应、抗自由基、保护线粒体等多种途径抑制神经损伤以及凋亡。给予黄芩素 200mg/kg 能减轻 6-OHDA 诱导的大鼠肌肉震颤损伤；灌胃给予黄芩素 200mg/kg 可以改善 1-甲基-4-苯基-1，2，3，6-四氢吡啶（MPTP）致帕金森模型小鼠运动功能；腹腔注射黄芩素 30mg/kg 能降低 MCAO 模型大鼠的神经功能缺损评分，降低脑组织含水量和脑梗死体积，说明其对局灶性脑缺血大鼠的神经功能具有保护作用。

9. 其他 黄芩素和黄芩苷还具有增强免疫功能、清除自由基等药理作用。

【临床应用】 在临床上，黄芩苷主要用于急、慢性肝炎与迁延性肝炎的辅助治疗。黄芩苷对乙型肝炎表面抗原、e 抗原、核心抗原有较显著的抑制作用，对乙型肝炎病毒DNA 复制也有抑制作用；用药后能明显降低谷丙转氨酶，对肝脏有较好的保护作用。目前尚未见有关不良反应报道。此外，还有见黄芩苷有助于早期糖尿病肾病的治疗以及缓解糖尿病神经病变症状的报道。

作为黄芩抗菌成分之一，含3%黄芩苷的眼药水临床用于治疗沙眼，疗效与治疗沙眼较好的药物利福平相似。

黄芩素在临床上用于肠炎、痢疾的治疗。

【综合评价】 黄芩作为传统中药，有着悠久的使用历史，黄芩苷作为黄芩的有效提取成分之一，有着多种药理活性，可以单独或与其他药物联用用于疾病的治疗。但由于黄芩苷的生物利用度较低，药理作用也不够突出，临床应用受到限制。而大量研究证明，黄芩素是活性更明显的有效成分，经过研究和开发，可能成为具有重要价值的药物。

（李 莉 杜冠华）

【参考文献】

[1] 曾广方，张赞容. 国药中黄碱类之研究Ⅴ，黄芩化学成分的研究（第一报）黄芩素新提取法及其新甲基化物［J］. 药学学报，1957，5（1）：47-57.
[2] 王文玉，戴建业，孙淑军，等. 黄芩素药代动力学研究进展［J］. 世界科学技术（中医药现代化），2011，13（6）：1018-1021.
[3] 郭明，伍周玲，高小艳. 黄芩苷-金属配合物对人肝癌SMMC-7721细胞的毒性作用及其与肝癌细胞DNA相互作用性能关联分析［J］. 中国药理学与毒理学杂志，2014，28（4）：536-549.
[4] 辛文好，宋俊科，何国荣，等. 黄芩素和黄芩苷的药理作用及机制研究进展［J］. 中国新药杂志，2013，22（6）：647-659.

雪胆素

Hemsleyadinum

雪胆

【中文别名】 雪胆素甲与雪胆素乙混合物。

【中文化学名】 雪胆素甲：23，24-异双氢葫芦素B-25-乙酸酯，雪胆素乙：23，24-双氢葫芦素F。

【英文化学名】 雪胆素甲：23，24-dihydroxycucurbitacin F-25-acetate，雪胆素乙：23，24-dihydroxycucurbitacin F。

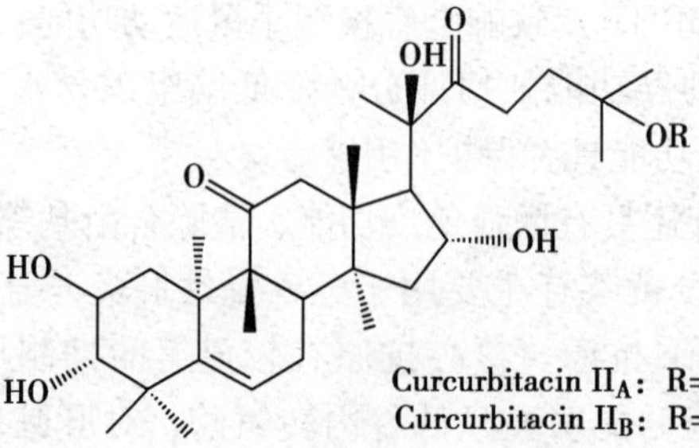

Curcurbitacin II$_A$: R=COCH$_3$
Curcurbitacin II$_B$: R=H

雪胆素

分子式：雪胆素甲 $C_{30}H_{42}O_6$、雪胆素乙 $C_{30}H_{48}O_7$。分子量：雪胆素甲 498.65、雪胆素乙 520.70。CAS 号：雪胆素甲 58546-34-2、雪胆素乙 50298-90-3。

【理化性质】 易溶于甲醇、乙醇和丙酮，微溶于三氯甲烷，难溶于水，方菱形或片状结晶。

【剂型与适应证】 本品收载于《中国药典》1977 年版。

目前临床使用雪胆素剂型包括片剂和胶囊两种，用于治疗菌痢、肠炎、支气管炎、急性扁桃体炎。

【来源记载】 雪胆素甲与雪胆素乙，都是雪胆属植物比较特征的化学成分。雪胆素来自葫芦科（Cucurbitaceae）雪胆属（Hemsleya）植物，味苦、性寒。有清热解毒、抗菌消炎的功能。全世界共有 31 种雪胆属植物，除 2 种产于印度、越南外，主要分布于我国云南、贵州、四川三省，其种类有峨眉雪胆（H. emiensis）、彭县雪胆（H. pengxianensis）、圆果雪胆（H. amabilis）、长果雪胆（H. dolichocarpa）、小花雪胆（H. graciliflora）、巨花雪胆（H. gigantha）等[1]。该属多种植物常用作中药材，在葫芦科药用植物中具有代表意义。

【研发历程】 雪胆素及雪胆皂苷在体外对福氏痢疾杆菌、伤寒杆菌、猪霍乱沙门氏菌等都有不同程度的抑制作用；静脉注射雪胆素甲能够对家兔腹腔注射伤寒副伤寒甲混合菌苗引起的发热有轻度退热作用，但对正常体温及非细菌性发热则无明显影响；雪胆素片有显著的镇咳作用，并发现雪胆素片对二甲苯所致的小鼠耳郭肿胀以及角叉菜胶所致的大鼠足趾肿胀有一定的抑制作用。雪胆素甲和雪胆素乙体外有较好的抗 HIV-1 活性，可能主要作用于 HIV-1 病毒进入细胞阶段[2]；高、中、低剂量雪胆素均对 CCl_4 所致急性肝损伤有明显的保护作用，其中，高剂量组保护作用最为显著[3]。近年来，国内外学者对雪胆素化学成分的研究已有大量的文献报道，分离得到了多种活性成分。研究发现，雪胆属植物大多含有雪胆素甲（含量高达 6.018mg/g）[4]、雪胆素乙、雪胆皂苷等。雪胆块茎含有 15 种活性成分。据报道，雪胆属植物中华雪胆、大籽雪胆、细花雪胆、三七雪胆、肉花雪胆、多果雪胆、金佛山雪胆、大序雪胆、大序大花雪胆九种植物中雪胆素的含量为 0.38%~1.7%不等[5]。2008 年，解析了药物雪胆素甲和雪胆素乙的结构。

【药理作用】 已知葫芦科植物中的主要有效成分是葫芦素类（cucurbitacines），其中雪胆素甲、乙（cucurbitacine II_A，cucurbitacine II_B）具有一定临床疗效。临床上用于治疗菌痢、肠炎、支气管炎、急性扁桃体炎等。雪胆素具有抗肿瘤作用[6]，雪胆甲素对人肺腺癌 A549 细胞和小鼠原代脾细胞的增殖均有抑制作用，且呈浓度依赖性。25~100mol/L 的雪胆素甲对 A549 细胞的增殖抑制率明显高于脾细胞，雪胆素甲可将大部分 A549 细胞阻滞于 G_0/G_1 期和 S 期，并可促进细胞凋亡[7]。雪胆素甲的抗癌机制是通过破坏肌动蛋白细胞骨架阻碍癌细胞扩散，通过抑制 JAK/STAT3 下游生存素的生成继而引发 PARP 介导下的细胞凋亡。

【临床应用】 目前，雪胆素主要用作抗菌消炎药，用于治疗上呼吸道感染、急性扁桃体炎、腮腺炎、咽炎、急慢性支气管炎、肺炎、急性尿道感染、急慢性子宫附件炎、盆骨炎、急性胃炎、肠炎细菌性痢疾、鼻窦炎、中耳炎、结膜炎、角膜炎、皮肤和软组织感染、牙根周围炎等，毒副作用小，雪胆及其制剂一般副作用较小，可见腹泻、腹痛等消化道反应，通常可自行缓解，但心脏病患者慎用。雪胆素片与雪胆素胶囊现已投入商品化生产，临床上雪胆素片用于治疗菌痢、肠炎、支气管炎、急性扁桃体炎；雪胆素胶囊用于治疗呼吸道感染、妇科感染、泌尿道感染、消化系统感染、耳鼻喉感染、皮肤及软组织感染、牙痛、牙周炎、病毒性感染。除炎症治疗外，含雪胆在内的金泽冠心片用于冠心病、心绞痛的临床治疗；苗药"胃肠丹"可有效治疗胃溃疡、十二指肠溃疡、胃肠功能紊乱等。

【综合评价】 雪胆属植物具有复杂多样的化学成分和广泛的药理活性，除雪胆具有良好的广谱抗菌外，现已明确该属中的某些齐墩果烷型化合物和葫芦素有较强的抗肿瘤活性，其中雪胆素甲和雪胆素乙已被证明具有一定的抗 HIV-1 活性，尽管如此，仍有许多药理作用及作用机制阐述不清，药效作用的物质基础尚不明确，通过分子对连接技术和药物虚拟筛选应用于构效关系的研究并用来指导化合物的活性筛选，有望开发此方面的先导化合物。此外，雪胆药材资源丰富，蕴含量大，大部分雪胆属植物的块茎中含有雪胆素，因此，系统地对各个种中的雪胆素含量进行研究，将有利于充实雪胆素的药源，扩大中药抗菌活性成分的药库，提高其经济价值，促进中医药事业的发展，尤其是传统民族医药的发展尤为重要。雪胆素具有疗效显著、服用剂量小、无耐药性等特点，被称为"天然抗生素"，市场需求量巨大，具有广阔的经济效益和开发前景。

（吕扬 张丽 杜冠华）

【参考文献】

［1］徐晓婷，邓志鹏，仲浩，等. 雪胆素的研究进展［J］. 齐鲁药事，2012，31：600-601，604.

［2］田仁荣，陈剑超，张高红，等. 雪胆素 A 和 B 的体外抗 HIV-1 活性［J］. 中国天然药物，2008，6（3）：214-218.

［3］柳爱华，石梅，宝福凯等. 雪胆素对实验性肝损伤的保护作用［J］. 昆明医科大学学报，2012，（9）：8-10.

［4］施亚琴，杨培全，台云梅. 反相高效液相色谱法测定不同采收期长果雪胆中雪胆甲素的含量［J］. 中国中药杂志，1996，21（5）：276-277.

［5］聂瑞麟，陈宗莲. 雪胆属植物化学研究历史和现状［J］. 云南植物研究，1986，8（1）：115-124.

［6］陶朝阳，易杨华，林厚文，等. 雪胆根抗肿瘤活性成分研究［J］. 第二军医大学学报，1999，20（5）：337-339.

［7］高申，于孟可，魏佳慧，等. 雪胆甲素对人非小细胞肺癌细胞增殖的抑制作用［J］. 中国生物制品学杂志，2012，25（1）：69-71.

蔊菜素
Rorifone

蔊菜

【中文别名】 蔊草素。
【中文化学名】 10-甲磺酰基癸腈。
【英文化学名】 10-methylsulfonyl decanenitrile。

$$\underset{\displaystyle O}{\overset{\displaystyle O}{H_3C - \overset{|}{\underset{|}{S}} - CH_2(CH_2)_7CH_2CN}}$$

蔊菜素

分子式：$C_{11}H_{21}NO_2S$，分子量：231. 35，CAS 号：53078-90-3。

【理化性质】 白色或类白色结晶性粉末；无臭或几乎无臭，味微苦；在乙酸乙酯或三氯甲烷中易溶，在甲醇或无水乙醇中溶解，在乙醚中微溶，在水中几乎不溶；熔点44~47℃。

【剂型与适应证】 本品收载于《中国药典》1977 年版。

临床使用剂型为蔊菜素片。主要用于治疗迁延期慢性支气管炎。目前临床应用已日趋减少。

【来源记载】 蔊菜素是从十字花科植物蔊菜 *Rorippa Montana*（Wall.）Small 的全草中分离得到的化合物[1]。蔊菜又名野油菜，在我国分布很广，生于路旁或田野，上海俗称为江剪刀草。5~7 月搜集全草，鲜用或晒干。《本草纲目》记载，"性味：辛温无毒，主治去冷气，利胸膈，豁冷痰。"民间亦用于化痰、止咳及平喘。上海地区临床使用结果表明，蔊菜素水煎液对某些慢性支气管炎有一定疗效。

【研发历程】 20 世纪 70 年代初，根据我国疾病发病情况，针对慢性气管炎治疗药物开展了全国性的研究工作，共从民间发掘出约 300 种有效的中草药[2]。蔊菜素就是在此历史条件下获得和研发的。在民间及临床治疗老年慢性气管炎均有效的基础上，上海市成立了科研、临床、生产三结合的攻克老年慢性支气管炎会战组，对蔊菜进行了系统的实验研究。其中上海药物研究所对蔊菜中的有效化学成分进行了研究，从中得到了两种结晶，分别命名为蔊菜素和蔊菜酰胺。经元素分析、光谱鉴定和质谱推断，并最终由合成方法证明了它们的结构式[1]。蔊菜素和蔊菜酰胺是天然产物中首次发现的具有化痰止咳作用的砜类化合物，为新型单体化合物。

药理实验表明，蔊菜素在祛痰和抗菌实验中均证明有效，临床观察也表明蔊菜素有一定的止咳、化痰、平喘作用，服药后痰量明显减少，较蔊菜水煎液疗效有提高，副作用减少[3]。人工合成品和天然药物作用一致[4]。蔊菜酰胺药理实验效果不明显，未进行临床验证。

鉴于蔊菜素是治疗老年慢性支气管炎的新型药物，又是天然有机化学中一个新化合物，为了寻找疗效更高，毒性更低或者结构简单易于制备的同类新药，研究者合成了一系列蔊菜素类似化合物，其中醋酸 9-甲磺酰基壬酯，10 -甲磺酰基癸酸及 10-甲磺酰基癸酸-邻-甲氧基苯酯，在动物试验中均显示明显的祛痰活性，10-甲磺酰基癸酸经初步临床试验有较好的镇咳、祛痰作用[5]。

【药理作用】 蔊菜素的药理作用报导较少，具体作用机制不详。目前可查到的文献中仅对蔊菜素进行了初步药理实验，包括急性毒性实验，亚急性毒性实验，祛痰实验，镇咳实验和抗菌实验[3]。其中用酚红法进行的祛痰实验表明，蔊菜素具有祛痰作用；用二氧化硫法进行的镇咳实验表明，蔊菜素没有镇咳作用；用平板双倍稀释法实验表明，蔊菜素对 4 株肺炎球菌及 4 株流感杆菌均有抑制作用。

【临床应用】　葶菜素主要作用于支气管炎慢性迁延期，此阶段单一药物应用疗效较弱，应与其他药物结合使用。

【综合评价】　葶菜素和葶菜素片曾收录进入《中国药典》1977 年版，目前市场上已不再销售，但其作为从天然产物中首次发现的具有化痰止咳作用的砜类化合物，其研发推动了从传统植物药中发掘创新产物的研究。在慢性支气管炎的治疗方面取得一定效果，为该病的防治提供了可以借鉴的经验。

（贺晓丽　杜立达）

【参考文献】

［1］唐宗俭，陈嬿，奚国良. 葶菜有效成分的研究［J］. 中国科学，1974，1：15-20.
［2］全国防治慢性气管炎办公室. 防治慢性气管炎药物研究进展［J］. 人民军医，1976，12：89-92.
［3］葶菜素的实验研究和临床疗效观察［J］. 医学研究通讯，1972，3：19-20.
［4］上海药物研究所. 治疗慢性气管炎的新化合物-葶菜素［J］. 中华医学杂志，1973，2：73.
［5］奚国良，顾坤健，张鸿良，等. 葶菜素类似化合物的合成［J］. 中国科学，1974，6：585-590.

ER-3-20

辣椒

辣椒素
Capsaicin

【中文别名】　辣椒碱。
【中文化学名】　8-甲基-*N*-香草基-6-壬烯酰胺。
【英文化学名】　8-methyl-*N*-vanillyl-6-nonenamide。

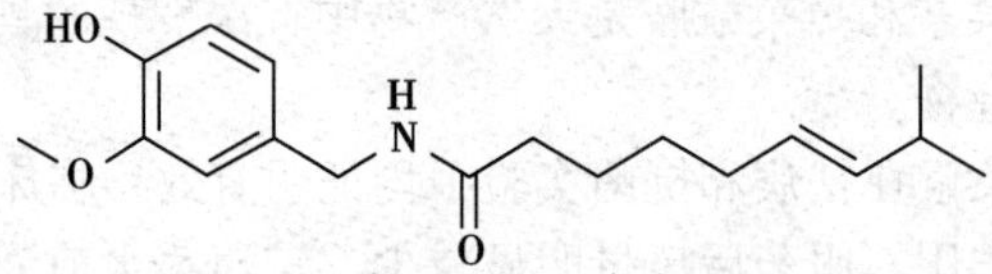

辣椒素

分子式：$C_{18}H_{27}NO_3$，分子量：305.41，CAS 号：404-86-4。

辣椒素衍生物有：

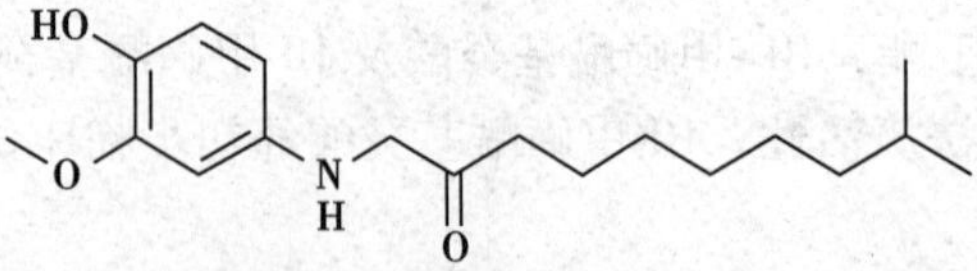

二氢辣椒素（dihydrocapsaicin） 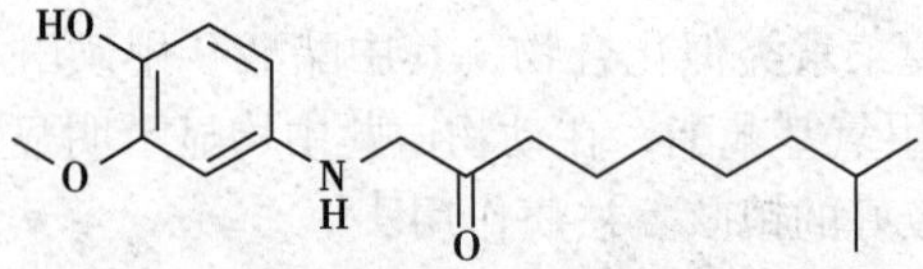　　　　　降二氢辣椒素（nordihydrocapsaicin）

【理化性质】　本品为单斜长方形片状无色的结晶，有刺激性臭味，强烈灼烧感；易溶于乙醇、乙醚、苯以及三氯甲烷，微溶于二硫化碳、盐酸、汽油，不溶于水；熔点 65℃。

【剂型与适应证】 本品收载于《英国药典》2017年版；《美国药典》40版；《欧洲药典》9.0版。

目前临床使用剂型主要是外用的凝胶及软膏。临床适应证主要用于止痛、治疗肌肉酸痛等。

【来源记载】 辣椒素是辣椒（capsicum）中的主要辣味成分。辣椒是茄科辣椒属一年生草本植物，原产于中南美洲热带地区。在美洲已经有数千年的栽培历史。15世纪末，哥伦布发现美洲之后把辣椒带回欧洲，并由此传播到世界其他地方。辣椒于明代传入中国，是中国境内最晚传入却用量最大且最广泛的香辛料。

辣椒不仅在世界各地作为蔬菜广泛栽培，还被作为药物使用。在传统中药典籍中也见记载，如《本草纲目拾遗》记载：辣茄性热而散，亦能祛水湿。现代药理学研究显示，辣椒对消化系统、心血管、内分泌系统具有改善作用，还可用于镇痛、减轻感冒症状、减轻航海中晕船、治疗酒精成瘾、预防癌症。

【研发历程】 1816年Christian Friedrich Bucholz最先进行了辣椒素的纯化工作，获得了未经完全纯化的辣椒素，并命名为"capsicin"[1]。1876年，John Clough Thresh进一步得到了纯体辣椒素，并为它命名为capsaicin[1]。1919年，Nelson确定了辣椒素结构[2]。1930年，E. Spath和S. F Darling.首次用化学合成方法将辣椒素合成成功[3]。1961年，日本化学家S. Kosuge和Y. Inagaki从辣椒中分离到了相似的物质，并将其命名为辣椒素类化合物（capsaicinoids）[4,5]。

迄今为止，已发现辣椒素同系物约14种以上，其同系物结构类似辣椒素，为$H_3CO (HO) -C_6H_3-CH_2-NH-CO-R$,相互之间只是R基的不同。其中辣椒素在辣椒中含量最高。辣椒素类物质中活性最强的是辣椒素和二氢辣椒素（DC），是其他成分活性的2倍。目前辣椒素及其类似物已经能大量合成，不仅可用于医药，也大量用于农业及工业。

虽然关于辣椒素的药理和化学研究历史很长，但直到2009年11月16日，美国FDA才批准了第一个含有高浓度合成辣椒素的处方药——Qutenza（辣椒素）8%贴剂，用于治疗带状疱疹后神经痛。目前大部分国家均有辣椒素处方药物上市，但适应证仅局限于疼痛的治疗。

【药理作用】 关于辣椒素的药理研究，最早见于Hbgyes, A.（1878）报道辣椒素具有极强刺激作用[6]，而后陆续发现其具有多种药理作用。辣椒素受体的发现，进一步阐释了辣椒素的作用机制。辣椒素受体，又名瞬间电压感受器阳离子通道V1（TRPV1），是非选择性配体门控阳离子通道。TRPV1在体内广泛分布，主要分布在感觉神经元上。TRPV1也可被热、摩擦损伤激活。

关于辣椒素具有镇痛作用的研究较早且较透彻，辣椒素可作用于感觉神经的C类初级传入纤维，与神经元末端的TRPV1受体相结合，1μmol/L辣椒素使钙离子内流[7]，细胞去极化，神经元兴奋，使谷氨酸（Glu）等释放增多而衰竭，感觉神经元持续兴奋，从而达到抗炎、镇痛和止痒的目的。

辣椒素受体的突变不仅可以诱导肥胖，也可能与糖尿病的发生相关[8]。辣椒素可以活化和募集棕色脂肪，防止肥胖的发生[9]。棕色脂肪是在寒冷的情况下，能非寒战性产热的脂肪组织，参与能量消耗。每日给予10~130mg辣椒素可显著增加人体能量及脂肪的消耗[10]。

辣椒素对心血管系统也具有保护作用，大鼠给予15mg/kg辣椒素能促进动物血液循环，加强心血管的功能，同时也能够降低血压[11]，降低血清中的胆固醇和甘油三酯水平。

对辣椒素在肿瘤方面作用的研究结果还存在争议，流行病学和基础研究均提示，辣椒素既可作为致癌物，也具有防癌的作用。研究显示，辣椒素可诱导癌细胞凋亡，而动物实验显示长时间使用辣椒素涂抹皮肤可导致皮肤癌的发生。

另外，辣椒素还可以清除自由基、抑制氧化应激，对氧化应激造成的组织损伤具有抑制作用。辣椒素可以促进胃液分泌、增进食欲、缓解胃肠胀气、改善消化功能，同时具有防止胃肠感染和腹泻的作用。辣椒中含有的辣椒素具有提高运动成绩的作用及抗疲劳的功能。辣椒可使肺内黏液变稀薄，有利于痰液排出，增强肺组织，可预防和治疗肺气肿。辣椒素还具有治疗牛皮癣、冻疮、感冒等作用。另外可通过辣椒素麻痹神经功能，治疗高血压。

辣椒素可经肠和皮肤吸收，并能通过血脑屏障。

【临床应用】 在临床上，辣椒素主要用于局部外用，被应用于治疗骨关节炎及风湿性关节炎性疼痛、糖尿病神经痛、手术后疼痛、化疗或放疗导致的口腔疼痛及牛皮癣等方面。

辣椒素可刺激黏膜引起喷嚏、鼻出血、咳嗽、黏液分泌、流泪、支气管收缩、呼吸困难等症状。辣椒素贴敷制剂的主要不良反应是接触性皮炎、皮肤炎症或小水疱，严重的情况下可引起灼伤样改变。

【综合评价】 尽管辣椒广泛存在于人类食谱中，其主要有效成分辣椒素的研究也有百年的历史，而且也发现有多种药理活性，但辣椒素的药物开发却缓慢且品种很少。主要原因为辣椒素本身的刺激性及不良反应，限制了辣椒素的药物开发。如果将辣椒素进行改造，减少不良反应，其开发前景非常诱人。

（杨秀颖 杜冠华）

【参考文献】

［1］ Wikipedia contributors."Capsaicin." Wikipedia, The Free Encyclopedia. Wikipedia, The Free Encyclopedia, 15 Oct. 2015 .

［2］ E. K. Nelson. The constitution of capsaicin, the pungent principle of capsicum［J］. J. Am. Chem. Soc, 1919, 41（1）: 1115-1121.

［3］ Späth E, Darling S F. Synthese des Capsaicins［J］. Berichte Der Deutschen Chemischen Gesellschaft, 1930, 63（3）: 737-743.

［4］ S Kosuge, Y Inagaki, H Okumura. Studies on the pungent principles of red pepper. Part Ⅷ. On the chemical constitutions of the pungent principles［J］. Nippon Nogei Kagaku Kaishi, 1961: 35, 923-927.

［5］ S Kosuge, Y Inagaki. Studies on the pungent principles of red pepper. Part XI. Determination and contents of the two pungent principles［J］. Nippon Nogei Kagaku Kaishi, 1962: 36, 251.

［6］ Toh CC, Lee TS, Kiang AK. The pharmacological actions of capsaicin and analogues［J］. Br J Pharmacol Chemother, 1955, 10（2）: 175-182.

［7］ Caterina MJ, Schumacher MA, Tominaga M, Rosen TA, Levine JD, Julius D. The capsaicin receptor: a heat-activated ion channel in the pain pathway［J］. Nature, 1997, 389（6653）: 816-824.

［8］ Suri A, Szallasi A. The emerging role of TRPV1 in diabetes and obesity ［J］. Trends Pharmacol Sci, 2008, 29 (1)：29-36.

［9］ Saito M, Yoneshiro T, Matsushita M. Food Ingredients as Anti-Obesity Agents ［J］. Trends Endocrinol Metab, 2015, 26 (11)：585-587.

［10］ Whiting S, Derbyshire E, Tiwari BK. Capsaicinoids and capsinoids. A potential role for weight management? A systematic review of the evidence ［J］. Appetite, 2012, 59 (2)：341-348.

［11］ Yang D, Luo Z, Ma S, et al. Activation of TRPV1 by dietary capsaicin improves endothelium-dependent vasorelaxation and prevents hypertension ［J］. Cell Metab, 2010, 12 (2)：130-141.

第四章

抗肿瘤的天然小分子药物

概　述

在人类与疾病斗争的历史上，恶性肿瘤是对人类健康威胁最大的疾病之一。特别是随着现代医学对肿瘤认识的不断深入和治疗手段的缺乏，肿瘤不仅成为摧毁身体健康的疾病，也成为摧毁病人精神防御能力的疾病。随着人们对治疗效果的失望，谈癌色变已经成为常见的现象。

现代小分子抗肿瘤药物的应用起始于 20 世纪初，以烷化剂为代表的战争毒剂用于肿瘤治疗取得了杀灭肿瘤细胞的效果，从此人们开始了杀灭肿瘤的长期战争。在这一过程中，多种用于抗肿瘤的药物被发现。至今抗肿瘤药物仍然是医药领域研究的重点，依然以杀死肿瘤细胞作为药物作用的目标。这种治疗模式经过近一个世纪的实践，存在的问题已经逐渐暴露出来，人们开始探讨新的治疗模式和药物，如免疫治疗药物的出现，就是抗肿瘤药物研发的重要进展。

在研发抗肿瘤药物的过程中，人们认识到战争毒剂在病人身上表现出的巨大不良反应，开始寻找疗效高不良反应小的药物，天然产物成为寻找药物的重要资源。经过研究人员的积极努力，一批抗肿瘤的天然产物应用于临床，包括植物中发现的小分子和微生物中发现的小分子，后者通常被称为抗肿瘤抗生素（本书不做论述）。这些药物的应用，推进了抗肿瘤药的研发和对恶性肿瘤的治疗。

经过长期努力，从天然小分子化合物中发现了一批抗肿瘤药物，这些天然药物在临床应用中也取得明显的治疗效果。天然小分子药物的发现和应用，不仅为临床治疗提供了有效的治疗药物，而且促进了现代抗肿瘤药物的研究。特别需要提出的是，在已经研发成功的抗肿瘤天然小分子药物中，多数是来自于具有长期应用历史的中药药用植物，表明中药在长期的临床应用历史中积累的治疗经验和大量信息具有极其重要的科学价值。

临床用于治疗急性非淋巴细胞白血病以及恶性淋巴瘤的三尖杉酯碱与高三尖杉酯碱，是从三尖杉科植物三尖杉或其同属植物中提取的一种生物碱。该类化合物能抑制 DNA 聚合酶 α 的活性及核蛋白的合成，导致 DNA 合成障碍，对 S 期细胞有强烈的杀伤作用，对 G_0 期细胞也有一定影响，是典型的细胞周期非特异性药物。

从夹竹桃科植物长春花（Vinca rosea）中提取的长春碱和长春新碱具有抑制纺锤体的形成、阻止有丝分裂的作用，主要作用于肿瘤细胞增殖的 M 期，为细胞周期特异性药物，也可抑制 RNA 和脂质的合成。长春新碱疗效超过长春碱且抗瘤谱广，对急性白血病、恶性淋巴瘤治疗效果好，对其他恶性肿瘤如绒毛膜上皮癌、乳腺癌、肾母细胞瘤、神经母细胞瘤、尤文氏瘤、平滑肌肉瘤、肺癌、宫颈癌、恶性黑色素瘤等也有效。

具有细胞周期特异性的药物还有秋水仙碱，是从秋水仙和滇产山慈菇中提取的一种生物碱。秋水仙碱可以阻止有丝分裂，使其停止于 M 期，最终导致细胞死亡，分裂旺盛的组织细胞最先受到影响。该药不良反应较多，还具有神经系统的多种作用。可用于皮肤癌、乳腺癌、宫颈癌、白血病、霍奇金病等多种癌症，也是目前预防和控制急性痛风发作的有效药物。

紫杉醇是临床应用广泛的抗肿瘤药物，其作用机制独特，是一种新型的影响微管功能的抗肿瘤药。紫杉醇可促进微管双聚体装配成微管，而后通过抑制去多聚化过程使微管稳定，从而抑制微管网正常动力学重组，干扰细胞周期。紫杉醇具有显著的放射增敏作用，可能与紫杉醇使细胞活动停止于放射敏感的 G_2 期和 M 期有关。

喜树碱与羟喜树碱是从喜树中提取的生物碱，为细胞周期特异性抗肿瘤药物，主要作用于细胞周期的 S 期，并可以抑制 DNA 拓扑异构酶I，进而抑制 DNA 复制及转录。适用于原发性肝癌、胃癌、膀胱癌、直肠癌、非小细胞肺癌、头颈部上皮癌、白血病等多种恶性肿瘤。

从以上具有鲜明特点的药物可以看出，天然小分子药物对多种肿瘤有明显的抑制和杀灭作用，成为临床应用中重要的抗肿瘤药物。同时，这些药物的发现和研究，特别是对这些药物作用机制和化学结构改造的研究，提高了对肿瘤发病机制和抗肿瘤药物作用机制的认识，推动了抗肿瘤药物的研发。

除以上列举的少数药物外，还有很多临床应用的抗肿瘤药物来源于天然产物，而且具有独特的作用，如治疗白血病的靛玉红、抑制细胞有丝分裂的鬼臼毒素等，都曾在临床治疗过程中发挥了积极作用。

需要说明的是，上述药物都是在现代西方医学理论指导下发现的抗肿瘤药物，其最终目标都是以杀灭肿瘤细胞为治疗指标，因此，这些药物都属于细胞毒类的药物，其最佳治疗效果也摆脱不了这一治疗模式的窠臼。面对肿瘤临床治疗的现状，探索新的治疗策略和药物将成为医药科学工作者的重要任务，在新的肿瘤治疗的药物研究中，天然产物药物也必然发挥积极作用。

特别需要提及的是一批新型的抗肿瘤天然药物的出现，将对肿瘤治疗提供新的思路。如人参皂苷 Rg_3 用于恶性肿瘤治疗，对于研发新型抗肿瘤药物，探索恶性肿瘤的新型治疗方法具有重要意义。时至今日，恶性肿瘤依然是严重威胁人类健康和生命的主要疾病，研究新的治疗药物将是长期任务，天然产物药物的研发依然具有广阔的前景。

（杜冠华）

人参皂苷 Rg₃

Ginsenoside Rg₃

ER-4-1

人参

【中文别名】　人参皂苷 Rg_3，20（S）人参皂苷-Rg_3，20（R）人参皂苷-Rg_3。

【中文化学名】　（3β，12β）-12，20-二羟基达玛脂-24-烯-3-基-2-O-β-D-吡喃葡萄糖基-β-D-吡喃葡萄糖苷。

【英文化学名】（3β，12β）-12，20-Dihydroxydammar-24-en-3-yl-2-O-β-D-glucopyranosyl-β-D-glucopy ranoside。

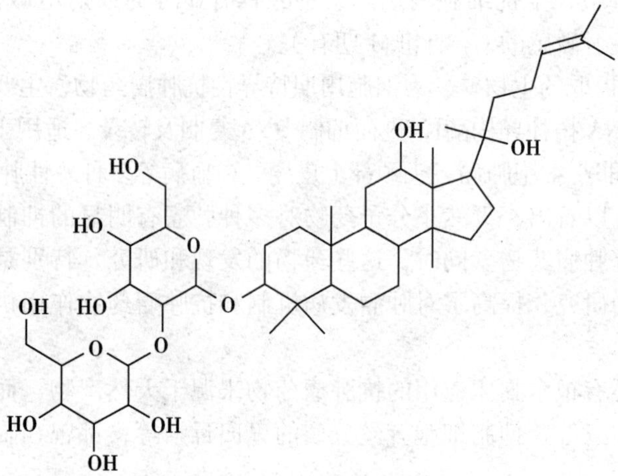

20（S）-人参皂苷Rg₃   20（R）-人参皂苷Rg₃

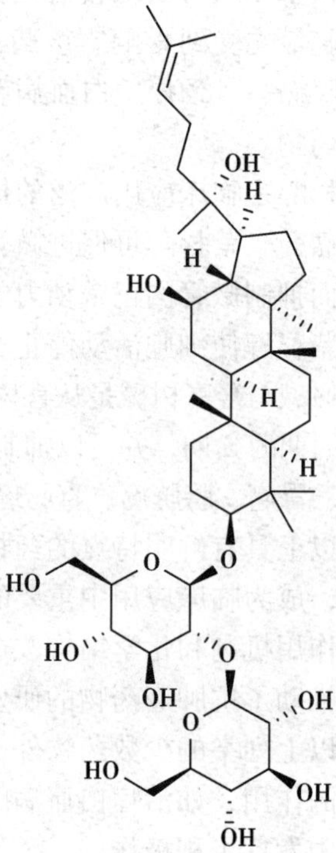

分子式：$C_{42}H_{72}O_{13}$，分子量：785.025，CAS 号：38243-03-7 [20（R）-人参皂苷 Rg_3 构型]；14197-60-5 [20（S）-人参皂苷 Rg_3 构型]。

人参皂苷 Rg_3 属于手性化合物，该化合物主要有两种常见构型：20（R）-人参皂苷 Rg_3 和 20（S）-人参皂苷 Rg_3，其中 20（R）-人参皂苷 Rg_3 为优势构型。

【理化性质】 类白色粉末；密度为 1.40，熔点为 315~318℃ [20（R）-人参皂苷 Rg_3 构型] 和 175~177℃ [20（S）-人参皂苷 Rg_3 构型]；20（R）-人参皂苷 Rg_3 可溶于甲醇、乙醇，水中溶解度低，不溶于乙醚、三氯甲烷；储存条件为 2~8℃；成分分类属于达玛烷型四环三萜皂苷。

【剂型与适应证】 本品收载于《新药转正标准》第八十七册。

人参皂苷 Rg_3 胶囊、人参皂苷 Rg_3 乳剂、人参皂苷 Rg_3 微乳剂。临床主要用于肺癌、乳腺癌、肝癌、胃癌、肠癌等肿瘤的治疗或辅助治疗。此外，对于中老年的常见疾病如心脑血管疾病、冠心病、四肢乏力、腿脚不便、记忆力减退都有很好的改善和预防作用。人参皂苷 Rg_3 在抗病毒、放射增敏、治疗慢性阻塞性肺病等方面，也具有一定的生物学活性[1-3]。

【来源记载】 人参皂苷 Rg_3 主要来源于五加科植物人参 *Panax ginseng* C. A. Mey. 和西洋参 *Panax quinquefolium* L. 的干燥根。人参的药用历史悠久，素有"百草药王"之美誉。《神农本草经》把人参列为上品，有"主补五脏，安精神，定魂魄，止惊悸，除邪气，明目，开心益智"的记述。传统中医认为人参具有大补元气、补脾益肺、生津、安神益智等作用，属补气之上品。

【研发历程】　人参是目前研究最深入的传统药物之一，化学研究证明，人参中含有人参皂苷、人参多糖、蛋白质、多肽、氨基酸等多种化学成分，其中人参皂苷为主要药效成分，约占4%。人参皂苷是一种固醇类化合物，具有相似的基本结构，都含有由17个碳原子排列成4个环的甾烷类固醇核。目前已从人参中分离得到了40余种人参皂苷，并根据化学结构分为四型即原人参二醇型、原人参三醇型、奥克梯隆醇型和齐墩果酸型。

人参皂苷 Rg_3 是存在于天然人参中的一种达玛烷型四环三萜皂苷，属于原人参二醇型[2]，也是从红参中提取的活性突出的天然成分，被现代医学证明具有肯定的生物活性。该化合物自1983年确定化学结构，受到广泛重视[4]，世界多国学者对其开展了研究。结果表明，在新鲜、晒干、烘干的人参根中含有的人参皂苷 Rg_3 含量不到百万分之一，在红参中的含量可达十万分之三。通过多年的研究，目前已成功改进了从红参中提取20（R）-人参皂苷 Rg_3 的方法，实现了工业化生产，经国内8家医院进行的多中心临床研究，证明20（R）-人参皂苷 Rg_3 对肿瘤有治疗作用，现已获得国家食品药品监督管理局颁发的新药证书，作为抗肿瘤新药批准上市。

【药理作用】　实验研究证明，在分离得到的40余种人参皂苷中，人参皂苷 Rg_3 和人参皂苷 Rh_2 的抗肿瘤作用最为显著，还能增强肿瘤患者化疗后的免疫功能，包括体液免疫、细胞免疫和非特异性免疫[5]，这与中医理论中人参具有大补元气，扶正固本的功效相符合。在人参皂苷 Rg_3 的两种同分异构体中，目前对20（R）-人参皂苷 Rg_3 的研究较多，其对肺癌、胃癌、肠癌、乳腺癌、肝癌等肿瘤细胞均具有一定的抑制作用，而20（S）-人参皂苷 Rg_3 研究相对较少。另有研究表明，人参皂苷 Rg_3 还具有抗疲劳[6]、抗病毒[7]和治疗慢性阻塞性肺病[7]等作用。

人体耐受性试验表明人参皂苷 Rg_3 安全范围广，所推荐的Ⅰ期临床试验用剂量［0.8mg/（kg·d）］无可见毒副作用。人参皂苷 Rg_3 口服吸收良好，给药15~30分钟后血液中即可检出药物吸收峰，给药1.0~1.5小时后血药浓度达到高峰，其半衰期为（4.84±1.41）小时；在所试剂量范围内［0.8~3.2mg/（kg·d）］，随剂量增大，血药最大浓度成正比增加，提示人参皂苷 Rg_3 药物代谢动力学规律属于一级动力学过程。

【临床应用】　经多年基础研究和大量临床数据证实，人参皂苷 Rg_3 能有效抑制肺癌、肝癌、胃癌、肠癌、乳腺癌生长，明显改善患者临床症状，提高生存质量，预防和治疗癌症；能有效提高机体抗疲劳、抗衰老、抗病变的能力，改善心脏血管功能，抗血小板凝集，保护脑神经细胞，提高机体免疫力。

我国自行开发抗肿瘤转移复发的一类中药抗癌新药，就是以人参皂苷 Rg_3 为活性成分的参一胶囊，它可以通过多种途径起到抗肿瘤作用，已作为多种肿瘤的辅助治疗药物[2]；与化疗配合用药，有助于提高原发性肺癌、肝癌的疗效，可改善肿瘤患者的气虚症状，提高机体免疫功能。对人参皂苷 Rg_3 抗肿瘤作用机制的进一步研究将有助于该药在临床上的合理应用。

【综合评价】　人参在我国有悠久的食用和药用历史，人参皂苷可开发为天然、价廉、低毒的药物，人参也经国家管理部门批准为药食两用材料。人参皂苷 Rg_3 抗肿瘤的作用具有多靶点、多环节、多效应的特点，将在临床上获得治疗效果。从人参和红参中提取更多的化合物，通过深入系统研究，将发现新的重要的药物，为人类健康做出贡献。

（王真真　陈乃宏）

【参考文献】

［1］梅少林，袁红艳，常雅萍，等. 人参皂苷 Rg₃ 体外抗 HSV-1 活性与免疫调节效应［J］. 吉林大学学报（医学版），2006（6）：1019-1022.

［2］段林瑞，谢艳华，王四旺，等. 人参皂苷 Rg₃ 药代动力学及抗肿瘤作用的研究进展［J］. 现代生物医学进展，2010（4）：770-773.

［3］李天志，刘长庭. 参一胶囊对慢性阻塞性肺疾病患者血清免疫球蛋白和细胞因子的影响［J］. 中国临床康复，2005（3）：160-161.

［4］Kitapwa L，Fukuda Y，Taniyama T，et al. Chemical studies on crude drugs I［J］. Yakugaku Zasshi，1983，6（103）：612-622.

［5］张仲苗，江波，郑筱祥，等. 人参皂苷 Rg₃ 对肿瘤放疗患者外周血淋巴细胞的体外免疫增强作用［J］. 中国药学杂志，2004（4）：25-28.

［6］程慧，宋新波，张丽娟. 人参皂苷 Rg₃ 与 Rh₂ 的研究进展［J］. 药物评价研究，2010（4）：307-311.

［7］张南生，张秀华，李文峰. 人参皂苷 Rg₃ 的研究进展［J］. 医药导报，2006（07）：687-689.

高三尖杉酯碱
Homoharringtonine（HHT）

三尖杉

【中文别名】 高粗榧碱，后莫哈林通碱，高哈林通碱。

【中文化学名】 1-（（1S，3aR，14bS）-2-甲氧基-1，5，6，8，9，14b-六氢-4H-环戊二烯并（a）（1，3）间二氧杂环戊烯并（4，5-h）吡咯并（2，1-b）（3）苯并氮杂䓬-1-基）4-甲基（2R）-2-羟基-2-（4-羟基-4-甲基戊基）丁二酸酯。

【英文化学名】 1-（（1S，3aR，14bS）-2-Methoxy-1，5，6，8，9，14b-hexahydro-4H-cyclopenta（a）（1，3）dioxolo（4，5-h）pyrrolo（2，1-b）（3）benzazepin-1-yl）4-methyl（2R）-2-hydroxy-2-（4-hydroxy-4-methylpentyl）butanedioate。

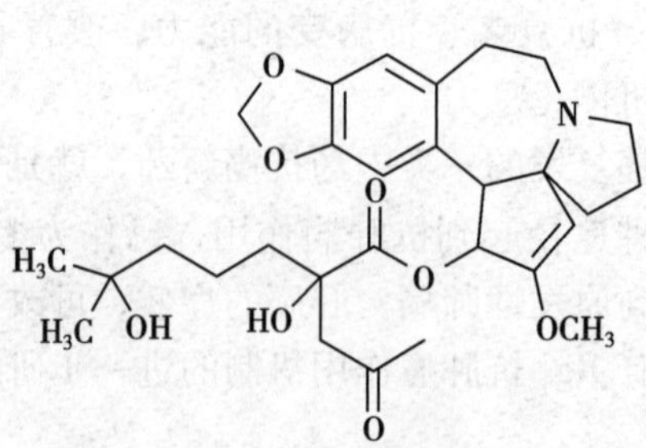

高三尖杉酯碱

分子式：$C_{29}H_{39}NO_9$，分子量：545.6，CAS号：26833-87-4。

三尖杉酯碱类化合物有：

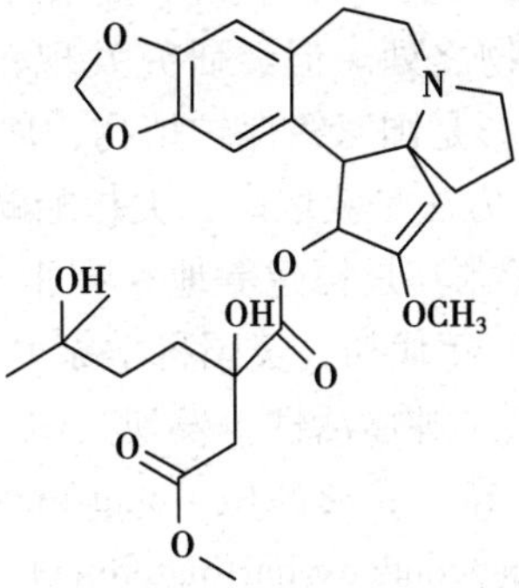

三尖杉酯碱

分子式：$C_{28}H_{37}NO_9$，分子量：531.6，CAS号：26833-85-2。

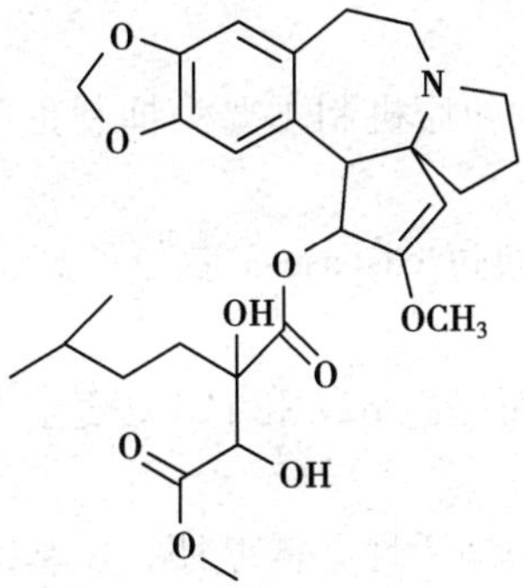

异三尖杉酯碱

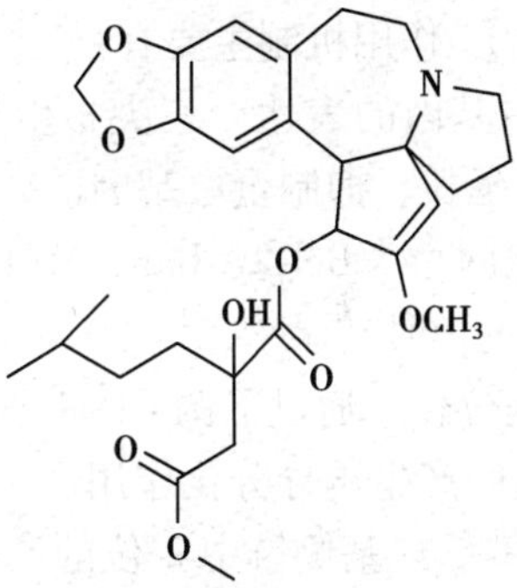

去氧三尖杉酯碱

【理化性质】 本品为类白色或微黄色结晶性粉末或无定形疏松固体；有引湿性；遇光色变深。本品在甲醇、乙醇或三氯甲烷中易溶，在水或乙醚中微溶。本品的熔点为143~147℃。

【剂型与适应证】 本品收载于《中国药典》2015年版。

高三尖杉酯碱注射液：临床主要用于慢性粒细胞白血病和急、慢性髓细胞白血病。

【来源记载】 高三尖杉酯碱主要提取自三尖杉干枝叶。三尖杉科三尖杉属植物共有9种，包括篦子三尖杉 *Cephalotaxus oliveri* Mast.、粗榧 *C. sinensis*（Rehd. et Wils.）L.、高山三尖杉 *C. fortunei* var. *alpina* Li、贡山三尖杉 *C. lanceolata* K. M. Feng、海南粗榧 *C. hainanensis* Li、宽叶粗榧 *C. sinensis* var. *latifolia* Cheng et L. K. Fu、三尖杉 *C. fortunei* Hook. f、日本粗榧 *C. harringtonia*（Forbes）Koch 和台湾三尖杉 *C. wilsoniana* Hayata。三尖杉属植物广泛分布在中国、印度东部、泰国、朝鲜半岛及日本。在我国，秦岭至大别山及长江以南均有分布[1]。

三尖杉属植物药物应用历史悠久，《神农本草经》记载有"杉子，味甘，温，主腹中邪气，去三虫、蛇蜇、蛊毒、鬼疰，伏尸"。《本草纲目·榧实》也有"常食，治五痔，去三虫蛊毒，鬼疰恶毒（《别录》）"的记载（杉子即为榧实）。三尖杉属植物的种子具有驱虫、消积作用，在我国一般用于治疗蛔虫病、钩虫病、食积等；其枝、叶具有抗癌作用，用于治疗恶性肿瘤。三尖杉主要含有生物碱类、黄酮类以及甾醇类物质。生物碱类主要包括三尖杉酯碱类。三尖杉酯碱类化合物具有抗肿瘤活性，其中三尖杉酯碱和高三尖杉酯碱已被列入全世界36种抗癌药物之列。但经研究发现，提取1g三尖杉碱类化合物需100~150kg三尖杉干枝叶，而三尖杉是国家级保护植物，属濒危物种。目前化学合成、细胞（组织）培养和植物内生真菌等方法是获取高三尖杉酯碱的重要途径。

【研发历程】 我国民间医生（尤其是福建等地）在很早以前已用三尖杉植物（*Cephalotaxus harringtonia*）治疗肿瘤。70年代初，美国科学家Powell等分离并鉴定了三尖杉属*Cephalotaxus*植物的生物碱并研究其抗肿瘤活性，发现其中一类生物碱（cephalotaxin ester，包括三尖杉酯碱，高三尖杉酯碱，异三尖杉酯碱isoharringtonine，去氧三尖杉酯碱deoxyharringtonine和假去氧三尖杉酯碱pseudodeoxyharringtonine）具有抑制小鼠白血病细胞生长作用[2,3]。我国科学家同时大量分离了三尖杉酯碱和高三尖杉酯碱并在临床上进行这些物质的抗白血病化疗研究，发现它们能治疗白血病。继而美国等发达国家的科学家也对其进行了Ⅰ期及Ⅱ期临床研究和毒理研究。

【药理作用】 作用机制主要有：

1. 抑制蛋白基因的表达　三尖杉生物碱的抗肿瘤机制主要为抑制蛋白合成的起始阶段、抑制肽链的延长、抑制蛋白基因的表达。

2. 诱导细胞凋亡　Bcl-2、Bax、MAPK途径通过caspase-3参与了高三尖杉酯碱启动HL-60细胞凋亡的信号转录[4]。

3. 诱导细胞分化　通过下调CD44基因，进而提高p27和p21表达，抑制cyclin E活性而对HL-60细胞产生诱导分化作用。

构效关系：C-3酰基侧链中2′位的乙酸甲酯基是活性必需基团，R基团起调节分子极性作用，且R基团的大小也可影响分子活性，2′位手性碳代之以烯键碳仍有活性[5]。

4. 体内过程　HHT主要在肝内代谢，在肝微粒体的氧化作用下转化为低活性的4′-去甲高三尖杉酯碱（4′-DMHHT）。HHT经肌内注射或者口服给药时机体吸收较为缓慢，可采用静脉注射或皮下注射的方式给药。HHT通过静脉注射在体内消除呈双相性，以3~4mg/m²的剂量持续静脉注射6小时，HHT的α半衰期约为0.5小时，β半衰期约为9.3小时[6]。HHT以6小时以上的持续性静脉注射的方式给药疗效优于短时间快速静脉给药且毒副作用也相对较少。以1.25mg/m²的剂量皮下注射HHT时，其在1小时内可达到血药峰值，且分布广泛，表观分布容积可达126.8L/m²；其主要经尿排出，但仅有不到15%的药物以原形排出，平均半衰期约为7小时[7]。

【临床应用】

1. 慢性粒细胞白血病　白厚桥等[8]治疗23例（17男，6女）慢性粒细胞白血病患者，用羟基脲诱导治疗，然后静脉滴注或肌内注射高三尖杉酯碱，结果显示完全血液学缓解26.1%。吴春华用高三尖杉酯碱联合阿糖胞苷对23例对羟基脲和干扰素治疗无效的慢性粒细胞白血病患者进行治疗，静脉滴注高三尖杉酯碱生理盐水，同时皮下注射阿糖胞苷，结果有效率高达93.5%。

2. 急、慢性髓细胞白血病　杨艳丽等[9]用高三尖杉酯碱、阿糖胞苷联合粒细胞集落刺激因子即HAG方案治疗28例急性髓细胞白血病，结果完全缓解78%，此方案对急性髓细胞白血病的疗效明显，对老年性、继发性或耐药性白血病效果得到肯定。为了验证小剂量的高三尖杉酯碱对难以治愈或者复发性的慢性髓细胞白血病的治疗效果，Gu 等[10]对 67 例此病患者进行了疗效观察，每天使用高三尖杉酯碱阿糖胞苷，结果有效率 89.5%。

3. 不良反应　高三尖杉酯碱在临床研究中最常见的不良反应为血小板减少、贫血、中性粒细胞减少和中性粒细胞减少性发热、腹泻、恶心、全身无力、疲劳、注射部位反应和淋巴细胞减少等。

【综合评价】　自 20 世纪 60 年代起，国内外对于高三尖杉酯碱的药理机制报道较多，而且通过临床应用发现，高三尖杉酯碱与其他药物联用，治疗效果明显提高，但是对于其机制研究报道得很少。因此，对于联合用药的机制需要进一步深入研究。另外，对于其他的三尖杉碱类化合物如异三尖杉酯碱、去氧三尖杉酯碱等报道还比较少，使得具有生物活性的这类三尖杉碱不能被充分开发和广泛应用。高三尖杉酯碱作为抗癌药物，对急慢性白血病的临床治疗效果显著。因此，联合用药治疗白血病具有很好的应用前景。

但由于三尖杉植物资源的严重匮乏，且供药用的植物为国家濒危保护植物，导致植物来源这一重要的途径受到严重限制。因此，通过其他有效的途径获得三尖杉碱类化合物变得尤为重要。目前，化学合成及植物组织培养技术途径都是较好的获取三尖杉碱类化合物的重要途径。另外，植物内生真菌具有培养周期短、发酵条件简便、易控制、便于大规模地发酵等优势，相信这将是一个全新的领域。

（王　喆　杜冠华）

【参考文献】

［1］张艳艳，韩婷，吴令上，等. 三尖杉碱类化合物的来源、药理作用及临床应用研究进展［J］. 现代药物与临床，2011，5：370-374.

［2］卢大用，曹静懿，胥彬. 三尖杉酯碱和高三尖杉酯碱的生物活性及临床应用［J］. 天然产物研究与开发，2000，5：70-73.

［3］Powell RG，Weisleder D，Smith CR. Antitumor Alkaloids from *Cephalotaxus harringtonia* Structure and Activity［J］. J Pharm Sci，1970，61：1227-1230.

［4］陈春燕，贾继辉，潘祥林，等. 高三尖杉酯碱对 HL-60 细胞凋亡的影响及机制的研究［J］. 中国病理生理杂志，2004，20（7）：1183-1186.

［5］Wu CW. Advances in study on *Cephalotaxus fortuneiand* the alkaloids in it［J］. ForeignMed Sci：Pharm，1993，20（6）：321-325.

［6］Savaraj N，Lu K，Dimery I，et al. Clinical pharmacology of homoharringtonine［J］. Cancer Treat Rep，1986，70（12）：1403-1407.

［7］Nemunaitis J，Mita A，Stephenson J，et al. Pharmacokinetic study of *Omacetaxine mepesuccinate* administered subcutaneously to patients with advanced solid and hematologic tumors［J］. Cancer Chemother Pharmacol，2013，71（1）：35-41.

［8］白厚桥，高鹏. 23 例慢性粒细胞白血病用高三尖杉酯碱治疗的临床分析［J］. 中国实用医药，2009，4（24）：151-152.

［9］杨艳丽，李骏，耿英华，等. 小剂量高三尖杉酯碱、阿糖胞苷联合 G-CSF 治疗急性髓细胞白血病 28 例临床分析［J］. 蚌埠医学院学报，2009，34（4）：307- 308.

［10］Gu LF，Zhang WG，Wang FX，et al. Low dose of homoharringtonine and cytarabine combined with granu-
locyte colony-stimulating fator priming on the outcome of relapsed or refractory acute myeloid leukemia ［J］.
J Cancer Res Clin Oncol，2010，137（6）：997-1003.

千金藤

千金藤素

Cepharanthine

【中文别名】 千金藤碱；头花千金藤碱；千金藤啶碱；千金藤素。

【中文化学名】 6′，12′-二甲氧基-2，2′-二甲基-6，7-［双甲烷（氧）］-木防己碱。

【英文化学名】 6′，12′- dimethoxy- 2，2′- dimethyl-6，7-［methylenebis（oxy）］oxy-
acanthan。

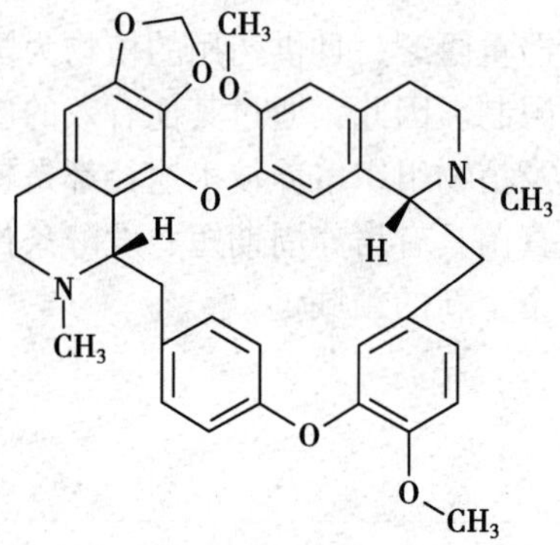

千金藤素

分子式：$C_{37}H_{38}N_2O_6$，分子量：606.71，CAS 号：481-49-2。

千金藤素的同系物有：

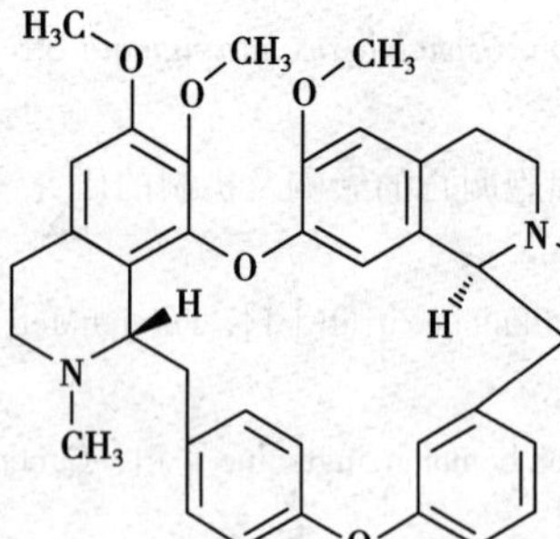

汉防己碱

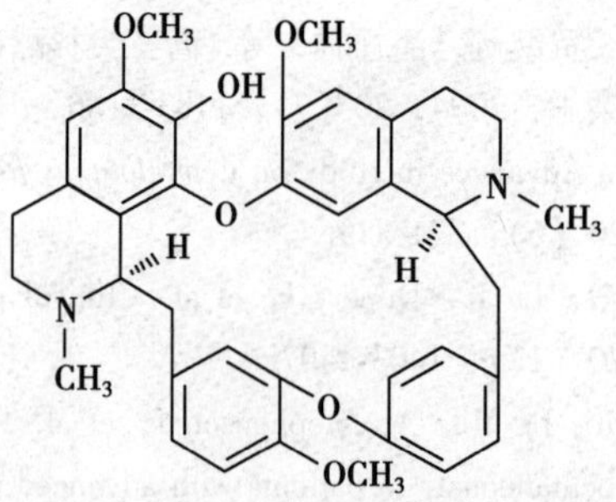

汉防己乙素

【理化性质】 淡黄色或黄色粉末，易溶于酸性水溶液和乙醚、丙酮等有机溶剂，难
溶于石油醚，熔点 148～150℃，比旋光度+277°。

【剂型与适应证】 本品收载于《国家中成药标准汇编口腔肿瘤儿科分册》。

片剂，20mg/片；临床主要用于因肿瘤化疗、放疗引起的粒细胞缺乏症和其他原因引起的白细胞减少症，也可用于硅沉着病（旧称：矽肺）及煤工尘肺的预防和治疗。

【来源记载】 千金藤素为防己科植物头花千金藤和地不容根茎提取而得的双苄基异喹啉生物碱[1]。中药千金藤具有清热利尿、消肿止痛的功效，在我国具有悠久的应用历史，最早记录于《本草拾遗》，其中记载千金藤可"主霍乱中恶，天行虚劳，瘴疟，痰嗽不利，肿疽，犬毒，癫，杂疹悉主之"。其中记载提示千金藤具有改善肺部功能，治疗虚劳耗损等功效，为后期千金藤素用于虚劳肺病提供了线索[2]。

【研发历程】 1946年，日本学者山口在化学疗法研究所汇集中指出，结核病患者在服用千金藤素后，外周血液中有白细胞增多的现象。1948年，我国学者赵燏黄也获得此化合物，其研究成果发表于 D. M. Med 上。1955年，奥原政男报道，每天口服3mg千金藤素可以缓解人体由于放射而引起的白细胞减少，肿瘤放疗患者口服3~5mg，可使白细胞下降后有较快回升，服用5mg者比3mg者效果好，且上升后维持时间也较长。白细胞低下的X线工作人员，服药后也可使白细胞数有所上升。

目前认为千金藤素升高白细胞作用的机制可能是由于刺激网状内皮系统，活化造血组织，促进骨髓增生，因此给药后可以观察到外周血液中白细胞数量增多。同时由于千金藤素良好的安全性，目前被广泛应用于肿瘤患者放化疗后粒细胞减少或其他原因所致的白细胞减少等症。

除此之外，1977年，我国科学家从中草药提取物筛选研究中发现，五种双苄基异喹啉类生物碱可显著改善实验性大鼠硅沉着病症状，其中明确了千金藤素的抗硅沉着病功效[3]。由于千金藤素安全性较高，在1993年被原卫生部批准为抗尘肺新药，千金藤素可显著延缓尘肺病情进展。

【药理作用】 千金藤素的药理作用主要表现为促进白细胞增多、抗肿瘤、抗炎、提高机体免疫力等多方面功效，其中以提高白细胞数量功效研究最为广泛，其作用机制可能为刺激网状内皮系统、活化造血组织、促进骨髓增生[4]。

千金藤素有效剂量为口服20mg，每日3次。千金藤素在升高白细胞的同时，有一定的抗肿瘤作用。口服千金藤5mg/kg可显著抑制 Lewis 肺癌恶化，抑制 Lewis 肺癌转移，对 Ehrich 肿瘤的增长也有一定的抑制效果[3]。

千金藤素也是一种很好的抗肿瘤药物增敏剂，同时服用千金藤和抗肿瘤药，可显著提高疗效，减轻抗肿瘤药物的副作用，千金藤素与 FT-207 联合用药，可发现 FT-207 的体内代谢产物 5-Fu 在肿瘤组织中的浓度显著升高，远高于血液中的浓度[5]，提示千金藤素具有提高抗肿瘤药物功效的潜能。

【临床应用】 千金藤素在临床主要应用于肿瘤放化疗患者的白细胞数量降低的治疗，千金藤素一方面提升白细胞数量，提升机体免疫力。另一方面，可增加抗肿瘤药物敏感性，而且其本身也具有一定的抗肿瘤作用，是肿瘤科常用抗肿瘤药辅助用药。

【综合评价】 来源于天然提取的千金藤素在治疗肺结核患者时发现具有显著地升高结核病患者白细胞的功效，后续研究发现千金藤素可激活网状内皮系统、活化造血组织、促进骨髓增生，这一功效对化疗引发的骨髓造血系统损伤具有良好的保护作用、增加白细胞新生、维持白细胞数量在正常范围内。这对于提高肿瘤患者的抵抗力，降低感染发生几率，具有非常重要的意义。

临床报道千金藤素可用于硅沉着病和煤工尘肺的预防和治疗，不仅可显著改善呼吸系统症状，而且千金藤素升高白细胞的功效对于提高硅沉着病患者免疫力，减少肺部感染的发生也具有非常重要的意义。但是，由于千金藤素具有一定的毒副作用，如消化道症状、皮疹、色素沉着等，长期服药患者依从性较低，在硅沉着病的治疗当中有越来越多的不良反应报道[6]，因此，积极寻找器官特异性的给药方式在提高千金藤素药效，降低不良反应方面越来越受到重视。

（楚世峰　陈乃宏）

【参考文献】

[1] HASEGAWA S, TAKAHASHI K. The effect of cepharanthine on pertussis [J]. Jpn J Exp Med, 1949, 20 (2)：229-234.

[2] 黄加鑫. 千金藤素防治白细胞减少症的作用 [J]. 国外医学：药学分册, 1974 (04)：203-204.

[3] 五种双苄基异喹啉类生物碱对大白鼠实验性矽肺的疗效观察 [J]. 卫生研究, 1977 (02)：92-98.

[4] 崔俊屹. 千金藤素的药理作用概述 [J]. 中草药, 1995 (09)：502.

[5] Ono M. Effect of cepharanthine on antitumor activity of 1- (2-tetrahydrofuryl) - 5-fluorouracil (FT-207) - 5-fluorouracil delivery into tumor tissue [J]. Nihon Gan Chiryo Gakkai Shi, 1989, 24 (7)：1379-1392.

[6] 吴家春. 千金藤素治疗矽肺，煤工尘肺的毒副反应报告 [J]. 工业卫生与职业病, 1997, 23 (5)：297-298.

小檗胺

Berbamine

细叶小檗

【中文别名】 升白安、生血安。

【中文化学名】 6，6′，7-三甲氧基-2，2′-二甲基小檗胺-12-醇。

【英文化学名】 6，6′，7-trimethoxy-2，2′-dimethylberbaman-12-ol。

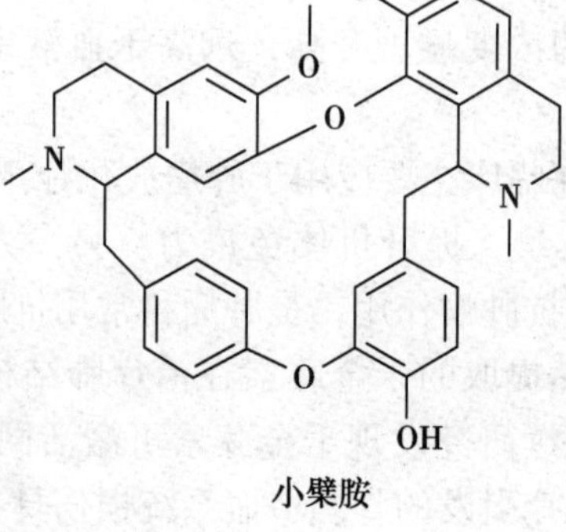

小檗胺

分子式：$C_{37}H_{40}N_2O_6$，分子量：608.72，CAS 号：478-61-5。

【理化性质】 双苄基异喹啉类生物碱，白色结晶性粉末，无臭、味苦，熔点 197～210℃。易溶于稀盐酸、硫酸、乙醇、三氯甲烷及丙酮，可溶于乙醚，微溶于沸水及石油醚，不溶于冷水、氨水、碳酸钠、氢氧化钙水溶液。

【剂型与适应证】 本品收载于《化药地标升国标》第十三册。

目前临床使用剂型为盐酸小檗胺片。用于防治肿瘤患者由于放、化疗引起的白细胞减少症、苯中毒、放射性物质及药物引起的白细胞减少症。

【来源记载】 小檗胺是小檗科、防己科或毛茛科植物伯乐小檗、小檗属、十大功劳属（Mahonia）、蜜花藤属等植物中分离的生物碱。小檗科大多数属植物具有药用价值。小檗属和十大功劳属植物的根、根皮和茎含有多种生物碱，其中最主要的为小檗碱（berberine，又名黄连素，详见"小檗碱"），以及少量的巴马亭（palmatine）、药根碱（jatrorrhizine）、小檗胺（berbemine）和尖刺碱（oxyacanthine）等，这些化合物具有多种生理活性，在民间广泛代替中药黄连和黄柏使用，而且也是中、西成药中作为黄连素的良好代用品。中药小檗对痢疾、肠炎、小儿肺炎和慢性支气管炎均有不同程度疗效。中药十大功劳主治细菌性痢疾、急性胃炎、传染性肝炎、肺炎、肺结核、支气管炎、咽喉肿痛等。

【研发历程】 小檗胺主要是从小檗科小檗属、十大功劳属植物豪猪刺、小黄连刺、细叶小檗及黄卢木中提取的一种生物碱，现已被化学合成。盐酸小檗胺记载于《化学药品地标升国标》第十三册。早在 1940 年，美国学者已从植物十大功劳中提取获得小檗胺[1]，我国学者自 20 世纪 80 年代开始致力于小檗胺的植物提取分离和药理活性研究[2]。

虽然我国学者对小檗胺的研究晚于西方，但是对于中药小檗的药用记载可追溯到唐朝，《唐本草》记载小檗主口疮，杀诸虫，去心腹中热气，明代《本草纲目》记载小檗治血崩。目前小檗胺被广泛用于白细胞减少症。早期研究主要集中在对机体免疫功能的影响及其临床疗效。研究发现，小檗胺可以改变 CD80 和 CD86 的表达，可使抗原递呈细胞刺激作用减弱，从而产生免疫调节作用[3]。后续研究发现小檗胺及其衍生物均属钙拮抗剂，还具有抗肿瘤、抗氧化等作用。近年来合成了许多小檗胺的衍生物。研究表明，对小檗胺的醚基化、酯化、添加苯环或羟基均能增强小檗胺的细胞毒性，体外试验证实其效应为小檗胺的多倍[4]。

【药理作用】 小檗胺能促进造血功能，刺激髓细胞增殖作用，能提高造血干细胞集落因子（G-CSF）含量，促进骨髓造血干细胞和粒祖细胞的增殖，并向粒系细胞分化，从而增加外周血白细胞，临床前和临床研究表明小檗胺对放化疗导致的白细胞减少症具有良好治疗作用。小檗胺能够抑制多种肿瘤细胞的增殖，如对人高转移性乳腺癌 MDA-MB-231 细胞、非小细胞肺癌 A549 细胞、肝癌 SMMC7721 和 HepG2 细胞、多发性骨髓瘤 KM3 和 RPMI8226 细胞、慢性粒细胞白血病（CML）KU812 细胞、对依马替尼耐药的 K562 细胞的增殖均具有抑制作用[5]。可通过阻滞细胞周期、诱导细胞凋亡、抑制肿瘤细胞侵袭、转移、逆转 MDR、影响肿瘤信号转导等机制抗肿瘤。

此外，小檗胺尚具降压、抗心律失常、抗心肌缺血以及防治硅沉着病的作用。

【临床应用】 用于防治肿瘤患者由于放、化疗引起的白细胞减少症[6-7]，苯中毒、放射性物质及药物引起的白细胞减少症。

【综合评价】 小檗胺系自小檗科小檗、十大功劳等植物提取分离的双苄基异喹啉类生物碱，药理作用广泛，不良反应小，长期毒性低。临床研究表明，对于伴伊马替尼所致中性粒细胞减少症的慢性髓性白血病患者，小檗胺可刺激造血细胞生成，提高患者对伊马替尼的反应，并促进中性粒细胞计数恢复正常[8]。小檗胺目前主要作为升白细胞药应用于临床，对于小檗胺及其衍生物的其他作用，特别是作为新型钙调蛋白拮抗剂应用于抗肿瘤治疗和防治糖尿病性白内障，其作用机制、临床应用等方面还有待更深入的研究。

（宋修云　陈乃宏）

【参考文献】

［1］Greathouse GA, Rigler NE. Isolation of the Alkaloids, Berberine and Berbamine, from Mahonia Swaseyi ［J］. Plant Phydiol, 1940, 15 (3)：563-564.

［2］刘国声，陈碧珠，宋万志，等. 细叶小檗的综合利用——小檗胺的药用价值及其在 22 种小檗属植物中的含量 ［J］. 植物生态学报，1978, 3：61-65.

［3］Ren Y, Lu L, Guo TB, et al. Novel immunomodulatory properties of berbamine through selective down-regulation of STAT4 and action of IFN-gamma in experimental autoimmune encephalomyelitis ［J］. J Immunol, 2008, 181：1491-1498.

［4］Nam S, Xie J, Perkins A, et al. Novel synthetic derivatives of the natural product berbamine inhibit Jak2/Stat3 signaling and induce apoptosis of human melanoma cells ［J］. Mol Oncol, 2012, 6 (5)：484-493.

［5］王巨存，冯亦颖，胡永成，等. 小檗胺及其衍生物抗肿瘤作用及机制研究进展 ［J］. 天津医药，2012, 40 (12)：1273-1275.

［6］林传荣，黄秀清. 升白胺（小檗胺）治疗化疗性白细胞减少症的临床观察 ［J］. 中成药，1996, (07)：29.

［7］Kapoor S. Emerging role of berbamine as an anti-cancer. agent in systemic malignancies besides chronic myeloid leukemia ［J］. J Zhejiang Univ Sci B, 2012, 13 (9)：761-762.

［8］Zhao Y, Tan Y, Wu G, et al. Berbamine overcomes imatinib-induced neutropenia and permits cytogenetic responses in Chinese patients with chronic-phase chronic myeloicl leukemia ［J］. Int J Hematnl, 2011, 94 (2)：156-162.

ER-4-5

长春花

长春碱与长春新碱
Vinblastine, Vincristine

长春碱
Vinblastine

【中文别名】 长春花碱。

【中文化学名】 二甲基（2β, 3β, 4β, 5α, 12β, 19α）-15-［（5S, 9S）-5-乙基-5-

羟基-9-（甲氧基）- 1，4，5，6，7，8，9，10-八氢-2 氢-3，7-甲基杂环癸醇［5，4-b］-9-吲哚］-3-羟基-16-甲氧基-1-甲基-6，7-双去氢白坚木碱-3，4-二羧酸。

【英文化学名】 Dimethyl（2β，3β，4β，5α，12β，19α）-15-［（5S，9S）-5-ethyl-5-hydroxy-9-（methoxycarbonyl）-1，4，5，6，7，8，9，10-octahydro-2H-3，7-methanoazacycloundecino［5，4-b］indol-9-yl］-3-hydroxy-16-methoxy-1-methyl-6，7-didehydroaspidospermidine-3，4 dicarboxylate。

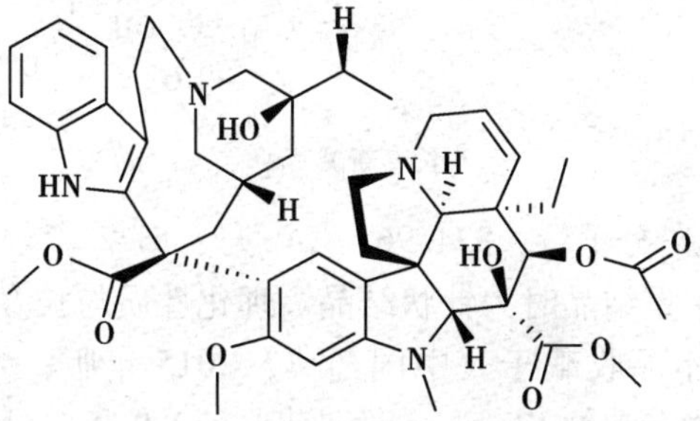

长春碱

分子式：$C_{46}H_{58}N_4O_9$，分子量：810.97，CAS 号：865-21-4。

【理化性质】 甲醇中重结晶为针状结晶。熔点：211~216℃，其硫酸盐熔点 284~285℃；盐酸盐熔点 244~246℃（分解）。比旋光度：+42°（三氯甲烷）。溶解性：溶于三氯甲烷、丙酮和乙醇。

【剂型与适应证】 本品收载于《中国药典》2015 年版；《英国药典》2017 年版；《美国药典》40 版；《日本药典》17 版；《欧洲药典》9.0 版；《国际药典》第四版。

临床一般应用长春碱硫酸盐的注射液，静脉滴注给药。以 ABVD 方案：Adiramycin，Bleomycin，Vinoblastine（长春碱）和 dacarbazine，用于霍奇金淋巴瘤的一线标准治疗方案。也用于一些淋巴细胞白血病和实体瘤如睾丸肿瘤，绒毛膜癌等的治疗。

长春新碱
Vincristine

【中文化学名】 （3aR，3a1R，4R，5S，5aR，10bR）-甲基4-乙酰-3a-甲基-9-｛（5S，7S，9S）-5-甲基-5-羟基-9-（甲酯）-2，4，5，6，7，8，9，10-八氢-1 氢-3，7-甲基杂环癸醇［5，4-b］-9-吲哚｝-6-甲酰-5-羟基-8-甲氧基-3a，3a1，4，5，5a，6，11，12-八氢-1 氢-吲哚嗪［8，1-cd］咔唑-5-羧酸。

【英文化学名】 （3aR，3a1R，4R，5S，5aR，10bR）-Methyl4-acetoxy-3a-ethyl-9-｛（5S，7S，9S）-5-ethyl-5-hydroxy-9-（methoxycarbonyl）-2，4，5，6，7，8，9，10-octahydro-1H-3，7-methano［1］azacyclounde cino［5，4-b］indol-9-yl｝-6-formyl-5-hydroxy-8-methoxy-3a，3a1，4，5，5a，6，11，12-octahydro-1H-indolizino［8，1-cd］carbazole-5-carboxylate。

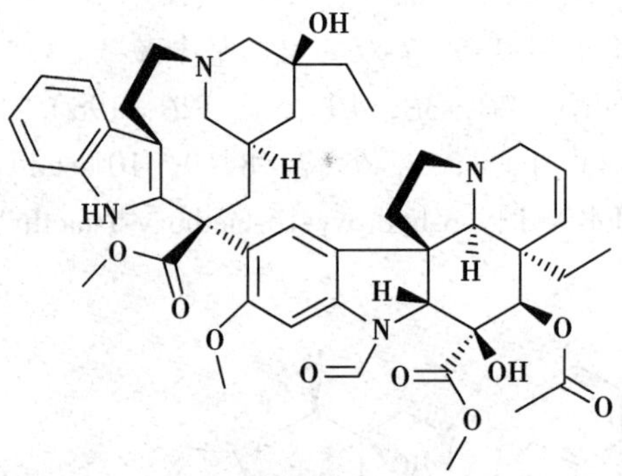

长春新碱

分子式：$C_{46}H_{56}N_4O_{10}$，分子量：824.96，CAS号：57-22-7。

【理化性质】 甲醇中重结晶时为针状结晶。理化性质与长春碱相近。

【剂型与适应证】 本品收载于《中国药典》2015年版；《英国药典》2017年版；《美国药典》40版；《日本药典》17版；《欧洲药典》9.0版；《国际药典》第四版。

临床一般应用长春新碱硫酸盐的注射剂，静脉滴注给药。应用于各类急性淋巴细胞白血病的治疗。可用于淋巴瘤的治疗，但对霍奇金淋巴瘤的治疗效果不如长春碱。也可用于非小细胞肺癌、肾母细胞瘤、神经母细胞瘤、乳腺癌等癌症。

【来源记载】 长春碱与长春新碱都是从夹竹桃科植物长春花 *Catharanthus roseus* 中提取获得的有效成分。长春花别名金盏草、雁头红，是一种较为常见的观赏植物。其原产地为地中海沿岸、中南美洲等地，于近代才引进中国，广泛种植于广东、广西等地，所以在中国历史上很少见其全株入药的记载。但在世界范围内的多个地区都有不同的应用。Peckholt 在1910年曾经记录长春花的叶绞汁可以用于控制坏血病和出血热，漱口可用于缓解牙痛，外敷可以用于帮助创口愈合。在印度、菲律宾，以长春花为主的一种草药茶可以用来控制血糖，而在英国，这种植物以"Vin-q-lin"为名称销售用于治疗糖尿病[1]。

【研发历程】 从长春花中提取长春碱和长春新碱等生物碱，并发现这两个化合物为长春花抗肿瘤作用有效成分，是科学研究过程的一个意外的收获，这个意外的收获是科研人员的刻苦努力与灵感的碰撞。

1958年12月在《纽约科学年报》(*Annals of the New York Academy of Sciences*) 上，加拿大西安大略大学 (University of Western Ontario) 的 Robert Noble 和 Charles Thomas Beer 发表的一篇文章首次报道了这一将要影响肿瘤治疗几十年的发现[2]。研究者将从西印度群岛的长春花中制备的提取物用于家兔身上验证其抗糖尿病的作用。同时，礼来公司研究人员也开展了同样的独立研究。令人失望的是，实验结果显示，这种植物提取物改善糖代谢的作用是阴性的。然而，在大鼠体内的试验中，他们却发现了一个有趣的现象：提取物其中的一些组分会造成大鼠外周血白细胞减少和骨髓抑制。这一现象令研究者不禁遐想，其是否可以用于治疗白血病？

这种令人兴奋的想法强烈激励着研究者，他们很快分离得到了长春碱并证明该化合物可以在体内导致严重的白血球减少。而与之并没有沟通的礼来公司研究团队也发现长春花中特定组分可以显著延长淋巴细胞白血病移植模型大鼠的寿命。从此，两个团队开始联手，一鼓作气，确定了该特定组分里的重要成分长春碱、长春新碱和长春罗新（异长春碱），并确定了它们的抗白血病作用。从此，对于长春碱类药物抗肿瘤作用的临床前和临床评价如火如荼地展开。

1963 年，礼来公司开发的长春新碱（商品名：Oncovin）获得美国 FDA 的批准上市。后来长春碱也以 VELBAN 为商品名被推广上市。为当时选择匮乏的肿瘤化疗方案提供了良好的选择，并逐渐成为了肿瘤化疗中不可或缺的关键药物。就是这样，一些科学家依靠非凡的科学素养，从令人失望的研究结果中，敏锐地发现了一类影响世界的药物。

在研究应用的初期，长春碱、长春新碱等都是直接从长春花中提取的，提取成本高昂，提取效率却很低[1]。尤其是具有生物学活性的特定手性单体化合物获得难度更大。在随后的几十年中，研究人员采用基因改造、生物合成、化学合成等多种技术方法，探索和优化长春碱类药物的生产工艺。尤其不对称合成的兴起为长春碱类化合物的全合成提供了更加经济的选择，产率也提高到 22% 以上[3]。同时，药物剂型也从一开始单纯的硫酸盐注射剂发展到现在的脂质体制剂、纳米颗粒制剂等，提高了药物效价，减轻了不良反应，发挥着长春碱类药物的抗肿瘤作用。

【药理作用】 长春碱类药物对各种自发或移植性淋巴细胞白血病动物模型都有很强的抑制作用，对单核细胞白血病、乳腺癌、肝癌、卵巢癌、头颈癌、睾丸癌、实体性肉瘤和恶性黑色素瘤都有一定的抑制作用。长春碱和长春新碱虽然结构非常相似，但在药理作用上却有一定差别，且并没有交叉耐药性[4]。

长春碱和长春新碱为细胞周期特异性抗肿瘤药，其作用机制相似，都是通过抑制微管蛋白聚合，干扰纺锤体微管形成，使有丝分裂停止，细胞周期阻滞于 M 期，进而达到抑制肿瘤细胞增殖的作用[4]。最近通过 X 射线衍射方法确定了长春碱的靶点是微管蛋白上的疏水槽结构，长春碱像楔子一样插入槽中，阻断了微管蛋白的聚合，使得微管蛋白自身形成螺旋体结构，丧失其生物学作用[5]。但是由于此种效应可以影响体内所有具有快速增殖特性的细胞，所以除肿瘤细胞外，小肠上皮细胞和骨髓细胞也会受到抑制，这也是常见胃肠道副作用和骨髓移植副作用产生的原因。由于长春新碱的作用更强，所以应用剂量较低，其副作用的发生和强度也较长春碱低。最近也有研究发现长春碱和长春新碱也可以通过抑制 RNA 和蛋白质的合成达到协同抑制肿瘤细胞生长的目的。

【临床应用】 长春碱和长春新碱虽然已经被发现超过了 50 年，但在临床应用上仍然十分广泛，尤其是在国内临床[6]。长春碱主要以硫酸盐注射液为主要应用形式，通过与其他化疗药物联合应用，如 ABVD 方案（Adiramycin，Bleomycin，Vinoblastine 和 dacarbazine 组合），是霍奇金淋巴瘤（Hodgkin Lymphoma）的一线标准治疗方案。同时也可用于淋巴细胞白血病和实体瘤的治疗，其中对睾丸肿瘤、绒毛膜癌的疗效较好。

长春新碱可以用于治疗非霍奇金淋巴瘤（non-Hodgkin Lymphoma），也可以联合其他化疗药物治疗霍奇金淋巴瘤，但现在已逐步被 ABVD 方案替代。长春新碱对于急性淋巴细胞白血病（ALL），尤其是儿童的急性淋巴细胞白血病疗效显著。除此之外，还可用于治疗非小细胞肺癌、肾母细胞瘤、神经母细胞瘤，对乳腺癌、慢性淋巴细胞白血病、多发性骨髓瘤等也有治疗效果。

长春碱类药物应用的剂量限制性毒性是神经毒性，尤其是对运动神经的影响，会造成反射迟钝、四肢麻木、腱反射消失、外周神经炎等副作用。神经毒性常见于 40 岁以上患者，儿童耐受性好于成人。除此之外，还会出现消化道反应和骨髓抑制，偶见血压的升高。

【综合评价】 从长春碱和长春新碱的偶然发现到现在已经过去了将近 60 年，但这个经典化疗药物仍然用于多种癌症的治疗，尤其是霍奇金淋巴瘤和淋巴细胞白血病治疗的一线药物。这都归因于早期科学家的严谨、敏锐和高效。对于其作用机制与靶点研究的不断深入，不仅加深了临床对于药物特性的理解，有利于治疗方案的调整，同时为新的抗肿瘤药物的发现和开发提供了范例和参考。近年来，肿瘤化疗出现了从细胞毒药物到靶向药物的转变，抗体药物和免疫治疗药物也开始应用，这是抗肿瘤药物研发的进步，但对肿瘤的治疗依然是面临的极具挑战性的任务，各类药物依然发挥着各自的作用。抗肿瘤药物同样任重而道远，长春碱类药物研发的历程也会给我们更有意义的启示。

（张友文　孔祥英　杜冠华）

【参考文献】

［1］ Johnson IS, Armstrong JG, Gorman M, et al. The vinca alkaloids：a new class of oncolytic agents［J］. Cancer Res, 1963, 23：1390-427.

［2］ Noble RL, Beer CT, Cutts JH, et al. Role of chance observations in chemotherapy：Vinca rosea［J］. Ann N Y Acad Sci, 1958, 76（3）：882-94.

［3］ Kuehne ME, Qin Y, Huot AE, et al. The syntheses of 16 a′-homo-leurosidine and 16 a′-homo-vinblastine. Generation of atropisomers［J］. J Org Chem, 2001, 66（16）：5317-28.

［4］ Jordan MA, Wilson L. Microtubules as a target for anticancer drugs［J］. Nat Rev Cancer, 2004, 4（4）：253-65.

［5］ Gigant B, Wang C, Ravelli RB, et al. Structural basis for the regulation of tubulin by vinblastine［J］. Nature, 2005, 435（7041）：519-22.

［6］ 习利平，宋新波，张丽娟. 长春碱类抗肿瘤药的研究进展［J］. 药物评价研究, 2011（01）：59-62.

ER-4-6

野百合

农吉利碱
Monocrotaline

【中文别名】 野百合碱、农吉利甲素、猪屎豆碱、大叶猪屎豆碱。

【中文化学名】（3R, 4R, 5R, 8a¹R, 13aR）-4, 5-二羟基-3, 4, 5-三甲基-4, 5, 8, 8a¹, 10, 12, 13, 13a-八氢-2H-［1, 6］二氧杂环十一氨基-［2, 3, 4-gh］-吡咯嗪-2, 6（3H）-二酮。

【英文化学名】（3R, 4R, 5R, 8a¹R, 13aR）-4, 5-dihydroxy-3, 4, 5-trimethyl-4, 5, 8, 8a¹, 10, 12, 13, 13a- octahydro-2H-［1, 6］dioxacycloundecino［2, 3, 4-gh］pyrrolizine-2, 6（3H）-dione。

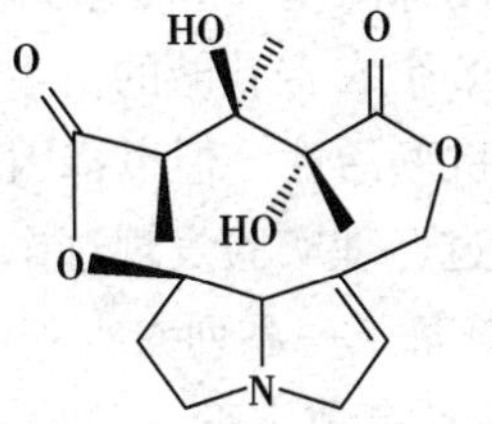

农吉利碱

分子式：$C_{16}H_{23}NO_6$，分子量：325.3，CAS 号：315-22-0。

【理化性质】 白色棱柱状结晶；可溶于甲醇、乙醇，易溶于三氯甲烷，微溶于苯或水，略溶于乙醚和丙酮，不溶于石油醚，紫外最大吸收 210nm。熔点 197～198℃（分解），比旋光度−54.7°（三氯甲烷）。

【剂型与适应证】 本品收载于《中国药典》1977 版[1]。

临床常用剂型为凝胶剂、脂质体经皮制剂，临床主要适用于皮肤鳞状细胞癌和基底细胞癌，疗效较好，对急性白血病、子宫颈癌和阴茎癌也有效。

【来源记载】 农吉利碱存在于野百合属植物中，在假他兰、响铃豆、大叶猪屎豆及农吉利（野百合）中均含有该化合物。农吉利为豆科植物野百合 *Crotalaria sessiliflora* L. 的全草，俗名佛指甲，别名野百合、刘寄奴、响铃草等。

农吉利的药用始见于清代何克谏的《生草药性备要》，其后吴其浚在《植物名实图考》中有记载。具有清热，利湿，解毒，消积之功效。在我国广泛应用于痢疾，热淋，喘咳，风湿痹痛，疗疮疖肿，毒蛇咬伤，小儿疳积，恶性肿瘤等病症的治疗。农吉利药用部分为全草，有效成分为生物碱，农吉利碱在农吉利种子中含量最高，含量可达 0.4%，因此农吉利种子是提取农吉利碱的重要资源[2]。

大猪屎豆（*Crotalaria assamica* Benth.）为豆科植物猪屎豆属植物。为一年或多年生草本或半灌木，主要活性成分为农吉利碱[3]。大猪屎豆的全草或带根全草，全草及种子均可入药。味苦、淡，性平，有清热解毒、凉血止血和利水消肿等作用。全球约有猪屎豆属植物 350 种，分布于热带、亚热带地区，亚洲为多。我国约有 34 种，主产西南部和南部，大都具有清热解毒之功效。

【研发历程】 1935 年 W. M. 尼尔和 L. L. 鲁索夫首先从美丽野百合中分离出农吉利碱。经动物抗瘤谱实验，农吉利碱具有抗癌活性作用，且临床上曾用于鳞状上皮癌、宫颈癌和白血病等的治疗。但由于许多吡咯里西啶生物碱类成分具有肝毒性，这类生物碱及含该类成分中药的开发与利用均受到了极大的制约。

1943 年，山东省一个农民外敷农吉利草药治愈了自己足背上的鳞状上皮癌，自此我国开始了对农吉利与农吉利碱的研究。《中国药典》一部 1977 年版收录有农吉利药材、农吉利碱及盐酸农吉利碱注射液。但后来的实践证明，农吉利碱具有肝毒性、致畸、变态反应等毒副作用，限制了在临床上的使用。在 1992 年原卫生部撤销的 105 种组方不合理、临床疗效不确切的中成药中，盐酸农吉利碱注射液被淘汰。但农吉利碱制剂因浓度较低，外用为主时副作用不太明显，在地方及民间仍有使用。此后 20 多年来国内外对农吉利化学成分及药理毒理仍有一定研究[4]。

农吉利碱具有一定抗肿瘤作用但具有较强的肝毒性和引起肺动脉高压在临床上很少使

227

用。但在药物筛选中常用于塑造肺动脉高压和肝小静脉闭塞病模型。为了寻找毒性低、疗效高的抗肿瘤药，黄量[5]等制备了8个农吉利碱的衍生物。一类为羟基的衍生物，另一类为氮的衍生物。其中三种物质具有抗癌活性，但也都因毒性较大而未能应用于临床。余诚方[6]等合成了二氢农吉利碱，但通过药理实验发现这个生物碱在双键饱和的状态下，仍然具有较强的抗癌作用。Mattocks也制备了一系列农吉利甲素的衍生物[7]。

【药理作用】 农吉利碱是一种具有致突变、致癌作用的吡咯里西啶生物碱，有抗肿瘤、抗胆碱等作用。体外实验表明，农吉利碱对人体肝癌细胞株 BEL-7402、KB 细胞等均有显著的细胞毒作用。农吉利碱的抗肿瘤作用机制与其在肝脏内代谢为具有很强烷化能力的双稠吡咯衍生物有关，可选择性的烷化细胞 DNA 分子上的特定区域从而阻止细胞 DNA 合成进入有丝分裂区，引起染色体畸变或断裂，抑制 DNA 复制与转录，干扰细胞生物氧化和蛋白质合成[8]。

农吉利碱原形化合物毒性较弱，而在经过肝脏转化成代谢产物后引起肝毒性。代谢产物具有很强的亲电性，能与组织中亲核性的酶、蛋白质、DNA、RNA 结合，引起各种损伤。

农吉利碱还可降低血压，抑制心脏收缩力和心率，轻度抑制呼吸频率和深度。

【临床应用】 农吉利碱注射对多种实验性肿瘤有抑制作用，对急性白血病、子宫颈癌和阴茎癌有效。

农吉利碱临床局部应用对皮肤鳞状细胞癌和基底细胞癌疗效较好，因此，民间常用农吉利鲜草浆或干品粉末外敷用于治疗鳞状细胞癌和基底细胞癌，毒性小且有一定效果[9]。

（张丽 吕扬）

【参考文献】

［1］ 中华人民共和国卫生部药典委员会. 中华人民共和国药典一部［M］. 1977年版. 北京：人民卫生出版社，1977：249-251.

［2］ 樊轻亚. 农吉利中有效成分的提取分析研究［D］. 广州：广东药学院：1-3.

［3］ 李林珍，朱海燕，石京山，等. 猪屎豆属植物化学成分及药理活性研究概况［J］. 天然产物研究与开发，2007，19：724-730.

［4］ 蒋丽群，程敏，高秋芳，等. 大猪屎豆种子中野百合碱的分析［J］. 中国药师，2010，13（9）：1743-1747.

［5］ 黄量，吴克美，薛智. 农吉利抗癌有效成分的分离及其衍生物的合成［J］. 药学学报，1980，15（5）：278-283.

［6］ 余诚方. 农吉利碱衍生物的合成［J］. 北京大学学报（医学版），1987，3：585-587.

［7］ Mattocks AR. Dihydro pyrroLizlae derivatives from unsaturated pyrroLizldlne alkaloids［J］. J Chem Soc（C），1969，9：1155.

［8］ 刘倩，陈龙龙，马双成，等. 野百合碱在5种肝微粒体中的体外代谢研究［J］. 中成药，2014，36（8）：1764-1768.

［9］ 赵琼玲，白昌军，虞道耿. 猪屎豆属植物的利用价值及开发前景［J］. 热带农业科学，2008，28（4）：71-74.

秋水仙碱
Colchicine

秋水仙

【中文别名】 Acetamide；Colchineos；Colchisol；Colcin；Colsaloid；Condylon。

【中文化学名】 N-［（7S）-1，2，3，10-四甲氧基-9-羰基-5，6，7，9-四氢苯并［a］庚搭烯-7-基］乙酰胺。

【英 文 化 学 名】 N-［（7S）-1，2，3，10-tetramethoxy-9-oxo-5，6，7，9-tetrahydrobenzo［a］heptalen-7-yl］acetamide。

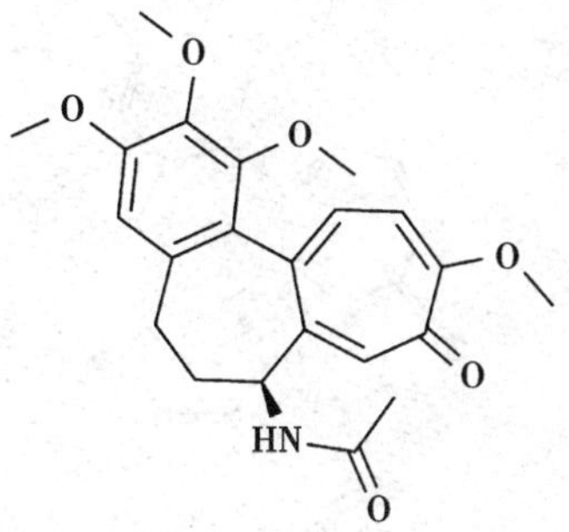

秋水仙碱

分子式：$C_{22}H_{25}NO_6$，分子量：399.44，CAS号：64-86-8。

【理化性质】 本品为类白色至淡黄色结晶性粉末；无臭；略有引湿性；遇光色变深；熔点：142~150℃。本品在乙醇或三氯甲烷中易溶，在水中溶解（但在一定浓度的水溶液中能形成半水合物的结晶析出），在乙醚中极微溶解。比旋度为−121°（0.9g/100ml，三氯甲烷溶解，589.3nm，17℃）。

【剂型与适应证】 本品收载于《中国药典》2015年版；《英国药典》2017年版；《美国药典》40版；《日本药典》17版；《印度药典》2010年版；《欧洲药典》9.0版；《韩国药典》10版；《国际药典》第五版。

片剂、胶囊剂；临床用于治疗痛风，抗肿瘤，家族性地中海热，Behçet氏症。

【来源记载】 百合科植物丽江山慈菇 *Iphigenia indica* Kunth et Benth. 的球茎。百合科植物老鸦瓣及伊犁郁金香的鳞茎（光慈菇 *Tulipa edulis*），菊科植物绵头雪莲花、鼠曲雪莲花、水母雪莲花、三指雪莲花、槲叶雪莲花的带根全草（雪莲花 *Herba saussureae*）中也含有该成分。

【研发历程】 公元前1500年的古埃及医学莎草纸上便记载了秋番红花（秋水仙）可治疗风湿肿胀[1]；公元一世纪，Pedanius Dioscorides 所著 *De Materia Medica* 记载了秋水仙提取物可治疗痛风；秋水仙碱用于治疗痛风也出现在1618年《伦敦药典》中[2]。

1820年，法国化学家 P. S. Pelletier 和 J. B. Caventou. 首次分离得到秋水仙碱[3]；1833年，P. L. Geiger 纯化并命名了秋水仙碱[4]；1945年，Michael Dewar 猜测秋水仙碱结构中含两个七元环[5]。1952年 Murray Vernon King 等通过X射线晶体衍射确定了结构[6]。1959

年 Albert Eschenmoser 实现了全合成[7]。

国内绝大多数秋水仙碱片剂与原料药在 2010 年获得批文，2013 年印度的原料药获得批文。

美国 FDA 批准上市的秋水仙碱主要有三种：与丙磺舒合用的片剂，优先权获批于 1982 年；秋水仙碱片剂，在 2009 年获批；秋水仙碱胶囊剂，在 2014 年获批。

秋水仙碱之前在临床上已使用多年，但由于缺乏确凿的随机对照实验，直到 2006 年该药也未获 FDA 批准。同年 FDA 开始相关实验，并在 2009 年批准了 URL Pharma（现被日本武田制药收购）的秋水仙碱片剂。在 2010 年 9 月，美国 FDA 停止销售未经批准的单一成分的口服秋水仙碱。

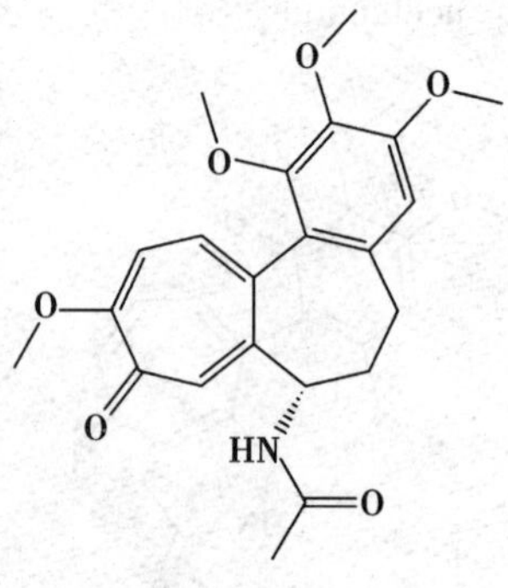

秋水仙碱

针对秋水仙碱的结构修饰主要集中于环结构改造：A、C 环是对微管蛋白产生高亲和力的药效团，B 环对其结合动力学、结合速率及活化非常重要，修饰多调节秋水仙碱的药代动力学性质[8]。

【药理作用】 秋水仙碱的作用机制是通过结合微管蛋白，抑制微管聚合。所以其药理作用抑制微管聚合，阻碍有丝分裂从而达到抗肿瘤作用；还有报道其还可干扰肿瘤细胞的蛋白质代谢，抑制 RNA 多聚酶活力以及细胞膜类脂质的合成和氨基酸在细胞膜上的转运，从而诱导多种实体肿瘤细胞凋亡。另外通过抑制微管聚合，影响细胞骨架变形，从而抑制嗜中性粒细胞运动功能，起到抗炎与抗痛风作用，但其对尿酸的生成与代谢并无影响，所以仅用于控制炎症急性发作。

秋水仙碱生物利用度 45%，蛋白结合度 34%~44%，部分通过 CYP3A4 代谢，生物半衰期是 26.6~31.2 小时，65%通过粪便排泄。

【临床应用】 在临床上，秋水仙碱用于非甾体抗炎药不耐受的急性痛风发作药物；其抗肿瘤作用多针对乳腺癌、肝癌等，有报道用 3mg 秋水仙碱每周静注两次辅以甲氨蝶呤、嘧啶苯芥的 CMU 疗法治疗Ⅱ期乳腺癌。

在临床上秋水仙碱还有其他应用：作为家族性地中海热的唯一用药；也作为长期抗炎药用于 Behçet's 病治疗；上述两种情况下秋水仙碱治疗剂量都较小，在 0.015~0.03mg/kg 之间，每日两次口服，需要长期治疗才有效果。还可以 0.6mg 每日 3 次用于女性便秘型肠易激综合征；重度或持续性口腔溃疡；其他治疗无效的心包炎[9]；0.5mg 每日 2 次对心脏组织切除引发的心房纤颤及复发也有一定效果[10]。

【综合评价】 秋水仙碱疗效肯定，但不良反应较多，包括有丝分裂抑制引发的肠胃不适和中性粒细胞减少，高剂量导致的骨髓毒性和贫血，并引起脱发。另外抑制有丝分裂可引发周围神经病变。目前对秋水仙碱中毒尚无有效解毒剂。虽然秋水仙碱由于副作用与毒性限制了适用范围，但对于痛风急性发作的孤儿药地位暂时还没有替代品。

（张　雯　周启蒙　杜冠华）

【参考文献】

[1] W. Graham, J. B. Roberts. Intravenous colchicine in the management of gouty arthritis [J]. Annals of the rheumatic diseases, 1953, 12 (1)：16-19.

[2] EF Hartung. History of the Use of Colchicum and Related Medicaments in Gout：with Suggestions for further Research [J]. Annals of the rheumatic diseases, 1954, 13 (3)：190.

[3] PJ Pelletier, JB Caventou. Examen chimique de plusieurs végétaux de la famille des Colchicées, et du principe actif qu'ils renferment [Cévadille (veratrum sabadilla)；hellébore blanc (veratrum album)；colchique commum (colchicum autumnale)] [M].

[4] P. L. Geiger. Ueber einige neue giftige organische Alkalien [J]. Annalen der Pharmacie, 1833, 7 (3)：269-280.

[5] M. Dewar. Structure of colchicine [J]. Nature, 1945, 155：141-142.

[6] M. V. King, J. De Vries, R. Pepinsky. An x-ray diffraction determination of the chemical structure of colchicine [J]. Acta Crystallographica, 1952, 5 (4)：437-440.

[7] J. Schreiber, W. Leimgruber, M. Pesaro, et al. Synthese des colchicins [J]. Angewandte Chemie, 1959, 71 (20)：637-640.

[8] 张祯，冯岩，赵冬梅，等. 作用于秋水仙碱位点的微管蛋白抑制剂的研究进展 [J]. 中国药物化学杂志, 2014, 3：013.

[9] S. Alabed, J. B. Cabello, G. J. Irving, et al. Colchicine for pericarditis [J]. The Cochrane Library, 2014, Aug 28；(8)：CD010652.

[10] S. Deftereos, G. Giannopoulos, M. Efremidis, et al. Colchicine for prevention of atrial fibrillation recurrence after pulmonary vein isolation：mid-term efficacy and effect on quality of life [J]. Heart Rhythm, 2014, 11 (4)：620-628.

ER-4-8

鬼臼

鬼臼毒素
Podophyllotoxin

【中文别名】　足叶草毒素，鬼臼脂素。

【中文化学名】　5R-5，8，8a，9-四氢-9-羟-5- (3，4，5-三甲氧苯基) 呋喃 (3′，4′，6，7) 萘并- [2，3-d] -1，3-间二氧杂环烯-6 (5aH) -酮。

【英文化学名】　(5R，5aR，8aR，9R) -9-hydroxy-5- (3，4，5-trimethoxyphenyl) -5，8，8a，9-tetrahydrofuro [3′，4′：6，7] naphtho [2，3-d] [1，3] dioxol-6 (5aH) -one。

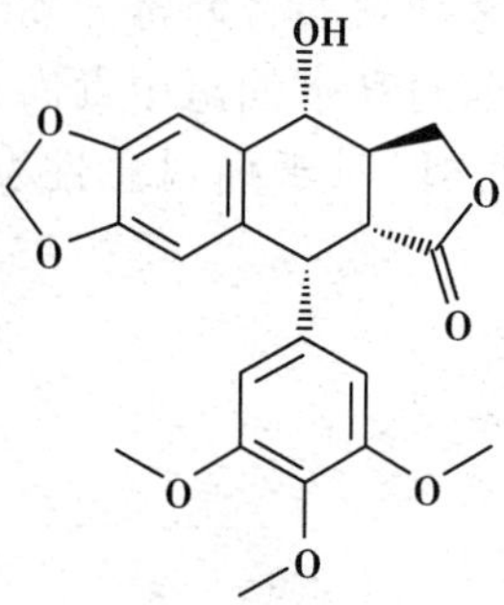

鬼臼毒素

分子式：$C_{22}H_{22}O_8$，分子量：414.41，CAS 号：518-28-5。
衍生物有：

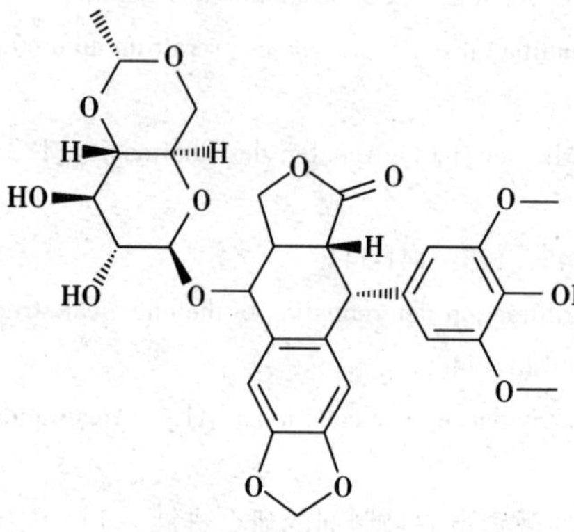

依托泊苷 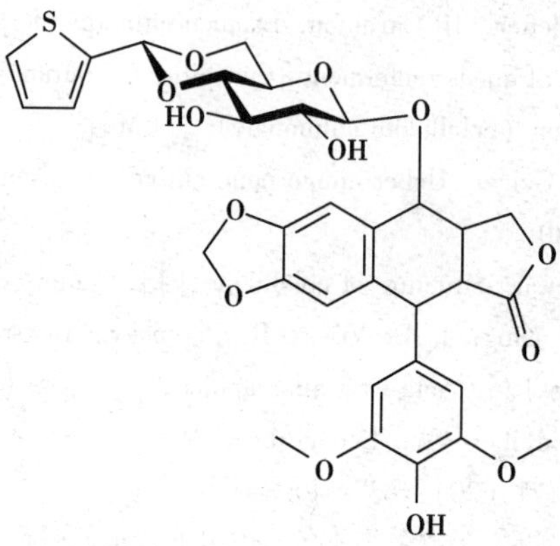　　　　　　　　　　　　替尼泊苷

鬼臼毒素衍生物化学结构式

【理化性质】　白色针状结晶粉末。易溶于三氯甲烷、丙酮、乙酸乙酯和苯，可溶于乙醇、乙醚，不溶于水，干燥后其熔点 183~184℃，旋光度−132.7°（三氯甲烷）。

【剂型与适应证】　本品收载于《新药转正标准》第二十九册。

目前国内临床使用的鬼臼毒素制剂包括溶液、软膏、酊剂、涂膜剂、凝胶剂等。针对尖锐湿疣、多发性浅表性上皮瘤病（如多发性浅表性或浸润性基底细胞上皮瘤，鳞状细胞上皮瘤和基底鳞状细胞上皮瘤），前上皮瘤性角化病，脂溢性角化、日光性角化和射线角化病，幼年喉头乳头瘤、疣（寻常疣、丝状疣）。

【来源记载】　鬼臼毒素属于木脂素类，是一类具有 2，3-丁内酯-4-芳基四氢萘化学结构的天然产物。鬼臼毒素的传统来源是从鬼臼类植物提取。鬼臼类植物共有 4 属 15 种，我国有山荷叶属（*Diphylleia* Michx）、八角莲属（*Dysosma* Woodson）和桃儿七属（*Sinopodophyllum* Ying），共有 12 种，其中 11 种为我国特有种，主要分布在甘肃、青海、西藏、陕西、四川等地[1]。其他还有亚麻科亚麻属 *Linum*，柏科刺柏属 *Juniperus* 等。目前主要从野生鬼臼类（Podophylloideae）植物西藏鬼臼（又名印度鬼臼）*Podophyllum hexandrum* Royle 和盾叶鬼臼（又名美洲鬼臼）*Podophyllum peltatum* L. 等的根和茎中提取[2]。鬼臼类植物在民间用于治疗虫蛇咬伤、跌打损伤、风湿筋骨痛和气管炎等病症。

鬼臼毒素虽然抗肿瘤和抗病毒活性显著，但毒性强、副作用大而使其应用受到限制。由鬼臼毒素结构改造得到的衍生物依托泊苷（etoposide，VP-16）及其磷酸盐（etoposide phosphate，或称 etopophos）、氨基糖依托泊苷（NK6l1）和替尼泊苷（teniposide，VM-26）已成为临床抗癌代表药物，对小细胞肺癌、睾丸癌、急性白血病以及恶性淋巴肿瘤等多种癌症均有良好的疗效；但也存在诸如抗癌谱较窄，水溶性差，以及较严重的骨髓抑制与胃肠道反应等缺点限制应用。

鬼臼毒素有化学合成产品，由于本身需要天然鬼臼毒素作为原料，所以从植物中直接提取鬼臼毒素，是目前最有效、经济、迅速的办法。

【研发历程】 鬼臼毒素最早发现于植物美洲鬼臼中。鬼臼毒素的应用可以追溯到 1820 年，当时美洲鬼臼和喜马拉雅山区鬼臼（*Podophyllum emodi* Wall.）的干燥根茎被当地人用作利胆剂和泻药。1861 年发现了鬼臼毒素的抗肿瘤活性。1880 年首次从美洲桃儿七的树脂中分离出结晶性成分鬼臼毒素。1932 年提出鬼臼毒素的结构[3]。1942 年证实了鬼臼毒素对尖锐湿疣的治疗效果，之后一直是治疗尖锐湿疣最有效的药物。1946—1947 年阐明了鬼臼毒素是通过阻止细胞有丝分裂中期微管束的形成来抑制肿瘤的生长。1951 年确定鬼臼毒素结构。

20 世纪 60~70 年代瑞士山道士公司先后合成了糖苷衍生物鬼臼乙叉苷（又名依托泊苷）和鬼臼噻吩苷（又名替尼泊苷），并证明是高活性的抗肿瘤药物[4]。1983 年依托泊苷通过美国 FDA 认证。两药成为上市药物，对小细胞肺癌、睾丸癌、何杰金病和非何杰金淋巴癌均具有良好的治疗作用，对中枢神经系统肿瘤、Kaposi 肉瘤和与 AIDS 有关的肿瘤也有效。采用联合用药方式还能治疗非小细胞肺癌、卵巢癌、胃癌和肝癌。1996 年磷酸依托泊苷在美国首次上市，商品名为 Etopophos。它是依托泊苷的前体药物，其游离酸和钠盐都极易溶于水，故其药效性质明显优于依托泊苷，且可制成水溶性注射剂，在体内迅速吸收且完全转化为依托泊苷。该药物的另一显著特点就是能以较高浓度供治疗使用。所以 Etopophos 是迄今临床使用中最独特的鬼臼毒素类抗肿瘤药物。

1990 年世界卫生组织推荐 0.5%鬼臼毒素为治疗尖锐湿疣的一线药物。1994 年原卫生部防疫司推荐作为治疗尖锐湿疣的首选药物。鬼臼毒素酊剂目前临床使用广泛，但存在药物靶向性不高，作用时间短，易损伤真皮，导致疼痛、糜烂、水肿等缺点，大面积使用还可产生全身性不良反应，且较易导致复发。为了减少鬼臼毒素酊剂对皮肤的刺激性，改善其作用时间短等缺点，研制出了鬼臼毒素涂膜剂和凝胶剂。

【药理作用】 鬼臼毒素属于芳基四氢萘木脂素，其基本构成单元为苯丙素基团。$0.01\mu g/ml$ 鬼臼毒素能引起 HPV 病毒基因转染的宫颈癌上皮细胞凋亡。外涂治疗后，可抑制人乳头瘤病毒（HPV）感染所导致疣状增殖的上皮细胞的分裂和增生，使之发生坏死、脱落，从而起到治疗尖锐湿疣的作用。它通过与蛋白结合抑制 HPV 感染细胞的有丝分裂，作用于细胞有丝分裂的中期（M 期），促进巨噬细胞的增殖，最终引起疣体的坏死、脱落。

大量研究表明，鬼臼毒素具有抗肿瘤作用。鬼臼毒素抗癌作用机制有两种，一是抑制微管蛋白的聚合作用和阻断中期相细胞分裂，有研究显示鬼臼毒素 24nmol/L 体外可使 Jurkat 细胞周期停留在 G_2/M 期，抑制细胞中期的有丝分裂；二是抑制 DNA 拓扑异构酶活性，形成稳定的 DNA-Topo II-药物分子复合物，造成 DNA 双链或单链的断裂，导致 DNA

异常重组；抑制细胞对胸腺嘧啶、尿嘧啶、腺嘌呤、鸟嘌呤等各类核苷的摄取，从而抑制细胞 DNA、RNA 以及蛋白质的合成[5-8]。研究尚发现，鬼臼毒素类衍生物具有免疫抑制及抗炎作用。

鬼臼毒素类先导化合物在结构上都是 2，3-丁内酯-1-芳基四氢萘的母核，共存在 5 个环，其中 A、B、C、D 4 个环形成的平面刚性结构，是 DNA 分子嵌入的重要功能区。鬼臼毒素类化合物保持抗肿瘤活性须具备以下结构：①鬼臼毒素 C-4 位取代基保持 4β 构型；②C-4′位游离的酚羟基；③反式的内酯环结构；④鬼臼毒素 A 环中的二氧亚甲基；⑤可以自由旋转的 E 环。合成的 C-4 位氮取代鬼臼毒素类衍生物大多都显示出较强的抗肿瘤活性，因此合成 C-4 位氮取代鬼臼毒素衍生物是鬼臼毒素化学修饰的热点[9]。

【临床应用】 当前应用于临床鬼臼毒素制剂[10]，主要是溶液、软膏、酊剂、凝胶剂等，对尖锐湿疣的治愈率均在 90% 左右，但复发率均较高，在 40% 左右，且安全性较差。如鬼臼毒素酊剂具有明显的皮肤刺激性，大面积使用还可产生全身性毒副反应，且极容易导致复发。临床应用中，外搽鬼臼毒素酊剂联合干扰素或聚肌胞肌内注射、外用鬼臼毒素软膏联合冷冻法均是治疗尖锐湿疣和防止复发的较理想方法。

【综合评价】 鬼臼毒素制剂外用是治疗尖锐湿疣的一线药物，具有使用方便、治疗效果好、安全性较高等特点。经过多年的临床实践，鬼臼毒素溶液剂制备简单，起效迅速。但单一使用溶液剂治疗，易导致疾病复发，应考虑联合给药治疗。鬼臼毒素制剂在尖锐湿疣疾病治疗中还存在许多问题尚需逐步解决和完善。

（张 莉 杜冠华）

【参考文献】

[1] 杨显志，邵华，张玲琪，等. 鬼臼毒素资源研究现状 [J]. 中草药，2001，32 (11)：1042-1044.

[2] Newman DJ, Cragg GM, Snader KM. Natural products as sources of new drugs over the period 1981-2002 [J]. J Nat Prod, 2003, 66：1022-1037.

[3] Borsche W, Niemann J. Über Podophyllin [J]. Justus Liebids Ann Chem, 1932, 494：126-142.

[4] Stähelin HF, Von Wartburg A. The chemical and biological route from podophyllotoxin glucoside to etoposide：ninth Cain memorial Award lecture [J]. Cancer Research, 1991, 51 (1)：5-15.

[5] Canel C, Moraes RM, Dayan FE, et al. Molecules of interest：podophyllotoxin. Phytochemistry, 2000, 54 (2)：115-120.

[6] Gordaliza M, Miguel Corral JM, Angeles Castrom, et al. Cytotoxic cyclo-lignans related to podophyllotoxic [J]. Farmaco, 2001, 56 (4)：297-304.

[7] 史萍. 鬼臼毒素体外抗肿瘤活性及作用机制研究 [D]. 华东理工大学学位论文，2012，37-39.

[8] Imbert TF. Discovery of podophyl lot oxins [J]. Biochimie, 1998, 80 (3)：207-222.

[9] 张磊，国佳莹，朱春媛，等. 鬼臼毒素 C-4 位结构修饰物的抗肿瘤研究进展 [J]. 化学试剂，2015，37 (6)：481-486.

[10] 肖艳，李雪芽，曾抗. 不同剂型鬼臼毒素治疗尖锐湿疣的研究进展 [J]. 中国皮肤性病学杂志，2013，27 (5)：524-525，534.

八角茴香

茴香脑
Anethole

【中文别名】　对丙烯基茴香醚、升白宁、升血宁、茴香烯。

【中文化学名】　1-甲氧基-4-（1-丙烯基）苯。

【英文化学名】　1-methoxy-4-（1-propenyl）benzene。

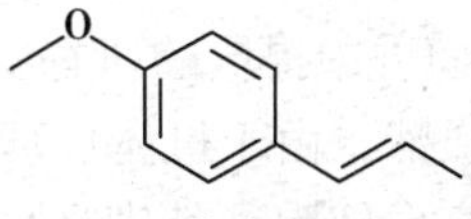

茴香脑

分子式：$C_{10}H_{12}O$，分子量：148.2，CAS号：104-46-1。

【理化性质】　本品为无色或微黄色液体或结晶，熔点为20~21℃，沸点234~237℃，相对密度0.988g/ml（25℃），折光率1.561，闪点90℃。能与三氯甲烷、醚混溶，溶于苯、乙酸乙酯、丙酮、二硫化碳、石油醚和醇，不溶于水。带有甜味，具茴香的特殊香气。

【剂型与适应证】　本品收载于《英国药典》2017年版；《美国药典》40版；《日本药典》17版；《欧洲药典》8.7版。

胶丸剂。用于因肿瘤化疗、放疗以及其他原因所致的白细胞减少症。

【来源记载】　本品可从木兰科植物八角茴香 *Illicium verum* Hook.F. 或伞形科植物茴香（*Foeniculum Vulgare* Mil）的干燥成熟果实中提取得到。

八角茴香俗称大料、舶茴香、大茴，主产于我国广西、广东、云南等地。本品辛，温。归肝、肾、脾、胃经。具有温阳散寒，理气止痛的功能。可用于治疗寒疝腹痛，肾虚腰痛，胃寒呕吐，脘腹冷痛等症[1]。其干燥成熟果实含有芳香油5%~8%、脂肪油约22%，以及蛋白质、树脂等，为我国特产香辛料和中药，在食品加工业及香料工业广泛应用[2]。

小茴香为一年生或多年生草本，有强烈气味。原产地中海地区，我国各省区都有栽培[3]。该品辛，温。归肝、肾、脾、胃经。具有散寒止痛，理气和胃的功能。可用于寒疝腹痛，睾丸偏坠，痛经，少腹冷痛，脘腹胀痛，食少吐泻等症[1]。

【研发历程】　在我国，茴香一直以来作为传统的食用香料和调味料使用，随着人们对茴香的不断研究，发现了其还具有一定的药用价值。

最初，研究发现茴香中的主要药用成分是挥发油，而挥发油的主要成分是反式茴香脑。因此，各种从植物中提取茴香脑的方法应运而生。与此同时，其他的合成方法也不断涌现。

通过不断的研究，至20世纪末，茴香脑的工业生产得到了巨大的发展，形成了多种制备工艺。包括：①将茴香油蒸馏冷却、结晶、重结晶而得到；②由对甲氧基苯基丁烯酸经220~240℃加热而得；③茴香醛与C_2H_5MgX作用，将生成物加热脱水而得；④茴香醛与丙酸酐及丙酸钠一起加热而得；⑤在茴香醚和丙醛混合物中，于0℃加入浓盐酸和磷酸，使氯化氢气体达饱和，将产物与吡啶一起加热脱去氯化氢．即得到茴香脑；⑥将对溴茴香醚制备成Grignard试剂，并与烯丙基溴反应，生成对甲氧基苯丙烯，然后与氢氧化钾一起加热，异构化得到茴香脑；⑦以结晶氯化铁为催化剂，使对丙烯基苯酚与甲醇反应的方法[4]。

近年来，考虑到茴香脑在受热、光照或催化剂的存在下，这类化合物暴露在空气中很容易被氧化[5]，是一种比较活泼的中间体。因此有人对其衍生物的合成展开了一系列研究，以期望获得更有活性的物质。

【药理作用】　茴香脑是八角茴香油中的主要成分，具有下列多种药理作用：

1. 升高白细胞的作用　从八角茴香中提取的茴香脑所做成的制剂（升白宁、升血宁）能促进骨髓中成熟白细胞进入周围血液，由于机体自身的反馈作用而促进骨髓细胞成熟和释放加速，并呈活跃状态，具有升高白细胞（特别是粒细胞）的作用。

2. 抑菌作用　八角茴香油对多种菌株有抑菌效果[6]：金黄色葡萄球菌、枯草杆菌、黑曲霉、黄曲霉和桔青霉、酵母菌及黑曲霉菌、大肠埃希菌、痢疾杆菌、白喉杆菌、伤寒杆菌，说明八角茴香挥发油具有广谱的抗菌性，对霉菌的抑菌效果较好，而八角茴香油中90%以上为茴香脑。研究结果为新型植物源抗真菌类物质-丙烯基苯类衍生物的开发和利用奠定了理论基础。

3. 抗病毒作用[7]　八角茴香油可作用于不同的阿昔洛韦敏感性和阿昔洛韦耐药性的单纯疱疹病毒1型株（HSV-1）。

4. 其他作用　茴香脑可提高抗胆碱酯酶的活性[8]，对乙酰胆碱酯酶和丁酰胆碱酯酶半数抑制率（IC_{50}）为（39.89±0.32）μg/ml和（75.35±1.47）μg/ml，茴香脑油对AChE和BChE的IC_{50}为（36.00±0.44）μg/ml和（70.65±0.96）μg/ml。亦有报道茴香脑具有抗氧化作用，对DPPH⁻自由基有明显的清除作用，在试验区间，随着其浓度的增加，其对DPPH⁻自由基的清除能力也增强。

茴香脑经过结构改造，可以制备出多种化合物。其经氧化反应制得的茴香醛，由于具有持久的香气，广泛用于香精的配制，另外也是制备羟氨卡基青霉素等药物的中间体，其价格是茴香脑的两倍以上。

【临床应用】　茴香脑作为药物主要用于肿瘤化疗白细胞减少症，目前已经广泛用于食品、医药、日用品、兽药、饲料、农药等领域；还可以利用茴香脑生产茴香醛、茴香腈、茴香醇、覆盆子酮、乙烷雌酚等产品。

【综合评价】　随着研究的深入，特别是其在药品领域、高端香料和日用品方面的广泛应用，对高纯度的茴香脑的需求量越来越大，市场前景十分广阔。茴香脑将为人类的健康作出更大的贡献。

（张宝喜　杜立达　吕扬）

【参考文献】

［1］国家药典委员会. 中华人民共和国药典［M］. 北京：中国医药科技出版社，2015.
［2］连锦花，孙果宋. 八角的研究进展［J］. 化工技术与开发，2010，39（3）：31-33.

［3］中国科学院中国植物志标记委员会. 中国植物志［M］. 北京：科学出版社，1985，55：213-214.

［4］董研，朱云江. 氯化铁催化合成茴香脑［J］. 广东化工，1997，5：27-28.

［5］Zanardi J, Leriverend C, Aubert D, et al. A Catalytic Cycle for the Asymmetric Synthesis of Epoxides Using Sulfur Ylides［J］. J Org Chem, 2001, 66：5620-5623.

［6］付敏东，李成欢. 八角茴香油的提取工艺及抗菌、抗氧化性作用［J］. 中国医药导报，2011，8（34）：29.

［7］Koch C, Reichling J, Kehm R, et al. Eficacy of anise oil, dwarf-pine oil and chamomile oil against thymidine-kinase-positive and thymidine-kinase-negative herpesviruses［J］. J Pharm Pharmacol, 2008, 60（11）：1545.

［8］Bhadra S, Mukherjee PK, Kumar NS, et al. Anticholinesterase activity of standardized extract of Illicium verum Hook. f. fruits［J］. Fitoterapia, 2011, 82（3）：342.

ER-4-10

红豆杉

紫杉醇
Paclitaxel

【中文别名】红豆杉醇，紫素，特素，紫烷素，路泰，泰素，安素泰。

【中文化学名】5β，20-环氧-1，2α，4，7β，10β，13α-六羟基紫杉烷-11-烯-9-酮-4，10-二乙酸酯-2-苯甲酸酯-13［（$2'R$，$3'S$）-N-苯甲酰-3-苯基异丝氨酸酯。

【英文化学名】（2α，5β，7β，10β，13α）-4，10-bis（acetyloxy）-13-｛［（$2R$，$3S$）-3-（benzoylamino）-2-hydroxy-3-phenylpropanoyl］oxy｝-1，7-dihydroxy-9-oxo-5，20-epoxytax-11-en-2-yl benzoate。

紫杉醇

分子式：$C_{47}H_{51}NO_{14}$，分子量：853.91，CAS 号：33069-62-4。

紫杉醇衍生物：多烯紫杉醇（docetaxel，DOC），别名为：多西他赛，化学名为：5β，20-环氧-1，2α，4，7β，10β，13α-六羟基紫杉烷-11-烯-9-酮-4，10-二乙酸酯-2-苯甲酸酯-

13-〔（2′*R*，3′*S*）-N-苯甲酰-3-苯基异丝氨酸酯。

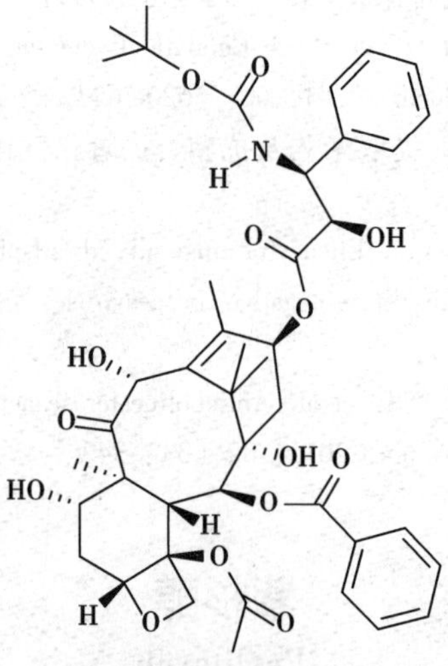

多烯紫杉醇

分子式：$C_{43}H_{53}NO_{14}$，分子量：807.88，CAS 号：114977-28-5。

【理化性质】 本品为白色或类白色结晶性粉末。本品在甲醇、乙醇或三氯甲烷中溶解，在乙醚中微溶，在水中几乎不溶。棕色玻璃瓶闭光密封包装。贮存于低温干燥处，可长期储存不易分解。熔点：213℃（dec.）（lit.），折射率：-49°（*c*=1，MeOH），比旋度：$[\alpha]_D^{25}$ -49.0~55.0°（10mg/ml 的甲醇溶液），以无水无溶剂的干燥品计。

【剂型与适应证】 本品收载于《中国药典》2015 年版；《英国药典》2017 年版；《美国药典》40 版；《欧洲药典》9.0 版。

剂型：注射剂。适应证：适用于转移性卵巢癌及乳腺癌；也用于治疗小细胞和非细胞肺癌、宫颈癌、恶性黑色素瘤、头颈部癌及化疗耐受白血病等。

【来源记载】 紫杉醇属于二萜类化合物，其主要天然来源是红豆杉树皮。红豆杉〔*Taxus chinensis*（Pilg.）Rehd.〕又称紫杉或赤柏松，主要零散分布在北半球，在世界范围内还没有形成大规模的自然生紫杉林。此外，曼地亚红豆杉是美国学者于 1918 年发现的一种天然杂交品种，其母本为东北红豆杉，父本为欧洲红豆杉。曼地亚红豆杉栽培变种分成 4 个类群，其中第一类群的 *Coleana*、*Stovekenii* 和 *Hicksii*，为提取紫杉烷类化合物的首选品种，其中 *Hicksii* 已被美国 FDA 批准为提取紫杉醇的红豆杉品种之一[1]。通过研究发现：从红豆杉植物中分离得到的紫杉醇前体化合物 baccatin Ⅲ 的生物活性虽低于紫杉醇，但其与紫杉醇具有相同的母核结构，而且在红豆杉针叶中含量较高，并可经 4 步化学反应得到紫杉醇，产率高达 80%。这个惊喜的发现为解决紫杉醇新来源途径取得了重大进展，使得大量生产紫杉醇成为可能[2]。

【研发历程】 红豆杉枝叶的有毒成分曾在 1856 年被分离得到，当时鉴定为一种白色的生物碱类成分，并将其命名为 "taxine"。1962 年，就职于美国农业部的植物学家 Barclay 博士在位于美国华盛顿的吉福德国家森林公园内发现了太平洋红豆杉，并将采集的植物样品送到美国威斯康辛州某研究所进行有效成分的提取和活性筛选。1964 年发现红豆杉树皮样品的提取物对 KB 肿瘤细胞有毒性，重复实验证实该提取物具有抗癌活性。美国北卡罗来纳州的三角研究所（Triangle Research Institute）的 Wall 博士与其合作者于 1967 年 6 月从太平洋红豆杉树皮中得到了一种白色的结晶单体，将其命名为紫杉醇（Taxol）[3]。

1979 年，美国爱因斯坦医学院的分子药理学家 Horwitz 博士阐明了紫杉醇独特的抗肿瘤作用机制，紫杉醇是人类发现的第一个能与微管蛋白聚合体相互作用的药物[4]。1983 年 NCI 向美国食品药品管理局（FDA）申请临床试验，1984 年紫杉醇作为新药被批准用于卵巢癌 I 期临床试验。1992 年，施贵宝公司把开发的紫杉醇针剂向 FDA 递交了新药申请，同年 12 月 FDA 批准紫杉醇上市，用于晚期卵巢癌 II 期治疗。目前紫杉醇已成为世界销量第一的抗肿瘤药物，同时也成为世界上公认的广谱强活性抗癌药物。1995 年 10 月，在中国医学院药物研究所众多研究者的不懈努力下，中国成为世界上第二个正式生产紫杉醇及其注射液的国家[5]。

【药理作用】　紫杉醇主要用于卵巢癌和乳腺癌的治疗，其作用机制包括：①作用于细胞微管/微管蛋白，抑制微管解聚，从而导致微管束的排列异常，使纺锤体失去正常功能，使细胞死亡；②在缺少鸟苷三磷酸（GTP）与微管相关蛋白（MAP）的条件下诱导形成无功能的微管；③具有显著的放射增敏作用，可使细胞阻滞于对放疗敏感的 G_2 和 M 期[5]。

紫杉醇主要在肝脏代谢，随胆汁进入肠道，经粪便排出体外（90%），经肾清除只占总清除的 1%~8%。临床应用较多的紫杉醇同类化合物为多紫杉醇（taxotere），是在紫杉醇结构基础上人工合成，药物作用机制与紫杉醇相似，有抗肿瘤血管形成和诱导凋亡作用，与紫杉醇相比有更强的微管蛋白亲和力和更长的细胞内停留时间，适用于局部晚期非小细胞性肺癌或转移性乳腺癌的治疗，其细胞毒作用是紫杉醇的 1.3~12 倍。

药代动力学研究显示，多西紫杉醇细胞内的药物浓度及体内驻留时间是紫杉醇的 3 倍，对紫杉醇耐药的细胞株仍对多西紫杉醇敏感。多西紫杉醇主要在肝脏中经细胞色素 P450 代谢形成 4 种主要代谢产物。其代谢产物主要经过胆道系统从粪便中排泄，经尿排除较少（仅占 5%~7%）[6]。

【临床应用】　紫杉醇临床应用的第一个适应证是晚期卵巢癌二线治疗用药。紫杉醇联合标准化疗药物治疗对早期乳腺癌作用显著，其与曲妥珠单抗合用已成为治疗 Her-2 过度表达转移性乳腺癌的现行标准一线方案。此外，紫杉醇被用于转移性乳腺癌的二线治疗药物[7,8]。

多烯紫杉醇对乳腺癌、前列腺癌、肺癌、胃癌、卵巢癌、宫颈癌和头颈癌等都有良好的临床疗效，而且对一部分高表达 P-糖蛋白和其他多药耐药蛋白的多药耐药细胞株亦具有敏感性。多烯紫杉醇是迄今为止第一个也是唯一被证明对激素非依赖性前列腺癌患者具有明确生存益处的化疗药物。美国 FDA 已于 2004 年批准多烯紫杉醇联合泼尼松静脉给药，治疗晚期转移性前列腺癌。此外，多烯紫杉醇已成为临床上治疗晚期非小细胞肺癌的主要药物之一，并在耐药肿瘤细胞的治疗中显示出巨大潜力[9]。

【综合评价】　紫杉醇是继阿霉素、顺铂之后，人类与各种癌症相抗争，疗效最好、不良反应最小的药物。紫杉醇及其类似物多烯紫杉醇作用机制新颖，且对绝大多数常见实体瘤具有较强抑制作用。同时，虽然紫杉醇临床毒副作用包括过敏反应、神经系统损伤、造血抑制、黏膜炎、心脏毒性等，但对肝脏、肾脏、肺等脏器均无明显毒性反应。

随着相关研究的不断推开和逐渐深入，紫杉醇临床应用范围不断扩大，是有史以来世界范围内销售额最高的一个抗肿瘤药物。围绕紫杉醇的应用已开展了抗其他常见癌肿及多种联合用药疗法的临床实验，目前通过生物合成、真菌发酵、植物组织细胞培养等技术手段获得紫杉醇的研究工作都已取得了较大的进展，有望在短期内解决紫杉醇原料不足的问题。

（王　霖　杜冠华）

【参考文献】

［1］石鹏，赵天忠，吴颖. 自然生态因子对曼地亚红豆杉紫杉醇产量的影响综述［J］. 林业资源管理，2009，3：88-91.

［2］史清文，李力更，霍长虹等. 抗癌药物紫杉醇研发历程的思考与分析［J］. 医学与哲学，2010，31（6）：6-8.

［3］史清文. 天然药物化学史话：紫杉醇［J］. 中草药，2011，43（10）：1878-1884.

［4］Schiff PB, Fan J, Horwitz SB. Promotion of microtubule assembly in vitro by taxol. ［J］. Nature，1979，277：665-667.

［5］梅兴国，胡道伟. 紫杉醇药源开发的研究进展［J］. 现代药物与临床，1996（6）：247-251.

［6］彭玮丹，王成济. 紫杉醇作用的分子机制研究进展［J］. 生命的化学，1999（6）：254-256.

［7］Barbuti AM, Chen ZS. Paclitaxel Through the Ages of Anticancer Therapy：Exploring Its Role in Chemoresistance and Radiation Therapy［J］. Cancers（Basel），2015，7（4）：2360-2371.

［8］马培奇. 紫杉醇临床应用研究进展［J］. 上海医药情报研究，2004（2）：34-42.

［9］鞠晓红，任旷. 多西紫杉醇临床应用的研究进展［J］. 吉林医药学院学报，2006，27（4）：227-229.

喜树碱
Camptothecin

ER-4-11

喜树

【中文化学名】 4-乙基-4-羟基-1H-吡喃［3′，4′：6，7］氮茚［1，2］喹啉-3，14（4H，12H）-二酮。

【英文化学名】 4-Ethyl-4-hydroxy-1H-pyrano［3′，4′：6，7］indolizino［1，2-b］quinoline-3，14（4H，12H）-dione。

喜树碱

分子式：$C_{20}H_{16}N_2O_4$，分子量：348.35，CAS号：7689-03-4。

喜树碱衍生物有：

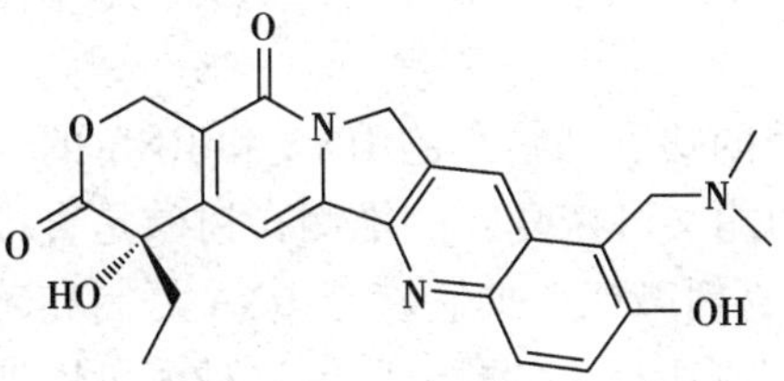

拓扑替康

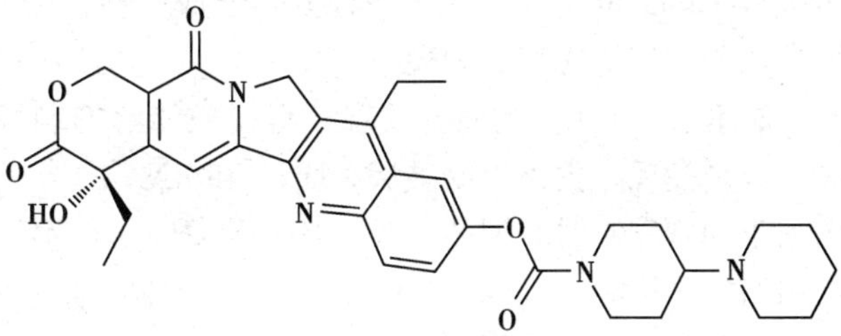

伊立替康

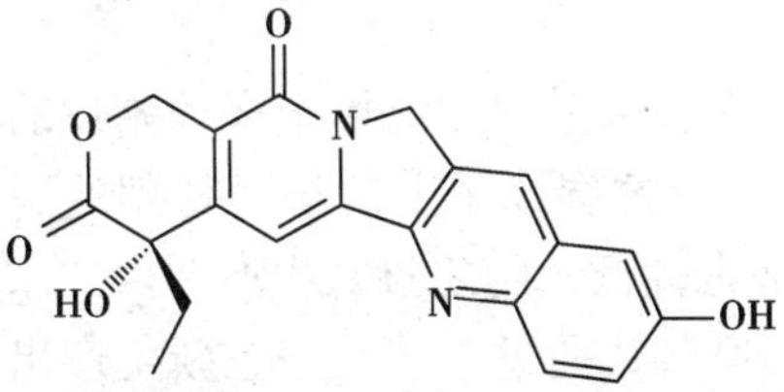

羟喜树碱

【理化性质】 淡黄色针状结晶。熔点 264~267℃。微溶于乙醇、三氯甲烷，难溶于水。与酸不能生成稳定的盐，与氢氧化钠溶液加热反应可生成钠盐而溶于水。

【剂型与适应证】 本品收载于《化药地标升国标》第一册。

目前临床应用多为喜树碱衍生物药物，其主要剂型有：羟喜树碱注射液、盐酸伊立替康注射液、注射用盐酸拓扑替康。

临床主要用于消化道肿瘤，对胃癌、直肠及结肠癌疗效较好，可提高晚期胃癌手术切除机会，对头颈部圆柱瘤型腺癌、膀胱癌和肺腺癌也有一定的疗效。喜树碱还可用于治疗银屑病、治疣、急慢性白血病以及血吸虫病引起的肝脾肿大等。

【来源记载】 喜树碱主要存在于珙桐科植物喜树 Camptotheca acuminata 中。喜树原名旱莲，始载于《植物名实图考》木类，曰：旱莲生南昌西山，赭干绿枝，叶如楮叶之无花杈者，秋结实作齐头筒子，百十攒聚如毯，大如莲实。中药喜树现收载于《全国中草药汇编》《中华本草》和《中药大辞典》。喜树属珙桐科旱莲属植物，分布于我国长江流域及西南各省。喜树的主要药用部位为根皮和果实，具清热解毒、散结消癥的功效。

【研究历程】 1966 年美国的 Wall[1] 等从喜树中提取、分离出一种生物碱并确定了其化学结构，经肿瘤试验证明这种色氨酸-萜烯类生物碱具有抗癌活性，这种生物碱就是至今仍备受关注的喜树碱。20 世纪 70 年代初用喜树碱进行人体胃肠癌的实验性治疗，对部分患者的症状有所缓解。由于喜树碱的毒性和令人难以忍受的副作用如恶心、呕吐，以及制成水溶性的钠盐后抗癌活性降低等原因，喜树碱的研究由此进入低潮阶段。

喜树体内化学成分十分复杂，但具有生物活性的成分是生物碱，现已从喜树中提取分离得到喜树碱、10-羟基喜树碱、甲氧基喜树碱、喜树次碱等多种生物碱。到目前为止已从其他 3 个不同的植物中发现喜树碱和甲氧基喜树碱，分别是夹竹桃科的海木狗牙花、茶茱萸科臭假柴龙树以及茜草科的硬毛蛇根草。

喜树的天然资源十分有限，且喜树碱的含量很低，这给喜树碱的提取和应用带来了极大的限制。值得庆幸的是，人类在喜树碱化学合成研究领域取得了突破。1975 年 Coery 等人首先打开了手性全合成喜树碱的大门，但是反应步骤长且合成的产率很低[2]。直到

1997 年 Ciufolini 等人发现了一种五步合成手性喜树碱的方法，总产率可达到 51%，基本使得喜树碱的广泛应用成为现实[3]。

20 世纪 70 年代的研究发现，喜树碱能够抑制培养的哺乳动物细胞 DNA 和 RNA 的合成，但是发现除去该生物碱后，DNA 和 RNA 的合成功能又可恢复，故推测喜树碱是直接作用于细胞复制时 S 期的生长。1985 年 Hsiang 等发现喜树碱能够抑制参与 DNA 复制和转录的拓扑异构酶 I（topo I），topo I 是一种与细胞分裂密切相关的酶，阻断这种酶可以抑制癌细胞的生长[4]。喜树碱抑制 topo I 这一独特抗癌机制的发现，为喜树碱的研究创造了新的突破点，从而掀起了喜树碱研究的新高潮。

羟喜树碱是我国独立研究和开发的喜树碱衍生物，在临床上被广泛用于多种癌症的治疗。羟喜树碱是在喜树碱的结构基础上，以羟基取代第 10 位碳原子上的氢而得到的一类衍生物。1969 年上海药物所发现羟喜树碱抗癌活性高而毒性低，随之投入生产并供临床使用，后来由于工艺、质量等原因中断[5]。直到 20 世纪 80 年代通过工艺改进重新生产出供临床使用的羟喜树碱，并于 1986 年取得了新的批准文号，目前羟喜树碱只在我国应用于临床。20 世纪 90 年代，美国 FDA 先后批准了拓扑替康（Topotecan，TPT）和伊立替康（Irinotecan，CPT-11）两种喜树碱类药物上市[6]。喜树碱衍生物的相继上市使得喜树碱类药物在肿瘤防治中起到了重大作用。

【药理作用】　喜树碱的药理作用主要表现为抗肿瘤活性。喜树碱特异性作用于拓扑异构酶 I（Topo I），通过抑制 DNA 合成从而发挥抗肿瘤作用。喜树碱类药物主要作用于细胞周期的 S 期，为细胞周期特异性药物。动物试验表明喜树碱对小鼠白血病、吉田肉瘤、肉瘤及艾氏腹水癌等肿瘤均表现出一定的抑制作用。

前期临床试验表明，喜树碱及其类似物对膀胱癌、脑癌、乳癌、宫颈癌、结肠癌、神经腹质瘤、何杰金氏病（淋巴网状细胞瘤）、白血病、肺癌、淋巴瘤、黑色素瘤、卵巢癌、胰腺癌、儿科癌症、前列腺癌和肝癌等都有不同程度的疗效[7]。喜树碱针剂 2.5mg/ml，静脉注射每日 5~10mg，140mg 为一疗程，胃癌有效率为 44.8%，肠癌有效率为 38.3%。羟喜树碱可用于胃、肝、头颈部肿瘤及白血病的防治，有效率为 44%，一般使用剂量达到 20mg 时肿块开始缩小，40mg 时疗效达到高峰[6]。此外，喜树碱的二甲基亚砜溶液能治疗银屑病，疗效快、使用方便。

【临床应用】　由于喜树碱的毒副作用，目前临床应用的多为喜树碱的衍生物，主要代表药物有拓扑替康、伊立替康和羟喜树碱。拓扑替康为美国史克公司发现的一种水溶性衍生物，于 1996 年经 FDA 批准用于治疗卵巢癌，是目前最好的治疗卵巢癌的药物。伊立替康为日本两家公司合作开发的水溶性喜树碱衍生物，1996 年获 FDA 批准上市，主要用于晚期结肠癌、直肠癌的治疗，另外对小细胞肺癌、白血病也有明显的抑制作用[8]。羟喜树碱具有广谱的抗肿瘤活性，在临床上多用于膀胱灌注治疗膀胱癌，与其他药物联合用药治疗结肠癌、乳腺癌、胃癌、白血病等多种癌症具有显著疗效，在我国得到了广泛的应用。

【综合评价】　癌症已经成为威胁人类健康的重大疾病之一，并且其发病率和病死率呈现出逐年上升的趋势。喜树碱通过选择性作用拓扑异构酶 I（Topo I）而发挥抗癌作用，它的发现为癌症治疗提供了新的思路。由于喜树碱存在毒性大、溶解性能差以及体内稳定性差等不足，限制了其临床应用，但是喜树碱衍生物药物的相继上市给癌症患者提供了新的药物治疗选择，并取得了良好的治疗效果。喜树碱类药物与多数常用抗癌药物无明显交叉耐药性，在临床应用中常与其他药物联合用药。喜树碱类药物为继紫杉醇后又一类从植物衍生的重要抗肿瘤药物，其独特的抗癌机制和疗效使其在癌症治疗的研究中占有重要的地位。

（康　德　刘艾林　杜冠华）

【参考文献】

［1］Wall ME，Wani MC，Cook CE. Antitumor agent Ⅰ. The isolation and structure of Camptothecin，a novel alkaloidal leukermia and tumor inhibitor from camptotheca acuminate［J］. Amer Chem Soc，1966，88（16）：3888-3890.

［2］Corey EJ，Crouse DN，Anderson JE. Total synthesis of natural 20（S）-camptothecin［J］. J Org Chem，1975，40（20）：2140-2141.

［3］Ciufolini MA，Practical Total Synthesis of（+）-Camptothecin：The Full Story［J］. Tetrahedron，1997，53（32）：11049.

［4］Hsiang Y H，Hertzberg R，Hecht S. Camptothecin induces protein-linked DNA breaks via man malian DNA topoisomerase Ⅰ［J］. BiolChem，1985，260（27）：14873-14878.

［5］中国科学院上海药物研究所. 10-羟基喜树碱抗癌作用的研究［J］. 中华医学杂志，1978，6（3）：42-48.

［6］郭鹏. 喜树碱类抗癌药的研究进展［J］. 武警医学院学报，2001，10（3）：255-258.

［7］冯建灿. 喜树与喜树碱开发利用进展［J］. 林业科学，2000，36（5）：100-108.

［8］方晓阳. 喜树碱类药物四十年研发的回顾与反思［J］. 医学与哲学，2005，26（1）：30-31.

棉花

棉酚

Gossypol

【中文别名】　棉籽酚。

【中文化学名】　2，2′-双-（甲酰基-1，6，7-三羟基-5-异丙基-3-甲基萘）。

【英文化学名】　2，2′-bis-（Formyl-1，6，7-trihydroxy-5-isopropyl-3-methylnaphthalene）。

棉酚

分子式：$C_{30}H_{30}O_8$，分子量：518.5622，CAS号：303-45-7。

【理化性质】　棉酚为淡黄至黄色板状或针状结晶，无臭，无味。不溶于水，微溶于乙醇，可溶于三氯甲烷、乙醚、丙酮、乙酸乙酯、二氯乙烷、四氯化碳和吡啶等有机溶剂，较难溶于环己烷、苯和石油醚。熔点：棉酚的羟醛式（石油醚中结晶）熔点为214℃，（三氯甲烷中结晶）熔点为199℃；羰式（乙醚中结晶）熔点为184℃。棉酚存在手性结构，有左旋和右旋两种光学异构体。常用甲酸棉酚或醋酸棉酚。

【剂型与适应证】　本品以醋酸棉酚收载于《化药地标升国标》第十册。

固体制剂有：复方醋酸棉酚片，棉酚氯化钾维生素B胶囊。临床曾用作男性避孕药。醋酸棉酚与氯化钾，维生素等组合制备为复方醋酸棉酚片，用于子宫功能性出血、子宫肌瘤并月经过多及子宫内膜异位症。

【来源记载】　棉酚主要存在于锦葵植物棉花的根、茎、叶和种子内，棉籽仁中含量最高。棉酚的化学结构于1938年由Adams首次发现，开始应用于抗肿瘤的研究当中。

【研发历程】　1971年5月，我国山东科技人员首先提出产棉区集中不育症与食用棉籽制品有密切关系[1]，并且通过大鼠及家兔等动物试验证明棉酚对雄性动物精子质量具有明显的抑制作用。其作用机制为棉酚可作用于精子细胞，然后波及其他各级生精上皮，醋酸棉酚的作用与棉酚基本相同。1973年，由山东、上海、浙江提供棉酚纯品在上海制备为片剂，开展临床试验[2]。1974年，山东科技人员首次研制出棉酚衍生物——甲酸棉酚，效果与棉酚、醋酸棉酚相似，但副作用远小于醋酸棉酚，更无低血钾症。至1978年，全国临床试验棉酚类口服用于男性避孕共8806例，其中0.99%志愿者中出现"低血钾症"（发生在江苏、上海、四川），而山东临床试验山东酸法生产的棉酚近2000例，均未出现低血钾症。有15%的志愿者出现无精子症（即抗生育不可逆性）。由于棉酚存在的上述两个明显的副作用，在1980年全国总结会议上宣布临床停止服用。在1981—1985年期间，全国组织65-35-2-5攻关协作组，对棉酚的三致试验、抗生育可逆性、低血钾症进行深入研究，并由四省、市分组配对，进行了390例志愿者口服棉酚前瞻性临床研究，结果表明棉酚无致癌、致畸和致突变作用[3]。

【药理作用】　棉酚的药理作用依据性别的不同表现出显著的差异性。在男性，棉酚可显著降低精子质量，表现为降低精子密度或活动力。棉酚的作用部位在睾丸生精上皮，以精子细胞和精母细胞最为敏感。在女性，棉酚可对卵巢及子宫内膜、肌层甾体激素受体有抑制作用，从而使子宫内膜和肌层明显变薄，月经量减少[4]，因此，醋酸棉酚与氯化钾、维生素等组合制备为复方醋酸棉酚片，用于子宫功能性出血、子宫肌瘤并月经过多及子宫内膜异位症，每日建议口服剂量为20mg[5]。

近年来的研究发现，棉酚及其衍生物具有良好的抗肿瘤作用。体外实验表明棉酚对起源于淋巴及粒细胞、肾上腺、乳腺、宫颈、直肠和中枢神经系统的多种肿瘤细胞株均有明显的增殖抑制活性。研究提示，棉酚抑制拓扑异构酶Ⅱ的催化激活和干预拓扑异构酶-DNA复合物形成的稳定性，影响细胞的功能。棉酚降低DNA聚合酶α和β的活性，抑制DNA合成，导致细胞在S期中止，是一种特异的DNA合成抑制剂，在较大剂量下抑制细胞分裂。除此之外，棉酚还可作为信号通路调控因子，抑制肿瘤细胞能量代谢等途径发挥抗肿瘤作用[6]。

【临床应用】　由于棉酚存在低血钾及不可逆性的抗生育风险，因此，其男性避孕药的临床适应证未获得 CFDA 的批准。目前棉酚及其衍生物主要用于女性子宫肌瘤、功能性子宫出血过多以及子宫内膜异位症的治疗。除此之外，棉酚及其衍生物在肿瘤中的治疗作用正逐步得到临床证实，例如棉酚联合多烯紫杉醇、顺铂用于恶性非小细胞肺癌的治疗，目前处于Ⅲ期临床试验阶段[7]。棉酚联合利妥昔单抗可获得更好的抗粒细胞性白血病的治疗功效，目前处于Ⅱ临床试验阶段[8]。

　　【综合评价】 女性口服避孕药的发明被称为千年来影响人类历史进程的 100 项重大发明之一。第一个口服避孕药于 1960 年 5 月 9 日由美国 FDA 批准上市，但由于女性服用避孕药存在诸多副作用，如类早孕反应，月经失调，体重增加，色素沉着等。1970 年，避孕药之父杰拉西提出男性口服避孕药的策略，我国科研人员发现棉酚具有良好的男性避孕功效，是世界上第一个男性避孕药，虽然后因出现不明原因的低血钾症及不可逆的精子损伤而停止应用，但该药的研发大大促进了我国在天然药物研究领域、生殖医学领域以及分子生物学领域的进步，为我国科技现代化水平做出了巨大的贡献。目前该药在我国以复方棉酚片的形式用于子宫肌瘤、子宫内膜异位症的治疗，取得了良好的治疗效果。

（楚世峰　陈乃宏）

【参考文献】

［1］武汉医学院等. 关于食用粗制生棉油引起不孕的调查报告［C］. 全国棉酚科研交流会资料，1972.

［2］王月娥，罗英德，唐希灿. 棉籽粉及棉酚的抗生育作用研究［J］. 药学学报，1979，14（11）：662-669.

［3］袁久荣. 棉酚避孕研究的回顾、思考、展望［J］. 中国中医药信息杂志，1996，3（9）：5-7.

［4］李继俊，李志诚. 棉酚女性抗生育研究［J］. 现代妇产科进展，1994，3（4）：367-371.

［5］王酒功，关慕贞，雷海鹏. （-）和（+）棉酚对雄大鼠生育力的影响［J］. 药学学报，1984，19（12）：932-934.

［6］代友彪，杨四涛，唐辉. 左旋棉酚抗肿瘤作用的研究进展［J］. 中国药业，2009，18（19）：1-4.

［7］Gossypol Combined With Docetaxel and Cisplatin Scheme in Advanced Non Small-cell Lung Cancers With APE1 High Expression. Clinical Trials. gov Web Site 2013，November 11.

［8］Castro，JE，Loria，OJ，Aguillon，RA，et al. A phase Ⅱ，open label study of AT-101 in combination with rituximab in patients with relapsed or refractory chronic lymphocytic leukemia：Evaluation of two dose regimens［J］. Blood 2007，110（11）：3119.

靛玉红
Indirubin

ER-4-13

木蓝

　　【中文别名】 炮弹树碱 B。

　　【中文化学名】 2-（2-氧代-1H-吲哚-3-亚基）-1H-吲哚-3-酮。

　　【英文化学名】 2-（2-Oxo-1H-indol-3-ylidene）-1H-indol-3-one。

靛玉红

分子式：$C_{16}H_{10}N_2O_2$，分子量：262.27，CAS 号：479-41-4。

【理化性质】 本品为暗红色针状结晶，具有升华性，无臭，无味；本品在四氢呋喃或二甲亚砜中微溶，在三氯甲烷、丙酮中极微溶解，在乙醇、乙醚或水中几乎不溶。熔点 348～353℃。靛玉红稳定性较差，贮存过程中需避热、避光[1]。

【剂型与适应证】 本品收载于《化药地标升国标》第 4 册。

靛玉红片：临床用于治疗慢性粒细胞白血病。

【来源记载】 存在于豆科植物木蓝 *Indigofera tinctora* L. 叶，爵床科植物马蓝 *Baphicacanthus cusia* Brem. 根茎，十字花科植物菘蓝 *Isatis tinctoria* L. 根，玉蕊科植物炮弹树 *Couroupita guianensis* Aubl. 果实及花与茎皮。靛玉红已人工合成[2]，合成品对 W256 肉瘤的抑制作用及临床初步疗效与天然提取物近似。

【研发历程】 1951 年报道靛玉红能抑制豚鼠血液中嗜酸粒细胞，但未引起人们注意。靛玉红是传统中药当归芦荟丸的有效成分。中国医学科学院血液学研究所自 1966 年开始运用中医辨证泻肝经实火的治则，用成药当归芦荟丸治疗慢性粒细胞白血病获得一定效果。当归芦荟丸由当归、芦荟、黄连、青黛等 11 味药组成。拆方研究各药，证明青黛为其有效组分。而靛玉红为青黛中所含的有效成分。

靛玉红是我国医学科学家在 20 世纪 70 年代中期发现的抗白血病新药[3]，具有抗菌抗炎、抗肿瘤、增强免疫功能等作用。该化合物现已应用于对慢性粒细胞白血病的临床治疗，具有临床疗效可靠，毒副作用小，对骨髓无明显抑制作用等特点。

【药理作用】 靛玉红不仅具有抗炎、抗菌、清热解毒、增强免疫作用，更重要的是具有抗癌作用[4]。靛玉红对动物移植性肿瘤有中等强度的抑制作用。200mg/kg 皮下或腹腔注射，每日一次连续 6 天，对大鼠 W256 肉瘤的抑制率分别为 47%～52% 和 50%～58%，其腹腔注射化疗指数为 2.23；但是以 500mg/kg 灌胃，抑制率仅为 23%～33%。灌服靛玉红可延长腹水型 W526 大鼠的生存时间。500mg/kg 灌胃，每日 1 次连续 9～10 天，对 C57BL 系小鼠 Lewis 肺癌抑制率约为 43%；对小鼠乳腺癌已有一定抑制作用，但对小鼠淋巴细胞白血病 L1212、P388、L1210 等没有明显抑制作用[5]。

靛玉红对慢性粒细胞白血病的作用尤其显著[6-7]，效果与临床首选药物马利兰相当，疗效快、无明显骨髓抑制作用，具有毒性低、副作用小的优点。靛玉红可能具有促肾上腺皮质激素作用。在病理条件下，例如：炎性腹泻（sprue）、蛋白质代谢紊乱、肾脏疾病、髓性白血病及其他肿瘤等，尿中靛玉红排泄升高。靛玉红可抑制 DNA 的合成，可以破坏白血病细胞，用电子显微镜观察细胞的超微结构发现，在本品的作用下幼稚细胞减少，甚至完全消失。本品能明显缩小脾脏，使血红蛋白上升达到正常，还可使肿大的肝脏缩小。另外，本品还可增强动物单核巨噬系统的吞噬能力，而单核巨噬系统在机体的免疫反应中起一定作用，故本品的抗癌作用可能与提高机体的免疫力有关。

【临床应用】 主要用于慢性粒细胞白血病，总有效率为87.3%，其降白细胞的作用与马利兰相似，缩小肝脏的疗效较马利兰好，但血象及骨髓象的缓解作用则较马利兰差，与马利兰无交叉耐药性，可用于异常骨髓增生症及嗜酸性粒细胞增多症。

【综合评价】 目前，在全球范围内，恶性肿瘤已经成为危害人类生命健康的严重疾病。研究临床疗效可靠，毒副作用小的抗癌药物也逐渐成为人们研究的主流。而靛玉红是一种具有新型结构的药物有效成分，具有临床疗效可靠、毒副作用小、对骨髓无明显抑制作用等优点，对多种人类肿瘤细胞具有抑制作用。因此靛玉红及其衍生物将成为抗癌药物研发领域内的新方向之一。

（宋修云 陈乃宏）

【参考文献】

［1］美国化学会. 美国化学文摘. 美国化学文摘服务社，1998.

［2］涂小军. 天然产物靛玉红及间苯三酚类衍生物的合成研究［D］. 西安：西北大学，2010.

［3］陈海红，孙建宇. 大青叶的研究进展［J］. 中国药业，2004，13（8）：79-80.

［4］吴琦玮，葛忠良，高月等. 靛玉红对肿瘤细胞抑制作用的研究及相关机制探讨［J］. 天津中医药，2008（1）：55-58.

［5］Hoessel R，Leclerc S，Endicott JA，et al. Indirubin, the active constituent of a Chinese antileukaemia medicine, inhibits cyclin-dependent kinases［J］. Nat Cell Biol1999, 1（1）：60-67.

［6］Xiao Z, Hao Y, Liu B, Qian L. Indirubin and meisoindigo in the treatment of chronic myelogenous leukemia in China［J］. Leuk Lymphoma, 2002, 43（9）：1763-1768.

［7］Nam S, Scuto A, Yang F, et al. Indirubin derivatives induce apoptosis of chronic myelogenous leukemia cells involving inhibition of Stat5 signaling［J］. Mol Oncol, 2012, 6（3）：276-283.

第五章

治疗寄生虫、细菌感染疾病的天然小分子药物

概　　述

寄生虫感染性疾病是与生活环境和生活条件密切相关的一类疾病，尤其在经济欠发达地区，寄生虫感染性疾病通常是常见疾病。这些疾病种类多，危害严重，更有一些疾病不仅可以严重危害人们健康，甚至可以危及生命。常见的寄生虫感染性疾病如疟原虫感染引起的疟疾，血液系统的丝虫病，肠道寄生的蛔虫、绦虫等都曾在我国普遍存在，而且也曾在世界范围出现，这些疾病的治疗也曾受到广泛的重视。

在治疗寄生虫感染疾病的药物中，天然药物发挥了重要作用，特别需要关注的是治疗疟原虫感染的药物。早期有奎宁，到20世纪80年代又发现青蒿素，不仅有效控制了疟疾的传播，而且挽救了数以百万计的生命。青蒿素是在中药用药基础上经过艰难的研究发现的抗疟药，鉴于青蒿素为人类做出的贡献，其主要研究人员中国科学家屠呦呦获得了2015年诺贝尔医学或生理学奖。

在治疗蛔虫或绦虫感染疾病过程中，人们从天然产物中发现了山道年对蛔虫感染有肯定的疗效，而槟榔碱等对绦虫感染有显著的效果，曾经是治疗这些寄生虫病的主要药物。到二十世纪后期，新研发的化学药物具有疗效显著、不良反应小的特点，逐渐替代了天然的抗寄生虫药物。但是，这些天然抗寄生虫药物在人类与疾病斗争的历史上曾经做出巨大贡献，是具有重要科学价值和借鉴意义的资料。

来自于植物的天然化合物在治疗寄生虫感染性疾病方面做出了巨大贡献，尤其是我国传统医药学对这类寄生虫感染疾病的治疗做出了重要贡献。目前，寄生虫感染性疾病依然威胁着人类健康。如耐药疟原虫的感染等，需要研发新的药物进行治疗，天然产物仍将是发现新型药物的重要资源。

除了寄生虫感染性疾病的治疗药物来源于天然产物，在致病菌感染疾病的治疗过程中，天然产物也发挥了重要作用。在我国的传统药物应用中，一些清热解毒的药物都表现出很好的抗菌作用。特别是在二十世纪初叶和中叶，研究人员围绕天然产物的抗菌作用进行了大量研究，从天然产物中寻找抑制细菌生长或杀灭致病菌的药物，发现了大批具有抑制细菌生长或杀灭致病菌作用的天然产物。有些天然产物经过临床实验证明可以有效治疗细菌感染性疾病，并应用于临床，如小檗碱等。

但是，来源于植物的抗菌药物的发展到二十世纪中叶后期就由于抗生素的出现而逐渐退出了人们的视野。自1940年代初期，青霉素在临床治疗感染性疾病中取得的巨大成功，使人们把治疗细菌感染性疾病的全部希望寄托于抗生素（早期称为抗菌素）的应用。全世

界的医药科学家围绕抗生素开展了大量研究，发现了大量作用显著的抗生素，如四环素、氯霉素、红霉素等，在治疗人类细菌感染性疾病中做出了巨大贡献。特别是药物化学技术在抗生素结构改造中的应用，获得了令人欣喜的结果，一批强效的、广谱的新型抗生素应用于临床。在抗生素发展的辉煌成就照耀下，天然植物抗菌作用的研究却被人们忘却了。

　　然而，随着抗生素的大量使用，耐药菌的问题已经引起全世界医药学家的关注。人们开始重新审视抗生素的功绩和人类应用抗生素的经验和教训，对于细菌感染性疾病的治疗药物，特别是针对耐药菌感染疾病的治疗药物，开始了新的思考。根据已有研究资料和传统医药学的经验积累，我们有理由相信，治疗细菌感染性疾病，特别是耐抗生素的细菌感染性疾病，植物来源的天然产物将会发挥重要作用。对天然产物治疗细菌感染性疾病的研究，不仅可以发现新型天然药物，而且可以推动感染性疾病治疗的理论研究，植物抗生素的开发和应用将会逐渐受到重视。

　　另外，天然小分子药物在病毒感染性疾病治疗中的作用也需要引起重视。对于从植物中获得小分子化合物的抗病毒作用研究，与早期的抗菌研究一样，受到了广泛的重视。和抗菌药物相似，由于疫苗的出现和病毒性感染的特殊性，特别是现代药物研发的评价模式，阻碍了天然产物抗病毒药物的研发。但是，传统药物在治疗病毒感染性疾病的实践证明，天然药物在治疗病毒感染性疾病中可以发挥重要作用。近些年来，我国临床应用中药提取物治疗病毒感染性疾病取得了明显效果，虽然没有证据证明这些药物可以直接抑制病毒的复制，但对疾病的治疗效果是值得我们深入研究的重要课题。

　　本章收录的天然小分子药物目前临床应用并不广泛，这与对其作用机制的认识不足有关，也与对其治疗作用的评价不足有关，而且这些药物多具有多方面的作用（如大蒜素），临床应用的特点也不够突出。但随着对细菌和病毒感染性疾病的认识不断深入，对治疗策略的研究不断进步，相信天然小分子新药研发会取得新的成就，这些药物将会在临床治疗细菌和病毒感染性疾病中发挥更大的作用。

（杜冠华）

大蒜素

Allicin

ER-5-1

大蒜

【中文别名】　蒜素、大蒜辣素。

【中文化学名】　二烯丙基硫代亚磺酸酯。

【英文化学名】　2-propene-1-sulfinothioic acid，s-2-propenyl ester。

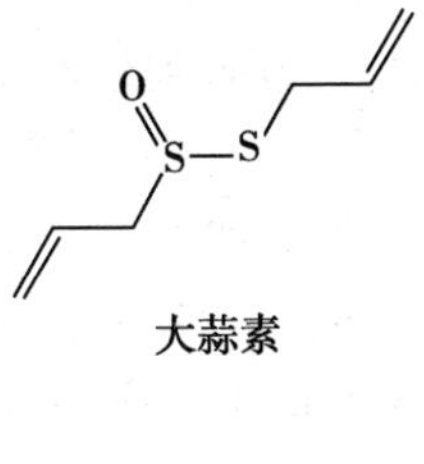

大蒜素

分子式：$C_6H_{10}S_2O$，分子量：162.273，CAS 号：539-86-6。

【理化性质】　淡黄色粉末或淡黄色油状液体，有较浓的刺激性气味。沸点 $80\sim85℃$（0.2kPa），相对密度 $d^{20}=1.112$，折光率 $n_D^{20}=1.561$，无旋光性。10℃时在水中的溶解度约为 2.5%，易溶于乙醇、乙醚、苯等有机溶剂。其化学性质不稳定，遇光、热或有机溶剂等易降解成各种含硫有机化合物。

【剂型与适应证】　本品收载于《化药地标升国标》第一册。

目前临床使用的剂型有：大蒜素注射液、大蒜素速溶肠溶胶囊等。临床主要用于抗病原微生物感染、抗肿瘤、扩张血管，也用于治疗牙周炎和溃疡性结肠炎等。

【来源记载】　大蒜是多年生百合科葱属植物蒜（*Allium sativum* L.）的地下鳞茎，是历史悠久的药食两用植物。公元前 2600—2100 年在古埃及苏美尔人（Sumerian）的陶块上发现有大蒜的记载。在我国古代也有食用和药用大蒜的记载。《本草纲目》中记载：大蒜"通五脏，达诸窍，去寒湿，辟邪恶，消痈肿……止霍乱，除邪祟，解瘟疫，去蛊毒、恶疮、蛇虫、溪毒"。

【研发历程】　大蒜素作为大蒜的主要活性物质，由 Cavallito 和 Bailey 在 1944 年首先从碾碎的大蒜中分离得到，并由 Cavallito 第一个阐明碾碎大蒜中的有气味成分的物理性质和化学结构[1,2]。

研究发现在新鲜的大蒜中不含有游离的大蒜素，只有它的前体物质蒜氨酸（alliin），当大蒜加工或者受到物理机械破碎后，大蒜中的蒜氨酸酶（allinase）被激活，催化分解蒜氨酸为大蒜素[3]。

文献报道大蒜素的制备可以通过提取法、生物合成法和化学合成法。化学合成法是以二烯丙基二硫化物、间氯过氧苯甲酸为原料合成大蒜素，用三氯甲烷、水、乙醚多步提取后减压除去溶剂，得到大蒜辣素的粗品。美国专利报道生物合成法制备大蒜素，专利中特别指明蒜氨酸酶为天然来源，蒜氨酸采用天然来源或人工合成，制成一定浓度水溶液后与蒜氨酸酶反应转变为大蒜素。以低沸点非极性溶剂提取大蒜素，可得到大蒜素纯品，但必须保存在-70℃，以防止大蒜素分解。

【药理作用】　大蒜素是一种广谱的抗菌、抗病毒药，并具有降血压、降血脂、抑制血小板凝集、抑制肿瘤等生物活性。

1. 抗菌抗病毒作用　大蒜素被称为天然的广谱抗菌药物，它能抑制多种细菌并能穿过致病菌的细胞膜而进入细胞质中，使细菌缺乏半胱氨酸不能进行生物氧化作用，从而破坏致病菌的正常新陈代谢，抑制细菌的生长繁殖。此外，大蒜素还对多种病毒具有抑制作用，如流感病毒 B、牛痘病毒和口角炎泡状病毒等。最新研究报道，大蒜辣素还能在体外抑制巴贝西虫的生长繁殖[4]，为巴贝西虫病的临床治疗提供了新的思路。

2. 对心脑血管系统的作用　大蒜素对心血管的作用是通过降低血浆总胆固醇、降血压、抑制血小板活性、降低红细胞压积、降低血液黏度等作用来实现的。聂晓敏等[5]发现大蒜素可增加一氧化氮合酶（iNOS）活性，提高体内一氧化氮（NO）水平，并认为大蒜素舒张血管的效应正是通过激活 iNOS 及增加 NO 水平而实现。体外研究发现，大蒜素可通过 NO 产生舒血管作用，并提高血小板内及胎盘绒毛膜组织和绒毛膜癌组织中 iNOS 和 NO 水平。进一步的体内研究也表明，大蒜素的舒血管作用与增加 NO 水平有关。此外，被高胆固醇饲养的大鼠服用蒜氨酸，发现能有效逆转高血脂、动脉粥样硬化，抑制脂质过氧化物的升高，且使谷胱甘肽分解水平、超氧化物歧化酶和过氧化物酶活性显著性降低。

3. 抗肿瘤作用　大蒜素的有效成分烯丙基硫化物有良好的抗癌防癌作用。近年来国内外的流行病学调查和试验研究表明，大蒜素对胃癌、结肠癌、肝癌和肺癌等多种肿瘤均有明显的抑制作用。实验结果表明[6]，大蒜素能提高肿瘤患者的细胞免疫功能。大蒜素的前体物质为蒜氨酸，具有明显的抗肿瘤活性。20 世纪 80 年代研究发现，荷瘤小鼠瘤灶注射 0.75mg 的蒜氨酸或蒜硫氨酸后，显著性抑制 S180 肿瘤的生长，同时蒜氨酸可选择性地抑制腺细胞中还原谷胱甘肽（GSH）依赖的前列腺素 E_2 的合成。上述研究结果表明，大蒜活性成分能通过不同作用机制抑制肿瘤的产生和生长。

【临床应用】　大蒜素对于真菌感染、细菌感染和病毒感染都有很好的疗效。有临床研究报道，应用大蒜素治愈了 23 例白念珠菌感染患者[7]；大蒜素配合手术治愈了 10 例上颌窦曲霉菌病患者[8]。大蒜素对于治疗慢性胃病、消化性溃疡、慢性结肠炎和脂肪肝等都取得了良好的效果。大蒜素还具有氧自由基消除作用和氧化作用。据报道，大蒜素还具有降低亚硝酸盐含量和抑制硝酸盐还原菌的作用，对治疗慢性胃病，如胃区不适、饱胀隐痛、反酸、嗳气、烧灼及食欲不振等，服用大蒜素症状明显好转。

【综合评价】　大蒜具有悠久的应用历史，被誉为天然的"药用植物黄金"。大蒜素是大蒜发挥药效的主要活性成分之一，具有易得、易合成、结构简单、生物活性明显、治疗范围广泛、不良反应小等特点，将其开发为治疗药物是国内外研究的热点，并且愈来愈受到关注。但由于大蒜素不稳定，动物试验所用的大蒜素为临用前由蒜氨酸与蒜氨酸酶反应制备。国内外学者已经对大蒜素形成的两个关键因素蒜氨酸酶和蒜氨酸做了大量深入的研究，同时也对大蒜素的药用活性和检测方法进行了大量研究，但由于其化学性质极不稳定，为从分子水平研究大蒜素作用机制带来一定困难。因此，对大蒜素理化性质的充分认识，有利于进一步分离、提取、纯化、分析检测和保存大蒜素，使大蒜中的这一有效成分的开发和利用取得突破性进展。

（周　围　刘艾林）

【参考文献】

［1］Cavallito CJ, Bailey JH. Allicin, the antibacterial principle of Allium sativum. I：isolation, physical properties and anti- bacterial action ［J］. J Am Chem Soc, 1944, 66：1950-1951.

［2］Cavallito CJ, et al. Allicin, the antibacterial principle of Allium sativum. II：determination of the chemical structure ［J］. J Am Chem Soc, 1944, 66：1952-1954.

［3］冯树丹, 弭晓菊, 马跃. 大蒜经济价值及脱臭机理 ［J］. 北方园艺, 1998, （3）：37-38.

［4］Salama AA, Aboulaila M, Terkawi MA, et al. Inhibitory effect of allicin on the growth of Babesia and Theileria equi parasites ［J］. Parasitol Res, 2014, 213 (1)：273-285.

［5］聂晓敏, 周玉杰, 谢英, 等. 二烯丙基三硫化物涂层支架对冠状动脉损伤后血管壁内 iNOS 蛋白表达及 NO 水平的影响 ［J］. 第四军医大学学报, 2006, 2 (11)：9752-9771.

［6］张志勉, 高海青, 魏瑗. 大蒜素对肿瘤患者细胞免疫功能的影响 ［J］. 山东大学学报：医学版,

2003，41（2）：148-150.

［7］段国兰，陈天铎，史庭恺，等. 大蒜素静脉滴注治疗下尿路白色念珠菌感染［J］. 中华泌尿外科杂志，1996，17（1）：64.

［8］汪晓雷. 大蒜素治疗上颌窦曲霉菌病（附10例临床疗效分析）［J］. 中国中西医结合耳鼻咽喉科杂志，1998，6（2）：91-92.

蛔蒿

山道年
Santonin

【中文别名】 蛔蒿素；驱蛔素；驱蛔蒿；山道酸酐。

【中文化学名】 3a，5，5a，9b-四氢-3，5a，9-三甲基萘酚［1，2-b］-呋喃-2，8（3H，4H）-二酮。

【英文化学名】 3a，5，5a，9b-Tetrahydro-3，5a，9-trimethylnaphtho［1，2-b］-furan-2，8（3H，4H）-dione。

山道年

分子式：$C_{15}H_{18}O_3$，分子量：246.3，CAS号：481-06-1。

【理化性质】 本品为无色、扁平的斜方系柱晶或白色结晶性粉末；无臭，味初淡，后有极微的苦味；在日光下即变黄色。本品在水中几乎不溶，在乙醇中略溶，在沸乙醇或三氯甲烷中易溶，在乙醚中微溶。本品熔点 170～174℃，相对密度 1.187，比旋度为（$[\alpha]_D^{25}$）-170°～-175°（1%乙醇溶液）。山道年是一种含有两个双键的酮内酯，溶于碱中后，打开内酯环而生成盐，经酸化转回至原型。

【剂型与适应证】 本品收载于《中国药典》1977年版。

制剂有山道年片、山道年甘汞片以及山道年酚酞片。本品为驱虫药，用于蛔虫感染使用已久，疗效显著。由于新型药物的出现，目前已经不再使用。

【来源记载】 本品为从菊科植物 *Artemisia cina* Berg 蛔蒿或蒿属其他植物未开放的花蕾中提取得到的一种内酯。在我国古代就有山道年蒿的记载[1]，英文名：Santonica Wormseed，中文别名：驱蛔蒿，拉丁名：*Seriphidium cinum*（Berg et Poljak.）Poljak.（又名 *Artemisia cina* Berg）。山道年蒿异名蛔蒿，为菊科绢蒿属植物蛔蒿的花序和叶。绢蒿属全世界有100余种；中国有30余种，部分种类可供药用。

山道年蒿是提取与制造驱蛔药山道年的原料，生于冷凉干旱沙质壤土。原产前苏联中亚南部地区，中国新疆最早引入栽培，现中国西北、华北、东北等地也有引种。山道年蒿含粗毛豚草素（hispidulin），槲皮素（quercetin），芦丁（rutin），咖啡酸（caffeicacid）。花含 α-山道年（α-santonin）1%～3.5%，苦艾素（artemisin）及挥发油1%～3%［油中主要为 1, 8-桉叶素（1, 8-cineole）] 等。叶中也含少量的 α-山道年。本品中还分离到 β-山道年（β-cintonin），3, 4, 5, 7-四羟基-3-甲氧基黄酮-7-葡萄糖苷（transilin），及其他的苷元。

近代临床使用的山道年是从菊科植物蛔蒿（*Seriphidium cinum*）等蒿属植物的花蕾中得到的结晶性倍半萜内酯。蛔蒿除含 α-山道年外，尚含有伪山道年（ψ-santonin）和苦艾内酯（artemisin）。东北蛔蒿（*Seriphidium finitum*）中则含有 β-山道年，它们均为桉烷衍生物，都具有驱蛔虫作用。以 α-山道年作用最强[2]。

茴蒿中含有的主要成分有：

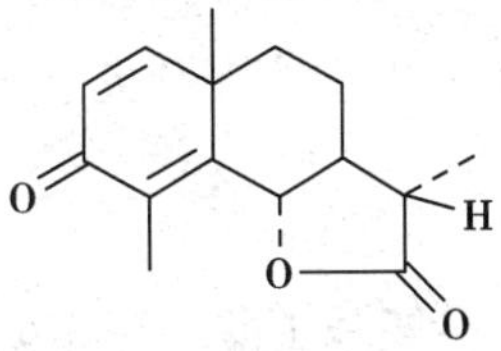

α-山道年 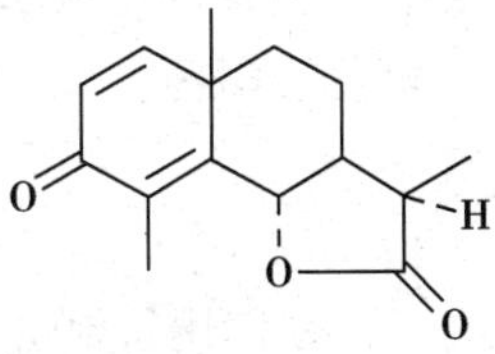　　　　β-山道年 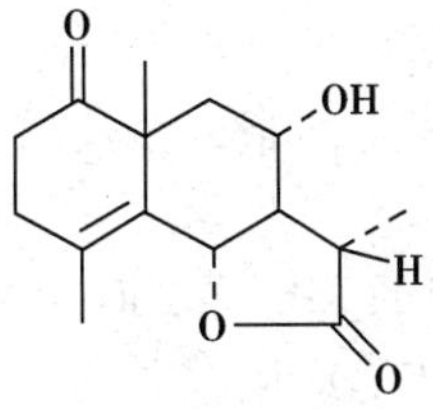　　　　伪山道年 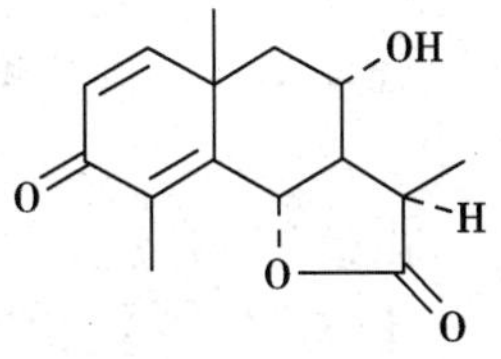　　　　苦艾内酯

【研发历程】 在十九世纪末已经开始研究山道年的化学性质及分子结构[3]，最初的研究者均是意大利学者，如 Cannizzaro，Andreocci，Gucci，Francesconi 等。在 1910 年以前推定的山道年结构式都未能完全正确，直到 1929—1930 年，英国学者 Clemo，Haworth 及 Walton 因为人工合成山道年转变为变质山道年（desmotroposantonin）及亚山道年酸（santonous acid），才最终确定山道年的结构式。但到 1940 年，仍未有山道年的结构构型报道，我国学者黄鸣龙等于 1951 年基本完成构型研究，1954 年得到日本学者 Abe, Y.，Harukawa 等的最后证明。

1952 年山东新华制药厂从前苏联引种绒毛茴蒿种子并试植成功，随后五年扩大种植面积，提取山道年试验成功并投产。后经科研工作者研究，已可人工合成。医药上用作驱蛔虫药。由于毒性副作用大，过量可出现黄视症（视物呈黄色，即视觉扰乱）等中毒现象，我国已停止使用。

α-山道年最早收录于《中国药典》1953 年版[4]第 18 页。继而在《中国药典》1963 年版二部[5]第 511 页以及《中国药典》1977 年版二部[6]第 36 页中均有收录，而在之后版本的《中国药典》中被删除，其化学性质如前所述。

山道年的提取方法很多[7]，目前在国内主要用两次钙盐法和苯提法生产药用山道年。早年国外已列入商品生产。由于山道年的驱蛔效果好，使用方便，加之我国患病率高。故山道年需用量很大，每年均需从国外进口数量可观的山道年。1957 年我国蛔蒿的栽培工作已有一定成绩，有了大量生产山道年的条件，但我国所栽培的蛔蒿（*A. incana* Keller）与其他国家用在生产上的蛔蒿品种不同，为此以付丰永为首的研究人员对蛔蒿进行了提取 α-山道年的工艺研究。

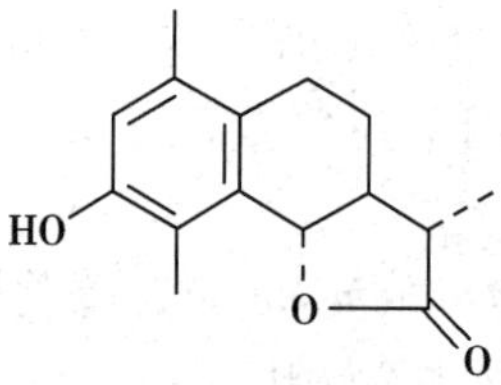

变质山道年 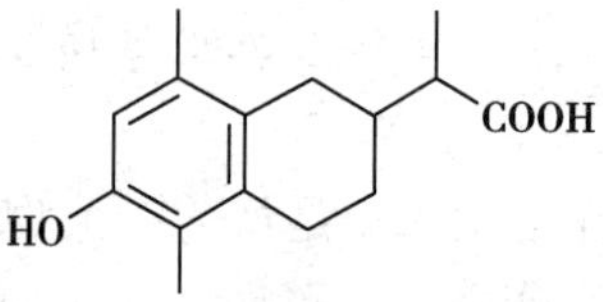　　　　　　　　　　　亚山道年酸

【药理作用】　山道年具有驱蛔虫作用。山道年能兴奋蛔虫神经节，使其肌肉发生痉挛性收缩，因而不能吸附于肠壁，当用泻药后，使蛔虫排出体外。仅用于驱蛔虫，对其他肠虫几乎无效。应用过量有毒性反应，尿中排出时可使尿呈深黄色或粉红色。可用于治疗蛔虫病，服药期间忌油脂，服药后需用盐类等泻药。肝、肾病和急性胃肠炎患者忌用。

山道年小鼠皮下注射的 LD_{50} 为 250~400mg/kg。

【临床应用】　山道年是应用较久的驱蛔虫药，其作用机制介于 γ-氨基丁酸（GABA）的抑制作用和胆碱功能兴奋作用，也可作用于人的中枢神经系统，会引起诸如眩晕、失神、头痛、癫痫样痉挛、黄视症、感觉异常等。山道年在肠道中由于肠液的碱性和胆盐的溶媒作用，极易溶解和吸收，尤其是摄入脂肪性食品可促进胆汁分泌，增加吸收，更易中毒。山道年对中枢神经系统的毒性，小量引起色觉障碍，大剂量可引起癫痫样惊厥，过度兴奋后转入严重抑制，甚至昏迷。山道年有剧毒，儿童致死量为 0.15g，成人致死量约 1g。由于毒性大，现已被淘汰。

【综合评价】　山道年存在一定的毒性，作为驱蛔虫药为众多患者提供了帮助，为人类健康做出了贡献，也为人类抗寄生虫药物的研发提供了理论和实践的借鉴，代表医药科学发展历史中的阶段成就。

（杨德智　吕　扬）

【参考文献】

[1] 第二军医大学. 中国药用植物图鉴 [M]. 上海：上海教育出版社，1960.

[2] 北京医学院. 中草药成分化学 [M]. 北京：人民卫生出版社，1980.

[3] 黄鸣龙，周维善. 山道年及其一类物的立体化学 [J]. 药学学报，1956，4（1）：73-95.

[4] 中华人民共和国卫生部药典委员会. 中华人民共和国药典 [M]. 1953 年版. 北京：商务印书馆，1953：18-19.

[5] 中华人民共和国卫生部药典委员会. 中华人民共和国药典 [M]. 1963 年版. 北京：人民卫生出版社，1964：511-512.

[6] 中华人民共和国卫生部药典委员会. 中华人民共和国药典 [M]. 1977 年版. 北京：人民卫生出版社，1977：36-37.

[7] 傅丰永，陈延铺，尚天民. 自蛔蒿提取山道年方法的研究 [J]. 药学学报，1963，10（3）：140-146.

石吊兰素

Lysionotin/Nevadensin

石吊兰

【中文别名】 岩豆素。

【中文化学名】 5，7-二羟基-4，6，8-三甲氧基黄酮。

【英文化学名】 5，7-dihydroxy-4，6，8-trimethoxyflavone。

石吊兰素化学结构

分子式：$C_{18}H_{16}O_7$，分子量：344.32，CAS：10176-66-6。

【理化性质】 黄色针状结晶或淡黄色粉末；无臭，无味；在三氯甲烷中略溶，在甲醇、乙醇或醋酸乙酯中微溶，在乙醚中极微溶解，在水中不溶，在5%碳酸钠溶液、氢氧化钾溶液或氢氧化钠溶液中溶解；熔点为197~199℃。

【剂型与适应证】 本品收载于《中国药典》1977年版。

剂型：石吊兰片（消核灵）：每片0.3g（相当于原生药4g），每次4片，每日3次口服。石吊兰素片：每片含石吊兰素50mg，每次1~2片，每日3次口服。适应证：祛痰、止咳、软坚，临床用于支气管炎、淋巴结核、风寒感冒等。

【来源记载】 中药石吊兰为苦苣苔科（Gesneriaceae）植物石吊兰（*Lysionotus paucylora* Maxim.）全草。石吊兰为常绿小灌木，攀附石上或树上，生于山坡岩石阴湿处。夏、秋二季叶茂盛时采割，除去杂质，晒干。石吊兰在江苏、浙江、安徽、江西、湖南、湖北、陕西、四川、云南、贵州、广西等地较多。

石吊兰在云南、贵州及秦岭以南地区具有悠久的药用历史，其功能与主治在历代药物典籍中均有描述。石吊兰味苦，性平，入肺、肝、肾三经。在《草木便方》中记载：消痰追毒、化食养阴血，治风湿气肿、头闷眼花、诸虚；《分类草药性》中记载：治吐血，腰膝痛，祛风除湿，跌打损伤；《民间常用草药汇编》描述：清肺止咳，凉血止血[1-2]。

含有该成分的其他植物有菊科植物内华依瓦菊 *Iva nevadensis* M. E. Jone 全草；针状依瓦菊 *I. acerosa*（Nutt.）Jackson 地上部；矮向日菊 *Helianthus pumilus* L. 茜草科植物胶栀子 *Gardenia gummifera* Linn. f. 唇形科植物樟脑罗勒 *Ocimun canum* Sims 叶和花。

【研发历程】 石吊兰为民间抗结核的草药，从中分离得脂溶性成分石吊兰素。我国科学工作者首次发现石吊兰素为石吊兰抗结核有效成分。中科院上海药物研究所徐垠等人鉴定发现石吊兰素为5，7-二羟基-4′，6，8-三甲氧基黄酮，为已知物 Nevadensin[3,4,5]。

Farkas 等采用14步合成法证明其结构，反应步骤繁复。中国科学院上海药物研究所唐才芳等设计合成路线更为简便，总得率高10余倍[6]。

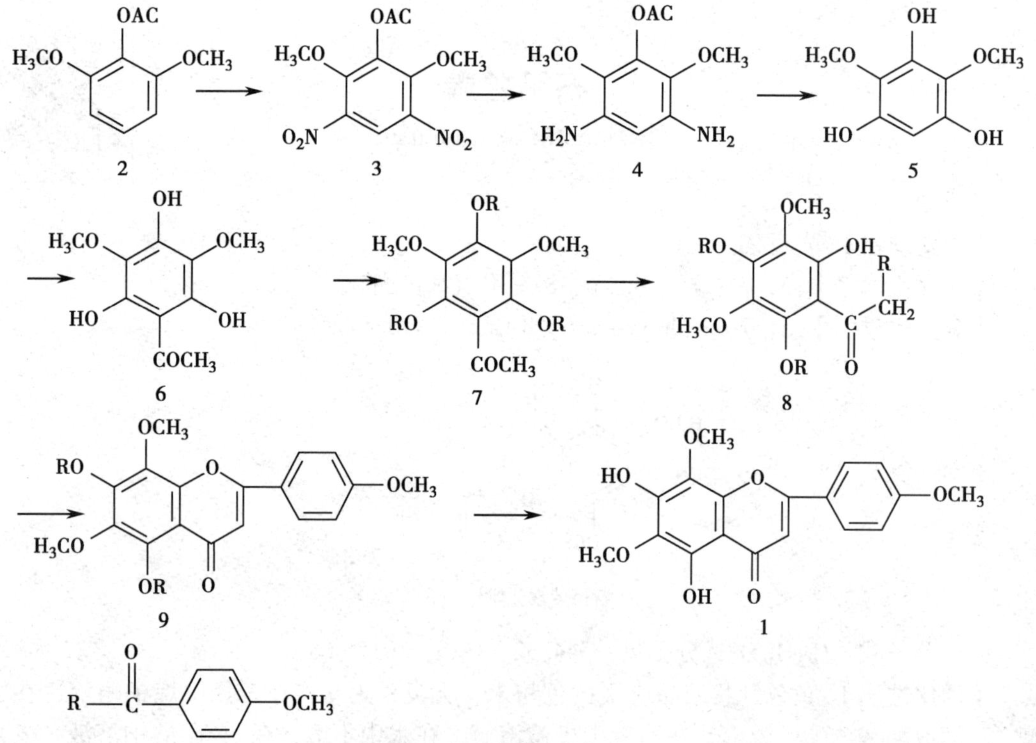

石吊兰素设计合成路线[6]

石吊兰素为不溶于水的化合物，其钠盐虽能溶于水，但临床使用针剂时患者疼痛，为了克服上述缺点，合成了可供肌内注射用的石吊兰素甲胺基葡萄糖盐，疗效显著，且不引起疼痛，已在临床使用。为了探讨其构效关系，设计合成的 7 个化学类似物经淋巴结分枝杆菌抑菌试验表明有较好的活性。7 个化学类似物为：6，8-二氯-4'-甲氧基黄酮；6，7-二甲基-4'-甲氧基黄酮；6，7-二氯-4'-甲氧基黄酮；5，7-二甲氧基-3'，4'-二甲氧基黄酮；6，7-二氯-3'，4'-二甲氧基黄酮；6-氯-4'-甲氧基黄酮；3，4-二氯-6-（4-甲氧基苯酰氧基）苯乙酮[6]。

【药理作用】

1. 抗结核菌、抗炎作用　石吊兰素体外 200μg/ml 有明显的抗结核杆菌的作用，体内试验也有一定的保护作用，用于淋巴结核的治疗效果显著[5]。石吊兰素对五羟色胺、甲醛、高岭土等所致的实验性关节炎有明显抑制作用，对棉球肉芽肿也有抑制作用，且其抗炎作用不依赖肾上腺皮质的存在[7]。

2. 降压作用　石吊兰素主要作用于中枢神经引起降压，对外周也有影响。SD 大鼠侧脑室注射石吊兰素发现其具有降低动脉血压的作用，且其降低收缩压的作用较强于降低舒张压，其机制可能为石吊兰素激动中枢 α 肾上腺素能受体的作用强于中枢 β 肾上腺素能受体。

3. 清除自由基　石吊兰素酚羟基是清除自由基（·OH）的主要活性基团。

4. 体内过程　SD 大鼠单次口服石吊兰素 50mg/kg，6.5±1.6 小时（T_{max}）达到最大血药浓度（$C_{max}=58.4±10.3$ng/ml），半衰期为 4.8±1.3 小时，36 小时后体内检测不到[8]。

【临床应用】　石吊兰素用于颈淋巴结核、肺结核、骨结核的辅助治疗，也可用于支气管炎。不良反应主要为恶心、呕吐、腹泻和腹部不适等。

【综合评价】 石吊兰素安全有效，为耐药结核病和难治疗性肺外结核提供了有效的治疗途径，其在中药复方中的医用价值较高，随着其提取工艺的日趋完善，其生物活性不断提高，应用领域也日趋拓展。

（张 钊 陈乃宏）

【参考文献】

［1］中华人民共和国卫生部药典委员会. 中华人民共和国药典一部 ［M］. 1977 年版. 北京：人民卫生出版社，1977：141.

［2］国家中医药管理局《中华本草》编委会. 中华本草：第 20 卷 ［M］. 上海：上海科技出版社，1999：498-500.

［3］Farkas L，Nogradi M，Sudarsanam V，et al. Constituents of Iva Species V. Isolation，structure，and synthesis of nevadensin，a new flavone from Iva nevadensis M. E. Jones and Iva acerosa（Nutt.）Jackson，［J］. Org Chem，1966，31：3228.

［4］Mabry J. The systematic Identification of Flavonoids ［J］. Springer-Verlag，New York and Heidelberg，1970，107.

［5］徐垠，胡之璧，冯胜初，等. 石吊兰抗结核有效成分的研究 I：石吊兰素的分离和鉴定 ［J］. 药学学报，1979，14（7）.

［6］唐才芳，奚国良，顾坤健等. 具有抗结核活性的石吊兰素及其类似物的合成 ［J］. 中国药学杂志，1981，16（3）：55-56.

［7］何修泽，罗桂英，王卓娜. 石吊兰素的抗炎作用研究 ［J］. 中药通报，1985，10（11）：516-518.

［8］Liu H，Yan C，Li C，et al. LC-MS/MS determination of nevadensin in rat plasma and its application in pharmacokinetic studies ［J］. J Pharm Biomed Anal，2013，74：56-61.

ER-5-4

石蒜

石蒜碱
Lycorine

【中文别名】 水仙碱。

【英文别名】 narcissine，galanthidine。

【中文化学名】 1，2，4，5，12b，12c-六氢-7H-［1，3］环二氧［4，5-j］吡咯［3，2，1-de］菲啶-1，2-二醇。

【英文化学名】 1，2，4，5，12b，12c-Hexahydro-7H-［1，3］dioxolo［4，5-j］pyrrolo［3，2，1-de］phenanthridine-1，2-diol。

石蒜碱

分子式：$C_{16}H_{17}NO_4$，分子量：287.31，CAS：476-28-8。

石蒜碱衍生物有：

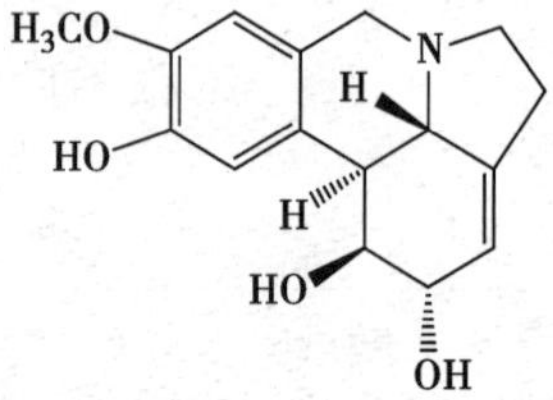

伪石蒜碱 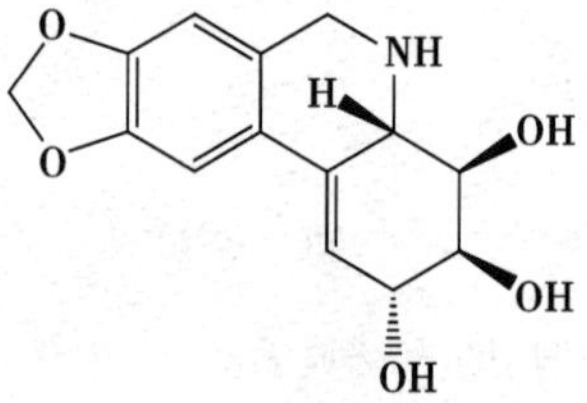   石蒜西定

【理化性质】 无色棱柱状晶体，熔点 275~280℃（分解），有右旋光性，比旋光度为-129°（98%乙醇），不溶于水，难溶于乙醇和乙醚。

【剂型与适应证】 本品无来源标准。

注射液：25mg/ml，用于抗阿米巴原虫，也可用于肠内外阿米巴。皮下注射，每次 25~50mg，1 日量 50mg。

【来源记载】 中药石蒜为石蒜科（Amaryllidaceae）植物石蒜（*Lycoris radiata* Herb.）的鳞茎，作为一种传统的药用植物，在临床上有着悠久的应用历史。石蒜始载于《图经本草》，主要用于"敷贴肿毒"；《本草纲目拾遗》记载本品可以："治喉风、痰核、白火丹、肺痈"[1]。

石蒜属（*Lycoris*）植物全世界有约 20 余种，主要分布在我国和日本、朝鲜、韩国和缅甸等中南亚国家有少数品种分布。石蒜形态优美，花色鲜艳，是优秀的园艺植物。石蒜味辛，性平，有解毒、祛痰、利尿、催吐之功效，用于治疗咽喉肿痛、痈肿疮毒、水肿、小便不利、咳嗽痰喘、食物中毒等病症，现代医学认为它对中枢神经系统和心血管系统等有作用[2]。

到目前为止，从石蒜属植物中提取分离得到的活性成分主要是生物碱，共有 40 余种。石蒜的生物碱含量差异较大，种源选择对它的开发具有现实意义。药理试验表明，加兰他敏、石蒜碱、力可拉敏、石蒜宁碱和文殊兰碱等具有多种药理活性作用，是石蒜的主要有效药用成分。石蒜碱可替代吐根碱治疗阿米巴痢疾，也有一定的抗癌作用。加兰他敏、二氢加兰他敏和力可拉敏可治疗小儿麻痹后遗症，恢复神经功能和外伤性截瘫等。加兰他敏是治疗阿尔茨海默病的特效药，这是石蒜受到关注的最重要原因。加兰他敏的植物来源只有石蒜，它在石蒜中含量非常少，目前在石蒜野生资源中发现其最高含量不超过 0.02%，这为石蒜的开发提供了巨大的想象空间[2]。

【研发历程】 石蒜碱最初由森岛于 1895 年从石蒜 *Lycoris radiata* Herb. 的鳞茎中分离获得，但其结构直到 1935 年才得以确立。1959 年科学家进一步通过单晶确定了石蒜碱的立体结构[3]。

石蒜碱提取通常采用溶剂提取法，常用来提取石蒜碱的溶剂有低级醇类、酸水，经减压浓缩后得到含石蒜碱的石蒜浸膏；然后经酸、碱处理，利用亲脂性生物碱易溶于亲脂性有机溶剂，而其盐溶于水的性质，以及总生物碱中各种单体生物碱之间碱性的差异，在不同的 pH 条件下进行分离[4]。但是此种分离石蒜碱的技术存在着有机溶剂消耗较大、萃取时容易产生乳化现象、影响分离提取效果、操作工时长的缺点。

色谱法分离：采用阳离子交换树脂吸附、缓冲溶液洗脱、薄层层析跟踪检测洗脱流分，采用萃取和蒸馏浓缩富集石蒜碱段流分，得石蒜碱游离碱粗品，再以甲醇有机溶剂重结晶，得纯度为99%左右的石蒜碱游离碱结晶。该方法具有收率高、纯度好、工艺操作简单、节省工时、原材料消耗少等优点[5]。

树脂吸附是一种有效分离有效成分的途径。用大孔吸附树脂纯化石蒜碱，分段收集洗脱液并测定石蒜碱含量。提取和洗脱使用食用级乙醇，属于环境友好的提取纯化工艺[6]。

石蒜碱是具有生理和药理活性的重要组分，具有良好的药用价值，将来很有可能被用来研制成为我国具有自主知识产权的新药。目前，石蒜碱的提取技术还不够成熟，大多数提取所得到的石蒜碱均为多种生物碱的混合物，由于不同的生物碱药效相差很大，这种生物碱的混合物很难被直接利用，必须先经过分离纯化，给石蒜碱药用价值的开发和利用带来了相当不利的影响和限制。所以，开发出具有工业应用价值且环保的石蒜碱提取与分离纯化新技术，对石蒜碱的应用及推动我国中草药产业的飞速发展，提高天然产物的经济价值和社会效益均具有极其重要的意义[7]。

【药理作用】　近年来，国内外对石蒜碱及其衍生物的合成方法进行了较深入的研究，合成了很多石蒜碱的衍生物。随着研究的不断深入，石蒜碱及其衍生物的药理活性及作用机制的研究有了很大进展[8-10]。

1. 对中枢神经系统的作用　石蒜碱能加速小鼠运动性防御性条件反射的形成。大鼠腹腔注射石蒜碱5mg/kg，不仅能明显延长条件反射的潜伏期，而且阳性条件反射也部分消失，24小时后基本恢复。小鼠腹腔注射石蒜碱2mg/kg，兔肌内注射12mg/kg或20mg/kg，均出现明显的镇静作用。对兔的作用强度与肌内注射25mg/kg的氯丙嗪相同。小鼠与大鼠分别注射石蒜碱12mg/kg和15mg/kg后，可延长环己巴比妥钠、戊巴比妥钠、眠尔通的睡眠时间，但其效力不如延胡索乙素强。对硫喷妥钠及水合氯醛也有明显的加强作用。热板法证明，小鼠腹腔注射石蒜碱12mg/kg，能显著地增强吗啡和延胡索的镇痛效力。人工发热兔静脉滴注石蒜碱12mg/kg或皮下注射5~10mg/kg，均有较明显的解热作用。大鼠皮下注射或静脉滴注5mg/kg的石蒜碱，30分钟后体温开始下降，90分钟达最低时约降1℃，并与氨基比林有协同作用。

2. 对心血管系统的作用　麻醉犬、猫及兔静脉滴注石蒜碱有轻度降压作用。对蟾蜍离体心脏则呈抑制作用。

3. 抗炎作用　石蒜碱3mg/kg静脉滴注或皮下注射，对兔甲醛性及大鼠蛋清性脚肿胀有明显的对抗作用。但除去肾上腺后，石蒜碱对大鼠的蛋清性脚肿则无抗炎活性。实验还证明，石蒜碱能导致小鼠胸腺萎缩，使兔肾上腺中维生素C的含量明显降低，并使蟾蜍嗜酸性白细胞减少。除去垂体的蟾蜍，石蒜碱的上述作用消失。故认为石蒜碱有刺激垂体-肾上腺皮质功能的作用，其抗炎作用可能与此有关。

4. 对平滑肌的作用　石蒜碱对豚鼠及兔离体子宫均有明显的兴奋作用。此作用不被苯海拉明所对抗。对大鼠离体子宫小剂量兴奋，大剂量则抑制。对兔在位子宫及宫萎，0.1%石蒜碱2mg/kg静脉滴注，有明显的兴奋作用。兔静脉滴注石蒜碱，可出现异常剧烈的肠蠕动。此作用与其抑制胆碱酯酶有关。

5. 催吐作用　石蒜碱有明显的催吐作用。犬静脉滴注0.1%~0.5%石蒜碱0.2~1mg/kg，10分钟后产生呕吐反应。其作用比阿朴吗啡弱而比吐根碱强。呕吐的潜伏期与吐根碱相似，而较阿朴吗啡长。毒性较小。因此有时用石蒜碱作食物中毒时的催吐剂。

6. 抗癌作用　在体实验表明，石蒜碱能抑制小鼠腹水癌细胞的无氧酵解，但对其呼吸及有氧酵解无作用，而试管内试验石蒜碱明显抑制有氧酵解，对癌细胞的呼吸及无氧酵解则无明显作用。石蒜碱对小鼠淋巴肉瘤、肉瘤 37 和大鼠淋巴肉瘤、肝癌细胞有显著抑制作用；对 HeLa 细胞、肉瘤 180、艾氏腹水癌、腹水肝癌和吉田肉瘤亦有抑制作用。石蒜碱能抑制三磷酸腺苷酶，此种作用可能与其细胞毒作用有关。

7. 抗寄生虫、抗疟疾作用　二氢石蒜碱的抗阿米巴痢疾作用比吐根碱强，毒性却比吐根碱小，有可能成为比吐根碱更好的抗阿米巴痢疾药物，二氢石蒜碱还可以用于肺吸虫病的治疗。石蒜碱及其1，2-二乙酰氧基取代物对体外培养的氯喹敏感型疟原虫 D10 和氯喹耐药型疟原虫 FAC8 都具有抗疟疾活性，但活性比氯喹和青蒿素弱；也有学者研究发现石蒜碱对氯喹耐药型疟原虫的疗效比氯喹敏感型疟原虫更好，通过与其他具有抗疟疾活性的石蒜科生物碱进行结构比较，推测石蒜碱的抗疟疾活性可能与分子中的亚甲二氧基苯和不与甲基相连的叔胺有关。以上研究提示我们，通过对石蒜碱及其衍生物的抗疟疾活性与作用机制的深入研究，有可能开发出新的疗效更好的抗疟疾药物。

8. 其他作用　石蒜碱对胆碱酯酶只有微弱的抑制作用。兔或大鼠皮下注射小量石蒜碱，略有降低血糖作用，并能减轻肾上腺素引起的大鼠高血糖，但较大量仅使血糖显著升高。与 SKF-525A 相似，石蒜碱还能抑制药物代谢，但作用较弱。对阿米巴原虫有杀灭作用。大鼠腹腔注射石蒜碱 6mg/kg，可明显增加尿酸的排出量。

【临床应用】　石蒜碱经氢化后生成二氢石蒜碱，后者具有较强的抗阿米巴痢疾作用，且毒性较小，已供临床使用。石蒜碱制成的内铵盐在动物身上表现出抗肿瘤作用。中药铁色箭、乌蒜具有祛痰催吐作用，主要由于含有石蒜碱。

石蒜碱接触皮肤会出现红肿、发痒，吸入呼吸道可引起鼻出血。所以在生产及使用时应加注意。服用过量可致流涎、呕吐、腹泻、心动过缓、手脚发冷、甚至呼吸中枢麻痹而死。主要临床应用研究集中在：①抗癌作用；②对中枢神经系统作用；③对心血管系统的作用；④抗炎作用；⑤对平滑肌的作用；⑥催吐作用。

【综合评价】　石蒜科植物在我国分布广泛，石蒜碱等生物碱类化合物是其主要成分。研究表明，石蒜碱及其衍生物具有抗炎、抗病毒、抗疟疾、抑制乙酰胆碱酯酶、保护心血管以及诱导肿瘤细胞凋亡等多种药理作用。对此类化合物的深入研发，一方面充分利用我国的自然资源，创造巨大的经济效益；另一方面，有希望研制出针对肿瘤、老年痴呆、病毒感染等重大疾病有效的新药，具有重大的社会效益。因此，对于石蒜碱及其衍生物的新药研发值得科研人员予以关注。

（刘河　白晓宇　杜立达）

【参考文献】

[1] 秦昆明，李笑，徐昭，等. 石蒜碱及其衍生物的药理作用研究概况 [J]. 北京联合大学学报（自然科学版），2009，23（1）：6-10.

[2] 黄宝祥，符树根，朱培林，等. 石蒜属植物石蒜碱的研究 [J]. 江西林业科技，2012，1：22-24.

[3] 洪山海，陈政雄，李静芬. 石蒜科生物碱的研究 II，假石蒜碱的新分离法和石蒜碱高含量植物的寻

找［J］. 药物学报，1962，9（12）：719-724.

［4］赵明明，熊海蓉，李霞，等. 石蒜属植物中石蒜碱的研究进展［J］. 河南化工，2010，27（10）：25-27.

［5］傅和亮，王宁，何宣扬，等. 从植物提取物中分离石蒜碱的方法［P］. CN：1611504A，2005-05-24.

［6］李霞，熊远福，文祝友，等. 大孔吸附树脂纯化石蒜中石蒜碱［J］. 应用化学，2009，3（26）：325-328.

［7］陈宜政，李健喜，罗永华，等. 一种石蒜氢溴酸加兰他敏酸水浸提生物碱提取方法及工艺［P］. CN：1569856A，2005-01-26.

［8］季宗彬. 中药有效成分药理与应用［M］. 北京：人民卫生出版社，2011.

［9］R Vrijsenz，DAV Berghep，AJ Vlietinckg，et al. Lycorine：A Eukaryotic Termination Inhibitor?［J］. The Journal Of Biologicacl Chemistry，1986，261（2）：505-507.

［10］JC Cedrón，D Gutiérrez，N Flores，et al. Synthesis and antiplasmodial activity of lycorine derivatives［J］. Bioorganic & Medicinal Chemistry，2010，18：4694-4701.

青蒿素
Artemisinin

黄花蒿

【中文别名】 黄花蒿素、黄花素、黄蒿素。

【中文化学名】（3*R*，5a*S*，6*R*，8a*S*，9*R*，10*S*，12*R*，12a*R*）-十氢-3，6，9-三甲基-3，12-桥氧-12H-吡喃并［4，3-J］-1，2-苯并二塞平-10-酮。

【英文化学名】［3R-（3R，5aS，6S，8aS，9R，10R，12S，12aR）］-Decahydro-3，6，9-trimethyl-3，12-epoxy-12H-pyrano［4，3-j］-1，2-benzodioxepin-10-one。

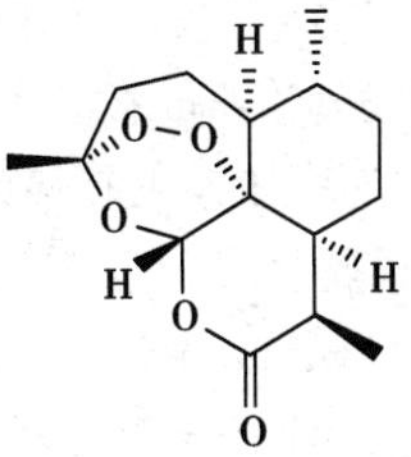

青蒿素

分子式：$C_{15}H_{22}O_5$，分子量：282.34，CAS 号：63968-64-9。

青蒿素衍生物有：

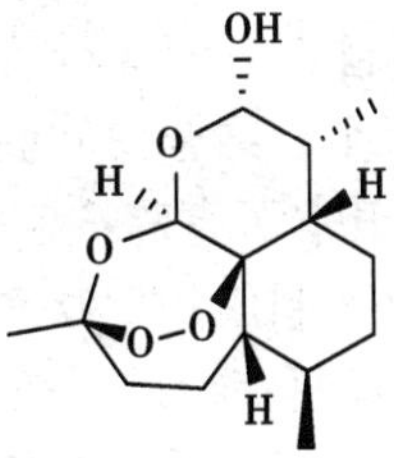

双氢青蒿素 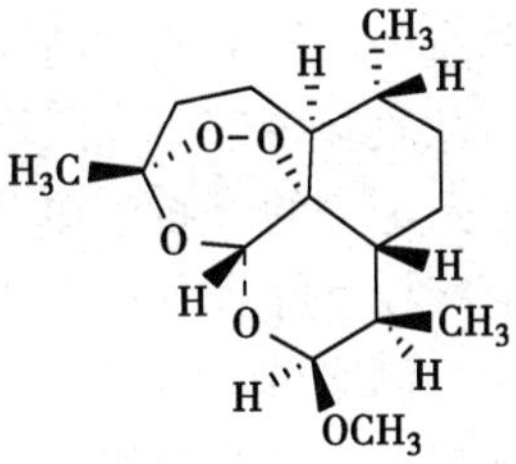　　　　　蒿甲醚

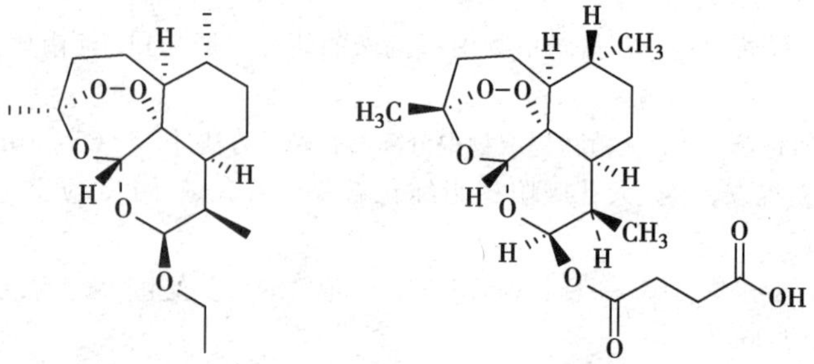

蒿乙醚　　　　　　　　青蒿琥酯

【理化性质】 青蒿素为无色针状结晶，味苦；在丙酮、乙酸乙酯、三氯甲烷及冰醋酸中易溶，在甲醇、乙醇、稀乙醇、乙醚及石油醚中溶解，在水中几乎不溶；熔点 150～153℃；比旋度+75°至+78°。

【剂型与适应证】 本品收载于《中国药典》2015 年版；《印度药典》2010 年版；《国际药典》第五版。

目前临床使用剂型有：青蒿素片、青蒿素栓、青蒿素混悬注射液。临床主要用于控制疟疾症状、恶性脑型疟、无并发症抗氯喹恶性疟疾、重症疟疾的治疗，与不同类型药物联合使用可延缓和阻止疟原虫抗药性的产生。还可用于系统性红斑狼疮或盘状红斑狼疮。目前临床应用较多的是青蒿素衍生物及其复方制剂。

【来源记载】 青蒿素主要存在于菊科植物黄花蒿和青蒿的叶中。中药青蒿具有清虚热、解暑热、截疟、退黄的功效，在中国有两千多年的应用历史，其功用在历代本草中均有记载。

青蒿入药最早见于马王堆三号汉墓出土的帛书《五十二病方》的记载。中国最早的本草学专著《神农本草经》以草蒿为青蒿之别名。关于青蒿抗疟的记载，首见于东晋葛洪所著《肘后备急方》。其后，本草、方书屡有记载，民间也有应用。

近代，中药青蒿除以传统饮片复方配伍应用外，也有不少含有青蒿的中成药面世。目前，青蒿素的唯一来源就是从野生黄花蒿和人工栽培的黄花蒿中提取，只有少数文献报道其他植物中含有青蒿素。如日本产同属植物 *Artemisia apiacea*、云南产同属植物 *Artemisia Lamcea*、同属植物牛尾蒿 *Artemisia subdigitata* Mattf.[1]。由于天然资源来源受限和成本的增加，科研工作者开展了人工合成研究。但由于青蒿素结构的特殊性，至今未能取得成功。近年来，生物合成青蒿素的工作取得较大进展，但实现规模化生产尚需进行更深入的研究[2]。

【研发历程】 20 世纪 60 年代，全球消除疟疾的努力遭遇挫折，疟疾的发病率再次升高，传统药物治疗效果降低，迫切需要开发新的治疗药物。1967 年，中国为了支援越南抗击美国侵略，启动了开发新型抗疟药物的"523"项目[3]。大批科研人员投入到寻找抗疟药的工作中。研究人员从收集整理历代医籍、本草入手，结合民间验方，整理出包括中药青蒿在内的 640 余个方药为主的《抗疟单验方集》，开启了青蒿抗疟的研究序幕。

研究人员用小鼠疟疾模型筛查了约 200 种国产草药制成的 380 多种抽提物，只有青蒿提取物对疟原虫感染的抑制率可达 60%～80%，经过反复筛选最后确定了青蒿的抗疟作用。进一步的研究发现不同提取方法获得的青蒿提取物的抗疟效果相差较大，采用低沸点溶剂冷浸青蒿叶制备的样品对感染伯氏疟原虫的小鼠以及感染猴疟原虫的猴疟原虫血症显示

100%的疗效，这就宣告了青蒿素研究的新突破。随后开展的临床实验证明这种青蒿提取物能使患者快速退烧，大幅杀灭疟原虫，疗效优于氯喹，这极大地鼓舞了当时处于研究低谷的研究人员，引发了全国范围内对青蒿抗疟的研究高潮[3]。

　　获得青蒿有效部位后，科研人员展开了有效成分的分离工作并分离提纯得到一个对鼠疟有效的化合物命名为青蒿素，这又向着伟大发现迈出了坚实的一步。接下来的工作就是青蒿素的化学结构鉴定，由于当时中国科研条件的落后及青蒿素结构的特殊性，研究进展并不顺利。但科研人员充分发挥了团结协作的精神，经过反复实验、演示和论证，最终用X-单晶衍射法确定了青蒿素的结构和立体绝对构型，证明青蒿素是由碳、氢、氧3种元素组成的具有过氧基团的新型倍半萜内酯，揭开了青蒿素化学结构的神秘面纱[4,5]。青蒿素是与已知抗疟药结构完全不同的新型化合物，打破了过去认为"抗疟药必须含氮杂环"的断言。青蒿素的发现不仅仅是增加一个抗疟新药，更重要的意义还在于发现这一新化合物的独特化学结构，为合成设计新型衍生物奠定了基础，推动了抗疟药物研究的进展，一批疗效更好的衍生物应用于临床。

　　如今，从青蒿素研究开发的历程看，青蒿素的获得只是青蒿素研发中的第一阶段。此后一系列青蒿素衍生物的诞生和青蒿素新复方的研究开发，以及它对其他疾病治疗作用的研究，可以称得上是青蒿素研究又一新的高潮[6]。

　　在此基础上，科学家又通过半合成的方法获得了青蒿素的醚类衍生物，经过抗疟活性的筛选发现了活性更强的蒿甲醚和蒿乙醚。为进一步改善青蒿素类衍生物的溶解性，科学家又发现了青蒿琥酯。青蒿琥酯的发现使青蒿素及其衍生物治疗疟疾增加了一个更易推广、使用更方便的剂型，丰富了青蒿素及其衍生物的使用。

　　经过20多年的商品生产和临床应用，青蒿琥酯已经成为当今国际上医护人员救治脑型疟疾的首选药物。青蒿素衍生物的发明，是在青蒿素发明的基础上继续向前迈进的一大步。由于青蒿素和青蒿素衍生物临床控制症状和杀灭疟原虫的效果特别快，容易复燃，而且随着青蒿素类药物被广泛反复使用，有可能使恶性疟原虫对它产生抗药性。面对这一难题，我国科学家又一次展现了聪明才智，先后发现了蒿甲醚-苯芴醇复方、青蒿素-萘酚喹复方和双氢青蒿素-哌喹系列复方，其中蒿甲醚-苯芴醇复方已于2002年被载入WHO基本药物目录。它标志着继青蒿素及其衍生物之后，我国青蒿素复方研究技术又成为国际先进水平的代表。世界卫生组织也于2001年开始推荐使用基于青蒿素类抗疟药的联合治疗方案（ACTs），治愈率可达90%。

　　如果说青蒿素衍生物的发明是对青蒿素发明的发展，那么，为了克服青蒿素类药物存在的不足，提高疗效，防止或延缓抗药性的产生而研究发明一系列青蒿素复方，则是对青蒿素应用研究进一步的创造发展。

　　【药理作用】　青蒿素及其衍生物在动物及人体内都具有吸收快、分布广、排泄快的特点。青蒿素的药理作用主要表现为对各种疟原虫红内期裂殖体的快速杀灭作用，通过改变疟原虫的膜系结构，作用于线粒体、细胞膜表面等，阻断疟原虫的营养供应，从而达到抗疟的目的。此外，青蒿素可被疟原虫体内的铁催化，导致其结构中的过氧桥裂解，产生自由基，与疟原虫蛋白发生络合，形成共价键，使疟原虫某些蛋白失去功能并死亡[7,8]。除此之外，青蒿素及其衍生物还可作用于虫体细胞膜、线粒体和细胞核发挥抗寄生虫作用。

近年来研究发现，青蒿素及其衍生物还具有良好的抗肿瘤作用，通过铁离子介导自由基的产生诱导细胞凋亡，并发挥抗血管生成的作用，具有一定的发展前景。青蒿素还可以通过抑制内向整流钾电流和蒲肯野纤维瞬间外向钾电流发挥抗心律失常作用，抑制肺组织成纤维细胞增殖、降低胶原合成发挥抗纤维化作用以及免疫调节作用等[6]。对青蒿素的药理作用及作用机制的研究成为新的热点。

【临床应用】

1. 青蒿素类药物单方的临床应用 青蒿素类药物已经得到了广泛的临床应用，单方青蒿素用于无并发症恶性疟疾和重症疟疾的治疗。其中，青蒿素栓剂由于易于使用与保存，并能就地生产，更适用于基层卫生系统用于重症疟疾的治疗。

对于抗氯喹恶性疟的治疗，我国疟疾专家咨询委员会根据各地治疗经验制定的抗疟药用药方案，提出青蒿素衍生物在治疗恶性疟时应使用5天或7天疗程，推荐青蒿琥酯或蒿甲醚100mg×5d或100mg×7d，首次剂量加倍，总量为600~800mg；双氢青蒿素80mg×7d，首次剂量加倍，总量640mg[9]。

在治疗重症疟疾方面，与奎宁相比，单用蒿甲醚或青蒿琥酯能够更快的清除重症疟疾体内的原虫，且使用简单不引发低血糖。

2. 青蒿素类药物的联合用药[10] 青蒿素及其衍生物为速效药物，体内半衰期很短。由于其血内药物有效浓度维持时间短，要彻底杀灭血内原虫至少需要5~7天疗程，因此将其与中、长效抗疟药物联合应用可起到增强疗效，缩短疗程的互补作用。同时不同类型药物联合应用也可延缓与阻止疟原虫抗药性的产生。

青蒿素类药物与甲氟喹联用为国外所推荐。甲氟喹为长效抗疟药，半衰期达2~3周。利用青蒿素类药物能迅速杀灭原虫和改善临床症状，再由起效相对较慢的甲氟喹来完全杀灭残存原虫，从而减少复燃和抗药性的产生。蒿甲醚、青蒿琥酯和双氢青蒿素与甲氟喹在抗氯喹恶性疟疾治疗中联用能明显降低复燃率。

在我国，提倡青蒿素类药物与苯芴醇联用。苯芴醇是我国研制的甲氟喹类抗疟新药，口服后4~5小时血浓度达高峰，清除半衰期为24~72小时，不良反应小，效果缓慢持久。青蒿琥酯与苯芴醇联用具有协同增效作用，在降低各药剂量和疗程的情况下，效果优于任何一药的单用，且对疟原虫配子体的形成和孢子增殖有一定抑制作用，从而可阻止抗氯喹恶性疟原虫的扩散，减少疟疾的传播。复方蒿甲醚（蒿甲醚20mg，苯芴醇120mg）治疗抗氯喹恶性疟疾可即时治愈，且28天的复燃率仅为1.8%。

青蒿素类药物与咯萘啶的联用同样可以增加疗效，缩短疗程，我国抗疟药使用方案也将其列为抗氯喹恶性疟治疗的备选方案之一。双氢青蒿素（200mg）或青蒿琥酯（300mg）联合咯萘啶（800mg）治疗恶性疟疾可获即时治愈，28天内无复燃，有利于减少或阻止疟疾的传播。

青蒿素类药物与其他抗疟药的联用。双氢青蒿素160mg合并磷酸萘酚喹400mg顿服治疗恶性疟疾，平均退热时间为15.8小时，原虫转阴时间为27.6小时，28天复燃率为2.7%，不良反应轻微。也有报道青蒿素类药物与磺胺多辛/乙胺嘧啶/强力霉素联用也可增加疗效，缩短疗程。另外为防止恶性疟的传播，更有效地杀灭配子体，在应用青蒿素类药物时可加服伯氨喹。

3. 青蒿素类药物的不良反应 应用青蒿素类药物治疗的数百万患者均未发现严重的

不良反应。应用这类药物后患者常见的反应有头痛、恶心、呕吐、腹痛、腹泻等，在使用长疗程较大剂量治疗时有时会出现短暂的网织红细胞减少和轻度心电图改变，对血液生化、尿常规、肝肾功能检查均未发现严重改变。这表明青蒿素类药物不良反应轻微，一些反应与疟疾本身症状也难以区分，采用相应治疗后即可消失。

综上所述，青蒿素类药物治疗恶性疟疾的复燃率比较高，复燃率与用药总量和疗程密切相关，因此临床使用青蒿素类药物治疗疟疾要遵循足量、全程原则，有条件者尽可能与其他类抗疟药联合使用，彻底杀灭、清除血内疟原虫，杜绝或尽可能减少复燃的发生及抗药性的产生。

【综合评价】 青蒿素是我国从传统中药中开发出的被国际社会全面认可的小分子新药，目前已被广泛用于所有疟疾肆虐的地区，挽救了全球数百万疟疾患者的生命，其主要发明人屠呦呦获得了 2015 年诺贝尔生理学或医学奖，体现了青蒿素在抗疟领域中的伟大贡献。青蒿素及其衍生物被世界卫生组织评价为治疗恶性疟疾唯一真正有效的药物，而且对抗氯喹疟原虫感染所致的疟疾依然有效，几十年来仍然保持奇高的治愈率，成为为数不多的抗疟药中一枝独秀的"奇葩"！

青蒿素的发现彻底改变了疟疾的治疗方法，青蒿素被用于综合疗法，能够使疟疾的总死亡率降低 20%，儿童疟疾死亡率降低 30%。随着青蒿素类药物在临床上的广泛应用，疟原虫对该类药物的抗药性已经出现，这为疟疾的治疗提出了新的挑战，新一代的青蒿素类药物将具有更广阔的应用前景。

（孔令雷　杜冠华）

【参考文献】

[1] 王满元. 青蒿素类药物的发展历史 [J]. 自然科学史，2012，34：44-47.

[2] 卢义钦. 青蒿素的发现与研究进展 [J]. 生命科学进展，2012，16：260-265.

[3] 张剑方. 迟到的报告-五二三项目和青蒿素研发纪实 [M]. 2006 年第一版.

[4] 青蒿素结构研究协作组. 一种新型的倍半萜内酯-青蒿素 [J]. 科学通报. 1977，22：142.

[5] 中国科学院生物物理研究所青蒿素协作组. 青蒿素的晶体结构及其绝对构型 [J]. 中国科学，1979，11：78-92.

[6] 屠呦呦. 青蒿及青蒿素类药物 [J]. 北京：化学工业出版社，2009.

[7] 青蒿研究协作组. 抗疟新药青蒿素的研究 [J]. 药学通报，1979，2：49-53.

[8] 中医研究院中药研究所药理研究室. 青蒿的药理研究 [J]. 新医药学杂志，1979，1：25-35.

[9] 卫生部疟疾专家咨询委员会. 我国抗疟药使用原则和用药方案 [J]. 中国寄生虫病防治杂志，2002，15：129-130.

[10] 史宝权，刘波，程义亮. 青蒿素及其衍生物治疗疟疾的临床应用研究 [J]. 中国寄生虫病防治杂志，2003，16：192.

柚皮苷
Naringin

葡萄柚

【中文别名】 柚苷、柑橘苷、异橙皮苷。

【中文化学名】 ｛7-［2-O-（6-脱氧-α-L-鼠李糖）-β-D-吡喃葡萄糖］氧基｝-2，3-二氢-5-羟基-2-（4-羟基苯基）-4H-1-苯并吡喃。

【英文化学名】 ｛7-［2-O-（6-Deoxy-α-L-mannopyranosyl）-β-D-glucopyranosyl］oxy｝-2，3-dihydro-5-hydroxy-2-（4-hydroxyphenyl）-4H-1-benzopyran-4-one）。

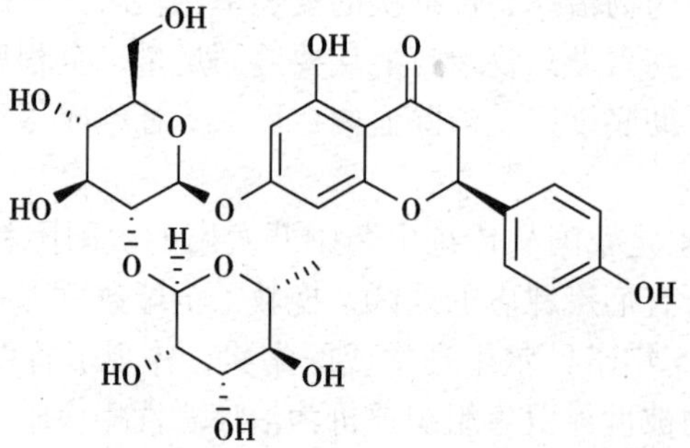

柚皮苷

分子式：$C_{27}H_{32}O_{14}$，分子量：580.53，CAS 号：10236-47-2。

【理化性质】 白色至浅黄色结晶性粉末。纯品柚皮苷中结晶水的含量及其熔点因结晶和干燥方法而异，以水作溶剂结晶所得柚皮苷分子中含 6~8 个结晶水，熔点 83℃；而在 110℃下干燥至恒重后得到的柚皮苷分子含有 2 个结晶水，其熔点升至 171℃。溶于甲醇、乙醇、丙酮、醋酸、稀碱溶液和热水；常温下在水中的溶解度为 0.1%，75℃时可达 10%；不溶于石油醚、乙醚、苯和三氯甲烷等非极性溶剂。

【剂型与适应证】 本品收载于《英国药典》2017 年版；《欧洲药典》9.0 版。

主要剂型有栓剂、洗剂、注射剂、片剂、胶囊等。用于治疗细菌感染、镇静、抗癌。

【来源记载】 柚皮苷又称柚苷、柑橘苷、异橙皮苷，是芸香科柑橘属植物［*Citrus grandis*（L.）Osbeck］葡萄柚（*C. paradisi* Macfad.）的未成熟或近成熟的干燥外层果皮中提取出的淡黄色的双氢黄酮类化合物。有苦味，天然存在于芸香科植物葡萄柚、橘、橙的果皮和果肉中，也是骨碎补、枳实、枳壳、化橘红等中药的主要有效成分之一。各种植物中柚皮苷含量随品种、产地的不同而有较大差别，通常未成熟的果实内柚皮苷含量较高[1]。中医药学认为，柚子味甘酸、性寒。柚皮味甘、辛、苦，性温。两者皆可化痰、消食、下气、快膈，主治咳喘、气郁胸闷、腹冷痛、食滞、疝气等。《日华子本草》云：柚子能"治妊孕人食少、口淡，去胃中恶气。消食，去肠胃气。解百毒，治饮酒异味。"《本草纲目》云：柚皮能"消食快膈，散愤懑之气，化痰。"《四川中药志》云：能"解酒毒，治肾脏水肿，宿食停滞，湿痰咳逆及疝气。"

【研发历程】 柚皮苷主要存在于柚子、葡萄柚、酸橙及其变种的果皮中，具有多种生物活性，在医药、食品及化妆品等领域具有广泛的应用。早在 20 世纪 30 年代，通过分离提取的方法获得了柚皮苷，Harvey 和 Rygg 建立了柚皮苷的比色测定方法[2]，为柚皮苷的后期应用研究奠定了基础。Booth 等学者对柚皮苷的代谢产物进行了系统研究[3]。20 世纪 60 年代，Hagen 等学者建立了柚皮苷的色谱荧光测定方法[4]。此外，对柚皮苷也进行了生物活性的评价，观察了柚皮苷对腹水瘤、实验性肺水肿和腹膜炎的改善作用[5-6]及抗氧化效应[7]。目前，柚皮苷的提取方法主要有热水浸提法、碱提酸沉法及有机溶剂提取法[8]，并进行了系列的药理学活性研究，发现柚皮苷具有多方面的生物活性。

【药理作用】　镇痛抗炎作用：灌胃给予柚皮苷 60mg/kg、120mg/kg 和 180mg/kg 能显著减少小鼠扭体次数；灌胃给予柚皮苷 120mg/kg、180mg/kg 和 240mg/kg 能显著降低耳肿胀度；灌胃给予 120mg/kg、180mg/kg 和 240mg/kg 能显著降低腹腔渗出液；灌胃给予柚皮苷 60mg/(kg·d)、120mg/(kg·d) 和 180mg/(kg·d)，连续 3 天，能减轻大鼠足跖注射蛋白引起的炎症肿胀，抗炎机制可能与抑制致炎介质 PGE_2 的合成或释放相关[9]。

抗细胞凋亡、抗辐射和癌症预防作用：柚皮苷可以抑制脂多糖诱导的 TNF-α 释放所造成的肝损害，从而减轻对肝脏的损害，降低肝癌的发生率[10]。柚皮苷的抗癌作用是多方面生理活性的综合结果，主要通过如下途径实现：抗氧化和抗自由基作用，抗癌细胞增殖，诱导癌细胞凋亡，抑制癌基因表达等。其中，诱导癌细胞凋亡是柚皮苷抗癌的一个重要途径。

通过抑制胰腺 B 细胞因氧化而导致的凋亡，调控脂肪酸、胆固醇和葡萄糖代谢酶的表达水平及活性，柚皮苷可以促进肝脏内糖的分解，降低肝糖浓度，从而达到对早期糖尿病和并发症的防护作用[11]。

柚皮苷是中药骨碎补的重要组成成分，已有实验证实了柚皮苷可通过降低炎症因子的表达，抑制包括骨关节炎症在内的各种炎症反应的作用。此外，柚皮苷具有促进成骨细胞增殖分化和抑制破骨细胞活性的作用。

其他作用：抗氧化、抗胆固醇、神经保护等作用[12]。

【临床应用】　用于治疗细菌感染；镇静；预防癌症。

【综合评价】　现有研究表明，柚皮苷具有抗氧化、抗衰老、抗癌、抗微生物、降血糖、降血压、预防动脉粥样硬化等药理作用，已在医药和化妆品领域得到广泛应用。除此之外，在食品工业上，柚皮苷可作为天然着色剂和风味改良剂。

（王月华　杜冠华）

【参考文献】

［1］李积东，黄起壬. 柚皮苷的分离提取及药理作用研究进展［J］. 北方药学，2014，11（7）L：67-69.

［2］Harvey EM，Rygg GL. Colorimetric determination of naringin［J］. Plant Physiol，1936，11（2）：463-465.

［3］Booth AN，Jones FT，Deeds F. Metabolic and glucosuria studies on naringin and phloridzin［J］. J Biol Chem，1958，233（2）：280-282.

［4］Hagen RE，Dunlap WJ，Mizelle JW，et al. A chromatographic-fluorometric method for determination of naringin，naringenin rutinoside，and related flavanone blycosides in grapefruit juice and juice sacs［J］. Anal Biochem，1965，12（3）：472-482.

［5］Kalman SM，Clewe ER. Respiration of ascites tumor cells：effects of quercitrin and naringin［J］. Stanford Med Bull，1953，11（4）：216-217.

［6］Lambev I，Krushkov I，Zheliazkov D，et al. Antiexudative effect of naringin in experimental pulmonary edema and peritonitis［J］. Eksp Med Morfol，1980，19（4）：207-212.

［7］Lambev I，Belcheva A，Zhelyazkov D. Flavonoids with antioxidant action（naringin and rutin）and the release of mastocytic and nonmastocytic histamine［J］. Acta Physiol Pharmacol Bulg，1980，6（2）：70-75.

［8］ 贾东英，姚开，谭敏，等. 柚皮中柚皮苷的乙醇提取工艺研究［J］. 中草药，2002，33（9）：801-802.

［9］ 谢仁峰，文双娥，李洋，等. 柚皮苷抗炎镇痛作用的实验研究［J］. 湖南师范大学学报（医学版），2011，8（4）：5-12.

［10］ Kawa guchi K, Kikuchi S, Hasegawa H, et al. Sppression of lipopolysaccharide- induced tumor necrosis factor-release and liver injury in mice by naringin［J］. Eur J Pharmacol, 1999, 368（2-3）：245-250.

［11］ 吴铿，黄瑞娜，游琼，等. 柚皮苷对糖尿病大鼠心肌的保护作用［J］. 国际心血管病杂志，2012，39（5）：302-305.

［12］ Gopinath K, Sudhandiran G. Naringin modulates oxidative stress and inflammation in 3 nitropropionic acid induced neurodegeneration through the activation of nuclear factor erythroid 2 related factor 2 singalling pathway［J］. Neuroscience, 2012, 227：134-143.

奎宁

Quinine

金鸡纳树

【中文别名】 金鸡纳霜、金鸡纳碱。

【中文化学名】 (8*S*, 9*R*) -6′-甲氧基-脱氧辛可宁-9-醇基。

【英文化学名】 (8*S*, 9*R*) -6′-methoxycinchonan-9-ol。

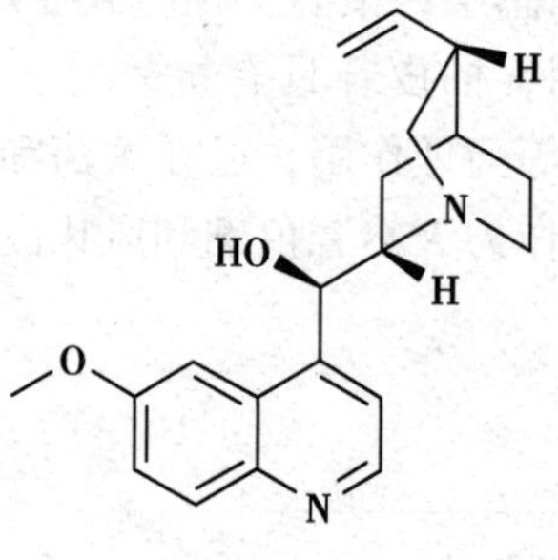

奎宁

分子式：$C_{20}H_{24}N_2O_2$，分子量：324.42，CAS 号：130-95-0。

奎宁衍生物有：

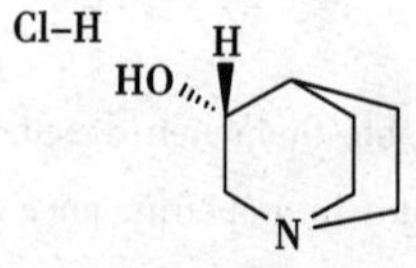

R-3-奎宁环醇盐酸盐 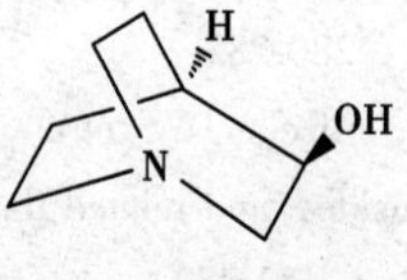　　　　R-（−）-3-奎宁醇

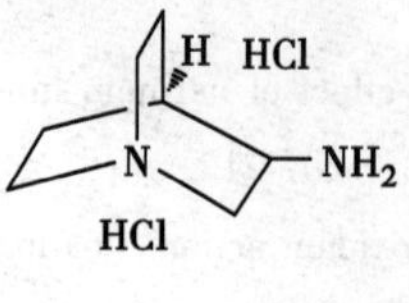

R-3-氨基奎宁环胺盐酸盐 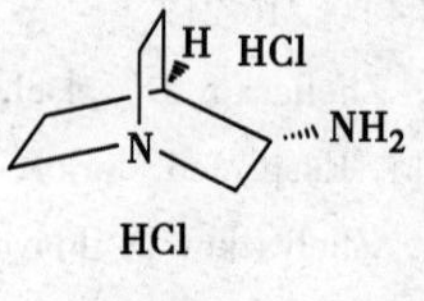　　S-（−）-3-氨基奎宁环胺盐酸盐

【理化性质】　本品为白色颗粒状或微晶性粉末，微风化性。无臭味，微苦，在乙醇、三氯甲烷、乙醚中易溶。微溶于水和甘油。熔点 173～175℃，比旋光度 −172°（$c=1$，EtOH）。

【剂型与适应证】　本品的硫酸盐收载于《中国药典》2015 年版；《日本药典》17 版；《英国药典》2017 年版；《美国药典》40 版；《欧洲药典》9.0 版；《国际药典》第五版。

目前临床使用剂型有：硫酸奎宁片、重硫酸奎宁片、二盐酸奎宁注射液、复方奎宁注射液。临床主要用于治疗耐氯喹虫株所致的恶性疟，也可治疗间日疟。

【来源记载】　奎宁俗称金鸡纳碱，属于来自天然的生物碱类化合物，最早是从茜草科植物金鸡纳树及其同属植物的树皮中提取得到的。奎宁是治疗疟疾的特效药，它的发现及应用曾经挽救了无数疟疾患者的生命。

奎宁的真实起源目前并无实证，但是民间印第安人用金鸡纳树皮泡水来治疗发热高烧，也就是现在的疟疾。约四百多年前欧洲殖民者侵略美洲时，很多欧洲人不适应当地的气候条件，染上了严重的疟疾而死亡。当时，西班牙驻秘鲁总督的夫人安娜也不幸染上了疟疾，这时一位印第安姑娘冒着生命危险给安娜夫人偷偷送去了金鸡纳树皮制成的粉末，安娜夫人服用后，转危为安。

科学研究表明，金鸡纳树的树皮及根、枝、干中含有 25 种以上的生物碱，特别是树皮中生物碱的量最高，干树皮中含有 7%～10% 的生物碱，其中 70% 是奎宁。1817 年，法国药剂师 Caventou 和 Pelletier 合作，首先从金鸡纳树皮中分离得到了奎宁单体，并尝试对疟疾进行治疗，后来奎宁被证实就是存在于金鸡纳树皮中的抗疟疾有效成分。天然奎宁的来源有限，仅存在于南美和东南亚等地区的茜草科金鸡纳属和铜色树属植物中，远远不能满足民间治病所需。据统计，在当时还没有其他更好的抗疟药物情况下，美国南北战争期间，南方地区因疟疾而死的战士比战伤而亡的人还多。19 世纪末，奎宁由欧洲传入我国，被称为金鸡纳霜，在当时是非常罕见的药物。

【研发历程】　在 1817 年得到奎宁单体后，1907 年德国化学家 Rabe 用化学降解法得到了奎宁的平面结构[1]。但是，奎宁的立体化学结构直到 20 世纪 40 年代才被真正确定。

尽管奎宁分子不大、结构也不是特别复杂，但是其中有 4 个手性中心而且具有比较特殊复杂的立体结构，给化学合成带来相当大的难度。1918 年，德国化学家 Rabe 和 Kindler 宣布找到了从右旋奎宁辛通过 3 步化学反应转化成奎宁的方法。这 3 步化学反应虽然相对简单，但是为后面的合成研究打下了良好的基础[2]。1943 年，瑞士化学家 Prelog 宣布找到了奎宁辛的合成办法，这个成果也为后来的研究提供了非常重要的帮助[3]。

1944 年，美国化学家 Woodward 和 Doering 宣称完成了奎宁的全合成。他们采用 7-羟基异喹啉为初始物，通过若干步反应，艰难地合成了（d，l）-奎宁辛，接下来的工作二人并没有完成，因为他们认为再利用前辈 Rabe 和 Kindler 的合成方法即可最终完成奎宁的全合成。此研究成果公开报道后，得到了化学界的高度赞誉，被认为是有机合成史上的里程碑式成果，并一致认为 Woodward 和 Doering 首次提出立体选择性反应的定义并在合成中应用，开创和引导了有机合成化学理论和实际应用的里程碑式的飞跃发展。但是这种奎宁的合成方法过于复杂，仅限于实验室，并不适用于工业化生产。

1970 年，美国罗氏制药公司的 Uskokovic 研究小组也宣布完成了奎宁的全合成。这一时期，也有几位化学家致力于完成奎宁的合成并宣布成果。2001 年美国哥伦比亚大学 Stork 教授领导的团队宣布完成了奎宁的全合成，Stork 教授以手性化合物（S）-β-乙烯基-γ-丁内酯为初始物，随后的反应均围绕该手性中心进行，在反应中运用了硅基保护、亲电取代、亲核加成和氧化还原反应等。此后，又有几位科学家完成奎宁全合成的报道，如美国哈佛大学的 Igarashi 教授宣布利用不对称催化反应完成了具有立体选择性即不对称合成奎宁的方法，这一合成方法也被认为是现代有机合成理论和技术与经典有机合成对象完美的结合应用，是与时俱进的典范。目前，奎宁的主要来源还是靠从植物中提取或是半合成，并没有按照化学家们研究出来的全合成路线进行工业化生产[4]。

奎宁的右旋光学异构体即奎尼丁，其抗疟疾作用很弱，却有突出的抗心律失常作用，在临床上用于治疗心律失常，发挥了积极作用。（见：奎尼丁）

【药理作用】　生物活性研究表明，奎宁主要作用于寄生虫生命周期中的红内期，能通过多种途径杀灭各种疟原虫红内期裂殖体，有效控制症状[5]。奎宁能聚集于疟原虫溶酶体内，结合 H^+ 使自身质子化，从而使溶酶体内 pH 值升高，影响疟原虫的生长和繁殖。奎宁可以抑制血红素聚合酶作用，阻止血红素从溶酶体转移到细胞质，使血红素游离于疟原虫体内，并攻击膜系统，导致疟原虫死亡；奎宁能降低疟原虫氧耗量，抑制疟原虫内的磷酸化酶而干扰其糖代谢。奎宁能与疟原虫的 DNA 结合形成复合物，抑制 DNA 的复制和 RNA 的转录，从而抑制疟原虫的蛋白质合成。但是，奎宁不能根治良性疟疾，长疗程可根治恶性疟疾，但对恶性疟疾的配体亦无直接作用，故不能中断传播。

成人：①治疗耐氯喹虫株所致的恶性疟，采用硫酸奎宁，每日 3 次，每次 0.3~0.6g，14 日为一疗程。②严重病例（脑型）可采用二盐酸奎宁，按体重 5~10mg/kg（最高量 500mg），加入氯化钠注射液 500ml 中静脉滴注，4 小时滴完，12 小时后重复一次，病情好转后（一般 3 日）改口服。小儿：治疗耐氯喹虫株所致的恶性疟时，小于 1 岁者每日给硫酸奎宁 0.1~0.2g，分 2~3 次服；1~3 岁，0.2~0.3g；4~6 岁，0.3~0.5g；7~11 岁，0.5~1g；疗程 10 日。重症患者应用二盐酸奎宁注射液剂量同成人。

【临床应用】　临床主要用于治疗耐氯喹虫株所致的恶性疟，也可治疗间日疟。除了抗疟作用外，奎宁还具有抑制免疫反应的作用[6]，可用于治疗免疫失调类疾病，如红斑狼疮、类风湿性关节炎。有研究者发现奎宁可能对卡波西肉瘤病等也有一定疗效，2004 年美国 FDA 批准奎宁用于治疗口腔和咽喉疾病以及癌症[7]。

【综合评价】　虽然第 2 次世界大战期间合成了抗疟药物氯喹，以及 20 世纪 70 年代发现了更出色的天然抗疟药物青蒿素，但是奎宁的发现、应用以及全合成，无论在人类发展史还是科学研究史上，都是一笔无法抹去的辉煌纪录。自然界的生物在其漫长的进化过程中合成了许许多多结构复杂的次生代谢产物，这些天然次生代谢产物结构的多样性不但极大地丰富了分子数据库，同时开阔了科学家的眼界，不仅为合成化学家不断提供了新的挑战，也为分子生物学家提供了探索生物体微观世界的分子探针和工具，极大地促使化学和生命科学不断向前发展。奎宁研发的历程也为新药研发提供了有益的启示。

（温　路　苑玉和　陈乃宏）

【参考文献】

[1] Kenntnis der RPZ. Chinaalkaloide. VII. Mitteilung：Über ein neues oxydationsprodukt des Cinchonins [J].

Berichte Deutschen Chem Gesellschaft，1907，40（3）：3655-3658.

［2］Rabe P，Kindler K. Cinchona alkaloids. XIX. Partial synthesis of quinine［J］. Ber Dtsch Chem Ges，1918，51：466-467.

［3］Prostenik M，Prelog V. Synthetic experiments in the series of the cinchona alkaloids. IV. Homomeroquinene and the partial synthesis of quinotoxine［J］. Helv Chim Acta，1943，26：1965-1971.

［4］郭瑞霞. 天然药物化学史话：奎宁的发现、化学结构以及全合成［J］. 中草药，2014，45（19）：2737-2741.

［5］Achan J，Talisuna AO，Erhart A，et al. Quinine，an oldanti-malarial drug in a modern world：role in the treatment of malaria［J/OL］. Malaria J，2011，http：//www. malariajournal. com/content/10/1/144.

［6］Ruocco V，Ruocco E，Schwartz RA，et al. Kaposi sarcoma and quinine：A potentially overlooked triggering factor in millions of Africans［J］. J Am Acad Dermatol，2011，64（2）：434-436.

［7］Dias DA，Urban S，Roessner U. A historical overview of natural products in drug discovery［J］. Metabolites，2012，2：303-336.

黄藤素
Palmatine

黄藤

【中文别名】 巴马汀、大黄藤素、非洲防己碱、棕榈碱、掌叶防己碱。

【中文化学名】 5，6-二氢-2，3，9，10-四甲氧基二苯并［a，g］喹嗪内鎓盐。

【英文化学名】 5，6-dihydro-2，3，9，10-tetramethoxy-dibenzo［a，g］quinolizinium。

黄藤素

分子式：$C_{21}H_{22}N^+O_4$，分子量：352.4，CAS 号：3486-67-7。

【理化性质】 黄色针状结晶，无臭，味极苦。在热水中易溶，水中略溶，在乙醇和三氯甲烷中微溶，乙醚中几乎不溶。熔点为205℃。相对密度1.2g/cm³。

【剂型与适应证】 本品收载于《中国药典》2015 年版。

目前临床主要使用普通片、缓释片、分散片、硬胶囊、软胶囊、栓剂、注射剂、粉针等系列制剂。黄藤素为抗菌药，用于治疗上呼吸道感染、扁桃体炎、肠炎、痢疾、泌尿道感染、外科和妇科细菌感染性炎症等，在局部，滴眼用于治疗结膜炎，阴道外用可治疗白念珠菌感染。

【来源记载】 天然黄藤素的唯一来源是大黄藤，主要从干燥藤茎中提取获得，是黄藤的主要药效成分之一。

黄藤属防己科天仙藤属植物，其干燥的藤茎又称黄连藤、大黄藤、金锁匙、土黄连

271

等，集中分布在热带和亚热带地区，常见于海拔 180~1000 米的山野沟谷中。我国主要分布在云南东南部、广东西南部和广西南部等地，毗邻的缅甸、越南、老挝、柬埔寨等国也有分布。

黄藤富含生物碱、内酯类等活性天然化合物，其药用始见于《本草纲目》："黄藤生岭南，状若防己，俚人常服此藤，纵饮食有毒，亦自然不发。气味甘苦平无毒"。云南民间常以黄藤的根、茎、叶入药，取其清热、解毒、利尿、抗菌消炎的功能，用于治疗多种感染性疾病，如皮肤病、恶性疟疾等。

【研发历程】　20 世纪中期我国驻军卫生队和红河州医院首先从屏边少数民族地区采访发掘了黄藤的医药用途，归纳其具有清热解毒、消炎抑菌的功效，经初步临床验证后在云南全省推广应用，很快即为《中国药典》1977 年版收载，用于治疗妇科炎症、外科感染、菌痢、肠炎、呼吸道及泌尿道感染、眼结膜炎等[1]。进一步研究证明有效成分是黄藤素，亦为《中国药典》作原料药收载[2]，依托黄藤素原料药平台先后开发了普通片剂、缓释片、分散片、硬胶囊、软胶囊、注射剂、粉针等系列制剂。

目前市场上的黄藤素多为天然黄藤素，主要从防己科植物黄藤的干燥藤茎中提取获得。黄藤干燥藤茎中，黄藤素含量较为丰富，以盐酸黄藤素计超过 2.0%[3]。从黄藤中高效率分离黄藤素，获取较高产量和较高纯度的天然黄藤素是工艺学研究的一个重要内容。

云南省红河州首创从黄藤中分离提取出黄藤素并制成注射液、片、软膏及外用溶液等剂型治疗各种化脓性感染。目前认为，提取精制黄藤素的最佳条件应为酸水煎煮法[4]从黄藤茎中粗提取，再使用 NaOH 调节 pH 至 9~10，NaCl 盐析[5,6]，分步沉淀精制获得，同时超声波可作为提取的辅助手段。

黄藤植物生长周期较长，提取天然黄藤素无法满足市场需求。因此为缓解资源矛盾，研究人员开始探索黄藤素及其活性衍生物的化学合成方法，以代替天然黄藤素。目前产率较高的合成方法为改进后的以小檗碱为原料合成黄藤素的工艺，总收率为 54%，黄藤素纯度达 99%[7]。

【药理作用】　黄藤素属于清热解毒药，有多种药理作用。

广谱抑菌抗病毒作用：可抑制西尼罗病毒 NS2B-NS3 蛋白的活性，对亚洲甲型流感病毒、登革病毒和黄热病毒也有抑制作用[8]。且对多种革兰阳性和阴性菌有抑制作用，尤其抗真菌作用佳，对柯氏表皮癣菌等 12 种真菌有不同程度的抑制作用[9]，并对白念珠菌浅部及深部感染，均有良好疗效。

增强白细胞吞噬能力的抗炎作用：0.3ml/100g，1 次/天，共 10 天的腹腔注射能增强小白鼠巨噬细胞吞噬机能，以 0.5% 羧甲基纤维素配成混悬液，0.5ml/100g 口服给药 9 天对大鼠佐剂关节炎具有不同程度的预防或治疗作用，以及能部分对抗天花粉蛋白所致过敏反应，并认为其抗炎作用可能与免疫机制有关[10]。研究证明黄藤素能提高细胞免疫、体液免疫和非特异性免疫功能。

抗虫作用：黄藤素在体外有显著抗阴道毛滴虫的活性，不同浓度（20μg/ml、10μg/ml、5μg/ml、2.5μg/ml、1.25μg/ml、0.625μg/ml 和 0.3125μg/ml 7 个浓度），不同时间（2~48 小时）比较抗阴道毛滴虫活性，其结果与甲硝唑相当，且碘化物对路易锥虫有很强的抑制作用。

对心血管作用：保护心肌梗死；对离体蛙心有轻度兴奋作用；抗心律失常作用；麻醉

兔静脉注射有降低血压的作用；抑制肾上腺素和去甲肾上腺素引起的血压上升作用。

此外，黄藤素还表现出抑制中枢神经作用。但对黄藤素的药理作用机制尚不清楚，有待进一步研究。

【临床应用】　黄藤素以其清热解毒的功效，主要用于妇科炎症，如急、慢性盆腔炎，急、慢性附件炎，宫颈糜烂，子宫内膜炎，霉毒性阴道炎，产褥期感染等；菌痢；肠炎；泌尿道感染；外科感染；眼结膜炎及呼吸道感染等全科用药。

目前黄藤素在联合用药上已取得一定疗效，但黄藤素类制剂在临床上出现的不良反应也不容忽视，例如出现过敏反应及卡他症状。

【综合评价】　黄藤素是中国自行研制的纯天然植物药，主要由黄藤提取，抗菌消炎效果明显，植物具有治疗皮肤病、恶性疟疾等药用功效，生产用于治疗各种炎症尤其是妇科炎症的消炎制剂。虽然大量科研人员针对黄藤素开展了一系列深入研究，但作用机制及发生不良反应的原理仍然不明。相信随着药理研究的不断深入和现代药学技术的不断发展，黄藤素在临床上将具有广阔的应用前景。

（于子茹　杜冠华）

【参考文献】

[1] 中华人民共和国卫生部药典委员会. 中华人民共和国药典一部［M］. 1977年版. 北京：人民卫生出版社，1977：521-524.

[2] 国家药典委员会. 中华人民共和国药典一部［M］. 2005年版. 北京：化学工业出版社，2005：215-216.

[3] 林启寿. 中草药成分化学［M］. 北京：科学出版社，1977：222.

[4] 马云淑. 不同实验条件对黄藤中掌叶防己碱提取率的影响［J］. 云南中医学院学报，1998，21（1）：21-22.

[5] 唐爱莲，刘笑甫，冯冬梅. 用煎煮法和冷浸法对黄藤中巴马丁成分提取的比较研究［J］. 华夏医学，2003，16（1）：75-76.

[6] 郑云花，金在久，朴惠善，等. 黄藤掌叶防己碱提取条件的探索［J］. 延边大学医学学报，1999，22（3）：176-178.

[7] 陈太杰，夏文品，周金雁. 巴马汀的合成［J］. 中国医药工业杂志，2010，41（7）：494-495.

[8] Jia F, Zou G, Fan J, et al. Identification of palmatine as an inhibiter of West Nile virus［J］. Archives of Virology, 2010, 155（8）：1325-1329.

[9] 丛克家，信天成，郭尔玲. 黄藤生物碱的抗霉菌实验及临床观察［J］. 中草药，1980，11（12）：558-559.

[10] 黄藤研究协作组. 黄藤药理作用的初步研究（一）［J］. 新医药通讯，1978，1.

槟榔碱
Arecoline

ER-5-9

槟榔

【中文化学名】　N-甲基-1，2，5，6-四氢烟酸甲酯。

【英文化学名】　Methyl N-methyl-1，2，5，6-tetrahydronicotinate。

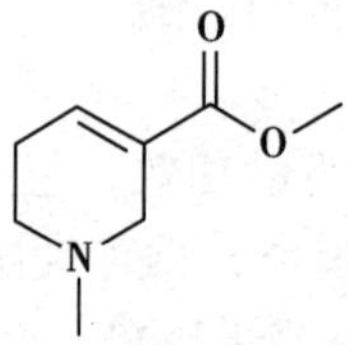

槟榔碱

分子式：$C_8H_{13}NO_2$，分子量：155.19，CAS 号：63-75-2。

槟榔碱衍生物有：

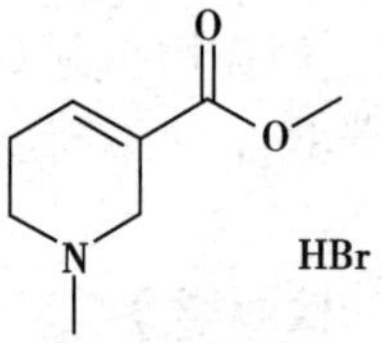

氢溴酸槟榔碱 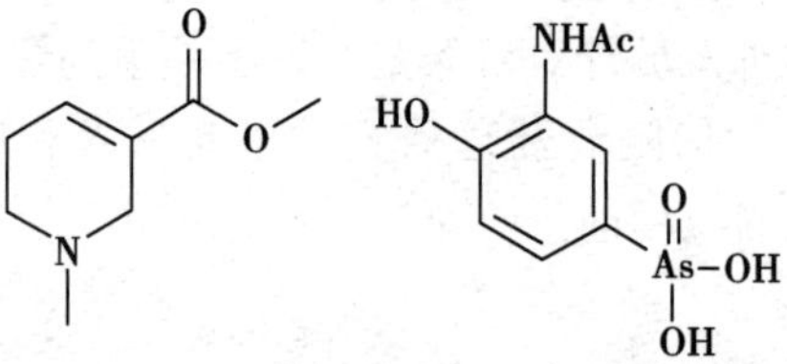　　　　　　　　乙酰肼胺槟榔碱 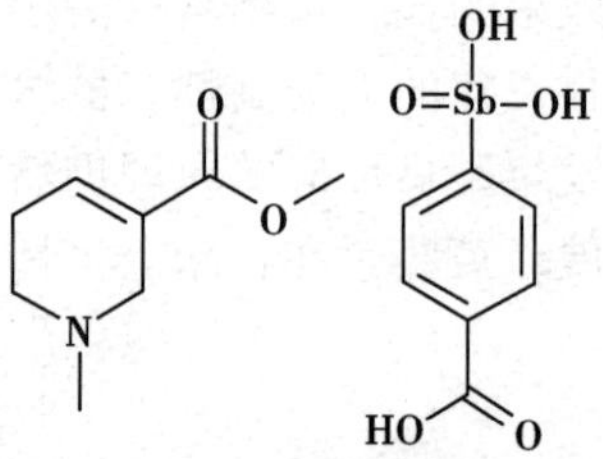　　　　　　　　对锑羧基苯甲酸槟榔碱

【理化性质】　油状液体，可与水、乙醇或乙醚以任何比例混合，溶于三氯甲烷。密度 $1.059g/cm^3$，760mmHg 沸点 209℃，闪点 81.1℃，25℃蒸气压 0.208mmHg。槟榔碱可与有机酸成盐，常用的有氢溴酸槟榔碱，乙酰肼胺槟榔碱和对锑羧基苯甲酸槟榔碱。

【剂型与适应证】　本品无来源标准。

片剂：驱虫药，现已少用；滴眼剂：拟胆碱药，用于青光眼治疗。

【来源记载】　棕榈科植物槟榔 Areca catechu L. 原产于马来西亚，主要分布于亚洲和美洲的热带地区。我国引种栽培槟榔已有 2000 多年的历史，主要种植在海南和台湾两省，在广东、广西、福建以及云南等部分地区也有栽培。

槟榔碱来源于槟榔干燥成熟种子。槟榔成熟种子直径 3~5cm，果皮为纤维质，内含一粒种子，即槟榔子。胚乳坚硬，具灰褐色斑点。于 8~11 月果实完全成熟之前采收，去皮，煮后切成薄片晒干，干后呈深褐色或黑色，入药，是中医药学中的重要药物。槟榔子是儿茶（catechu）的原料，其主要生物碱是槟榔碱，曾用作驱虫药。

槟榔药用历史悠久，晋代嵇含编撰《南方草木状》就曾记载槟榔以扶留藤、古贲灰并食，则滑美，下气消谷。成书于南北朝刘宋时期的《雷公炮炙论》中记载了槟榔炮制方法。南北朝时梁代医药学家陶弘景载：槟榔有三、四种，出交州，形小而味甘；广州以南者，形大而味涩；核亦有大者名猪槟榔；作药皆用之。又小者，俗人呼为槟榔孙，亦可食。《本草纲目》记载槟榔以扶留藤、瓦屋子灰同食之，以祛瘴疠，收其皮入药。清·陈士铎著《本草新编》记载：槟榔，味辛、苦，气温，降，阴中阳也，无毒；入脾、胃、大肠、肺四经；消水谷，除痰癖，止心痛，杀三虫，治后重如神，坠诸气极下，专破滞气下行；善消瘴气。

【研发历程】　槟榔碱（arecoline）是从棕榈科植物槟榔中提取的一种生物碱。Jahns 在 1888 年发表文章首次报道槟榔碱。Mujumdar 等发现槟榔中至少含有 6 种生物碱，并确定了包括槟榔碱、槟榔次碱（are-caidine）、去甲基槟榔碱（guavacoline）和去甲基槟榔次碱（guavacine）在内的 4 种生物碱；Huang 等用高效液相色谱测定新鲜槟榔果中槟榔碱含量 0.3%~0.63%[1]。

槟榔碱最早被发现具有抗寄生虫的作用[2]和促进胃肠平滑肌运动的作用，后研究发现其具有 M 和 N 受体激动作用，对神经系统也有兴奋作用，可以促进机体兴奋，提高学习记忆能力等[3]。

【药理作用】 槟榔碱具有驱虫作用，能麻痹虫体，主要用于绦虫感染。

对胆碱受体的作用与毛果芸香碱相似，可兴奋 M-胆碱受体（M_1、M_2、M_3、M_4）[4-6]，引起腺体分泌增加，特别是唾液分泌增加。也能兴奋 N-胆碱受体，表现为兴奋骨骼肌、神经节及颈动脉体等。对中枢神经系统亦有拟胆碱作用，猫静脉注射小剂量可引起皮层惊醒反应，阿托品可减少或阻断这一作用。服用过量时，可引起流涎、呕吐、利尿、昏睡及惊厥等。

另外，槟榔碱可增加肠蠕动，收缩支气管，减慢心率，并可引起血管扩张，血压下降，兔应用后引起冠状动脉收缩。

滴眼可使瞳孔缩小，1% 溶液用于青光眼可降低眼压，但作用短暂，且对角膜有明显的刺激性。

体内过程：口服槟榔碱 3mg/kg 后，T_{max} 和血浆峰浓度 C_{max} 分别是 120.07min 和 60.61ng/ml，$t_{1/2}$ 为 69.32min。$AUC_{0\to t}$ 和 $AUC_{0\to\infty}$ 分别为 15116.86min/（ng·ml）和 15771.37min/（ng·ml）；血浆清除率为 0.19L/（min·kg）[7]。

【临床应用】 1% 溶液用于青光眼可降低眼压，但作用短暂，对角膜有明显的刺激性。由于对神经系统具有兴奋作用，有研究将其作为抗老年痴呆药物，但由于研究尚不充分，目前还没有应用[8]。槟榔碱曾作为抗寄生虫药物使用，现已被其他药物替代。

【综合评价】 槟榔碱虽有多方面的药理作用，但由于不良反应等原因，作为药物应用逐渐减少。但槟榔作为重要的中药，在临床上依然具有重要使用价值，特别是在配伍使用中，更值得重视。我国南方和东南亚地区人民有嚼槟榔的习惯，由于咀嚼量大、使用时间长，对口腔黏膜可产生刺激，有增加口腔癌发病率的可能。

（赵 艳　韩菲菲　杜冠华）

【参考文献】

［1］Peng W, Liu YJ, Wu N, et al. *Areca catechu* L. （Arecaceae）：A review of its traditional uses, botany, phytochemistry, pharmacology and toxicology［J］. J Ethnopharmacol, 2015, 164：340-356.

［2］Zheng ZH. Modern research and application of traditional chinese medicine［M］. Beijing：Academic Press, 1999.

［3］王光. 槟榔碱的研究进展［J］. 国际病理科学与临床杂志, 2010, 30：171-175.

［4］Ghelardini C, Galeotti N, Lelli C, et al. M1 receptor activation is a requirement for arecoline analgesia［J］. Farmaco, 2001, 56：383-385.

［5］Yang YR, Chang KC, Chen CL, et al. Arecoline excites rat locus coeruleus neurons by activating the m2-muscarinic receptor［J］. Chin J Physiol, 2000, 43：23-28.

［6］Xie DP, Chen LB, Liu CY, et al. Arecoline excites the colonic smooth muscle motility via m3 receptor in rabbits［J］. Chin J Physiol, 2004, 47：89-94.

［7］Li B，Zhou XZ，Li JY，et al. Determination and pharmacokinetic studies of arecoline in dog plasma by liquid chromatography-tandem mass spectrometry［J］. J Chromatogr B Analyt Technol Biomed Life Sci，2014，969：12-18.

［8］Saikia JR，Schneeweiss FH，Sharan RN. Arecoline-induced changes of poly-adp-ribosylation of cellular proteins and its influence on chromatin organization［J］. Cancer Lett，1999，139：59-65.

鹤草酚

Agrimophol

ER-5-10

仙鹤草

【中文别名】 仙鹤草酚。

【中文化学名】 6-（3-丁酰基-2，6-二羟基-4-甲氧基-5-甲基苯基）-3，5-二羟基-4，6-二甲基-2-（2-甲基丁酰基）环己-2，4-二烯-1-酮。

【英文化学名】 6-（3-butyryl-2，6-dihydroxy-4-methoxy-5-methylbenzyl）-3，5-dihydroxy-4，6-dimethyl-2-（2-methylbutanoyl）cyclohexa-2，4-dien-1-one。

仙鹤草酚化学结构

分子式：$C_{26}H_{34}O_8$，分子量：474.54，CAS号：65792-05-4。

【理化性质】 浅黄绿色斜方棱晶，熔点 138.5～139.5℃。易溶于三氯甲烷和苯，微溶于甲醇、乙醇和石油醚，几乎不溶于水。

【剂型与适应证】 本品收载于《中国药典》1977 年版。

胶囊剂，适用于绦虫、滴虫感染的治疗。

【来源记载】 本品为仙鹤草中有效成分，仙鹤草为蔷薇科植物龙牙草（Agrimonia pilosa Ledeb.）的干燥地上部分，在中国大部分地区均有分布，其同属植物还有黄龙尾、小花龙芽草、托叶龙芽草、大花龙芽草等。中药记载其性苦、涩、平，归心、肝经。具有收敛止血、截疟、止痢、解毒、补虚的功效，可用于咯血、吐血、崩漏下血、疟疾、血痢、痈肿毒疮、阴痒带下、脱力劳损等症[1]。近年来仙鹤草在治疗肿瘤疾病等方面的作用被人重视，逐渐成为研究的热点。

仙鹤草中还含有挥发油、微量元素、仙鹤草素、仙鹤草内酯、鞣质、甾醇、有机酸、酚类化合物、黄酮类和糖苷类等化合物。其中酚类化合物主要含有仙鹤草酚 A、仙鹤草酚 B、仙鹤草酚 C、仙鹤草酚 D、仙鹤草酚 E、鹤草酚、伪绵马素等。

【研发历程】 民间用其全草止血消炎，根茎治痢，茎叶治肠道血痢，根芽驱绦虫。经临床应用和药理研究表明，仙鹤草根芽具有广谱的驱虫作用，且疗效高，毒性小。

20 世纪 70 年代初期我国科技工作者利用石灰乳提取法或石油醚为溶剂的化学方法从鹤草芽中分离出浸膏，又进一步从浸膏中提取出主要成分鹤草酚[2]。经动物实验和临床应用表明，鹤草酚不但驱虫谱广、疗效高，而且还具有杀灭血吸虫的作用。

经过研究确定了鹤草酚的化学结构并实现了全合成[3]。其合成途径从甲基间苯三酚开始，经傅氏反应得丁酰化物，用苄氯及碳酸钾缩合得到二苄基醚，再经多步化学反应获得鹤草酚。

最近研究表明鹤草酚具有明显的抗癌作用[4]，成为新的研究热点。

【药理作用】 鹤草酚驱虫效果佳，也可用于止血、治疗滴虫性肠炎和阴道炎等疾病。通过药理与临床试验表明，鹤草酚的驱绦虫效果较驱绦虫药灭绦灵、硫酸二氯酚等更优，并且副作用小。

鹤草酚经放射线照射后可迅速氧化，并释放出 H_2O_2、O_2 和 OH^- 等活性物质，其中 OH^- 可以直接攻击肿瘤细胞的 DNA 核苷酸、核苷和碱基以及膜结构等，造成肿瘤细胞的不可逆性损伤，从而增加了放射线对肿瘤细胞的杀伤效应[5]。鹤草酚与放射治疗联合，对人肺腺癌细胞株的杀伤率比单纯应用放射治疗可提高 25.1%[6]。文献报道，经鹤草酚作用后，在 HeLa 细胞超微结构损害中以线粒体最为突出，主要表现为线粒体肿胀、嵴断裂，甚至出现空泡现象，药物作用时间越长，其损害程度就越严重，故肿瘤细胞内的线粒体很可能就是鹤草酚作用的一个特异性靶细胞器[7]。实验中还观察到，肿瘤细胞经放射线照射后，鹤草酚能明显地抑制脱氧胸苷（^{3}H-TdR）渗入肿瘤细胞，将鹤草酚与 Hela 细胞接触一定时间后，肿瘤细胞中脱氧核苷酸的含量就会较对照组降低 50%以上，这表明鹤草酚对 ^{3}H-TdR 渗入肿瘤细胞的抑制主要是影响了肿瘤细胞内脱氧核苷酸的合成。脱氧核苷酸的合成与核苷酸还原酶有关，鹤草酚能抑制肿瘤细胞内核苷酸还原酶的活性，抑制肿瘤细胞内脱氧核苷酸的合成，从而抑制肿瘤细胞内 DNA 的合成，最终导致肿瘤细胞失去再增殖的能力[8]。

【临床应用】 鹤草酚在临床上已经用于驱绦虫、蛔虫和杀灭血吸虫等，不良反应少见，偶有恶心、呕吐、头晕、冷汗，或于服药半月后有一过性腹泻症状，偶可导致虚脱反应。虽然研究证明鹤草酚具有较明显的抗肿瘤活性，但现在还没有相关抗肿瘤药物上市。

【综合评价】 鹤草酚现用作驱虫药，有良好的治疗效果。但对其抗肿瘤作用以及其他作用，研究还不够深入，许多实验研究还在动物实验阶段，能否开发出有效的抗肿瘤药物，还需要更多可靠的参考依据。

（靳桂民 吕 扬）

【参考文献】

[1] 国家药典委员会. 中华人民共和国药典一部［M］. 2015 年版. 北京：中国医药科技出版社，2015.

[2] 沈阳药学院，辽宁省药物研究所中草药研究室. 仙鹤草驱绦虫有效成分的研究［J］. 沈阳药学院学报，1973，1：1-6.

[3] 沈阳药学院，辽宁省药物研究所合成室，湖南医药工业研究所. 鹤草酚的全合成［J］. 化学学报，1976，34（4）：313-320.

[4] Nadav Shraibom, Herzelia. Molecular combinations for cancer or other disease treatment［P］. US:

008734859B1, May 27, 2014.

［5］薛惟建，李德华. 酚类化合物的抗肿瘤作用机制. 药学学报，1985，20：477-480.

［6］韩俊庆，王兴文，王瑜，等. 鹤草酚对肺腺癌癌放射增敏的临床前瞻性研究［J］. 中华放射医学与防护杂志，2003，23（5）：355-357.

［7］潘毅生，袁瑞香，黄克俊，等. 仙鹤草抗肿瘤的实验研究［J］. 药学通报，1983，18（7）：434.

［8］郑荣梁. 活性氧在放射生物学中的作用［J］. 生物化学与生物物理进展，1983，3：17-21.

第六章

维生素类天然小分子药物

概　述

维生素是不是药物？这是很多人经常提出的问题，也是很多人思考的问题，因为维生素在全世界都可以作为营养品或保健品在超市购买，而且服用维生素也没有明确的剂量规定。回答这个问题，可以非常简单，那就是"用于治疗维生素缺乏引起的疾病"时，维生素就是治疗疾病的药物。而对于为了避免缺乏而进行的补充，可以看作预防疾病的药物，也可以认为是营养品或保健品。这与药物定义的内涵有关，更是营养学的内容，在此就不展开讨论了。

维生素是在人体内具有重要功能，且是人体自身又不能生成，必须依赖于食物提供的物质。当食物中缺乏这些物质时，机体就会产生不同的疾病，如维生素 C 缺乏的坏血病，维生素 B_1 缺乏的脚气病，维生素 D 缺乏引起的佝偻病等。维生素的研究也为这些疾病的治疗提供了理论基础。

人类认识维生素是二十世纪生命科学研究的重大进步，特别让人们感到自豪的是对维生素的研究过程，从最初维生素的发现，到完成维生素的基本研究，仅仅用了几十年的时间。从 1906 年 Eijkman 提出维生素的概念，到 1948 年确定了维生素 B_{12} 成分，完成目前已知的 13 种维生素的全部鉴定过程仅仅用了 42 年。在维生素发现的过程中共有 20 名科学家分享了 11 次诺贝尔奖。

在维生素的发现过程中，研究人员也曾经走过许多弯路。在早期的研究中，人们发现了维生素缺乏引起的疾病，但由于在当时微生物学快速发展，研究人员开始将这些维生素缺乏的疾病作为细菌感染性疾病进行了长期的治疗研究，影响了维生素的发现。经过长期经验积累和系统分析，特别是病理动物模型的成功建立，使维生素发现过程从经验研究过渡到实验研究，促进了维生素的发现。

目前已经认识维生素有维生素 A、维生素 B_1、维生素 B_2、维生素 B_6、维生素 B_{12}、维生素 C、维生素 D、维生素 E、维生素 K，以及烟酸、叶酸、生物素、泛酸等 13 种，可以分为脂溶性和水溶性两类，脂溶性维生素包括 A、D、E，其他为水溶性维生素。本章收录了部分植物来源并且缺乏可以导致明显疾病的维生素，对于维生素更详细的了解，可以参考有关维生素的专著。

（杜冠华）

维生素 A
Vitamin A

【中文别名】 维他命 A，视黄醇，抗干眼病因子。

【中文化学名】 （2E，4E，6E，8E）-3，7-二甲基-9-（2，6，6-三甲基-1-环己烯-1-基）-2，4，6，8-壬四烯-1-醇。

【英文化学名】 （2E，4E，6E，8E）-3，7-Dimethyl-9-（2，6，6-trimethyl-1-cyclohexen-1-yl）-2，4，6，8-nonatetraen-1-ol。

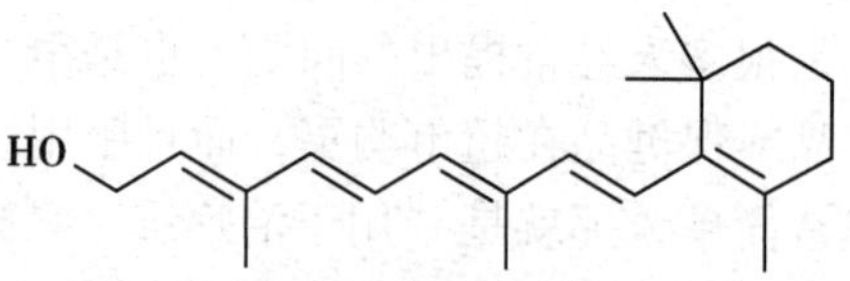

维生素A₁

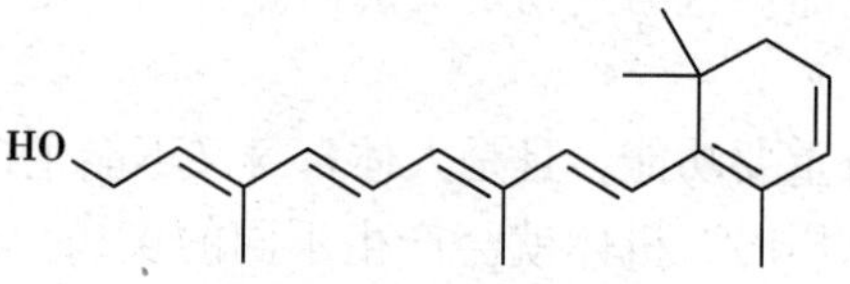

维生素A₂

维生素A的结构式

【理化性质】 维生素 A（Vitamin A_1，VA_1），分子式：$C_{20}H_{30}O$，分子量：286.45，CAS 号：68-26-8，熔点：62~64℃，沸点：137~138℃；维生素 A_2，分子式：$C_{20}H_{28}O$，熔点：17~19℃。

【剂型与适应证】 本品收载于《中国药典》2015 年版；《英国药典》2017 年版；《美国药典》40 版；《日本药典》17 版；《欧洲药典》9.0 版。

剂型主要有胶囊、滴剂和胶丸，临床用于治疗维生素 A 缺乏引起的疾病和预防维生素 A 缺乏。

【来源记载】 人类的维生素 A 来源于自然界的食物中，自然界中维生素 A 以不同的形式存在，以形成的类视黄醇形式存在于动物组织中，在植物中则以维生素 A 原类胡萝卜素类的形式存在于绿色、橙色和黄色植物组织中。这些食物中的维生素 A 类似化合物，可以在体内转变为维生素 A。因此，食物是维生素 A 的主要来源。

早在 1000 多年前，唐朝孙思邈在《千金要方》中记载动物肝脏可治疗夜盲症，就是关于补充维生素 A 的早期认识。在我国传统医学著作中也有关于补肝明目之说，对于维生素 A 缺乏导致的研究，也多以补肝肾、益精血、通气化为主。

【研发历程】 维生素的研究是生命科学发展过程中的伟大成就，人类用了半个世纪的时间，就完成了对维生素的发现和认识。但是，在维生素发现的早期，对于科学家来说依然是非常艰难的。

基于对疾病的认识，到 20 世纪初，科学家已经认识到有些物质是人类生存或健康所必需的，并于 1912 年提出维生素理论。1913—1915 年，在威斯康星州大学，埃尔默·麦科勒姆（Elmer McCollum）和玛格丽特·戴维斯（Marguerite Davis）通过应用基于乳糖和酪蛋白的食物这一划时代的研究，指出至少有两种不同的生长因子才能支持大鼠的正常生长。一种因子可用乙醚从鸡蛋或黄油中分离出，第二种因子可用水提取并能预防小鸡和鸽子的多发性神经炎。科学家将这两类物质分别称为脂溶性维生素 A 和水溶性维生素 B。

1919 年，研究人员在研究脂溶性 A 物质的特性时发现，该物质除了支持大鼠生长，还阻止了此类动物的眼干燥症和夜盲症的发生。1920 年，德拉蒙德（J. C. Drummond）称此活性脂质为维生素 A。此物质存在于鱼肝油中，可阻止眼球干燥症和夜盲症的发生。

【药理作用】　摄入维生素 A 的前体类胡萝卜素类、视黄基酯和视黄醛能够维持健康上皮细胞的分化、正常增殖和视觉功能。这些前体物质能被代谢为视黄醇和视黄酸。

维生素 A 对视觉的作用。11-顺式-视黄醛作为视网膜视锥和视杆细胞中视觉色素的光敏发色基团。在光诱导下 11-顺式-视黄醛发生异构化反应，而转变成全反式-视黄醛。全反式视黄醛和视蛋白的解离与大脑视觉中心的神经刺激相偶联。当神经冲动沿着视神经传导，经过一系列的生化过程，使神经冲动传到视杆细胞突触末端。视觉过程中视黄醛可再生循环，全反式视黄醛在黑暗的条件下，能以酶解的方式再被转变回 11-顺式的形式。

维生素 A 的全身作用。维生素 A 不仅对视觉功能影响显著，对生理影响更大。维生素 A 缺乏破坏了视觉周期，导致暗适应受损（夜盲症），而更为严重的是维持生命所必需的全身功能（如，角膜损伤、感染、生长发育不完全）被破坏。维生素 A 缺乏能导致动物的死亡。

维生素 A 在生殖和胚胎发育中的作用。维生素 A 在精子生成和排卵功能等生殖过程中发挥着重要作用，但其生物化学作用基础尚不清楚。维生素 A 在胚胎、机体发育和维护组织功能中起关键作用，维生素 A 缺乏影响的主要器官是心脏、眼组织、循环系统、泌尿生殖系统、呼吸系统。维生素 A 在胚胎发育各个阶段都是必需的。

维生素 A 对免疫功能的影响。动物缺乏维生素 A 时，其淋巴样器官、细胞分布、组织学、淋巴细胞等特征发生改变。维生素 A 缺乏可导致免疫功能降低，诱发炎症并加剧炎症症状。

维生素 A 在皮肤病学中的作用。维生素 A 在保持良好的皮肤中起作用。皮维生素 A 缺乏破坏人的角蛋白细胞终端分化，使皮肤变的粗糙、干燥、有鳞片而堵塞、毛孔扩大。据报道，维生素 A 药物疗法可使恶性黑色素瘤和 T 细胞淋巴瘤的表皮转移退化，对普通痤疮可减少油脂的分泌，减少表皮和毛细管内的细菌数，抑制单核细胞和中性粒细胞的免疫反应，减轻炎症。

维生素 A 作为人体内具有重要功能的物质，对机体各系统功能具有重要作用，如造血功能、骨骼发育、肿瘤防治等，因此，保证维生素 A 的供应，是保证身体健康的要求。

【临床应用】　维生素 A 在临床的用途主要有两个方面，一是用于治疗维生素 A 缺乏引起的疾病；一是预防维生素 A 缺乏。对于前者，维生素 A 是疗效显著而且没有任何副作用的药物，可以达到药到病除的效果，关键的问题是诊断准确。而对于后者，正常饮食和食物平衡且充足的情况，一般不需要进行补充，短时间饮食缺乏，体内也有一定的维生素 A 储备，保证机体供应。过多的补充也未见有益的报道。

维生素 A 缺乏常见疾病有多种，常见的有夜盲症和干眼症。夜盲症是视网膜暗适应功能紊乱，在饮食缺乏维生素 A 一年开始发展，补充维生素 A 后可恢复。干眼症是眼的前端形态学永久性改变，不可纠正，早期干预很重要，在永久性失明前可以阻断病情进展。此外，维生素 A 缺乏可见以下疾病：全身性疾病如食欲缺乏，生长发育不良，膜干燥和角化，感染，死亡；皮肤粗糙呈鳞状，毛发粗糙；肌肉无力；骨膜生长过度，颅腔和脊髓限制；肾炎脑脊液压增加，共济失调；无精子生成，阴道角质化，死胎和胚胎吸收等。

对于上述由于维生素 A 缺乏引起的疾病，适当补充适量的维生素 A 或相关活性物质，就可以达到理想效果。

【综合评价】 维生素 A 的发现过程为医药科学研究提供了极其有价值的经验和有效的药物，针对维生素 A 缺乏性疾病，维生素 A 是效果显著使用安全的理想药物。而对于维生素 A 的认识，也为人类预防疾病提供了可靠的物质保障和理性认识。维生素 A 将会在健康的人体内保障人体健康，为缺乏的人群解除疾病的痛苦。

（杜立达　宗俊科）

【参考文献】

张丹参，杜冠华. 维生素-营养与健康基础［M］. 北京：科学出版社，2009.

维生素 B
Vitamin B

维生素 B 是一类维生素，按早期麦科勒姆的命名，称为水溶性维生素 B。这类维生素多数可以做为药物应用，在疾病治疗中占有重要地位，但又不完全属于药物。该类维生素在化学上结构差异很大，但来源多数为植物中提取，符合本书收录的要求。因此，对这类由植物获得的维生素进行总结介绍。

【维生素的命名】 维生素原来是根据发现该维生素时的非系统命名，目前采用的是 1978 年国际营养科学联合会确定的命名原则。

维生素 B 族包括：维生素 B_1（硫胺素，抗脚气病维生素）、维生素 B_2（核黄素）、烟酸（维生素 PP，尼克酸）、维生素 B_3（抗癞皮病维生素）、维生素 B_6（吡哆醇，抗皮炎维生素），泛酸（遍多酸，烟碱酸，维生素 B_5）、生物素（维生素 B_7，维生素 H）、叶酸（维生素 B_9，蝶酰谷氨酸）、维生素 B_{12}（钴胺素、抗恶性贫血维生素）。

硫胺素
Thiamine

【中文别名】 维生素 B_1，抗神经炎素，硫胺。

硫胺的化学结构：

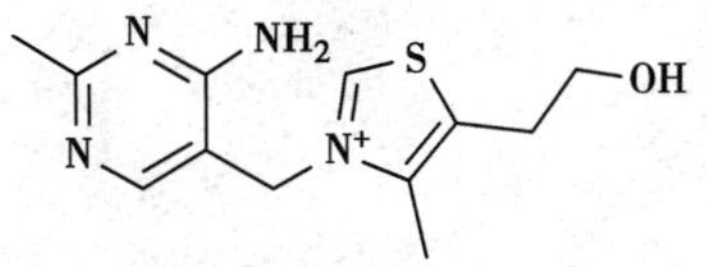

硫胺（游离碱基）

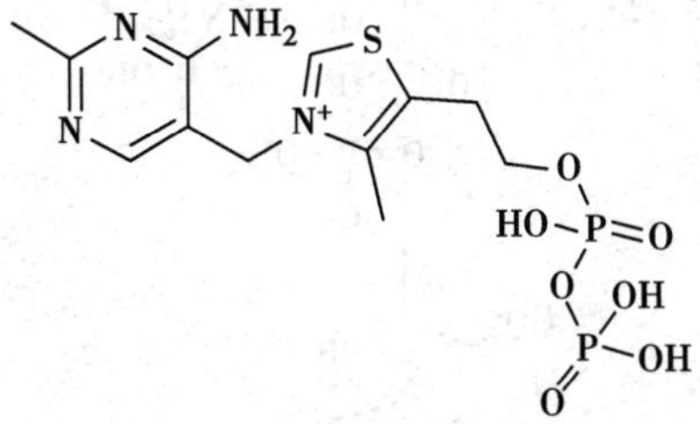

焦磷酸硫胺

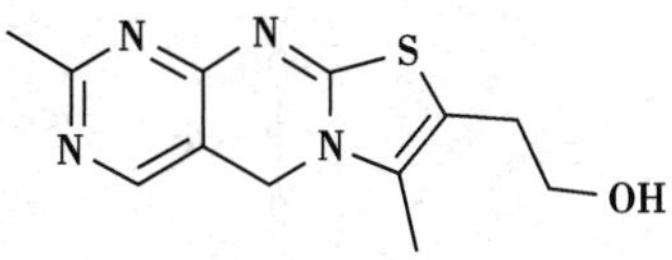

脱氢硫胺

【中文化学名】 3-〔（4-氨基-2-甲基-嘧啶基）甲基〕-5-（2-羟乙基）-4-甲基硫氮杂苯。

【理化性质】 游离的硫胺由于结构中存在四价氮而不稳定；在水中裂解成硫氢基形式。因此，该类化合物的商品形式为其盐酸化物和一硝酸盐。硫胺盐酸化合物（即硫胺氢氯化物）是无色结晶，易溶于水（1g/ml，该类化合物适合于非口服给药制剂），溶于甲醇和甘油，但几乎不溶于丙酮、醚、三氯甲烷和苯。一硝酸盐形式比其盐酸盐更稳定，但硝酸盐不易溶于水，常用于食品添加剂和干燥药物制剂中。

游离的硫胺易被氧化为硫胺二硫化物和其他的衍生物，没有生物活性，有强的蓝色荧光，可用于硫胺的定量分析。硫胺焦磷酸盐是其代谢后的活性形式。

核黄素

Riboflavin

【中文别名】 维生素 B_2、维生素 G。

核黄素及其核苷酸形式的化学结构：

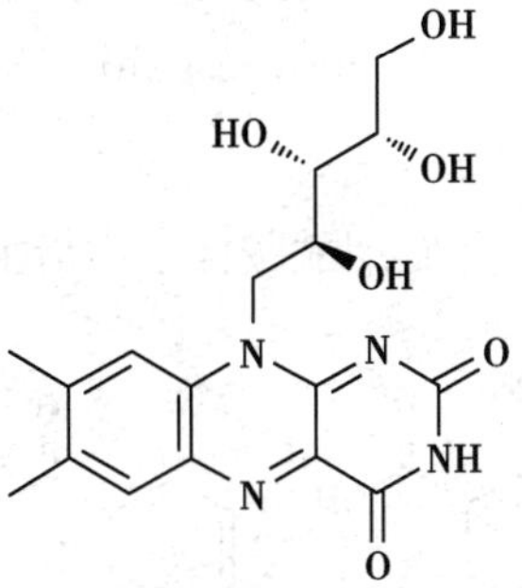

核黄素

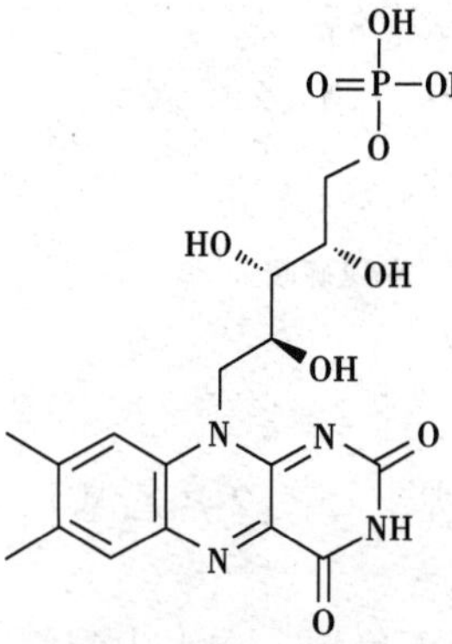

黄素单核苷酸（FMN） 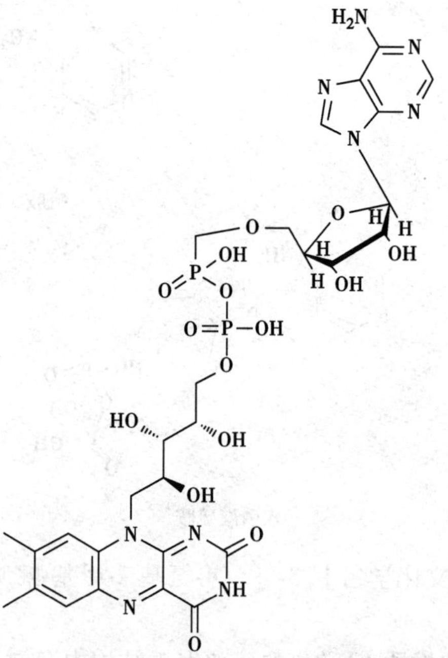　　　　黄素腺嘌呤二核苷酸（FAD）

【中文化学名】 7，8-二甲基-10-（1'-D-核糖醇）异咯嗪。

其代谢活性形式通常称为黄素单核苷酸（FMN）和黄素腺嘌呤二核苷酸（FAD）。这些化合物准确的名称应当分别称作核黄素单磷酸和核黄素腺嘌呤二磷酸。

【理化性质】 核黄素可溶于水（10~13mg/dl）和乙醇，但不溶于乙醚、三氯甲烷和丙酮。在碱性条件下可溶但不稳定。

核黄素的催化作用主要由异咯嗪核 N-1，N-5 和 C-4 产生的。另外，C-4 甲基参与酶蛋白的共价键结合。黄素辅酶是强大的多功能氧化还原辅助因子，能参与单电子或双电子氧化还原反应。

核黄素拮抗剂包括异咯嗪环类似物（如双乙基维生素 B$_2$，双氯维生素 B$_2$）和 ribitol 侧链类似物（如 D-阿拉伯黄素，D-半乳糖黄素，7-乙基维生素 B$_2$）。

烟酸

Nicotinic acid

烟酸是吡啶 3-羧酸化合物及其具有烟酰胺样生物衍生物的总称。
烟酸的化学结构：

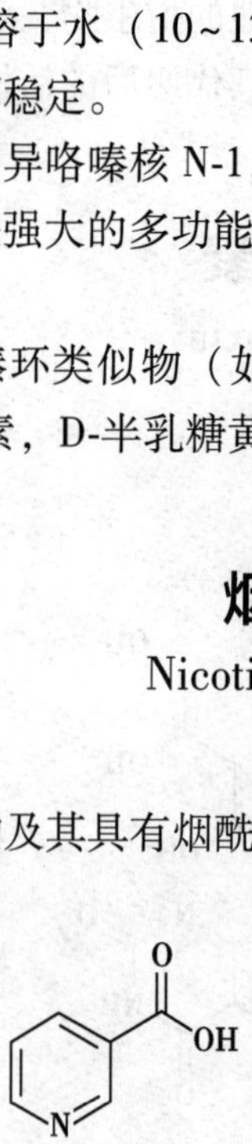

烟酸 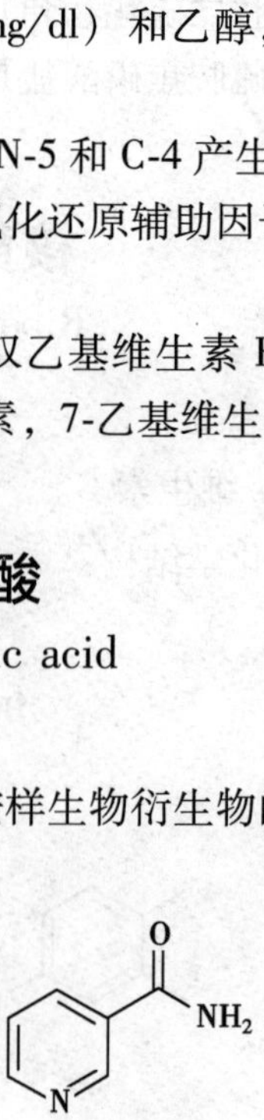　　　　烟酰胺

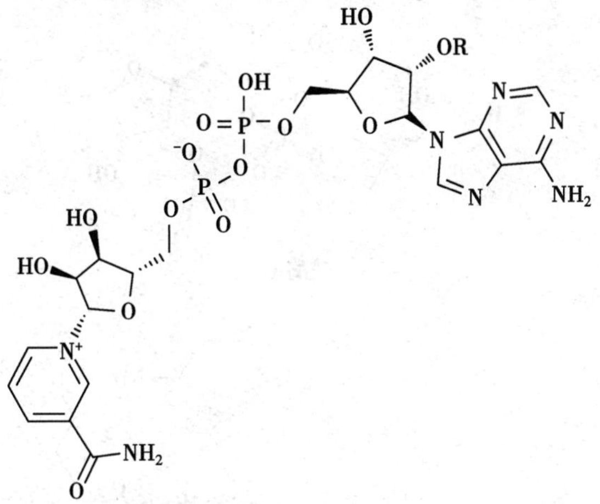

烟酰胺腺嘌呤二核苷酸磷酸（NADP⁺），R=H

【理化性质】 烟酸和烟酰胺为无色结晶。它们不溶或略溶于有机溶剂中。烟酸微溶于水和乙醇；烟酰胺易溶于水，适当溶于乙醇。

烟酸是两性化合物与碱、酸都可成盐。其羧基可成酯、成酐也可被脱去。烟酸和烟酰胺在干燥状态下都很稳定，但在溶液中烟酰胺可被酸或碱水解成烟酸。

烟酸的辅酶形式是吡啶核苷酸，NAD⁺（H）和 NADP⁺（H）。这些化合物中，氧化的吡啶核的 N-1 原子和酰胺基的吸电子效应可使吡啶核的 C-4 原子与许多亲核因子反应。与氢负离子的反应是吡啶核苷酸酶促氢转移的基础；在这个一步反应中涉及两个电子转移。

几个取代的吡啶化合物是烟酸在生物体内的拮抗剂：吡啶-3-硫酸，3-乙酰吡啶异烟腙肼和 6-氨基烟酰胺。

泛酸
Pantothenic acid

泛酸是化合物二羟基-*β*，*β*-二甲基丁酰-*β*-丙氨酸类的微弱变体。有两种活性代谢物：辅酶 A 和酰基载体蛋白。辅酶 A 中，通过磷酸二酯基团将维生素与腺苷-3′，5′-氯喹相连；酰基载体蛋白通过磷酸二酯基团与蛋白质的丝氨酸基相连。

泛酸的化学结构：

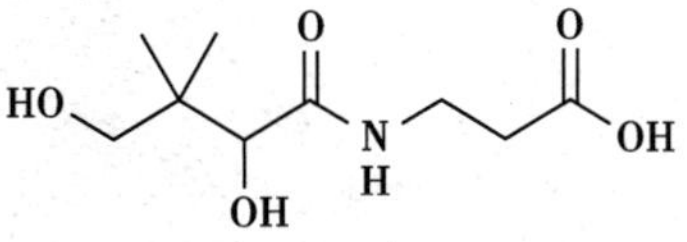

泛酸

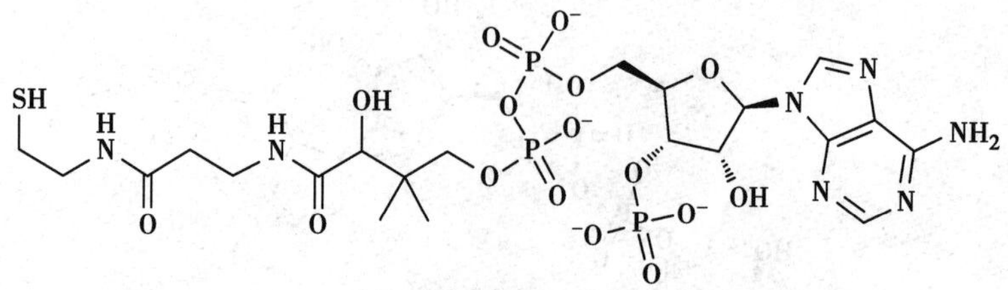

辅酶A

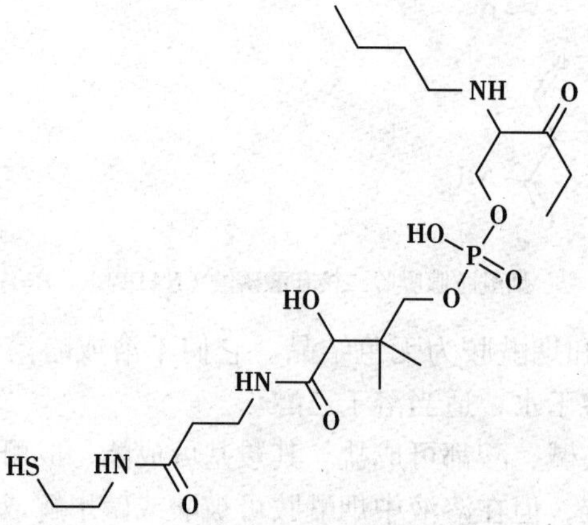

酰基载体蛋白

【理化性质】 泛酸是由 β 丙氨酸与 2，4-二羟基-3，3-二甲基丁酸通过酰胺键连接形成。这个分子有一个不对称中心，仅 *R*-对映体，常叫做 *D*-（+）-泛酸。具有生物活性，存在于自然界中。泛酸是黄色的油状物。然而，其钙盐或其他盐是无色晶体；泛酸钙是其主要的商品形式。但无论哪种形式都不溶于有机溶剂，可溶于水和乙醇。泛酸溶液在酸性或碱性条件下对热不稳定。

生物素
Biotin

生物素是化合物顺-六氢-2-氧代-1H-噻吩并［3，4d］咪唑-4-戊酮酸的总称，又称维生素 H，辅酶 R。

生物素的化学结构：

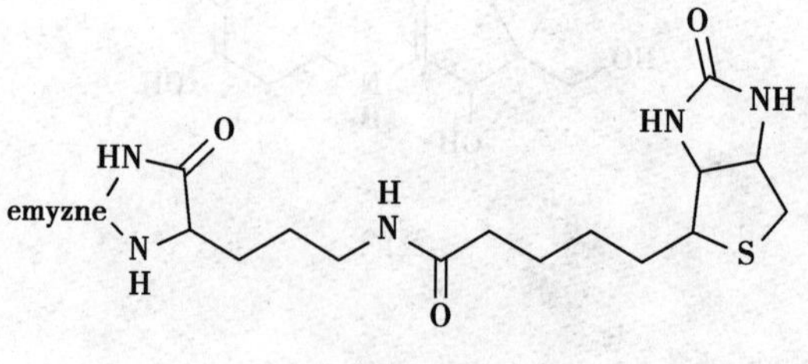

酶结合生物素（如：生物胞素）

【中文化学名】　顺-六氢-2-氧代-1H-噻吩并［3，4d］咪唑-4-戊酮酸

【理化性质】　生物素是白色晶体，干燥条件下对空气、热和光稳定。然而，其水溶液在强酸或强碱作用下易降解。在八个可能的空间异构体中，仅（+）-异构体（称作 d-生物素）有生物活性。生物素与酶进行共价结合是通过氨基与赖氨酸的 ε-氨基和四氢噻吩核的 C-2 结合。生物素通过脲基核的 N-1'和氧原子的极化来激活，加速碳酸氢盐和 ATP 的亲电羧基磷酸盐共价键的形成，使生物素成为 CO_2 的载体。

叶酸
Folic acid

　　叶酸是蝶酰谷氨酸和显示叶酸活性的相关化合物总称。是 N-（6-蝶啶基）甲基-p-氨基苯甲酸骨架链有一个或多个 L-谷氨酸形成的杂环化合物的总称。叶酸包括单个或多个谷氨酰基共轭体；用谷氨酰基的数目（n）来命名，依次称为蝶酰谷氨酸 n（PteGlu$_n$）。四氢蝶酰谷氨酸的还原化合物也叫四氢叶酸。

　　叶酸族的化学结构：

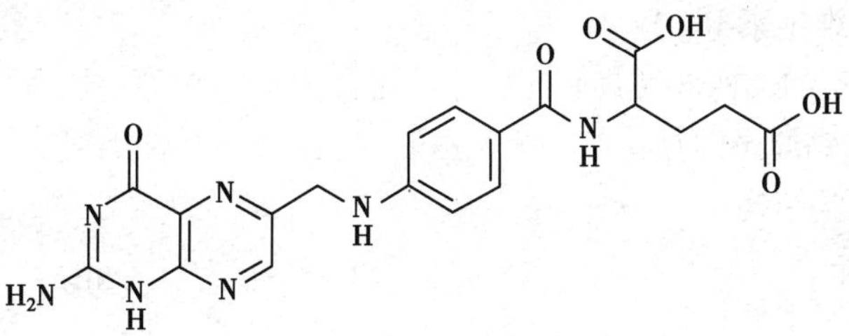

蝶酰谷氨酸（pteroylglutamic acid）

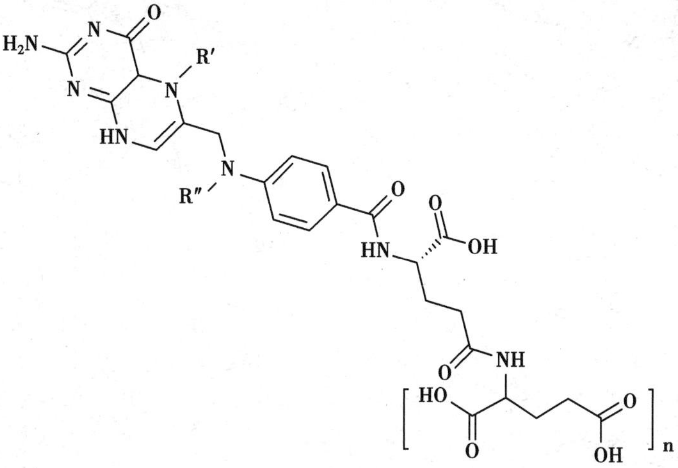

四氢叶酸（及其衍生物）

【理化性质】　叶酸类化合物包括许多的化学结构相关物质，因蝶酰谷氨酸基本结构

上有三个部位可取代产生不同的化合物。在理论上可能有 170 多种叶酸。目前在动物中已经发现了 100 多种。叶酸（蝶酰谷氨酸）是维生素中的人工合成产物，自然界存在的大多数叶酸通常在 N-5 和（或）N-10 位有一碳元素，参与单碳族的代谢反应。

叶酸（蝶酰谷氨酸）是橙黄色晶体，溶于水但不溶于乙醇或低极性有机溶剂。对光、热、酸、碱和还原剂不稳定，干燥品稳定。在体内酶（或体外还原剂如连二亚硫酸盐）的作用下，叶酸先被还原成 7，8-二氢叶酸（FH_2），然后还原成四氢叶酸（FH_4）；这两个化合物在氧气中都不稳定，必须加入抗氧化剂（如维生素 C，巯基乙醇）加以保护。

叶酸的两个衍生物，氨基蝶呤（4-氨基叶酸）和甲氨蝶呤（4-氨基-N^{10}-甲基叶酸）都以氨基取代 C-4 位的羟基，生物医学中用作叶酸的拮抗剂。氨基蝶呤用作杀虫剂；氨甲蝶呤用作抗肿瘤药。

维生素 B₁₂
Vitamin B₁₂

【中文别名】 甲钴胺、腺苷钴胺素、羟钴胺（维生素 B_{12b}）。类似物有水钴胺（维生素 B_{12a}），硝钴胺（维生素 B_{12c}）

维生素 B_{12} 是所有的类柯啉（具有柯啉环的化合物）的总称，显示氰钴维生素的生物效能。氰钴维生素为在钴原子的 β-位有一个氰基的维生素 B_{12}-活性类柯啉（氰钴胺）的通称。

维生素 B_{12} 的化学结构：

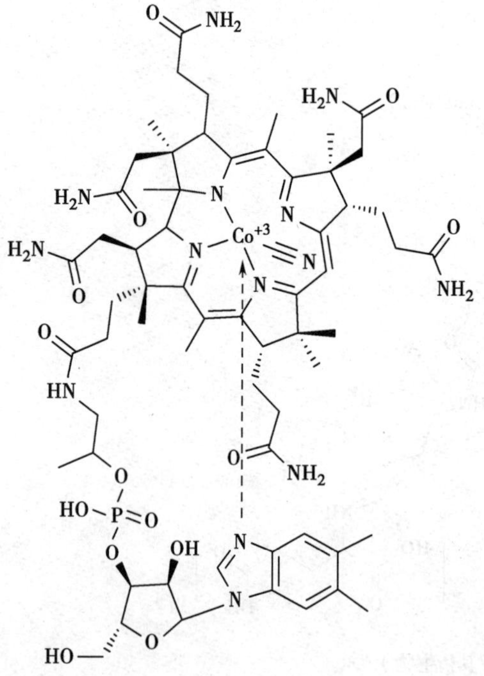

氰钴胺

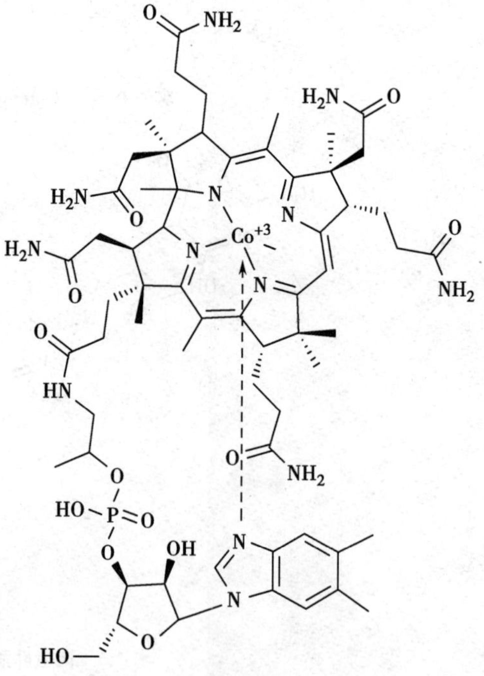

甲基钴胺素

5′-腺苷钴胺酸

羟基钴胺

钴胺

【维生素 B_{12} 的化学性质】　维生素 B_{12} 是一个类似卟啉环，钴原子在中心的大环（称作柯啉环或柯啉核）。类柯啉物质是红色、橙红色或黄色晶体，由于柯啉环 π-π 的跃迁，在300nm 处有强吸收。该类物质能溶于水，并且对热稳定，但在高于 210℃ 时不融化而分解。

维生素 B_{12} 与维生素 C 发生反应，导致前者含量下降并发生降解，这样钴原子变成自由离子。氰钴胺对维生素 C 相对稳定，氰钴胺对光不稳定。

【维生素 B 的功能与作用】　B 族维生素是推动体内代谢，把糖、脂肪、蛋白质等转化成热量时不可缺少的物质，用于治疗神经炎、脚气病、口角炎、防治胎儿畸形等。具体作用如下：

1. 是糖代谢过程中关键性的物质。

2. 和糖、蛋白质、脂肪的代谢密切相关

3. 治疗脂肪代谢不良引起的溢脂性皮炎、痘痘、痤疮。

4. 缺乏 B 族维生素引起消化不良、便秘、口臭等。

5. B_3 在体内构成脱氢酶的辅酶，在碳水化合物、蛋白质、脂肪的代谢中起重要作用，严重缺乏时引起神经、皮肤、消化道病变，叫做癞皮病，也叫三 D 症，表现为皮炎、腹泻和痴呆。

6. 帮助身体组织利用氧气，促进皮肤、指甲、毛发组织的获氧量，祛除或改善头皮屑。

7. 缓解酒精和尼古丁等对身体的危害，舒缓头痛、偏头痛、保护肝脏。

8. B_{11}、B_{12} 的缺乏将影响胸腺嘧啶、嘌呤等的合成，引起 DNA 合成障碍。最终导致红细胞的细胞核不成熟，生成无效性红细胞，这就是巨幼细胞性贫血。

9. 如在怀孕头 3 个月内缺乏叶酸，可导致胎儿神经管畸形，从而增加裂脑儿、无脑儿的发生率。

（杜立达）

【参考文献】

张丹参，杜冠华. 维生素-营养与健康基础［M］. 北京：科学出版社，2009.

维生素 B_6
Vitamin B_6

【中文别名】　吡哆素。
【中文化学名】　6-甲基-5-羟基-3，4 吡啶二甲醇盐酸盐。
【英文化学名】　6-methyl-5-hydroxy-3,4pyridine dimethanol hydrochloride。

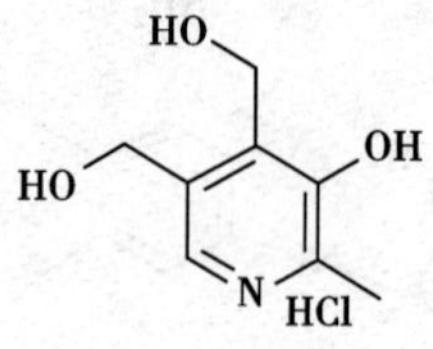

维生素B_6

【理化性质】《中国药典》2015 年版，$C_8H_{11}NO_3 \cdot$ HCl；吡哆醇 $C_8H_{11}NO_3$ 〔。CAS：65-23-6。

维生素 B_6 为无色晶体，易溶于水及乙醇。一种含吡哆醇的 B 族维生素。在酸液中稳定，在碱液中易破坏，吡哆醇耐热，吡哆醛和吡哆胺不耐高温。

【剂型与适应证】 本品收载于《中国药典》2015 年版；《美国药典》40 版。

剂型主要有注射剂、胶囊和片剂，临床用于维生素 B_6 缺乏引起的疾病。

【来源与研发历程】 维生素的发现过程是曲折而富有传奇色彩，到 1915 年确定脂溶性维生素 A 和水溶性维生素 B 类物质的认识，维生素的发现进入了快速发展时期。在库恩和同事们成功分离核黄素的工作过程中，他们注意到提取物的促生长活性与其荧光活性关系异常，认为非荧光提取物的加入对核黄素的促生长活动是十分必要的，并把这种非荧光物质的发现解释为热稳定复合物中存在第二种物质的证据，被称做维生素 B_6。

1934 年，捷尔吉对所谓维生素 B_6 活性作了一个定义，认为它能预防一种以前称作肢痛或大鼠糙皮病的疾病，这种病是一种对称性红斑状皮炎。它的定义能有效的和核黄素缺乏所产生的症状区分开。两年后，他的团队已经取得了维生素 B_6 的部分提纯物。到 1938 年，完成了维生素 B_6 的晶体形式的分离，化学结构也很快阐明为 3-羟基-4，5 二羟甲基-2-甲基吡啶。1939 年福克斯（Folkers）完成了这种复合物的合成，也就是捷尔吉所称的吡哆醇。

维生素 B_6 广泛地分布于食物中，最集中存在于肉类、谷类（麦子）、蔬菜和坚果中。在谷类，维生素 B_6 主要浓集于胚芽和麦粉蛋白层，精制面粉会导致维生素 B_6 含量的减少。植物和动物来源的维生素 B_6 的化学形式是多变的。植物组织含大量的吡哆醇，动物组织含大量的吡哆醛和吡哆胺。

【药理作用】 维生素 B_6 的体内活性形式是磷酸吡哆醛，是很多重要酶的辅酶，这些酶大多数与氨基酸代谢有关，如脱羧酶，转氨酶，参与消旋作用、消除作用、置换反应以及 β 基团转换作用的酶等。

磷酸吡哆醛通过辅酶的作用几乎参与所有氨基酸的生物合成和分解代谢，在代谢过程中承担了转氨作用、转巯作用，以及硒的转移作用。在神经递质 5-羟色胺、肾上腺素、去甲肾上腺素的生物合成过程中，都有磷酸吡哆醛依赖性酶作用。在色氨酸-烟酸代谢，组胺合成，以及血红蛋白合成等方面，也发挥着重要作用。

维生素 B_6 在糖原异生中发挥转氨作用及作为糖原磷酸化酶的辅酶参与糖原释放葡萄糖的过程。在脂类代谢中，维生素 B_6 参与磷脂合成过程，与体内脂质水平有密切关系。

由于维生素 B_6 参与了广泛的代谢过程，与多种疾病有密切关系，如血管系统的高胱氨酸血症的形成，与闭塞血管疾病、心血管疾病死亡率、脑卒中、眩晕症、阿尔茨海默病、骨折和慢性心功能衰竭的危险性增加相关联。维生素 B_6 对脑内谷氨酸受体的后天发育有密切关系，影响到学习记忆功能，而母亲在妊娠和哺乳期维生素 B_6 缺乏，会影响到胎儿和婴幼儿神经发育。此外，也有研究提示，维生素 B_6 与身体的免疫功能和癌症的发生有一定关系。

【临床应用】 维生素 B_6 在临床上有两种主要用途，一是针对维生素 B_6 缺乏引起的疾病给予补充治疗。二是采用较大剂量治疗其他一些相关疾病。

维生素 B_6 缺乏的人通常表现为虚弱、失眠、神经紊乱（周围神经病）、唇干裂、舌炎、口腔炎、龋齿、肝脂肪变性、动脉粥样硬化、贫血、惊厥和细胞介导的免疫功能低下等。对这种缺乏症状，补充维生素 B_6 可以迅速解除症状，获得满意治疗效果。

有几种罕见的遗传性维生素 B_6 代谢紊乱已被证实，认为是磷酸吡哆醛依赖性酶的量缺乏或功能失调所致。如高胱氨酸尿、丙氨酸丁氨酸硫醚尿症、GABA 缺乏、吡哆醇反应性癫痫、高草酸尿、铁粒幼细胞性贫血等，需要补充维生素 B_6 治疗。

根据临床实践经验，维生素 B_6 以超大剂量被用于人类治疗一系列相关疾病。如铁粒幼细胞性贫血，镰状细胞性贫血，铁贮积病，泌乳的抑制，精神分裂症，哮喘，疱疹。此外，还用于腕管综合征、中国餐馆综合征、经前期综合征、早孕反应等。

【综合评价】 维生素 B_6 参与广泛的代谢过程，与多疾病有密切关系，保证其有效摄取是防治疾病的重要途径。同时，正确应用也可以取得显著的临床治疗效果，对于维护人类健康具有重要意义。

（杜立达 秦雪梅）

【参考文献】

张丹参，杜冠华．维生素-营养与健康基础 ［M］．北京：科学出版社，2009.

维生素 C

Vitamin C

【中文别名】 L-抗坏血酸。
【中文化学名】 L-（+）-苏型-2，3，4，5，6-五羟基-2-己烯酸-4-内酯。
【英文化学名】 L-（+）-*threo*-2，3，4，5，6-pentahydroxy-2-hexenoic acid-4-lactone。

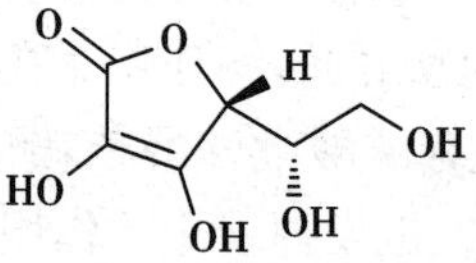

维生素C

分子式：$C_6H_8O_6$，分子量：176.13，CAS 号：50-81-7。

【理化性质】 白色结晶或结晶性粉末；无臭，味酸；久置色渐变微黄；水溶液显酸性反应。在水中易溶，在乙醇中略溶，在三氯甲烷或乙醚中不溶。熔点为 190～192℃，熔融时同时分解。比旋度为+20.5°～+21.5°。抗坏血酸是二碱基酸（pK_a 为 4.1 和 11.8）。它成盐时主要以钠盐和钙盐的形式存在，其水溶液显强酸性。抗坏血酸是强还原剂，在温和氧化条件下可被氧化为脱氢抗坏血酸（$pK_a = -0.45$），是一个很好的自由基淬灭剂。

【剂型与适应证】 本品收载于《中国药典》2015 年版；《美国药典》36 版。

临床应用的剂型主要有片剂、注射剂、颗粒剂。用于维生素缺乏引起的疾病，如坏血病。

【来源与研发历程】 维生素 C 是具有抗坏血酸活性的化合物的总称，包括抗坏血酸和脱氢抗坏血酸以及其异构体。

人类对维生素 C 的认识经历了漫长和痛苦的过程。几百年前人们就已经知道坏血病，并可通过多吃绿色蔬菜或水果来预防的。《爱柏氏纸草记事》（The Eber Papyrus，约公元前 1150 年）和希波格拉底（Hippocrates，约公元前 420 年）著作中就有相关病例描述。在中世纪，坏血病常见于北欧居民和船员中。葡萄牙探险家达伽马透露，他于 1498 年绕过好望角的航程中，160 名船员里约有 60% 以上失去了生命；法国探险家雅克·卡蒂亚描述，1535 年在其第二次纽芬兰探险期间，103 名船员中只有三名没有出现坏血病症状（25人死亡）。英国海军上将理查德·霍金斯（Richard Hawkins）1593 年记录其海军生涯中，他曾见到近 10000 名海员死于该病。在食物短缺的情况下，坏血病会持续暴发，如在英国监狱中，在美国加州淘金潮期间，在克里米亚战争的军队中，在美国南北战争的囚犯中，以及巴黎包围战（1871 年）时期的市民中，都爆发过坏血病。

虽然坏血病与贮藏食品之间的联系早已显而易见，但对这个疾病的治疗却走入歧途。到 1601 年，英国武装船长詹姆斯·兰开斯特（James Lancaster）发现了东印度公司船只上的这类常见问题，并将坏血病视为一种组织会变为碱性的"腐烂病"。著名的伦敦医师学会指出，可用其他酸作为代用品。当时英国船只的外科医师都配有硫酸盐，给患者服用醋酸或稀硫酸。

直到 1746 年，英国海军外科医生（后被尊为现代海军卫生学创始人）詹姆斯·林德进行了第一次对照临床试验，他对各种推荐治疗方法进行了比较。他将患有坏血病的 12 名海员配对进行为期两周的食物疗法，包括柠檬和橙子、稀硫酸、醋或其他推定药物。结论很明确：柠檬和橙子治疗的海员在 6 天内恢复，其他治疗方法没带来任何好转。1753 年，他发表了现已奉为传世经典的《坏血病大全》，该书的发表对当时的医学思想产生了很大的影响。

虽然林德认为柑橘含有"一种类肥皂的功效"有利于疏通海洋空气堵塞的皮肤使之排汗是不正确的，但其结论的意义在于确定了新鲜水果治疗作用。到 1804 年，每天向海员定量配送柠檬汁在英国海军中已成为一项既定惯例。到 19 世纪早期，对坏血病的认识和治疗进入了正确的途径。但是，对其病因和代谢理论方面的阐明却用了一个多世纪时间。

到 20 世纪初期，受脚气病的动物模型启发，奥斯陆克里斯蒂安娜大学的研究人员偶然间发现了可能产生坏血病的少数动物之一，建立了极具价值的坏血病动物模型。证明了从柠檬中分离出的提取物具有抗坏血病活性。直到 1932 年，多个研究小组从不同植物中获得了抗坏血病因晶体，确定为维生素 C（抗坏血酸）。第二年，阐明了维生素 C 的化学结构，且实现了人工合成。

【药理作用】 维生素 C 被认为是经典酶的辅助因子或抗氧化剂，也可作为金属离子反应中的过渡物质。而维生素 C 所有的这些功能都与其氧化还原的性质有关。

电子传递作用。维生素 C 具有可逆的单价氧化作用特点，使它很容易失去电子，该反应在生物化学氧化还原中有重要作用，参与了许多电子转运的反应，如胶原的生物合成反应、4-羟苯丙酮酸的降解反应、去甲肾上腺素的合成反应和饱和脂肪酸的去饱和反应等。

抗氧化功能。维生素 C 能与体内的自由基反应，形成一种反应活性低的中间体，减少体内有毒害的活性氧族自由基。

酶的协同底物功能。维生素 C 作为酶的一种协同底物，如单加氧酶，维生素 C 结合一个氧原子即成为了该酶的底物。目前已知至少有 8 种酶与维生素 C 相互作用。

此外，维生素 C 还参与了体内多种物质的合成过程，发挥着重要作用。如促进胶原蛋白的合成，促进儿茶酚胺的生物合成，参与肽类激素的生物合成、肉毒碱的合成等。维生素 C 还参与了很多的体内代谢过程，包括类固醇代谢、酪氨酸代谢、金属离子的代谢等。

维生素 C 对维持人类健康发挥重要作用，其作用表现在多个方面。维生素 C 可发挥抗组胺作用，调节免疫功能，从而达到治疗疾病的效果。如在感染性疾病中可以发挥保护作用，包括普通的感冒，幽门螺杆菌感染，疱疹等，在炎症、心血管疾病、糖尿病、白内障等治疗中也发挥作用。维生素 C 也与运动耐量、神经功能、肺功能、妊娠、皮肤健康、牙齿健康、环境应激等密切相关。

【临床应用】　维生素 C 临床上主要用于维生素 C 缺乏患者补充治疗，可以产生良好效果。目前因维生素 C 缺乏而导致疾病的人越来越少，但缺乏维生素 C 影响体内正常代谢也是影响健康重要因素，因此也需要进行维生素 C 补充治疗。

人类缺乏的症状。成人缺少维生素 C，就会出现典型的坏血病。这种疾病主要发生在间质组织中，表现为伤口愈合不良，水肿，皮肤、黏膜、内脏、肌肉出血，骨骼、软骨、牙齿、结缔组织胶原结构减弱，出现牙龈肿胀、出血，从而导致牙周病；还表现为嗜睡、疲劳、腿部风湿痛、肌肉萎缩、皮肤病、大腿部大面积的血肿和瘀血、多处器官出血和瘀斑。

在儿童时期，这种综合征被叫做默-巴二氏病（Moeller-Barlow disease），非母乳喂养的婴儿通常在 6 个月时（在母体产生及保存的维生素 C 已经耗尽）出现这些病症，其特征是骨和软骨的界面变宽，尤其是肋骨处，会产生骨端软骨处的压力，关节处剧烈的疼痛，经常性贫血发热。有坏血病的儿童通常会跛行或走路吃力、下肢触痛、牙龈出血、瘀斑性出血。维生素 C 的效果是显著的，维生素 C 治疗一周内临床症状改善。

流行病学资料表明，低血浆维生素 C 浓度将增加人类缺血性心脏病或高血压病的风险。

药理性治疗。根据维生素 C 的作用特点，建议在感染性疾病以及其他可能并发的疾病治疗中使用较大剂量的维生素 C，可以发挥辅助治疗作用。

【综合评价】　维生素 C 是经典的维生素类药物，可以发挥维生素 C 的保健作用，也有治疗效果，在临床上有良好的应用前景。

（杜立达　孔祥英）

【参考文献】

张丹参，杜冠华. 维生素-营养与健康基础［M］. 北京：科学出版社，2009.

维生素 K
Vitamin K

【中文别名】 2-甲基-1，4-萘醌类化合物的总称。

【维生素 K 的命名】 维生素 K 是 2-甲基-1，4-萘醌类化合物的总称，该类化合物具有叶绿醌样生物活性（抗出血药）。叶绿醌类化合物包括叶绿基侧链化合物和侧链进一步烷基化的化合物，也就是由几个饱和的类异戊二烯单位组成。亚硫酸氢钠甲萘醌是其商品形式；还有其他一些形式（如：甲萘醌二甲嘧啶亚硫酸盐）。

【维生素 K 化学结构基本特征】

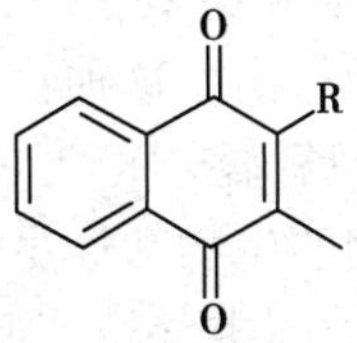

2-甲基-1，4-萘醌衍生物。环上 3 位可引入疏水基团，能被类异戊二烯侧链烷基化。

维生素 K 族化合物的化学结构

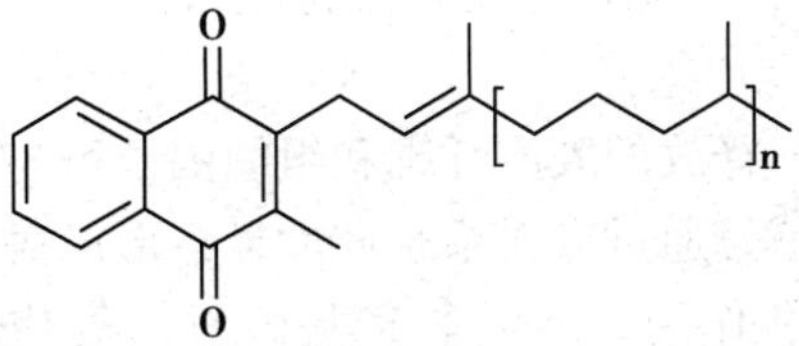

叶绿醌

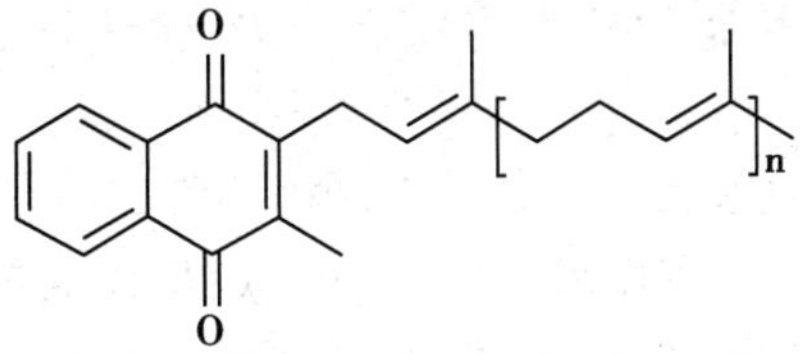

甲基萘醌类

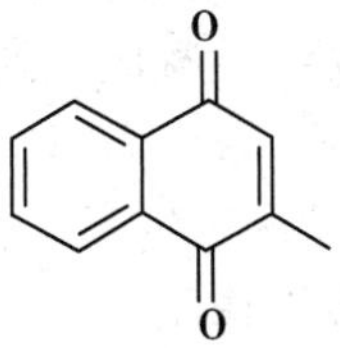

甲萘醌

维生素 K 族化合物不同命名法名称比较

化学名	IUPAC[a] 系统	IUNS[b] 系统	传统
2-甲基-3-叶绿基-1，4-萘醌	叶绿醌（K）	叶绿甲基萘醌（pMQ）	K_1
2-甲基-3- 多异戊二烯基-1，4-萘醌（n）	甲基萘醌类（MK-n）	叶绿甲基萘醌（MQ-n）	$K_{2(n)}$
2-甲基-1，4-萘醌	甲萘醌	甲基萘醌类	K_3

注：a 国际理论和应用化学联合会；b 国际营养科学联合会。

【理化性质】　叶绿醌（维生素 K_1）室温下为黄色油状物，其他同效维生素 K 为黄色结晶。同效维生素 K、MK 和大多数的甲萘醌不溶于水，微溶于乙醇，易溶于乙醚、三氯甲烷、脂肪和油脂。同效维生素 K 对光和碱不稳定，但对热和氧化环境相对稳定。

甲萘醌。自然界中以甲萘醌这种化合物形式存在。甲萘醌可形成亚硫酸氢钠甲萘醌，但不稳定。然而当溶液中存在大量的亚硫酸氢钠时，亚硫酸氢钠甲萘醌则以晶体的形式（甲萘醌亚硫酸氢钠复合物）从溶液中析出。这种物质稳定性强，广泛用于家禽饲料。另一种水溶性化合物是甲萘醌吡啶亚硫酸氢盐。

【生物效能】　维生素 K 类化合物的生物活性虽然相同，但生物效能不同，与本身特性和异戊二烯侧链的长度有关。甲基萘醌类（K_2）比叶绿醌（K_1）类化合物有较强的生物活性。硫酸氢钠甲萘醌（K_3）类化合物的生物效能报道各不相同。其中以叶绿醌最低，其他成分可高于叶绿醌至百倍。

【药理作用】　维生素 K 的标志性作用是维持正常的凝血功能，其作用与其参与的代谢过程有关。

血液凝固。组织损伤时，释放的胶原纤维和组织因子可与血液中的维生素 K 依赖羧基谷氨酸蛋白相互作用。这一信号通过凝血系统放大最终形成血块。

维生素 K 依赖的 γ 羧基化作用。维生素 K 是微粒体羧基化酶的一种特殊辅因子，促进多肽中谷氨酰残基发生 γ 羧基化。凝血酶原前体谷氨酰残基的 γ 羧基化均发生在翻译后的初级多肽链的 N 端。羧基化赋予了这些蛋白质结合 Ca^{2+} 的能力，有利于凝血因子与血小板和血管内皮细胞膜表面的磷脂形成 Ca^{2+} 结合以及 γ-羧基化谷氨酰残基之间形成 Ca^{2+} 结合。

维生素 K 依赖的羧基谷氨酸蛋白。经转录翻译的蛋白质在加工修饰过程中，一些蛋白质在维生素 K 作用下将特定的谷氨酰残基转化成 γ-羧基谷氨酸。

骨钙素与组织钙化作用。钙化组织中最典型的维生素 K 依赖性蛋白质是骨钙素（又称骨羧基谷氨酸蛋白），它存在于骨生长区，成为骨形成的标志。

维生素 K 对动脉粥样硬化的作用。维生素 K 依赖的羧基谷氨酸蛋白对于动脉粥样硬化的形成起一定的作用，如促进血栓诱导性凝血、内膜钙化。增加维生素 K 的摄入量可减少动脉粥样的发生。

维生素 K 与癌症。维生素 K 可降低癌发生率，维生素 K 对恶性肿瘤细胞有氧化作用；另一方面消除芳香基化的谷胱甘肽而发挥作用。

【临床应用】　维生素 K 缺乏可引起凝血病。维生素 K 缺乏最显著的临床标志是出血，严重者可出现贫血。目前已发现维生素 K 依赖性蛋白质功能障碍的先天性疾病，患有这些疾病的患者都表现凝血障碍性疾病，并且血浆维生素 K 的含量都较低。

低羧基化的蛋白质。检测维生素 K 含量低的一个比较敏感的指标是血浆中低 γ 羧基化水平的维生素 K 依赖蛋白质，它是亚临床维生素 K 缺乏的标志物。另一个检测指标是血浆中低 γ 羧基化的骨钙素。增加血浆中这些因子的浓度对于小剂量的华法林治疗更敏感。

维生素 K 缺乏的危险因素。维生素 K 缺乏最常见的因素是干扰微生物的生长和维生素 K 吸收。

【综合评价】　维生素 K 缺乏的表现为凝血障碍，实际上维生素 K 的作用非常广泛。引起维生素 K 缺乏的因素复杂，特别是肠道菌的作用不可忽视。因此，对于缺乏维生素 K 的患者及时补充维生素 K 是治疗的有效手段。

（杜立达　吕扬）

【参考文献】

张丹参，杜冠华. 维生素-营养与健康基础［M］. 北京：科学出版社，2009.

第七章

药典收录的相关天然小分子化合物

概　　述

　　本章收录了一些天然小分子化合物，这些化合物在《中国药典》中有记载，但并不是作为药物使用，而是作为药物检测的对照品列入《中国药典》，说明这些药物也具有一定的重要性。这类收载于《中国药典》中的化合物一般作为天然提取物中特定化学成分检测的对照品，其中一部分是代表药物活性成分，通过对照检测，以保证药物的有效性，如姜黄素、木樨草素、咖啡酸等；二是用于检测多成分药物中的毒性物质含量，以检测药物的毒性，如马兜铃酸等。

　　作为活性成分的化合物，多数都是经过长期研究，确证其特定活性的化合物。对于这些化合物，虽然还没有作为药物单独使用，但这些药物的生物活性或药理作用一般是比较肯定的。对这些化合物进行研究，克服其成为单体化合物药物的缺陷或不足，发现其有效的适应证，也有可能成为药物用于治疗某些疾病。

　　随着天然药物的研究和开发，将有更多的天然药物用于临床，对这些多成分的药物进行质量控制，需要更多的活性成分作为对照品，研究这些化合物同样具有重要的意义。

马兜铃酸
Aristolochic acid

ER-7-1

马兜铃

【中文别名】　马兜铃总酸、增噬力酸、木通甲素。
【中文化学名】　8-甲氧基-3，4-亚甲基二氧基-10-硝基菲-1-甲酸。
【英文化学名】　3，4-methylenedioxy-8-methoxy-10-nitro-1-phenanthrenecarboxylicacid。

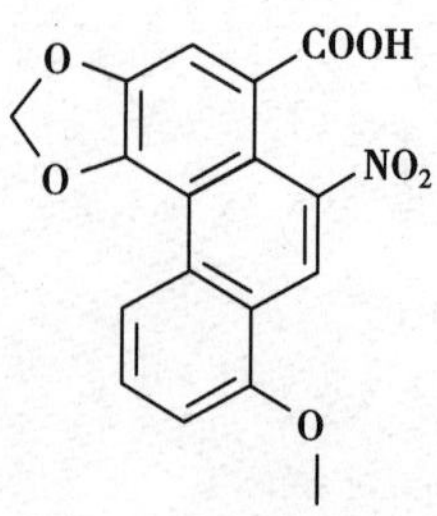

马兜铃酸

分子式：$C_{17}H_{11}NO_7$，分子量：341.27，CAS 号：313-67-7。

【理化性质】 马兜铃酸为有光泽的褐色片状结晶（二甲基甲酰胺水溶液）或为橘黄色棒状结晶（甲醇）。马兜铃酸类化合物味微苦，可溶于乙醇、三氯甲烷、乙醚、丙酮、冰醋酸、苯胺或碱液，微溶于水，几乎不溶于苯或二硫化碳，熔点介于 281~286℃之间（约于 286℃分解），沸点 615.5℃（760mmHg），闪点 326℃。

【剂型与适应证】 本品收载于《日本药典》17 版；《英国药典》2017 年版；《欧洲药典》9.0 版。临床无应用报道。

【来源记载】 马兜铃最早见于李时珍《本草纲目》，为多年生的缠绕性草本植物，其根、茎、果实都称为马兜铃。马兜铃具有清肺降气、止咳平喘、清肠消痔的功效，其茎称天仙藤有理气、祛湿、活血止痛的功效，其根称青木香有行气止痛、解毒消肿的功效。马兜铃酸可引发"马兜铃酸肾病"。

马兜铃酸为硝基菲类有机酸类化合物，是植物界中发现的第一个硝基化合物。目前研究发现，马兜铃科植物在世界有 200 余种，中国有 40 多种，其中马兜铃科的中药材主要包括关木通、广防己、马兜铃、细辛、青木香、天仙藤、寻骨风、朱砂莲等。《中国药典》2015 年版一部收载的已明确含有马兜铃酸的药材有马兜铃、细辛、天仙藤等。近十几年来，随着国内外对含有马兜铃酸制剂的密切关注，有关马兜铃酸中药致肾损害的报道和研究也逐年增加[1]。

【研发历程】 1935 年 Krishnawamy 首次从马兜铃中分离出异马兜铃酸[2]；1956 年奥地利维也纳大学 Dr. M. Pailer 由欧洲产的马兜铃分离出马兜铃酸[3]。1958 年，曾广芳等首次从中国产的马兜铃分离出马兜铃酸，并证实 Krishnawamy 分离出的异马兜铃酸与马兜铃酸为同一种化合物，同时也证实从中国产的马兜铃分离出的马兜铃酸和欧洲产的马兜铃酸是完全一致的[4]。

【药理作用】 1956 年，巴尔干的波斯尼亚、黑塞哥维那、保加利亚、克罗地亚等地区流行一种"慢性间质性"肾炎，能导致肾功能减退；1964 年，中国曾报告了两例"急型肾衰竭"病例，吴松寒[5]首先发现，含关木通的方剂或成药可导致肾功能损害，但在当时并未引起重视。1990—1992 年，比利时患者发生严重的肾损害，调查发现其曾服用减肥药，并从减肥药中查出马兜铃酸[6]。

马兜铃酸肾毒性机制的认识主要有以下几方面：①基本物质：马兜铃酸及其代谢产物马兜铃内酰胺（Ⅰ、Ⅱ），因不同成分、剂量、用药时间、性别、个体敏感性可引起不同类型的肾脏损害，真正的肾毒性成分尚待进一步确证；②作用靶点：肾毒性作用位点以肾小管上皮细胞和肾间质成纤维细胞为主，其相互关系仍需进一步探讨；③作用途径：肾毒性作用性质可能与细胞浆毒作用类似，确切机制，特别是肾脏癌基因毒性与肾小管-间质纤维化之间的关系尚不清楚[1]。此外，免疫炎症机制、氧化应激反应、内质网应激反应、TGF-β 信号途径和代谢酶都与马兜铃酸引起的肾脏损伤有关。

20 世纪 60 年代发现马兜铃酸具有抗肿瘤、增强免疫功能和提升白细胞等作用，随后又发现其有较强的致突变和致癌作用。近年来研究发现，马兜铃酸的肾毒性具有剂量相关性；遗传毒性研究提示马兜铃酸有致突变作用；在对大鼠和小鼠的长期毒性研究中发现，动物可发生局部和全身肿瘤，且肿瘤的发生与给药时间和剂量呈相关性；并发现动物的主要毒性与人的不良反应有相关性[7]。

【临床应用】　马兜铃酸可以导致严重的肾脏损伤，临床报道多见大剂量短期或者小剂量长期服用下导致肾脏急性或者慢性损伤，最终发展为肾衰竭。马兜铃酸引起肾脏损伤的主要特点是肾小管坏死，肾间质纤维化。

国际肿瘤研究机构（IARC）2009年已将马兜铃酸列为致癌物，主要导致泌尿道上皮细胞癌、膀胱癌。因此，尽量不要使用含马兜铃酸的药物。

【综合评价】　综上所述，马兜铃酸虽具有多种药理作用，但其肾毒性及致癌性等作用，严重阻碍了含有马兜铃酸成分中药的发展。因此，对于这一类药物需要严格控制剂量和服用时间，严格把关药物的来源，防止因原植物药的混用而造成中毒。

（闫　蓉　杜冠华）

【参考文献】

[1] 夏爱军，梁园. 含马兜铃酸中药引起的肾脏损害及其防治［J］. 解放军药学学报，2008，3：282-283.

[2] Krishnawamy PK, Manyunath BL, Rao S. Venkata. J. Ind. Chem, Soc. 1935, 12, 476.

[3] Pailer M, Belohlav L, Simonitsch E. Pflanzliche Naturstoffe mit einer Nitrogruppe. I. Die Konstitution der Aristolochias re［J］. Monatsh Chem, 1956, 87：249-268.

[4] 曾广方，柯荣棠. 马兜铃属植物的化学（Ⅱ）异马兜铃酸与马兜铃酸的关系［J］. 药学学报，1958，6（3）：174-177.

[5] 吴松寒. 木通所致急性肾毒性功能衰竭二例报告［J］. 江苏中医，1964（10）：12-13.

[6] 胡士林. 论马兜铃酸与含马兜铃酸的中药［J］. 世界科学技术——中医药现代化，2003，5（6）：68-71.

[7] 郭晓昕，程鲁榕. 马兜铃毒理学性研究与启示［J］. 中国新药杂志，2005，14（3）：363-366.

ER-7-2

川楝子

川楝素
Toosendanin

【中文别名】　苦楝素。

【英文别名】　Chuanliansu，Azedarachin。

【中文化学名】　（以缩醛命名）24-降胆烷基-20，22-二烯基-4-甲醛基，3，12-二乙酰氧基-14，15：21，23-二环氧基-1，7，19-三羟基-4，8-二甲基-11-氧代-，环4，19-半缩醛。

【英文化学名】　24-Norchola-20，22-diene-4-carboxaldehyde，3，12-bis（acetyloxy）-14，15：21，23-diepoxy-1，7，19-trihydroxy-4，8-dimethyl-11-oxo-，cyclic4，19-hemiacetal。

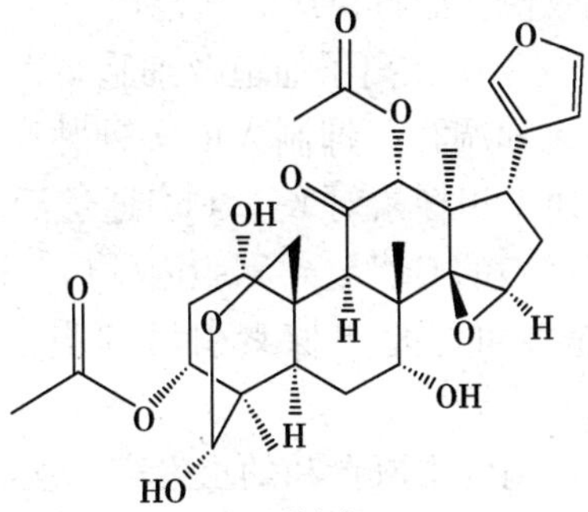

川楝素

分子式：$C_{30}H_{38}O_{11}$，分子量：574.62，CAS 号：58812-37-6。

【理化性质】 川楝素为白色针状晶体，无色，味苦，无臭。易溶于乙醇、甲醇、乙酸乙酯、丙酮、二氧六环、吡啶等，微溶于热水、三氯甲烷、苯、乙醚，难溶于石油醚。

【剂型与适应证】 本品无来源标准。

目前没有川楝素单体成分的制剂在临床使用，含有川楝素的中药饮片有川楝子，能行气止痛，燥湿杀虫。

【来源记载】 川楝子，别称金铃子，为楝科植物楝 *Melia toosendan* Sied. et Zucc. 的果实，是传统的驱蛔中药。主产于四川、湖北、河南、湖南[1]。川楝子具有悠久的药用历史。川楝子以"楝实"之名始载于《神农本草经》。至宋代苏颂《图经本草》，有"俗间谓之苦楝子"的记载，出现苦楝子之名。据《全国中草药名鉴》所录，目前以川楝子为正品使用，部分地区的苦楝子作为地方用药存在[2]。《神农本草经》云："主温疾，伤寒大热烦狂，杀虫疗疡，利小便通道"，李东垣认为："主下部腹痛，心暴痛"，《本草纲目》称其能"治诸疝虫痔"，导小肠、膀胱之热。

川楝素是从川楝子中提取的一种四环三萜类化合物，具有驱蛔、抗肉毒素中毒、抗菌、抗癌和消炎等作用，还是一种神经肌肉接头阻断剂。

【研发历程】 川楝素是传统驱虫中药川楝子的主要化学成分，研究始于 1953 年，1955 年命名为川楝素。1975 年被归类为呋喃三萜类化合物并初步证明出其分子式和结构式；并于 1980 年修订了其结构式。2009 年首次通过 14 步反应合成川楝素[3]。历来对川楝子活性成分提取、鉴定较明确，但未见到川楝素进行化学改造等有关研究资料[4]。对于川楝素药理学研究持续 40 余年，内容较为丰富。

最早的药理学研究报道见于 1971 年，报道中描述四川省中药研究所从 1953 年起开始研究本品，曾制成粗品、半纯品及精品三种规格。临床使用于驱蛔虫，对驱除蛲虫和鞭虫也有一定效果。进行了十多万病例的临床观察。据统计 3793 例，排虫率高达 96.9%。

到 1980 年中国科学院生理研究所在《生理学报》发表文章，观察了川楝素对神经肌肉接头的作用，它是一个选择性地作用于突触前的神经肌肉传递阻遏剂[5]。李培忠等的实验表明，川楝素不但可以保护接受致死量肉毒注射的小鼠，而且能治愈接受致死剂量肉毒中毒的部分恒河猴，1982 年中国科学院生理研究所发现并证实了川楝素的抗肉毒作用，川楝素与肉毒素相似，经溶液或皮下注射进人体内后，同神经肌肉接头前有选择的不可逆的结合，但川楝素对骨骼肌神经肌肉接头的突触前阻遏作用远较肉毒素的弱；另一方面，川楝素的这种抗肉毒作用不但起效快，而且持续时间也很长[6]。

2000 年之后对川楝素的研究集中在离子通道及细胞凋亡中的作用机制，调节通路等方面，观察到川楝素引发细胞分化和凋亡，抑制人的多种肿瘤细胞增殖[7]。到 2007 年中科院上海生命科学院的研究者综述了川楝素对 K^+、Ca^{2+} 通道活动及细胞内 Ca^{2+} 浓度的调控机制[8]，研究推测由川楝素引起细胞的 Ca^{2+} 电导和胞内 $[Ca^{2+}]$ 持续且不可逆的增加，即川楝素引起的 $[Ca^{2+}]_i$ 升高和超载可能是川楝素引发细胞分化、凋亡及产生细胞毒性的基础。

在农业研究中，川楝素能抑制昆虫取食和幼虫发育，在我国已作为无公害、无残毒的植物杀虫剂用于果蔬生产[9]。

【药理作用】　近年研究证明，川楝素具有多种生物学活性。

1. 驱虫作用　口服低浓度川楝素对猪蛔虫及其节段（头部及中部）有明显的兴奋作用，持续 10~24 小时，最后渐转入痉挛性收缩，此作用不被阿托品所阻断，提示川楝素对蛔虫肌肉有直接作用。

2. 对神经肌肉接头的作用　大鼠膈神经肌经川楝素（$1.7\times10^{-4}\sim2.5\times10^{-4}$g/ml）处理后，刺激膈神经诱发的膈肌收缩反应逐步降低，直至消失。实验结果提示，川楝素可能是一种选择性的接头前阻断剂。

此外，川楝素可剂量依赖地降低钙依赖 K^+ 通道的电流，缩短通道开放时间。对呼吸中枢有抑制作用。还可以促进细胞分化，诱导细胞凋亡。

【临床应用】　目前临床上川楝子仍为广泛使用的驱虫中药，作用效果明确。

【综合评价】　川楝素是传统驱虫中药川楝子的主要化学成分，现代药理学研究开始于 1950 年代，开始于提取物对寄生虫治疗的效果研究，疗效确切；后续观察到它可引起肌肉松弛，呼吸减慢等现象，深入研究发现新的机制[10]。除中药饮片外，未见川楝子及川楝素相关药物品种，但作为植物杀虫剂防治病虫害应用，有广阔前景。

（赵　瑞　杜冠华）

【参考文献】

［1］中国医学科学院药物研究所，中医研究院中药研究所，中医科学院动物研究所，等. 中药志（第三册）［M］. 北京：人民卫生出版社，1961：162-165.

［2］中华本草编委会. 中华本草［M］. 上海：上海科学技术出版社，1998：1083-1089.

［3］Nakai Y, Tepp WH, Dickerson TJ, et al. Function-oriented synthesis applied to the anti-botulinum natural product toosendanin［J］. Bioorg Med Chem, 2009, 17（3）：1152-1157.

［4］陈敏，胡芳. 中药川楝子的化学成分研究进展［J］. 北方药学，2013，（08）：70-71.

［5］施玉樑，杨亚琴. 一种作用于突触前的神经肌肉接头传递阻断剂——川楝素［J］. 生理学报，1980，（03）：293-297.

［6］施玉樑. 川楝素的抗肉毒作用［J］. 科学通报，1983，（14）：885-887.

［7］施玉樑，王文萍. 驱蛔中药的活性成分川楝素的生物效应［J］. 生理学报，2006，（05）：397-406.

［8］施玉樑，王文萍. 川楝素对 K^+、Ca^{2+} 通道活动及细胞内 Ca^{2+} 浓度的调控［J］. 生物化学与生物物理进展，2007，（02）：132-137.

［9］张兴，冯俊涛. 植物性杀虫剂川楝素的开发研究［J］. 西北农林科技大学学报（自然科学版），

1993，（04）：1-5.

［10］王小娟，刘妍如，肖炳坤，等. 川楝素抗肿瘤作用机制研究进展［J］. 科学技术与工程，2011，（02）：281-285.

木犀草素

Luteolin

ER-7-3

木犀草

【中文别名】　黄色黄素、黄示灵、毛地黄黄酮。

【中文化学名】　2-（3，4-二羟基苯基）-5，7-二羟基-4-色酮。

【英文化学名】　2-（3，4-Dihydroxyphenyl）-5，7-dihydroxy-4-chromone。

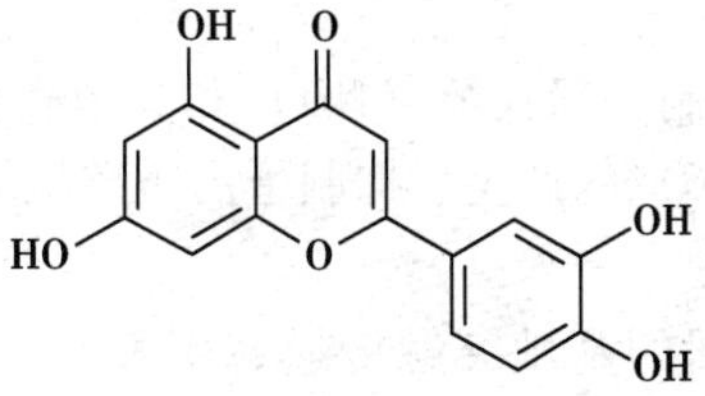

木犀草素

分子式：$C_{15}H_{10}O_6$，分子量：286.23，CAS 号：491-70-3。

【理化性质】　黄色晶体，微溶于水，溶于碱溶液（一水合物）。密度：$1.654g/cm^3$，熔点：330℃，沸点：616.1℃（760mmHg），闪点：239.5℃，蒸汽压：9.03×10^{-16}mmHg（25℃）。弱酸性四羟基黄酮化合物。

【剂型与适应证】　本品收载于《英国药典》2017 年版；《欧洲药典》9.0 版。

木犀草素无单独成药的应用，作为药用植物的主要活性成分，其中药复方制剂临床主要用于止咳、祛痰、消炎，治疗心血管疾病，治疗肌萎缩性脊髓侧索硬化症，重症急性呼吸综合征（SARS），肝炎等。

【来源记载】　木犀草素在自然界中分布广泛，因最初是从木犀草科木犀草属草本植物木犀草 *Reseda odorata* L. 的叶、茎、枝中分离出而得名，可从多种天然药材、蔬菜果实中分离得到。目前发现主要存在于金银花、菊花、荆芥、白毛夏枯草、洋蓟、紫苏属、黄芩属、裸花紫珠等天然药材中，以及芽甘蓝、洋白菜、菜花、甜菜、椰菜、胡萝卜、芹菜、甜椒、辣椒、落花生等蔬菜果实中，其他如橄榄油和红酒等植物产品以及野凤仙花、百里香草、唇形科植物全叶青兰草、筋骨草等也含有木犀草素[1]。

【研发历程】　目前，木犀草素没有单独成药的应用，但是作为药用植物的主要活性成分之一，有很长的应用历史。南北朝时期，《名医别录》谓忍冬"味甘温，无毒，主寒热身肿，久服轻身，长年益寿"。唐代，《药性考》指出忍冬"主治腹胀满，能止气下游"。《本草拾遗》中亦有"忍冬主热毒血痢，水痢，浓煎服"的记载，表明金银花的临床应用有了显著进展。

宋元年间，多用于外科疮疡诸证。到了明代，各家论述较多，如《本草纲目》云：

"治一切风湿气及诸肿毒、痈疽、疥癣、杨梅诸恶疮，散热解毒"。以其为首的方剂，亦扩大了使用范围。迄至清代，对金银花的运用，不仅能承前人之说，而且在某些方面有独到见地和创新，《重庆堂随笔》《温病条辨》《温病经纬》《疫喉浅论》等都提到了金银花在临床各科的广泛应用。

近代以来，通过对木犀草素的解析和药理作用的深入研究，发现其在抗肿瘤、心脏保护、神经保护、呼吸系统、免疫调节、抗炎、解痉、祛痰、抗过敏、抑酶作用，抗氧化剂、利尿利胆等方面均有显著的作用。

【药理作用】 木犀草素可以选择性抑制前列腺癌和乳腺癌细胞的脂肪酸合成酶活性，与其抗肿瘤细胞增长和凋亡作用相关；木犀草素可以显著降低二甲肼所致的结肠癌的发生率以及肿瘤的大小，与其可调节脂质过氧化、抗氧化、抗增殖作用有关；木犀草素可体外剂量依赖地抑制卵巢癌细胞 HO8910PM 的侵袭运动能力，与其抑制基质金属蛋白酶-9（MMP-9）的分泌及下调细胞外信号调节激酶 2（ERK2）的表达有关[2-4]。

木犀草素的抗炎活性与抑制一氧化氮（NO）和其他炎性细胞因子如肿瘤坏死因子-α（TNF-α）、白细胞介素-6（IL-6）的产生，抑制蛋白质酪氨酸的磷酸化以及核转录因子 κB（NF-κB）介导的基因表达有关。

木犀草素能增强海马齿回的基础突触传递，引发长时程增强；不仅如此，在血管闭塞导致的慢性灌注不足损伤中，木犀草素仍然可以保护突触，引发长时程，并且降低大鼠在 Morris 水迷宫试验中的逃避潜伏期。免疫印迹分析表明，木犀草素不仅可以激活正常的大鼠海马中的 cAMP 应答元件结合蛋白（CREB），还能提高慢性灌注损伤大鼠海马中磷酸化 CREB 的表达，这可能是木犀草素促进长时程增强和提高记忆力的原因。

木犀草素可以降低肝纤维化程度，降低肝组织中羟脯氨酸（HYP）、丙二醛（MDA）的含量以及 I 型前胶原 mRNA 的表达，体外可以抑制肝星状细胞（HSC）的增殖和胶原合成。并可改善博来霉素所致的肺纤维化组织病理学改变，降低肺重量指数，明显抑制 MDA、HYP 的升高，并抑制肺组织中转化生长因子-β₁（TGF-β₁）mRNA 的表达，体外可以抑制人胚肺纤维细胞的增殖，促进其凋亡[5-8]。

【临床应用】 含木犀草素的天然提取物已用于临床治疗多种疾病。其中：独一味胶囊以中药独一味加工而成，药用成分主要有黄酮类、皂苷、甾醇、氨基酸及多种微量元素，其中木犀草素含量不得少于 0.80mg/粒。主要用于多种外科手术后的刀口疼痛、出血、外伤骨折、筋骨扭伤、风湿痹痛以及崩漏、痛经、牙龈肿痛。

脉舒胶囊为落花生经加工制成的胶囊，药用成分为黄酮类化合物，其中以木犀草素为主，用于治疗高脂血症。

小春花口服液由小春花等药物组成的复方制剂，主要有效成分为木犀草素，用于治疗呼吸系统疾病。

【综合评价】 木犀草素作为天然黄酮类化合物，具有广泛的药理活性，同时作为一种食用黄酮，木犀草素广泛存在于各种蔬菜水果中。所以人们可以很方便地通过改变日常饮食，预防和减少疾病发生[8]。由于对木犀草素的研究大部分都是在体外进行，缺乏体内实验研究结果。因此，有必要进一步探索木犀草素在体内的药理活性以及药代动力学，这样才能为其临床应用提供坚实的理论依据。

（何国荣 杜冠华）

【参考文献】

［1］ López-Lázaro M. Distribution and biological activities of the flavonoid luteolin［J］. Mini Rev Med Chem，2009，9（1）：31-59.

［2］ Lin Y，Shi R，Wang X，et al. Luteolin，a flavonoid with potential for cancer prevention and therapy［J］. Curr Cancer Drug Targets，2008，8（7）：634-646.

［3］ Rao PS. Luteolin induces apoptosis in multidrug resistant cancer cells without affecting the drug transporter function：involvement of cell line-specific apoptotic mechanisms［J］. International Journal of Cancer，2012，130（11）：2703-2714.

［4］ Dajas F，Rivera-Megret F，Blasina F，et al. Neuroprotection by flavonoids［J］. Brazilian Journal of Medical and Biological Research，2003，36：1612-1620.

［5］ 王继双，何焱，张文静，等. 木犀草素的药理作用研究进展［J］. 生命科学，2013，25（6）：560-565.

［6］ 韩炜，邢燕，康廷国. 木犀草素生物活性研究进展［J］. 云南中医中药杂志，2010，31（4）：60-62.

［7］ A. Ulubelen，M. Miski，P. Neuman，et al. Flavonoids of Salvia tomentosa（Labiatae）［J］. Journal of Natural Products，1979，42（4）：261-263.

［8］ Zhao G，Qin GW，Wang J，et al. Functional activation of monoamine transporters by luteolin and apigenin isolated from the fruit of Perilla frutescens（L.）Britt［J］. Neurochem. Int，2010，56（1）：168-176.

佛手柑

佛手柑内酯

Bergapten

【中文别名】 香柠檬烯、佛手醇甲醚、佛手烯、5-甲氧基补骨脂素、香柑内酯。

【中文化学名】 4-甲氧基-7H-呋喃并［3，2-g］苯并吡喃-7-酮。

【英文化学名】 4-Methoxy-7H-furo［3，2-g］chromen-7-one。

佛手柑内酯

分子式：$C_{12}H_8O_4$，分子量：216.19，CAS 号：484-20-8。

【理化性质】 熔点181~183℃，沸点421℃。在432nm紫外光激发下产生自发荧光。其硫酸溶液呈金黄色。由于其香豆素内酯结构，能发生异羟肟酸显色反应[1]。易溶于三氯甲烷，微溶于苯、乙酸乙酯和乙醇，不溶于水，具有光敏活性。晶型状态为白色带丝光的针状结晶。

【剂型与适应证】 本品收载于《英国药典》2017年版；《欧洲药典》9.0版。

临床无应用报道。

【来源记载】 佛手柑内酯存在于多种芸香科、伞形科和豆科植物如山麻黄、茴香、大野豌豆等的根、茎、叶中，最早于 1947 年从一种叫大阿美芹的植物中分离出，1982 年由 JEAN 等首次全合成[2]。它是一种线性呋喃香豆素类化合物，因为在佛手柑精油中被发现而得名。当前，佛手柑内酯主要适用于光化学疗法治疗银屑病、白癜风等疾病，尚未单独成药。

【研发历程】 佛手柑内酯是中药补骨脂的药用有效成分之一，该中药被用来与其他药物联用治疗银屑病。补骨脂用于治疗银屑病等皮肤病的疗效已得到现代医学的研究证明补骨脂的提取物、衍生物治疗多种皮肤病疗效显著。天然和合成的补骨脂素类化合物，包括佛手柑内酯，用于 PUVA（psoralen plus ultraviolet radiation）疗法治疗白癜风已有 20 多年的历史[3]。美国从 Ammimaivs 中提取了 8-甲氧基补骨脂素（8-MOP），并应用于临床，其具有与从中药补骨脂提取的有效成分补骨脂素相似的结构和作用。

补骨脂素的衍生物（8-MOP）口服后，皮肤中的药物浓度最高，并能有选择性地到达皮损部位，配合紫外线光照，可使银屑病的皮损得到有效缓解。但 8-甲氧基补骨脂素治疗银屑病常出现光毒性及药物不耐受的问题，因此，科研工作者们在此基础上研究了 5-MOP（5-甲氧基补骨脂素）。结果发现，5-甲氧基补骨脂素在剂量加倍时与 8-甲氧基补骨脂素疗效接近且副作用更少，易于被患者所接受[4]。

【药理作用】 佛手柑内酯治疗白癜风等疾病主要是因为它们可以在暗光下嵌入 DNA 分子的胸腺嘧啶碱基对之间，在紫外光（365nm）的照射下呋喃环或吡喃环上的双键可以与胸腺嘧啶碱基发生［2+2］光环构反应而显示出生物活性。光化学疗法中，大剂量 5-MOP（1.2~1.6mg/kg）UVA 治疗的疗效较好，且治愈天数更少[4]。

以佛手柑内酯为主要有效成分的补骨脂内服及配合其他中药使用，如配合紫草、赤芍、玄参等，可治疗血热证型的银屑病；配合三棱、莪术、当归等，治疗血瘀证型的银屑病；配合熟地黄、何首乌等，可治疗血虚证型的银屑病。

Shikishima 等[5]从 Prangos tschimgnica 地上部分的甲醇提取物中分离得到 33 个香豆素类化合物，通过改良莫舍（Mosher）方法对所得到的化合物进行筛选，结果发现其中佛手柑内酯具有抗 HIV 活性，主要作用于 HIV 逆转录酶、蛋白酶及整合酶，其 IC_{50} 为 24.8mg/L。

现代药理实验研究表明，佛手柑内酯对肿瘤、细胞增生也有一定的抑制活性，是一种潜在的抗肿瘤药物的中间体。研究[6]认为，在 UVA 照射瞬间，能使佛手柑内酯环系的 a 电子被激发，a 共轭体系结构被激活，成为激发态。在其退激过程中把能量转移给组织中的 O_2 和水，并形成自由基。当在富氧状态下通过单线态氧作用于生物分子，而在微氧环境中则可通过自由基作用于靶细胞。同时佛手柑内酯的激发态分子与靶细胞的 DNA 嘧啶碱起加成反应，嵌入 DNA 的双螺旋链形成稳定的共价键并打开 DNA 双螺旋结构的氢键，从而使癌细胞萎缩，细胞界线不清，发生空泡直至细胞死亡[7-9]。

【临床应用】 佛手柑内酯对皮肤有光学活性，有杀灭软体动物作用，有对抗肝素的抗凝血作用和止血作用，并具有抗微生物活性。临床上有试用于光化学疗法治疗牛皮癣，该治疗导致氧化反应生成氧化物、过氧化物能刺激黑色素生成和增加皮肤色素沉着，这正是治疗白癜风所需要的[10]。

【综合评价】　目前佛手柑内酯主要从香柠檬（*Citrus bergamia*）中提取，但是香柠檬树的种植范围却越来越小[11]，而且提取的呋喃香豆素数量有限，提取成本高昂，因此人工合成佛手柑内酯有着重要的意义。但由于合成路线过长、反应条件较苛刻等问题，目前还不能满足应用需求。

（ 王晓波　杜冠华 ）

【参考文献】

［1］刘湘. 天然产物化学［M］. 北京：化学工业出版社，2003.

［2］Goupil Jean-Jacques. 5-Methoxy-Psoralen as a New Medicament and Process for the Synthesis［P］. CA 1130302.

［3］邵长庚. 银屑病的病因和治疗的研究进展［J］. 国外医学皮肤性病学分册，1994，20（2）：105.

［4］Hönigsmann H，Jaschke E，Gschnait F，et al. 5-Methoxypsoralen（Bergapten）in photochemotherapy of psoriasis［J］. British Journal of Dermatology，1979，101（4）：369-378.

［5］Shikishima Y，Takalshi Y，Honda G，et al. Chemical constituents of Prangos tschimganica，structure elucidation and absolute configuration of coumarin and furanocoumarin derivatives with anti-HIV activity［J］. Chart Pharm Bull，2001，49（7）：877-880.

［6］吉力，徐植灵. 补骨脂化学成分的综述［J］. 中国中药杂志，1995，20（2）：120-122.

［7］董芳，刘汉柱，孙阳，等. 北沙参中佛手柑内酯的分离鉴定及体外抗肿瘤活性的初步测定［J］. 植物资源与环境学报，2010，19（1）：95-96.

［8］林碧华，马晓娟，万树伟，等. 佛手柑内酯对鼻咽癌细胞凋亡的影响［J］. 肿瘤防治研究，2014，41（11）：1163-1170.

［9］林碧华，万树伟，刘付梅，等. 佛手柑内酯对鼻咽癌细胞周期的影响［J］. 中国药学杂志，2014，49（10）：837-842.

［10］关旭俊. 治疗牛皮癣和白癜风药——5-Methoxypsoralen［J］. 国外新药介绍，1999，2：10-12.

［11］Milesi S，Massot B，Gontier E，et al. *Ruta graveolens* L.：a Promising Species for the Production of furanocoumarins［J］. PlantSeience，2001，161：189-199.

金丝桃苷

Hyperoside

金丝桃

【中文别名】　海棠因，海棠黄酮，田基黄苷，槲皮素-3-半乳糖苷，槲皮素-3-D-半乳糖苷。

【中文化学名】　2-（3，4-二羟基苯基）-3-（β-D-吡喃半乳糖基氧基）-5，7-二羟基-4H-1-苯并吡喃-4-酮。

【英文化学名】　2-（3，4-Dihydroxyphenyl）-3-（β-D-galactopyranosyloxy）-5，7-dihydroxy-4H-1-benzopyran-4-one。

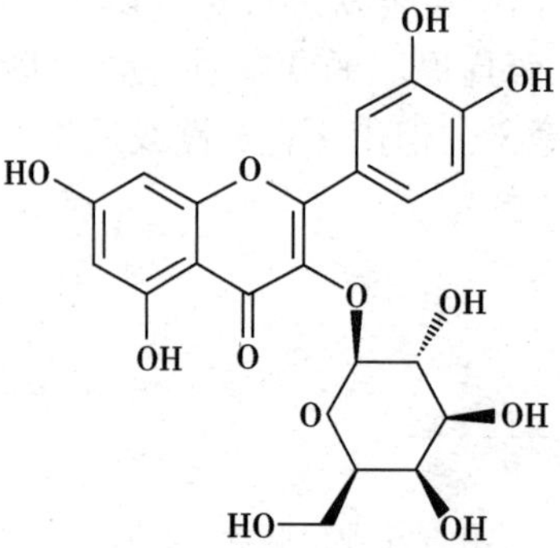

金丝桃苷

分子式：$C_{21}H_{20}O_{12}$，分子量：464.38，CAS 号：482-36-0。

金丝桃苷衍生物有：

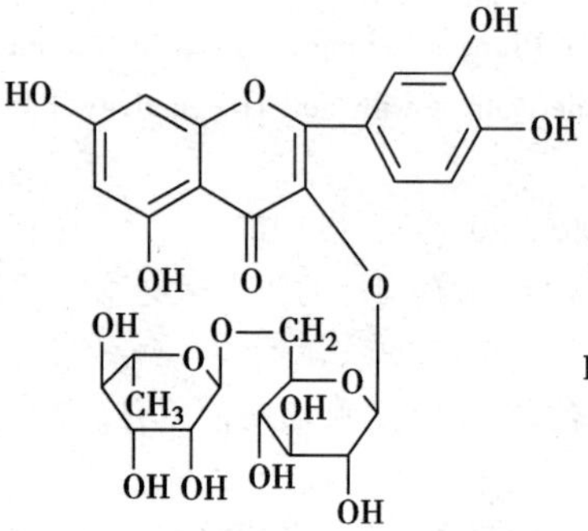

芦丁 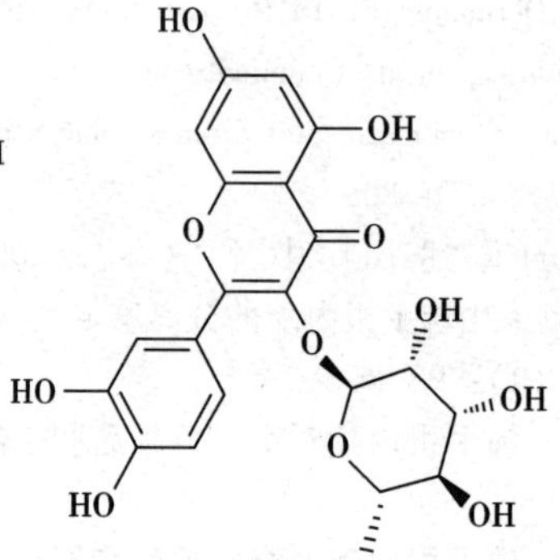　　　　　　　槲皮苷 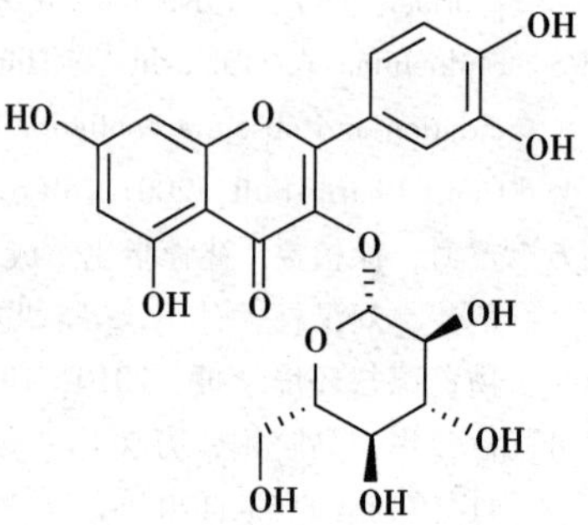　　　　　　异槲皮苷

【理化性质】 淡黄色针状结晶，熔点 227~229℃，旋光度-83°（$c=0.2$，吡啶）易溶于乙醇、甲醇、丙酮和吡啶。通常条件下稳定。与盐酸-镁粉反应，生成樱红色；三氯化铁反应显绿色；α-萘酚反应阳性。

【剂型与适应证】 本品收载于《英国药典》2017 年版；《欧洲药典》9.0 版。

单体化合物药物目前临床用很少；临床应用的主要是以金丝桃苷为主要有效成分的中成药，如刺五加胶囊是以刺五加茎叶提取物为原料的制剂，主要成分为黄酮类化合物，其中金丝桃苷为刺五加叶的主要活性成分。心安胶囊为山楂叶提取物制成的制剂，富含黄酮类化合物，其中金丝桃苷为主要成分之一。芪月降脂片是提取山楂（去核）及黄芪等中药中的有效部位制成制剂的纯中药降脂新药，山楂的主要有效成分之一为黄酮类化合物，其中金丝桃苷的含量较高。心血宁片是由山楂和葛根等中药制成的复方制剂，山楂是本方的臣药，含有熊果酸、牡荆素鼠李糖苷、金丝桃苷、枸橼酸等，其中金丝桃苷是主要的成分。临床适应证有冠心病、心绞痛、胸闷心悸、高血压、抗心律不齐、高脂血症以及抑郁症等。

【来源记载】 金丝桃苷广泛存在于各种植物体内，如金丝桃科、蔷薇科、桔梗科、唇形科、杜鹃花科、葵科、藤黄科、豆科以及卫矛科等的果实与全草中，属黄酮类化合物。

【研发历程】　Nair 等早在 1960 年就从 Redosierdog wood 中分离得到 hyperin，其含量为 0.075%。黄酮类化合物在心脑血管疾病的治疗上起到举足轻重的作用，芦丁便是其中的一个典型代表[1]。异槲皮苷主要存在于锦葵科植物草棉的花，夹竹桃科植物红麻的叶中，也可化学合成制得，多穗石柯（甜茶）中也存在异槲皮苷，动物实验具有降血压作用。毛细血管渗透性等试验表明具有抗炎作用。对棉蛉虫的幼虫有毒杀作用。具有降酶作用，为田基黄治疗肝炎的有效成分之一。

【药理作用】　金丝桃苷对心肌缺血具有保护作用。通过降低心肌细胞的凋亡率，抑制心肌细胞乳酸脱氢酶的释放，抗自由基产生[2-3]，抑制钙内流，从而达到对心肌的保护作用[4]。

金丝桃苷对脑缺血具有保护作用。金丝桃苷能够显著减少氧自由基增高，减少脑组织丙二醛和 NO 的含量增高，抑制 LDH、SOD 以及谷胱甘肽过氧化酶活性的下降，从而造成脑耗能减少，增强脑组织抗缺氧能力[5]。同时金丝桃苷能够减少缺血再灌注大鼠的脑水肿程度[6]。

金丝桃苷有显著的局部镇痛作用，镇痛效果弱于吗啡，强于阿司匹林，且没有依赖性，是一种新型局部镇痛药。研究表明，金丝桃苷的镇痛作用是通过减少痛神经末梢 Ca^{2+} 而产生的，同时可抑制高钾诱发的 Ca^{2+} 内流，区别于吗啡、阿司匹林的镇痛机制[7]。

金丝桃苷具有明显的抗炎作用及较强的止咳作用，并可抑制眼醛糖还原酶的作用，可能对预防糖尿病性白内障有利。金丝桃苷对肝组织[8]和胃黏膜[9]有明显的保护作用，其作用机制与抗氧化作用和促进 NO 水平恢复正常、提高 SOD 活性有关。

金丝桃苷具有明显增强免疫的功能。金丝桃苷在体内对脾 B、T 淋巴细胞增殖和腹腔巨噬细胞吞噬功能以及小鼠胸腺指数具有明显的抑制作用；体外剂量浓度在 $6.25 \sim 100 \mu g/ml$ 时可以显著增强 B 淋巴细胞、T 淋巴细胞的增殖和促进 T 淋巴细胞产生白介素 2 的能力[10]。

此外，金丝桃苷尚有降血脂、抗抑郁[11]的药理作用。其衍生物芦丁具有抗炎抗病毒作用；异槲皮素具有较好的祛痰、止咳、平喘作用，用于治疗慢性支气管炎，对冠心病及高血压患者也有辅助治疗作用。

【综合评价】　一直以来，对金丝桃苷的研究工作主要集中在药理作用，自 20 世纪 90 年代开始对其镇痛作用的研究较多。近年来，金丝桃苷对缺血器官的保护作用，尤其是心脑缺血的保护作用备受关注，同时还发现其具有抗抑郁的效果。金丝桃苷具有广泛的药理作用，作用机制与抗自由基的产生和抑制钙内流相关。

（张　君　杜冠华）

【参考文献】

[1] 孟祥颖，郭良，李玉新，等. 芦丁的来源、用途及提取纯化方法［J］. 长春中医学院学报，2003，19（2）：61-64.

[2] 李庆林，孟刚，陈志武，等. 金丝桃苷对心肌缺血损伤的保护作用［J］. 安徽医科大学学报，2001，36（1）：15-18.

[3] 汪为群，张艳，方志炼，等. 金丝桃试对心肌脂质过氧化的影响［[J］. 中国药理学通报，1995，11（2）：123-125.

[4] 汪为群，马传庚，徐叔云. 金丝桃苷对心肌缺血与再灌注损伤的拮抗作用［[J］. 中国药理学报（英

文版），1996，17（4）：341-344.

[5] 章家胜，陈志武，马传庚，等. 金丝桃苷对大鼠缺血性脑损伤中氧自由基和一氧化氮的作用 [J].
中国中药杂志，1999，24（7）：431-433.

[6] 陈红艳，王建华，任振学，等. 金丝桃苷对大鼠局造性脑缺血再灌注损伤的防护作用 [J]. 中西医
结合学报，2006，4（5）：5265-5269.

[7] 李敏芳，李慧，王学美. 金丝桃苷药理作用研究进展 [J]. Chinese Journal of Information on TCM，
2008，15（4）：102-104.

[8] 韩喻美，赵小曼，晏金平. 金丝桃苷与维生素 E 对小鼠肝组织的保护作用 [J]. 江西医学院学报，
2002，42（1）：37-38.

[9] 赵维中，陈志武，宋卫卫，等. Hyp 对小鼠胃粘膜损伤的保护作用及机制 [J]. 安徽医科大学学报，
1999，34（3）：178-181.

[10] 顾立刚，叶敏，阎玉凝，等. 菟丝子 Hyp 体内外对小鼠免疫细胞功能的影响 [J]. 中国中医药信息
杂志，2001，8（11）：42-44.

[11] V Butterweck，M Hegger，H Winterhoff. Flavonoids of St. John's wort reduce HPA axis function in the rat
[J]. Plants Med，2004，70（10）：1008-1011.

披针叶黄华

金雀花碱
Cytisine

【中文别名】 野靛碱，乌乐碱，野靛毒，金链花碱，金雀花酮碱，（-）-金雀花碱，
金莲花素，金莲花碱。

【英文别名】 （-）-Cytisine，Baptitoxin，Laburnin，Sophorin。

【中文化学名】 1，5-桥亚甲基-8 氢-吡啶并 [1，2-α] [1，5] 二氮芳辛-8-酮。

【英文化学名】 (1R，5S)-1，2，3，4，5，6-Hexahydro-1，5-methanopyrido [1，2-a]
[1，5] diazocin-8-one。

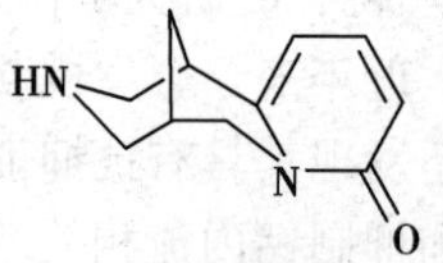

金雀花碱

分子式：$C_{11}H_{14}N_2O$，分子量：190.24，CAS 号：485-35-8。

金雀花碱衍生物有[1]：

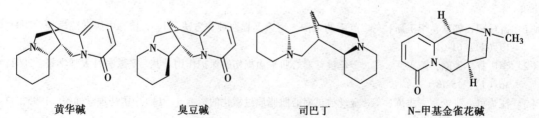

黄华碱   臭豆碱   司巴丁   N-甲基金雀花碱

【理化性质】 斜方棱柱状黄白色结晶粉末；易溶于水、吡啶、丙酮、乙醇、甲醇，微溶于苯，几乎不溶于石油醚。熔点 154～156℃；旋光度 −114.0～−116.0°（$c = 0.1$，H_2O）。常温常压下稳定，常温、密闭、避光、通风干燥处保存，属有毒物品。

【剂型与适应证】 本品无来源标准。

在部分中欧和东欧国家上市，用于戒烟超过 40 年。商品名为 Tabex®（保加利亚 Sopharma 公司生产），剂型为包衣片剂，每片含 1.5mg 金雀花碱。疗程如下：第 1～3 日每日 6 片，第 4～12 日每日 5 片，第 13～16 日每日 4 片，第 17～20 日每日 3 片，第 21～25 日每日 2 片。

【来源记载】 金雀花碱大多分布于豆科、小檗科植物中。在我国野生植物披针叶黄华的种子及全草中含有大量此类生物碱，该植物在我国资源丰富，多分布于东北、华北、西北各地，生长在河岸草地、沙丘、路旁及田边[2]。古代作为药物曾在《月王药诊》《晶珠本草》的处方中有记载，用于祛痰、止咳等。近代在《中华草本》《宁夏中草药手册》中有收录[3]。20 世纪 60 年代，前苏联人对其生物碱有较多研究。此外包括豆科槐属植物苦豆子的种子，豆科野决明属植物披针叶黄华的全草、高山黄华的地上部分、野决明的地上部分、互生野决明、小叶野决明、紫藤的种子，豆科植物金雀花，豆科植物鹰爪豆等均含有该成分。

【研发历程】 豆科植物毒豆（*Laburnum anagyroides*）的种子中含金雀花碱，其含量高达 1%～5%，在 1912 年科学家确定金雀花碱就是毒豆的主要有毒成分。早在几千年前，美洲印第安人就发现毒豆种子具有催吐和泻下的功效。在一些东欧国家，毒豆也是一种传统药物在当地用于治疗便秘、偏头痛、失眠等疾病。在第二次世界大战期间烟草短缺时，这种植物的叶子就被前苏联士兵作为烟草的替代品。

20 世纪 60 年代，金雀花碱在保加利亚率先应用于戒烟，在 1965 年科学家们开始进行其临床研究。在随后的 10 年间，其他国家包括波兰、前苏联、德国等欧洲国家也相继开展了金雀花碱的临床戒烟效果评价，多项试验证明其毒性低、戒烟效果良好[4]。

研究表明，以金雀花碱的酒石酸盐为主要成分的戒烟制剂的一年期戒烟有效率可达 22%，具有可观的发展前景。我国学者从 20 世纪 70 年代已开始对其化学成分进行研究。一般通过色谱分离法得到金雀花碱，但该方法成本高、耗时长且分离量很小[5]。随着研究的不断探索，吴勇[6]等人采用实验室常用的简便操作方法得到了高纯度的金雀花碱。

【药理作用】 尼古丁是香烟中引起烟瘾的主要化学物质。它是烟碱型乙酰胆碱受体的激动剂。金雀花碱的分子结构和药理作用与尼古丁相似，金雀花碱是烟碱乙酰胆碱受体部分激动剂，能有效减低迷走神经或交感神经受到刺激后的应激性，半衰期为 4.8 小时，能够迅速从体内消除。

金雀花碱对呼吸系统的作用类似烟碱，能兴奋呼吸，使心跳加快，血压急剧上升，之后随着呼吸兴奋作用的消失而很快恢复正常，其兴奋作用强于同剂量的山梗碱；对大脑循环有增压作用，该作用能被 PGE_1 和 PGE_2 所抑制，而被消炎痛所加强[7]。近期研究表明，该类生物碱还具有抗心率失常、抗微生物感染、抗溃疡、升高白细胞等多方面的药理作用，特别是该类化合物有较强的抗癌活性。

【临床应用】 金雀花碱在东欧一些国家已作为戒烟药物使用多年，没有发现严重的副作用，但却一直缺乏严谨正规的科学试验来验证它的有效性。新西兰研究人员[8]的试验结果发表在国际领先的医学刊物《新英格兰医学》杂志上，他们发现服用金雀花碱药片的 40% 的吸烟者从宣布戒烟之日起，一个月内无烟，显著超过了尼古丁替代疗法的 31%。无烟被定义为吸烟不超过 5 支。该试验的 1300 多名参与者来自国家的戒烟热线。研究人员呼吁药品监管部门许可金雀花碱的部分原因是因为它价格便宜，低至 1 美元可以持续 25 天的疗程，它比其他戒烟药便宜很多。研究人员表示，即使金雀花碱的用户没有戒烟，他们的抽烟量也减少。金雀花碱的不良副作用如恶心和睡眠障碍，尽管相当轻微，但发生率大。

【综合评价】 金雀花碱的戒烟作用与其作用机制有关，通过替代作用发挥戒烟作用，有一定的临床应用需求，但其戒烟的长期效果和对机体的整体作用还需要进一步评价。同时，根据其作用机制，可能具有潜在的其他方面的治疗作用，有待进一步研究和开发。

（张 文 史明彪 竺晓鸣）

【参考文献】

［1］ 黎萍，杨敏丽. 披针叶黄华中金雀花碱类生物碱的提取工艺［J］. 华西药学杂志，2007，22（1）：7-8.

［2］ 周军辉，李静，王答祺，等. 披针叶黄华种子中金雀花碱的定性和定量分析［J］. 中草药，2010，41（7）：1184-1186.

［3］ 国家中医药管理局，《中华本草》编委会. 中华本草（第 4 卷）. 上海：上海科学技术出版社，1996.

［4］ Zhang WJ, Wang HJ. Cytisine for the treatment of nicotine addiction：from a molecule to therapeutic efficacy［J］. Pharmacological Reports Pr，2006，58（6）：777-798.

［5］ 魏启华，赵博光. 披针叶黄华生物碱及其生物活性［J］. 南京林业大学学报（自然科学版），2000，24（5）：73-76.

［6］ 吴勇，博·格日勒图. 高纯度金雀花碱的提取方法研究［J］. 内蒙古师范大学学报：自然科学汉文版，2004，33（2）：186-187.

［7］ 肖雯，贾恢先. 沙冬青种子中金雀花碱成分分析［J］. 兰州大学学报：自然科学版，2007，43（2）：43-46.

［8］ Walker N, Howe C, Glover M, et al. Cytisine versus Nicotine for Smoking Cessation［J］. New England Journal of Medicine，371（25）：2353-2362.

厚朴酚
Magnolol

ER-7-7

厚朴

【中文化学名】 5，5′-二烯丙基-2，2′-联苯二酚。
【英文化学名】 5，5′-Diallyl-2，2′-biphenyldiol。

厚朴酚

分子式：$C_{18}H_{18}O_2$，分子量：266.33，CAS 号：528-43-8。

和厚朴酚
Honokiol

【中文化学名】 5，3'-二烯丙基-2，4'-二羟基联苯。
【英文化学名】 5，3'-Diallyl-2，4'-dihydroxybiphenyl。

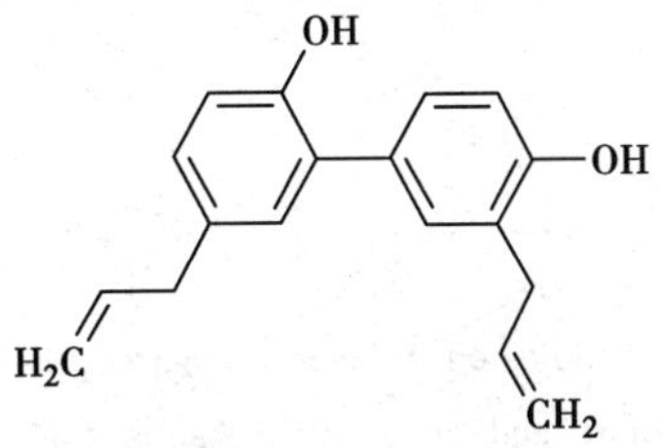

和厚朴酚化学结构

分子式：$C_{18}H_{18}O_2$，分子量：266.33，CAS号：35354-74-6。

【理化性质】 棕褐色至白色精细粉末，气香，味辛辣，微苦。与三氯化铁甲醇溶液反应，显蓝黑色，与 Millon 试剂反应，现棕色沉淀，与间苯三酚盐酸溶液反应现红色沉淀。旋光度±0°。溶于苯、乙醚、三氯甲烷、丙酮及常用的有机溶剂，难溶于水，易溶于苛性碱稀溶液，得到钠盐。厚朴酚与和厚朴酚均属于木脂素类，它们互为同分异构体，它们的性质既有相同之处，也有不同之处。厚朴酚的熔点为 102℃。和厚朴酚熔点为 87.5℃。

【剂型及适应证】 本品收载于《英国药典》2017 年版；《欧洲药典》8.7 版。
主要用于抗菌、抗真菌药。

【来源记载】 厚朴酚来源于木兰科落叶乔木植物厚朴或凹叶厚朴的干皮、根皮及枝皮。厚朴始载于《本经》。喜生于温凉湿润气候和排水良好的酸性土壤。厚朴 *Magnolia officinalis* 主产于四川万源、石柱、灌县，湖北恩施、宜昌、利川，浙江龙泉，安徽等地。此外，福建、江西、湖南、广西、云南、贵州、陕西、甘肃等地亦产。四川、湖北产者称"川朴"，质量较佳。浙江产者称"温朴"，产量较大。

陶弘景云："出建平、宜都（今四川东部、湖北西部），极厚，肉紫色为好。"与现在四川、湖北生产的厚朴紫色而油润是一致的，是厚朴的正品。《本草图经》所载："叶如槲叶，红花青实的特征似为武当玉兰。"《本草衍义》又载一种："今西京伊阳县（今河南）及商州（今四川宜宾）亦有，但薄而色淡，不如梓州者厚而紫色有油。"据上述可知古代厚朴的原植物除厚朴外，尚有同科其他植物的树皮也作厚朴药用。

【研发历程】 1930 年日本杉井首先从中国厚朴树皮中分离得到了厚朴酚，并证明日本厚朴中也含有此种成分。1973 年藤田先后从日本厚朴与厚朴中分离得到厚朴酚及其异构体和厚朴酚[1]。

厚朴酚、和厚朴酚的新药研发目前还停留在药理活性和临床前研究。韩国庆熙大学曾于 2003 年将和厚朴酚以抗过敏、抗焦虑、心绞痛、心率失常为适应证，申报过临床前研究。

【药理作用】厚朴酚与和厚朴酚具有明显而持久的中枢性肌肉松弛、中枢神经抑制作用、抗炎、抗菌、抗病原微生物、抗溃疡、抗氧化、抗肿瘤、抗糖尿病、激素调节等药理作用[2]。

【临床应用】中药厚朴用于行气消积、燥湿除满、降逆平喘。主治食积气滞、腹胀便秘、湿阻中焦、脘痞吐泻、痰壅气逆、胸满喘咳[3]。

【综合评价】利用现代药理学方法研究，发现厚朴酚与和厚朴酚具有众多药理学活性，目前还处于临床前活性评价阶段，具有广阔的新药开发及成果转化的前景。

（杨海光　杜冠华）

【参考文献】

[1] Fujita M, Itokawa H, Sashida Y. Studies on the components of *Magnolia obovata* Thunb. 3. Occurrence of magnolol and honokiol in *M. obovata* and other allied plants [J]. Yakugaku Zasshi, 1973, 93 (4): 429-434.

[2] Zhang Y, Tang F. Advance in latest studies on pharmacological effects of magnolol [J]. Chin J Chin Mater Med, 2012, 37 (23): 3526-3530.

[3] 国家中医药管理局,《中华本草》编委会. 中华本草（第六卷）[M]. 上海：上海科学技术出版社: 880-887.

ER-7-8

姜黄

姜黄素

Curcumin

【中文别名】姜黄色素、克扣明。

【英文别名】C. I. Natural Yellow 3、Diferulylmethane、curcumin I。

【中文化学名】1，7-双（4-羟基-3-甲氧基苯基）-1，6-庚二烯-3，5-二酮。

【英文化学名】1，7-bis（4-Hydroxy-3-methoxyphenyl）hepta-1，6-diene-3，5-dione。

O
O
O
O
HO
OH
Keto form
O
OH
O
O
HO
OH
Enol form

姜黄素

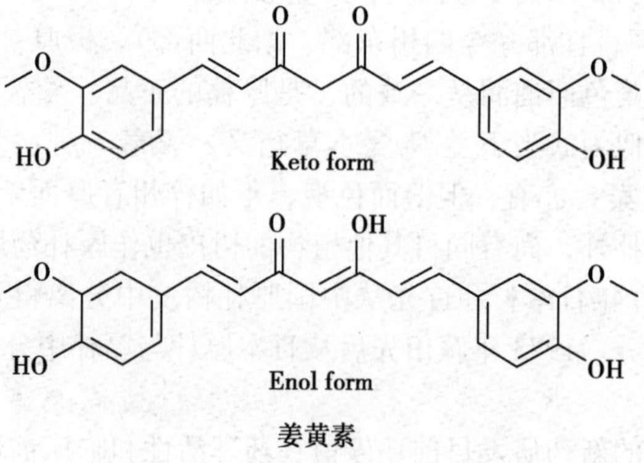

分子式：$C_{21}H_{20}O_6$，分子量：368.38，CAS 号：458-37-7。

【理化性质】　橙棕色结晶性粉末，味稍苦，熔点约为 183℃。不溶于水及乙醚，溶于乙醇、丙二醇、冰醋酸和碱溶液，在碱性时呈红褐色，在中性、酸性时呈黄色；对还原剂的稳定性较强，一经着色后就不易退色，但对光、热、铁离子敏感，耐光性、耐热性、耐铁离子性较差；由于姜黄素分子两端具有两个羟基，在碱性条件下发生电子云偏离的共轭效应，所以当 pH 大于 8 时，姜黄素会由黄变红，可作为酸碱指示剂。

【剂型与适应证】　本品收载于《英国药典》2017 年版；《美国药典》40 版；《欧洲药典》8.7 版。

姜黄素目前在国内主要用于食品（E100），如肠类制品、罐头、酱卤制品等的着色，是一种天然色素和优质食品添加剂。在美国，姜黄素被美国国立肿瘤所列为第三代癌化学预防药，已于 2000 年列入《美国药典》，目前已作为保健品上市，剂型包括胶囊、片剂等。在肿瘤及其相关疾病治疗方面，姜黄素在全球多个研究中心完成一、二期临床试验，目前已通过美国 FDA 批准进入三期临床[1]。

【来源记载】　姜黄素的主要来源为姜科植物郁金块根；姜黄根茎；莪术根茎；天南星科植物菖蒲根茎等。其中在植物姜黄中约含 3%~6%。中药姜黄（Rhizoma Curcumae Longae）为芭蕉目姜科姜黄属多年生草本植物，以其块茎入药。姜黄作为传统中药，始载于《新修本草》，辛温行散，治寒凝气滞血瘀为好；还可祛风疗痹，民间用于治心腹痞满胀痛、妇女血瘀经闭、心痛不可忍。姜黄在印度等亚洲国家具有超过 6000 年以上的应用历史。在日本，姜黄具有悠久的保健历史，而冲绳岛的人民把姜黄作为奉献给天皇的神圣贡品。

姜黄主要产自我国台湾、福建、广东、广西、云南、西藏等省区；东亚及东南亚广泛栽培。其喜温暖湿润气候，阳光充足，雨量充沛的环境，怕严寒霜冻，怕干旱积水。目前《中国药典》仅收录了姜黄、郁金等含有姜黄素的药材，姜黄素未被收录。

【研发历程】　早在两个世纪前，人们就已经意识到姜黄素的存在，Vogel 和 Pelletier 将其描述为来源于植物姜黄的黄色物质。目前已证实姜黄素不仅在姜黄中具有较高的含量，在郁金、莪术等姜科、天南星科植物块茎中均存在。在姜黄中也有超过 300 种成分，包括酚醛树脂和萜类化合物等，而姜黄素是其中最重要的活性成分之一[2]。1842 年，Vogel Jr. 最先获得了姜黄素纯品，在 1870 年后，多位化学家致力于确证姜黄素的结构，并于 1910 年解析出姜黄素的结构，并在 1913 年对其实现了合成[3]。虽然姜黄的使用已经超过 6000 年，并且人们也明确知道其药用价值和有效成分。但直到 20 世纪中期，科学家们才对其药理作用进行系统研究。1949 年，Schraufstatter 和 Bernt 等人通过实验证实了姜黄素具有抗链球菌、沙门氏菌、毛癣菌和分枝杆菌的多种抗菌作用，并将成果发表在 *Nature* 杂志上[4]。20 世纪 70 年代，研究又发现其有降血脂、抗炎、抗氧化和抗糖尿病作用。20 世纪 80 年代，发现其有抗肿瘤作用。在最近 30 年里，关于姜黄素临床前与临床药理作用报道层出不穷，其药效非常广泛。目前，已有超过 65 个人体临床试验已经完成，并且有超过 35 个临床试验正在进行中。另外对于姜黄素衍生物的研究近年来也成为热门领域。

【药理作用】

1. 抗纤维化作用　姜黄素具有抗肺、肝、肾等器官纤维化的作用。其能够抑制各种炎症因子的释放，并降低胶原、层粘连蛋白及透明质酸等细胞外基质的含量，抑制转化生长因子，如 TGF-β，减轻增生[5]。

2. 抗肿瘤作用 姜黄素的抗肿瘤作用目前是研究最多的药理学作用，受到全世界研究者的关注。目前实验证明，姜黄素能够抑制多种肿瘤细胞的增殖，其能够通过调节多种转录因子（NF-κB，AP-1 等）、丝裂原活化蛋白激酶（MAPK）、生长因子受体激酶（PDGFR，VEGFR 等）和环氧合酶等影响细胞周期，抑制增殖作用。姜黄素还可通过活化 caspase，诱导肿瘤细胞凋亡，对肿瘤细胞迁移也有明显的抑制作用[6]。

3. 抗炎作用 姜黄素对各种炎症均具有较强的抑制作用。其机制为下调前列腺素、白三烯的表达，减少各种炎症因子释放。姜黄素抗炎效果与非甾体抗炎药及糖皮质激素相近，且安全性高，毒副作用小[7]。

4. 抗微生物作用 姜黄素对细菌、病毒、真菌和寄生虫均有较强的抑制作用[8]。关于这一作用机制的研究目前结果众多，研究者们认为姜黄素可能通过破坏微生物细胞膜、诱导其基因变化等方式起到抑制微生物生存和繁殖的作用。

5. 降血脂作用 不少学者认为姜黄素将会成为一种具有良好前景的降血脂药物。它能够降低血液中总胆固醇、甘油三酯水平，提高载脂蛋白 A 水平，促进低密度脂蛋白（LDL）的代谢，并增加 LDL 排泄，降低 LDL 体内含量[9]。

6. 药物代谢 大鼠口服单剂量精制姜黄素，60%~65%经胃肠道吸收，5 天内有 40%的原料药从粪便中排泄，3 天后血药浓度达到峰值。姜黄素在经肝肠循环吸收过程中发生转化[10]。

【临床应用】

1. 利胆 能够促进胆汁生成和分泌。

2. 降血脂 降低血胆固醇水平，预防动脉粥样硬化。

3. 抗菌、抗病毒 对金黄色葡萄球菌和 HIV 病毒均有抑制作用。

4. 保肝护肝。

5. 抗癌、抗肿瘤。

6. 帮助预防阿尔茨海默病。

7. 抗炎 治疗痤疮、皮炎等。

8. 目前尚未有关于姜黄素不良反应的报道。

【综合评价】 姜黄素作为一种来源于植物的天然小分子药物，具有降血脂、抗肿瘤、抗炎、利胆、抗氧化等作用。姜黄素药源广泛，且目前已经实现人工合成，因此价格低廉。虽然姜黄素药理作用广泛而且无明显毒副作用，在临床中也已经有大量研究报道，但其仍未成为药物上市。这提示我们，姜黄素仍具有很大的研究价值和潜力，寻找姜黄素确切的适应证及相关作用机制，以便在未来更好地应用于临床，是当前研究者的重要任务。

（袁天翊 杜冠华）

【参考文献】

[1] Gupta SC, Patchva S, Aggarwal BB. Therapeutic roles of curcumin: lessons learned from clinical trials [J]. AAPS J, 2013, 15 (1): 195-218.

［2］Gupta SC，Kismali G，Aggarwal BB. Curcumin，a component of turmeric：from farm to pharmacy［J］. Biofactors，2013，39（1）：2-13.

［3］Prasad S，Gupta SC，Tyagi AK，et al. Curcumin，a component of golden spice：from bedside to bench and back［J］. Biotechnol Adv，2014，32（6）：1053-1064.

［4］Schraufstatter E，Bernt H. Antibacterial action of curcumin and related compounds［J］. Nature，1949，164（4167）：456.

［5］Wu HC，Zhang B. The mechanism progress of anti-fibrosis by curcumin［J］. Chinese journal of intergrated traditional and western medicine，2013，33（1）：135-137.

［6］Vallianou NG，Evangelopoulos A，Schizas N，et al. Potential anticancer properties and mechanisms of action of curcumin［J］. Anticancer Res，2015，35（2）：645-651.

［7］He Y，Yue Y，Zheng X，et al. Curcumin，inflammation，and chronic diseases：how are they linked?［J］. Molecules，2015，20（5）：9183-9213.

［8］Moghadamtousi SZ，Kadir HA，Hassandarvish P，et al. A review on antibacterial，antiviral，and antifungal activity of curcumin［J］. Biomed Res Int，2014，2014：186864.

［9］Sahebkar A. A systematic review and meta-analysis of randomized controlled trials investigating the effects of curcumin on blood lipid levels［J］. Clin Nutr，2014，33（3）：406-414.

［10］王旗，王夔. 姜黄素的代谢研究［J］. 中国药理学通报，2003，10：1097-1101.

蛇床子素
Osthole

ER-7-9

蛇床子

【中文别名】 蛇床籽素，欧芹酚甲醚，甲基欧芹酚。

【中文化学名】 2-甲氧基-5-甲磺酰基苯甲酸甲酯。

【英文化学名】 Methyl 2-methoxy-5-（methylsulfonyl）benzoate。

蛇床子素

分子式：$C_{15}H_{16}O_3$，分子量：244.29，CAS：484-12-8。

【理化性质】 常规35%，50%等低纯度蛇床子素为黄绿色粉末，高纯度蛇床子素为白色针状结晶粉末。溶于碱溶液、甲醇、乙醇、三氯甲烷、丙酮、乙酸乙酯和沸石油醚等，不溶于水和石油醚，熔点83~84℃。

【剂型与适应证】 本品收载于《英国药典》2013年版；《欧洲药典》9.0版。

目前临床使用剂型包括注射剂、包合剂、软膏剂、凝胶剂。临床主要用于阳痿、宫冷、不孕、寒湿带下、湿痹腰痛，外用治疗外阴湿疹、妇人阴痒、滴虫性阴道炎。

【来源记载】 蛇床子药用历史悠久，作为一味温肾壮阳药物，受到历代医家的重视。

317

中国古代典籍《诗经》中就有记载，并作为上品药物收载于《神农本草经》中，后世药学专著几乎均有论述，而且通常作为主药出现在一些重要方剂中[1]。《新修本草》曰[2]："蛇床子，一名蛇粟，一名蛇米。味苦，平，无毒。治妇人阴中肿痛，男子阴痿，湿痒，除痹气，利关节……"。《本草纲目》记载"蛇床乃右肾命门、少阳三焦气分之药，神农列之上品，不独辅助男子，而又有益妇人"[3]。蛇床子主要活性成分为蛇床子素，具有燥湿祛风、杀虫止痒、温肾壮阳的作用，用于阴痒带下、湿疹瘙痒、湿痹腰痛、肾虚阳痿、宫冷不孕[4]。

蛇床子素作为一种香豆素类化合物主要存在于伞形科和芸香科植物中，在菊科和豆科少数植物中也有分布。在伞形科 14 个属（如当归属、古当归属、绵果芹属、蛇床属、阿魏属、独活属、岩风属、欧芹属、前胡属、茴芹属、亮蛇床属等）和芸香科 17 个属（如柑橘属、黄皮属、象橘属、巨盘木属、拟芸香属、蜜茱萸属、小芸木属、九里香属等）的植物中均含有蛇床子素[5]。

【研发历程】　中国传统医药学发展过程中，对蛇床子进行了多方面的研究，包括炮制方法和临床应用，都有详尽的记载和论述。蛇床子归肾脾经，是自古沿用的一味温肾助阳的补益药。现代研究始于 20 世纪前叶，到 1950 年，分离得到了蛇床子素[6]，并进行了结构鉴定和药理活性的评价[7]。蛇床子素的提取可采用溶剂法、酸碱法、超声、超临界等方法，分离的主要方法有重结晶法、色谱法等。随着现代药理实验研究方法和技术的发展，蛇床子素的药理作用不断被发现和深入，引起了广泛的关注。国内外研究发现其具有抗骨质疏松、抑制血小板聚集以及抗病毒、抗突变、抗变态反应等多种药理活性。近年来发现其具有明显抗肿瘤活性及对肝炎具有潜在治疗价值。另外，蛇床子素还具有较强杀虫和抗真菌作用，未来有望将其开发为低毒、高效、低残留的新型生物农药。

【药理作用】　蛇床子素的药理作用及机制[8]包括：

1. 增强小鼠非特异性免疫功能，具有免疫增强及温阳作用。

2. 扩张血管，降低血压，抗心律失常，降低血脂以及抑制静脉血栓形成的作用。

3. 中枢镇静作用，促进小鼠学习记忆功能的作用，可显著改善小鼠记忆获得巩固及方向辨别障碍，但对记忆再现障碍无明显改善。

4. 平喘作用，蛇床子总香豆素（含有蛇床子素）可能通过调节下丘脑-垂体-肾上腺皮质系统功能而发挥平喘作用。

5. 抗衰老、抗氧化作用，可能与其具有直接清除氧自由基的作用有关。

6. 降低去卵巢大鼠的骨形成和骨吸收，并以抑制骨吸收为主，增加骨量，能有效地防治去卵巢大鼠骨高转换型骨质疏松，防止骨质丢失，维持骨代谢的平衡。

7. 止痒作用，可能与其阻滞肥大细胞的 Ca^{2+} 通道，使 Ca^{2+} 内流减少而抑制肥大细胞释放组胺有关。

8. 对生殖系统的作用，蛇床子素对 Ca^{2+} 呈非竞争性拮抗效应，对子宫平滑肌有抑制作用，还具有一定的雄激素样、雌激素样作用。

9. 蛇床子素对急性和慢性炎症模型均有抗炎作用，且其抗炎机制并非通过垂体-肾上腺皮质系统，亦与 PGE 的合成无关。可能是通过增强非特异性免疫功能和（或）抗变态反应来发挥抗炎作用[9]。

10. 近年来，通过体内及体外实验证实，蛇床子素具有对抗多种肿瘤的作用，在体动物实验结果显示蛇床子素对多种肿瘤如鼠肺鳞癌和肺腺癌、鼠肝癌 H22 实体瘤等有明显的抗肿瘤活性。体外实验证实蛇床子素对各种肿瘤细胞有抑制作用。此外蛇床子素还具有广谱抗菌、杀虫作用。

【临床应用】　蛇床子素作为一种有效成分，药理活性不断被发现，在心血管系统、中枢神经系统、免疫系统中广泛应用，并逐渐被应用于农业上，前景广阔。现今对蛇床子素抗肿瘤方面作用机制研究尚显不足，对脑缺血再灌注损伤的作用报道也较少，但有关这方面的研究已成为热点，蛇床子素对脑缺血再灌注损伤的防治作用也将是多方位、多靶点、多层次的，更具有潜力和优势，有望成为脑缺血性疾病的候选药物。

【综合评价】　蛇床子素作为伞科植物中的双香豆素类的有效成分之一，其药理活性作用是多方面的，不仅表现在钙拮抗、抗氧化、影响 cGMP 和（或）cAMP 信号转导、抑制细胞凋亡、影响细胞分化等作用，同时它对激素相关疾病如骨质疏松症、心血管疾病和肿瘤等也有广泛作用，并且可能在中枢发挥抗衰老等保护作用，尤其是可能预防和治疗阿尔茨海默病。但真正把蛇床子素作为一种药物应用于临床并不多见。因此，应对其进行制剂开发研究，并考虑对其进行化学合成和适当的化学结构改造，以便筛选出适合临床应用和高效安全的新药。

（李晓秀　杜冠华）

【参考文献】

［1］刘采倩. 中医男科名方选议［M］. 北京：华夏出版社，1990.

［2］尚志钧. 新修本草，辑复本［M］. 第 2 版. 安徽：安徽科学技术出版社，1996.

［3］钱超尘. 本草纲目详释［M］. 太原：山西科学技术出版社，1999.

［4］国家药典委员会. 中华人民共和国药典［S］. 一部. 北京：中国医药科技出版社，2015.

［5］张巧艳，郑汉臣，秦路平. 蛇床子素在植物界的分布及药理活性［J］. 国外医药植物药分册，2002，17（1）：16-18.

［6］Mao YD, Parks LM. Identification of osthole in Hseh Tsuang seed［J］. J Am Pharm Assoc，1950，39（2）：107.

［7］Jamwal KS, Anand KK, Chopra IC. Pharmacological properties of a crystalline substance（Osthol）isolated from Prangos pabularia Lindl［J］. Arch Int Pharmacodyn Ther，1962，138：400-411.

［8］黎为能，谢金鲜. 蛇床子素药理作用的研究进展［J］. 时珍国医国药，2005，16（6）.

［9］Liang HJ, Suk FM, Wang CK, et al. Osthole, a potential antidiabetic agent, alleviates hyperglycemia in db/db mice［J］. Chem Biol Interact，2009，181（3）：309-315.

ER-7-10

紫草

紫草素
Shikonin

【中文化学名】　5，8-二羟基-2-［（1R）-1-羟基-4-甲戊-3-烯基］萘-1，4-二酮。

【英文化学名】　5，8-dihydroxy-2-［（1R）-1-hydroxy-4-methylpent-3-enyl］naphthalene-1，4-dione。

319

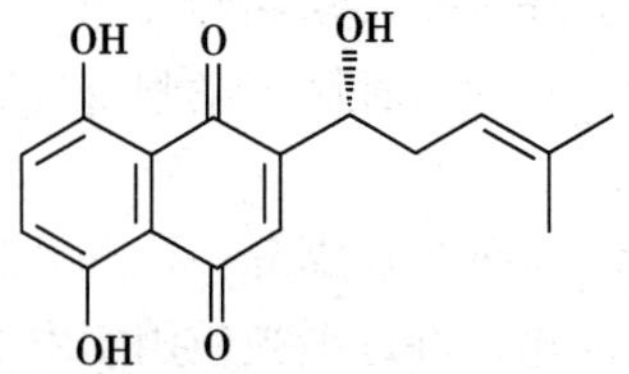

紫草素

分子式：$C_{16}H_{16}O_5$，分子量：288.30，CAS 号：517-89-5。

【理化性质】　紫色片状结晶或结晶状粉末。右旋紫草素熔点 147 ℃，旋光度+138°（苯）；不溶于水，溶于乙醇、有机溶剂和植物油；易溶于碱水，遇酸又沉淀析出。

【剂型与适应证】　本品无来源标准。

目前无临床应用。

【来源记载】　紫草素是一种结晶性粉末，存在于紫草科植物紫草（*Lithosperraum erythrorhizon* Sieb. et Zucc.）、新疆紫草 ［*Arnebia euchroma*（Royle）Johnst］ 等植物中。可用紫草（*Lithosperrnum erythrorhizon* Sieb. et Zuce.）的细胞培养生产紫草素。紫草素被作为药物分析参照物收录于《英国药典》中，用于分析检测含有紫草素的天然药物和其他药物时作为参照。

紫草作为一味中药，在中国有悠久的应用历史，其功用在历代本草中均有记载。紫草入药最早见于《神农本草经》，"主心腹邪气，五疸，补中益气，利九窍，通水道"[1]。2010 版《中国药典》收载紫草为紫草科植物新疆紫草或内蒙紫草 *Arnebia guttata* Bge 的根。多用于治疗心腹邪气，腹肿胀满痛，五疸；补中益气，利九窍，通水道，利大肠，消水肿，退黄疸；可活血凉血，治疗斑疹痘毒，伤寒时疾发疮疹不出，肿毒恶疮痈癣，小儿疮，豌豆疮及面皶等。

【研发历程】　1922 年，Kuroda 和 Majima 从 *L. erythrorhizon* 中发现了乙酰紫草素[2]，而后他们陆续发现了其他紫草素类衍生物，包括紫草素。由于紫草素和萘茜理化性质接近，最初 Kuroda 和 Majima 对紫草素的结构鉴定并不准确，直到 1936 年，紫草素的结构才被准确鉴定[3]。由于紫草素抗炎、抗肿瘤等的药理作用被陆续发现，从 2002 年起，关于紫草素有超过 200 多篇的研究论文发表。紫草素及其衍生物的生物合成也引起科研工作者的兴趣。大多数紫草素类衍生物是通过侧链的羟基连接形成的酯类化合物。由于它们具有显著的抗肿瘤作用，越来越多的衍生物被设计和合成。衍生物主要有两大类型，一类是1′-OH 的修饰，其保留了萘茜母核；一类是 1′-OH 和萘茜母核双修饰[4]。

代表性紫草素衍生物有：

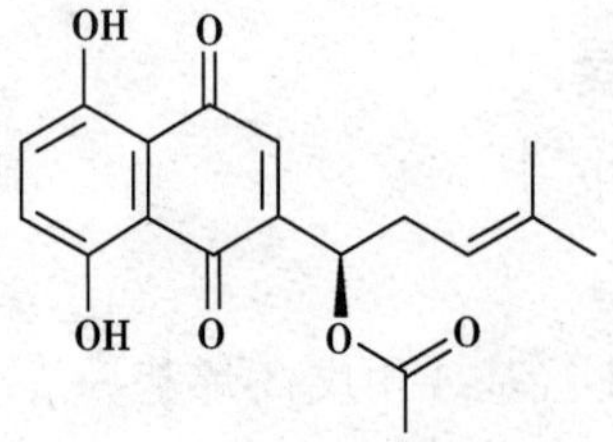

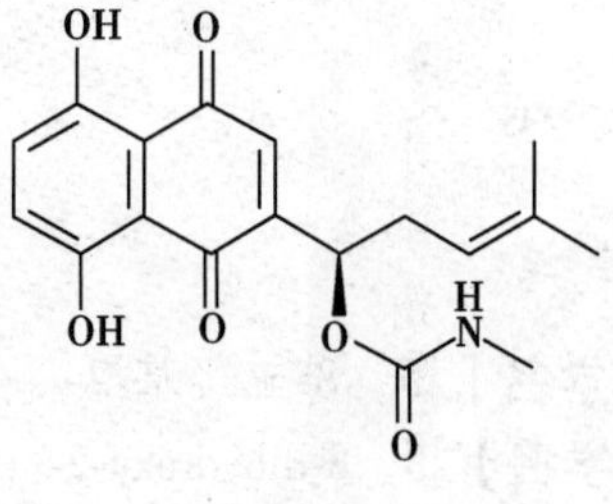

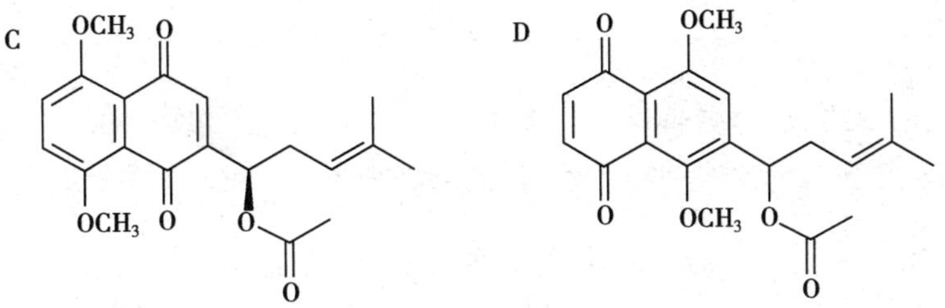

A. 乙酰紫草素衍生物
B.氨基甲酸酯衍生物
C. 5,8-*O*-二甲基紫草素衍生物
D. 6位异构5,8-*O*-二甲基乙酰紫草素衍生物

【药理作用】　紫草素具有抗炎、抗氧化、抗病毒、心血管保护、抗肿瘤等药理作用。

紫草素主要通过抑制白细胞三烯和5-羟基二十碳四烯酸的生物合成[5]，减少炎症活性分子的生成发挥抗炎作用，并能够选择性地抑制趋化因子（chemokine）受体-Ⅰ，发挥抗炎作用[6]。

紫草素具有较强的清除自由基和抗氧化作用，对超氧阴离子自由基和DPPH有较强的清除能力，并且对β-胡萝卜素/亚油酸引起的自氧化体系有明显的抑制作用[7]。最近的研究发现，紫草素还具有抗HCV病毒的作用，其EC_{50}值约为25ng/mL，低于阳性对照利巴韦林（2.6μg/ml）[8]。

近年来研究发现紫草素还具有心血管保护的作用。紫草素对TNF-α启动因子活性有一定的抑制作用，揭示了其对促炎细胞因子在转录水平的拮抗作用[9]。除此之外，紫草素还具有一定的抗肿瘤作用。其作用机制包括诱导细胞凋亡和坏死、抑制DNA拓扑异构酶的活性、抗血管新生、以及广泛调控肿瘤细胞信号转导通路等。其参与调控的细胞信号通路涵盖MAPK，VEGF，PTKs等[4]。最近的研究还发现紫草素可以诱导程序性坏死，从而绕过常规的凋亡通路，对耐药细胞株产生细胞毒作用[10]。

【临床应用】　目前紫草素及其衍生物尚未进入临床研究。研究工作只局限于细胞及动物实验。但其来源植物紫草入药有悠久的应用历史，不仅可煎剂内服，外用也十分常见。紫草除了水煎剂外，还根据临床的需要开发了不同的剂型，例如片剂、注射剂、油剂、霜剂、酊剂、涂膜剂、膏剂等，其中以紫草油和紫草膏剂使用最多。并且，皮肤科、妇科、儿科、五官科等均十分常用。

【综合评价】　紫草入药具有悠久的历史，紫草素及其衍生物是主要的活性成分。从20世纪90年代开始，紫草素的抗肿瘤作用（抗血管新生、抗增殖、诱导细胞凋亡、诱导细胞程序性坏死等）逐渐被科研工作者发现，但目前多数研究局限在细胞和动物水平，尚无紫草素及其衍生物进入临床试验的报道。紫草素的水溶性较差，生物利用度较低，而且热稳定性差，易被氧化和多聚化。这些都限制了它的临床应用前景。近年来，人们尝试使用胶囊封装或开发生物可降解的多聚糖靶向载药系统来解决这些问题。紫草素及其衍生物具有明确的抗炎、抗肿瘤等药理作用，但也具有一定的毒性，进一步研究其作用和作用特点对于开发应用具有较大的帮助。

（孙　文　杜立达　陈修平）

【参考文献】

［1］梁·陶弘景. 本草经集注（本校辑）［M］. 北京：人民卫生出版社，1994：307.

［2］R Mamima，S. Kuroda. The coloring matter of *Lithospermum erythrorhizon*［J］. Acta Phytochim，1922，1：43-65.

［3］H Brockmann. Die Konstitution des Alkannins，Shikonins and Alkannans［J］. Ann. Chem，1936，521：1-47.

［4］Wang RB，Yin RT，Zhou W，et al. Shikonin and its derivatives：a patent review［J］. Expert Opinion on Therapeutic Patents，2012，22（9）：977-997.

［5］王文杰，白金叶，刘大培，等. 紫草素抗炎及对白三烯 B4 生物合成的抑制作用［J］. 药学学报，1994，29（3）：161-165.

［6］Chen X. Shikonin，a component of anti-inflammatory Chineseherbal medicine，selectively blocks chemokine binding to CC chemokinereceptor-1［J］. International Immunopharmacology，2001，1（2）：229-236.

［7］Zhang GP，Yang JX，Zhu YA，et al. Study on Antioxidant Activity of *Lithospermum erythrorhizon* in vitro［J］. Journal of Wuhan Botanical Research，2007，25（5）：490-493.

［8］Li HM，Tang YL，Zhang ZH，et al. Compounds from Arnebia euchroma and their related anti-HCV and antibacterial activities［J］. Planta Med，2012，78：39-45

［9］张卓琦，曹希传，朱文玲. 紫草素抑制血管平滑肌细胞及巨噬细胞肿瘤坏死因子-α 启动子活性［J］. 中国病理生理杂志，2007，23（7）：1378-1381.

［10］Han WD，Li L，Qiu S，et al. Shikonin circumvents cancer drug resistance by induction of a necroptotic death［J］. Molecular Cancer Therapeutics，2007，6（5）：1641-1649.

熊果苷
Arbutin

岩白菜

【中文别名】　熊果素、熊果叶苷、熊果酚苷。

【中文化学名】　4-羟苯基-β-D-吡喃葡萄糖苷。

【英文化学名】　4-hydroxyphenyl-β-D-glucopyranoside。

熊果苷

分子式：$C_{12}H_{16}O_7$，分子量：272. 25，CAS 号：497-76-7。

【理化性质】　白色粉末或针状结晶，易溶于热水、甲醇、乙醇及丙二醇、丙三醇的水溶液，不溶于乙醚、三氯甲烷、石油醚等；熔点 198~201℃。

【剂型与适应证】　本品收载于《英国药典》2013 年版；《欧洲药典》9. 0 版。

涂膜剂、霜剂、脂质体。熊果苷具有杀菌、消炎、美白的作用，目前主要应用于美白化妆品中。

【来源记载】 熊果苷最初是从植物中提取的天然活性物质，早在 1930 年就有报道，厚叶岩白菜叶中含有熊果苷，以后相继在乌饭树、熊果和梨树的叶中发现熊果苷。近几年，国内外研究者陆续从多种植物的不同部位中分离得到熊果苷，如蔷薇科植物 *Pyrus bourgaeana* 的气生部分；药用植物鸡树条的果实、树皮、叶和根；菊科兔耳风属植物杏香兔耳风；蔷薇科腺肋花楸属植物黑果腺肋花楸；大戟科黑面神属植物喙果黑面神；木犀科植物女贞的叶；蕨类卷柏的全草；菊科大丁草属植物毛大丁草；虎耳草科岩白菜属植物秦岭岩白菜的根状茎；茜草科植物鸡屎藤的全草；玄参科腹水草属植物爬岩红；杜鹃花科植物越桔的叶；百合科菝葜属植物黑叶菝葜[1]。

目前，除了在植物中提取熊果苷外，也可以采用生物转化法、酶合成法、有机合成法获得熊果苷[2]。

【研发历程】

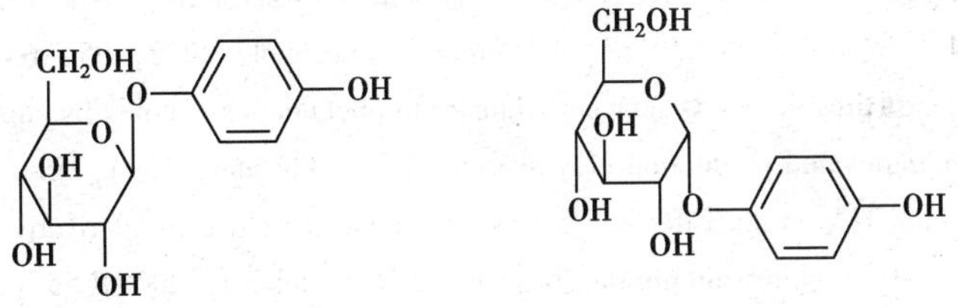

β-熊果苷   α-熊果苷

熊果苷（arbutin）属氢醌苷化合物，有两种差向异构体，即 α 型和 β 型熊果苷。α-熊果苷和 β-熊果苷的来源完全不同。β-熊果苷可以通过植物提取、植物细胞培养和人工合成三种方法来制备，具有止咳平喘及皮肤增白作用。

20 世纪 90 年代由日本资生堂化妆品株式会社作为化妆品美白剂首先推出，熊果苷是继 γ-半胱氨酸和曲酸等美白剂后又一个美白剂，不仅对皮肤的雀斑、老年斑、黄褐斑有消退作用，对皮肤有滋润作用，而且对皮肤灼伤后的愈合和粉刺等也颇有疗效。

α-熊果苷是 β-熊果苷的差向异构体，其氧苷键在空间的方向与 β-熊果苷的方向正好相反，α-熊果苷一般只能通过不同的微生物的酶进行糖转移反应，让一分子的葡萄糖和一分子的氢醌结合形成单一的 α-熊果苷[3]。研究发现，α-熊果苷对紫外线灼伤所形成的瘢痕具有明显的治疗效果，其化学性质也比 β-熊果苷效果更为稳定，能够更方便地加入到各种美白亮肤化妆品中。

【药理作用】 细胞培养实验表明，熊果苷在不影响细胞增殖的情况下，能有效地抑制皮肤细胞中的酪氨酸酶的活性[4]，阻断黑色素的形成，加速黑色素的分解与排泄，从而减少皮肤色素沉积，祛除色斑和雀斑，而且对黑色素细胞不产生毒害性、刺激性、致敏性等副作用[5]。α-熊果苷抑制酪氨酸酶的强度和安全性优于 β-熊果苷[6,7]。目前发达国家美白护肤市场几乎已被熊果苷垄断。

此外，熊果苷还有杀菌、消炎的作用[8]。熊果苷灌胃可增加动物气管分泌、延长氨水引咳潜伏期、咳嗽次数减少、气管酚红排泌量明显增多，具有镇咳、祛痰、平喘的作用[9]。

【临床应用】　熊果苷主要用于高级化妆品中，可配制成护肤霜，祛斑霜，高级珍珠膏等，既能美容护肤，又能消炎、抗刺激性。熊果苷也是新型烧烫伤药主要成分，特点是快速止痛，消炎力强，迅速消除红肿，愈合快，不留疤痕。熊果苷也可作为肠道消炎用药，杀菌、消炎效果好，无毒副作用。近年，研究人员根据熊果苷的作用特点，也在开发新的产品。

【综合评价】　熊果苷目前在祛斑药物和化妆品美白护肤领域得到广泛应用，国内外美容专家指出，21世纪国际美白护肤品的市场将是熊果苷市场，同时，应进一步开展熊果苷应用于祛斑药物和化妆品的安全性研究。

（李晓秀　杜冠华）

【参考文献】

［1］ 阎雪莹，唐晓飞，王雪. 熊果普研究及应用进展［J］. 中医药信息，2007，24（4）：18-22.

［2］ Seo DH，Jung JH，Lee JE，et al. Biotechnological production of arbutins（α- and β-arbutins），skin-lightening agents，and their derivatives［J］. Appl Microbiol Biotechnol，2012，95（6）：1417-1425.

［3］ Kitao Satoshi，Sekine Hiroshi. α - D- glucosyl transfer to phenolic compounds by sucrose phosphorylase from leuconostoc mesenteroides and production of α-arbu tin［J］. Biochem，1994，58（1）：38.

［4］ Hu ZM，Zhou Q，Lei TC，et al. Effects of hydroquinone and its glucoside derivatives on melanogenesis and antioxidation：Biosafety as skin whitening agents［J］. J Dermatol Sci，2009，55（3）：179-184.

［5］ Liang K，Xu K，Bessarab D，et al. Arbutin encapsulated micelles improved transdermal delivery and suppression of cellular melanin production［J］. BMC Res Notes，2016，30，9（1）：254.

［6］ Lim YJ，Lee EH，Kang TH，et al. Inhibitory effects of arbutin on melanin biosynthesis of alpha-melanocyte stimulating hormone-induced hyperpigmentation in cultured brownish guinea pig skin tissues［J］. Arch Pharm Res，2009，32（3）：367.

［7］ Funayama M，Arakawa H，Yamamoto R，et al. Effects of alpha and beta arbutin on activity of tyrosinases from mushroom and mouse melanoma［J］. Biosci Biotechnol Biochem，1995，59（1）：143.

［8］ 王佩，赖瑛，吴锡铭. 熊果苷抗炎作用的研究［J］. 中华中医药学刊，2008，26（9）：1933.

［9］ 王亚芳，周宇辉，张建军. 熊果苷镇咳、祛痰及平喘的药效学研究［J］. 中草药，2003，34（8）.

槲皮素

Quercetin

紫菀

【中文别名】　红管药乙素、槲皮酮、槲皮黄素、栎精、栎皮酮、桷皮素、皮黄素。

【中文化学名】　2-（3，4-二羟苯基）-3，5，7-三羟基-4H-1-苯并吡喃-4-酮。

【英文化学名】　2-（3，4-Dihydroxyphenyl）-3，5，7-trihydroxy-4H-1-benzopyran--4-one。

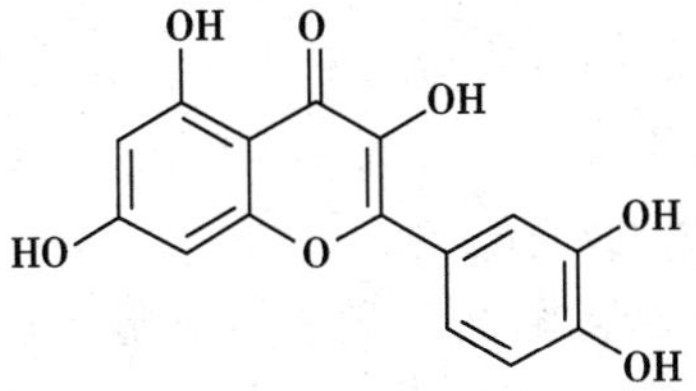

槲皮素

分子式：$C_{15}H_{10}O_7$，分子量：302.24，CAS 号：117-39-5。

槲皮素衍生物有：

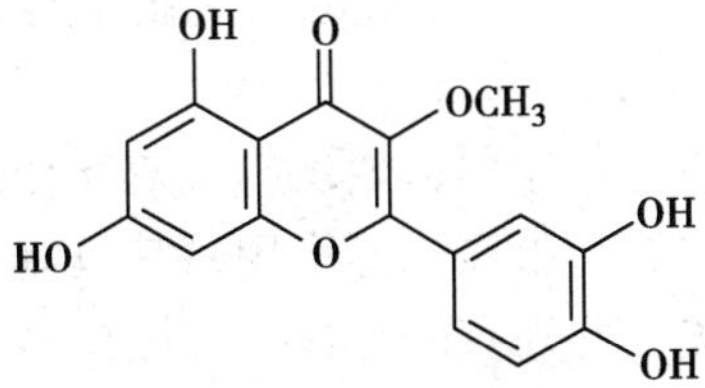

3-O-甲基槲皮素

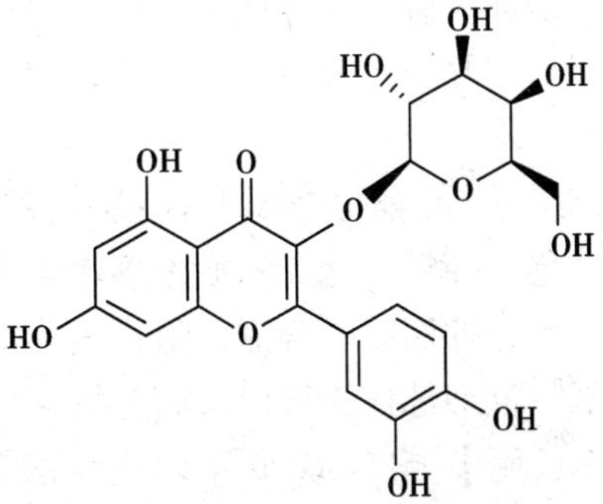

3-D-半乳糖苷槲皮素

【理化性质】 黄色针状结晶性粉末；微溶于水，可溶于乙醇、丙酮、吡啶和醋酸，易溶于乙醚和甲醇；熔点 316℃。

【剂型与适应证】 本品收载于《英国药典》2013 年版；《欧洲药典》9.0 版。

目前没有槲皮素的单成分制剂，该化合物在《英国药典》和《欧洲药典》中被作为参照品收载。目前只有以槲皮素为主要有效成分之一的片剂红管药，主要用于慢性支气管炎的治疗。

【来源记载】 槲皮素的英文名 quercetin 源自 *Quercus*（栎属）之后的 *quercetum*（栎树林），该名称自 1857 年开始使用[1]。槲皮素广泛存在于多种植物的花、叶、果实中，已知有蔬菜（如洋葱、姜、芹菜等）、水果（如苹果、草莓等）、饮料（如茶、咖啡、红酒和果汁等）以及 100 多种中草药（如红管药、山白菊、槐米、罗布麻、银杏叶等）均含有此成分。

红管药是流传于我国江西民间 30 多年的一种中药，它的植物名为三脉叶马兰，菊科，多年生草本，南方各省均有生长，药源丰富，临床实践证明有明显的消炎、祛痰作用，是一种治疗老年慢性气管炎疗效比较好的单方。

【研发历程】 1936 年 Szent-Gyorgyi 首次报道了槲皮素的分离和生物学活性的鉴定[2]。槲皮素多以苷的形式存在，如芦丁、槲皮苷、金丝桃苷等，经酸水解可得到槲皮素。

槲皮素具有多酚羟基结构，亲脂性弱，亲水性也较差，导致其生物利用度低，限制了其临床应用。槲皮素脂溶性衍生物（如 3-O-甲基槲皮素）、亲水性衍生物（如 3′-O-N-羧甲基甲酰胺基槲皮素）以及槲皮素糖苷类等槲皮素衍生物的合成，改善了其生物利用度。

目前没有经美国 FDA 批准的槲皮素处方药上市。以槲皮素为主要有效成分之一的红管药自 1971 年全国防治慢性气管炎会议发掘出来，经临床实践，有明显的消炎、祛痰作用，国内临床用于慢性支气管炎的治疗。

【药理作用】 实验研究显示，槲皮素具有抗肿瘤、抗炎、抗氧化、降糖、抗肥胖、抗抑郁等作用[3]。细胞实验和动物模型实验结果显示，槲皮素对多种恶性肿瘤细胞如人卵巢癌、乳腺癌、胃肠肿瘤细胞、白血病等均具有抑制其生长的作用，还可以诱导癌细胞凋亡，并具有逆转肿瘤多药耐药（multi-drug resistance，MDR）效果，与其他抗癌药物联合应用也可增强抗癌药的作用。

槲皮素能够减轻因预激因子活化中心粒细胞而加重的炎症反应，达到抗炎作用。在治疗非细菌性前列腺炎及急性痛风性关节炎的实验研究中，槲皮素也表现出了良好的抗炎作用。

实验结果显示，槲皮素对自由基具有较好的直接清除作用，表现出抗氧化作用。还具有抗肝纤维化、肺纤维化、瘢痕疙瘩增生及青光眼滤过泡瘢痕化等作用，其机制与抑制成纤维细胞增殖、抑制胶原合成、阻止氧化损伤等有关。此外有研究显示，槲皮素还具有抗菌、抗衰老、抗抑郁症、抗白血病、抗糖尿病等药理作用。

【临床应用】 自从 1996 年槲皮素的第一个临床 I 期试验发现其具有抗肿瘤活性开始[4]，槲皮素在心血管疾病，糖尿病等诸多疾病中作用的早期临床试验结果也有陆续报导，尽管如此，目前仍然没有足够的证据显示槲皮素在人体中有显著的治疗疾病的作用。美国 FDA 已发出警告[5]，强调槲皮素不是一个确定的营养物，无法确定它在饮食中的含量，也不能作为一种药物来使用。

我国的红管药由单味中药组成，该处方被《中国药典》1977 年版一部收录[6]。红管药水解后的主要有效成分之一为槲皮素，具有止咳、祛痰的功能，可用于慢性支气管炎的治疗。红管药消炎作用较差，使用后可有胃内不适、头晕、腹痛，停药后可消失。

【综合评价】 尽管槲皮素在自然界中广泛分布，其药理作用也很广泛，但槲皮素的药用开发却极其缓慢，目前没有相关上市药物。由于槲皮素衍生物结构众多，化学性质复杂以及在食物中分布的多样性，在研究食物中其含量、饮食摄入量、相对生物利用度和代谢过程中难以建立合适的测定和分析方法，导致目前仍然不能确定其建议饮食摄入量[7]。因此，针对槲皮素开展设计良好的研究方案，对于认识槲皮素的应用价值和前景具有重要意义。

（李 莉 杜冠华）

【参考文献】

[1] Quercetin. (2015, 2 November). In Wikipedia, The Free Encyclopedia. Retrieved 13：23, 2 November, 2015, from https：// en. wikipedia. org/ wiki/Quercetin.

[2] Harborne J. B. Flavonoids in the enviroment：structure activity relationships [J]. Progress in Clinical and Biological Research, 1986, 213：17-27.

［3］张志琴，朱双雪. 槲皮素的药理活性与临床应用研究进展［J］. 药学研究，2013，32（7）：400-403.

［4］DR Ferry，A Smith，J Malkhandi，et al. Phase I clinical trial of the flavonoid quercetin：pharmacokinetics and evidence for in vivo tyrosine kinase inhibition［J］. Clin. Cancer Res，1996（4）：659-668.

［5］"River Hills Harvest dba Elderberrylife". Adams，AM，Inspections，Compliance，Enforcement，and Criminal Investigations，US FDA. 22 April 2014. Retrieved 5 November 2014.

［6］中华人民共和国卫生部药典委员会. 中华人民共和国药典一部［M］. 1977年版. 北京：人民卫生出版社，1977：262-263.

［7］D'Andrea G. Quercetin：A flavonol with multifaceted therapeutic applications？［J］. Fitoterapia，2015，106：256-271.

ER-7-13

橄榄

橄榄苦苷

Oleuropein

【中文别名】　齐墩果苷、洋橄榄苦苷。

【中文化学名】　2-（3，4-二羟基苯基）-乙基［2S-（2α，3E，4β）］-3-乙基乙叉基-2-（β-D-吡喃葡糖基）-3，4-二氢-5-（甲氧羰基）-2H 吡喃-4-乙酸乙酯。

【英文化学名】　2-（3，4-Dihydroxyphenyl）ethyl［（2S，3E，4S）-3-ethylidene-2-（β-D-glucopyranosyloxy）-5-（methoxycarbonyl）-3，4-dihydro-2H-pyran-4-yl］acetate。

橄榄苦苷

分子式：$C_{25}H_{32}O_{13}$，分子量：540.51，CAS 号：32619-42-4。

【理化性质】　微小结晶（乙酸乙酯中）；熔点为 87~89℃；易吸湿；旋光度−147°（$c=1$，水、乙醇或丙醇），呈变旋作用，旋光度−127°（9 小时后，水中）；易溶于乙醇、丙酮、冰醋酸、5％NaOH 溶液，可溶于水、丁醇、乙酸乙酯、醋酸丁酯，几乎不溶于乙醚、石油醚、三氯甲烷、四氯化碳；暴露在空气中和阳光下会分解。

【剂型与适应证】　本品收载于《英国药典》2013 年版；《欧洲药典》9.0 版。

橄榄苦苷单体目前未进入临床应用，收于《英国药典》附录中。橄榄叶提取物（富含橄榄苦苷）经 FDA 批准作为膳食补充剂，其商品名为 Roex Oleuropein，其剂型为片剂。

【来源记载】　橄榄苦苷主要来源油橄榄树叶中，油橄榄树属木犀科木犀榄属常绿乔木，是世界著名的木本油料兼果用树种，栽培品种有较高食用价值，含丰富优质食用植物油——橄榄油，为著名亚热带果树和重要经济林木[1]。油橄榄为阔叶、单叶对生，花白色，花冠 4 裂，雌雄 2，子房 2 室，每室 2 胚珠，核果含油，呈椭圆形。油橄榄的栽培品种有 500 种之多，广泛种植的约 140 种，中国是橄榄的故乡，也是世界上栽培橄榄最多的国家。我国橄榄分布最多的省份是福建，广东、广西、浙江、四川、台湾等省地亦有栽培。世界上栽培橄榄的国家有泰国、越南、缅甸、老挝、菲律宾、印度以及马来西亚等。油橄榄生长能力旺盛，耐旱、喜光，主要分布在欧洲地中海沿岸国家和美国加州地区，希腊、意大利、突尼斯、西班牙为集中产地。现在世界各国均引种栽培。20 世纪 50 年代少量传入我国，我国西部和西北地区甘肃、陕西、四川、重庆、福建、广西、广东、湖南等地有引种栽培。在我国四川、贵州、湖南的山区仍可见到原始的野生橄榄。

【研发历程】　在人类健康方面使用橄榄树衍生产物（包括橄榄油）可以追溯到几个世纪之前。几个世纪以来，橄榄油就被人类添加于化妆品和作为药理学试剂。但是最初的使用是未精制的混合物，后期研究也逐步发现人类可吸收的绝大部分为橄榄多酚类物质[1,2]。橄榄多酚类使橄榄油具有独特的苦味特征，其主要存在于橄榄的种子、叶子和未成熟的橄榄皮（其含量高达干重的 14%）。橄榄果实熟化阶段，生产和提取技术都会影响橄榄苦苷的含量和纯度。最终在 1959 年，橄榄苦苷才被分离出来，鉴定出了其化学结构[1]。另外，在其他植物中也开始发现并提取出橄榄苦苷，其广泛存在于木犀科的木犀榄属、丁香属、女贞属、木犀属和茉莉属植物中，到目前为止，已提取分离出橄榄苦苷的木犀科植物至少在 25 种以上，例如素馨花、小叶丁香和紫丁香等。基于其分子结构对其药理作用有了更深入的探究。临床和实验数据也逐渐证实了橄榄苦苷对人类健康的各种益处，其抗氧化、抗炎、抗肿瘤、抗病毒、预防动脉粥样硬化、降低血糖，血管和神经保护作用越来越得到人们的认识[3]。

【药理作用】　据研究报道，橄榄苦苷的药理作用主要有抗病毒、抗肿瘤[4]、抗氧化、抗微生物以及心血管保护等多方面的作用。

对心血管系统的作用中，橄榄叶提取物可减轻动脉血管流量不足导致的不适，其中包括心绞痛和间歇性跛行。橄榄苦苷能减轻低密度脂蛋白的氧化程度[5]，预防冠心病，动脉粥样硬化的发生，舒缓血管平滑肌，降低血压的能力[6]。

调节物质代谢，橄榄苦苷影响酶参与蛋白质、碳水化合物和脂类的具体的新陈代谢途径，能够激活胰蛋白酶、胃蛋白酶、脂肪酶、甘油脱氢酶、甘油三磷酸脱氢酶等[2,7]，并对其他一些酶活性发挥抑制作用。

抗病毒活性，橄榄苦苷在体外能抑制感染性病毒出血性败血症病毒（VHSV）；橄榄苦苷是一种独特类别的 HIV-1 抑制剂；此外，橄榄苦苷也表现出显著的抗呼吸道合胞病毒的活性[3]。

抗肿瘤作用，橄榄苦苷在细胞和非细胞检测中能直接破坏肌动蛋白微丝，抑制肿瘤细胞株的增殖和迁移；橄榄苦苷能不可逆的包围癌细胞，防止其复制、运动和侵袭，而这些在正常细胞中是可逆的[4]。

近年来，随着国内外学者对橄榄苦苷研究的深入，橄榄苦苷的药理活性越来越得到重视。橄榄苦苷的应用也随着各种药理活性的发现而被应用的更广泛。

【临床应用】　在欧美，橄榄叶提取物主要作为膳食补充剂，作为免疫调节剂，其推荐的剂量是 50~100mg。FDA 也允许橄榄叶提取物可作为食品中的抗氧化剂使用。此外，高含量 80% 的橄榄苦苷主要用于护肤品，可以保护皮肤细胞不受紫外线的伤害，有效维持肌肤柔嫩与弹性，达到护肤、嫩肤的功效。含量高的橄榄苦苷其有效成分高，颜色浅，非常适合化妆品配方设计，以活性成分为橄榄苦苷计，其在霜、膏、液配方中建议添加量为 0.5%~1%。橄榄苦苷其他的药理作用多数正处于临床前研究。

　　【综合评价】　近年来通过现代药理研究，为橄榄苦苷的一些临床应用提供了理论依据，同时发现了一些新的药理作用。橄榄苦苷的有益作用是公认的，其临床前研究证明橄榄苦苷对心血管疾病、代谢性疾病、抗肿瘤方面是有积极的作用。橄榄苦苷的生物利用度较高。此外，动物实验上，研究已证实橄榄苦苷的毒性低[8]。研究结果显示，橄榄苦苷具有良好的应用前景。

（张　雪　杜立达　吕　扬）

【参考文献】

［1］Petkov V, Manolov P. Pharmacological analysis of the iridoid oleuropein［J］. Arzneimittel-Forschung, 1972, 22：1476-1486.

［2］Barbaro B, Toietta G, Maggio R, et al. Effects of the olive-derived polyphenol oleuropein on human health［J］. International journal of molecular sciences, 2014, 15：18508-18524.

［3］项昭保, 陈海生, 何从林. 橄榄的化学成分与药理作用研究进展［J］. 时珍国医国药, 2007, 11：2299-2300.

［4］Hassan ZK, Elamin MH, Daghestani MH, et al. Oleuropein induces anti-metastatic effects in breast cancer［J］. Asian Pacific journal of cancer prevention：APJCP, 2012, 13：4555-4559.

［5］谢普军, 黄立新, 张彩虹, 等. 碱水解橄榄苦苷制备羟基酪醇及其抗氧化活性研究［J］. 中草药, 2013, 44：2075-2078.

［6］何小溪, 睢大筼. 油橄榄叶提取物对, L-NAME 诱导的大鼠高血压的降压作用［J］. 国外医药（植物药分册）, 2004, 02：78-79.

［7］杨媛. 橄榄苦苷和羟基酪醇的体外活性［J］. 国外医药：抗生素分册, 2001；03.

［8］尹营松, 苏占辉, 刘丽艳, 等. 橄榄苦苷在大鼠体内药代动力学研究［J］. 时珍国医国药, 2012, 08：1896-1898.

蝙蝠葛

蝙蝠葛碱
Dauricine

　　【中文别名】　北豆根碱。
　　【中文化学名】　4-｛［（1R）-6, 7-二甲氧基-2-甲基-3, 4-二氢-1H-异喹啉-1-yl］甲基｝-2-｛4-｛［（1R）-6, 7-甲氧基-2-甲基-3, 4-二氢-1H-异喹啉-1-yl］甲基｝苯氧基｝苯酚。
　　【英文化学名】　4-｛［（1R）-6, 7-dimethoxy-2-methyl-3, 4-dihydro-1H-isoquinolin-1-yl］methyl｝-2-｛4-｛［（1R）-6, 7-dimethoxy-2-methyl-3, 4-dihydro-1H-isoquinolin-1-yl］methyl｝phenoxy｝phenol。

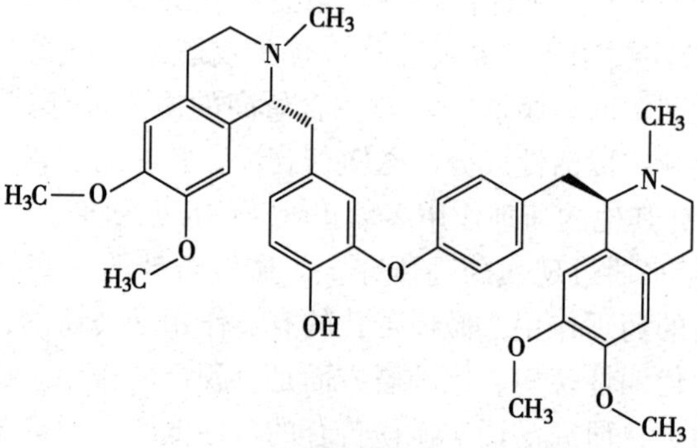

蝙蝠葛碱

分子式：$C_{38}H_{44}N_2O_6$，分子量：624.77，CAS 号：524-17-4。

蝙蝠葛碱衍生物有：

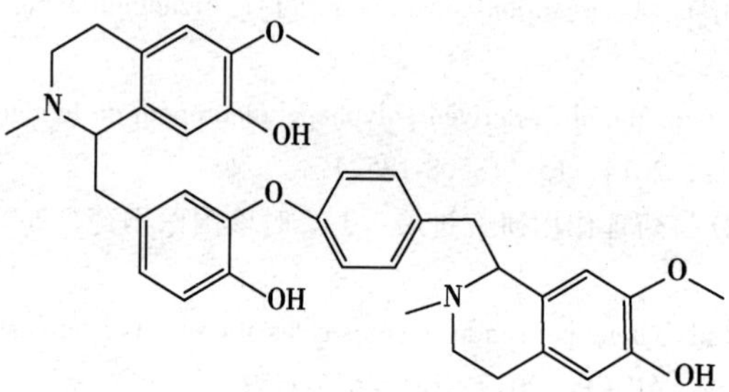

蝙蝠葛新林碱

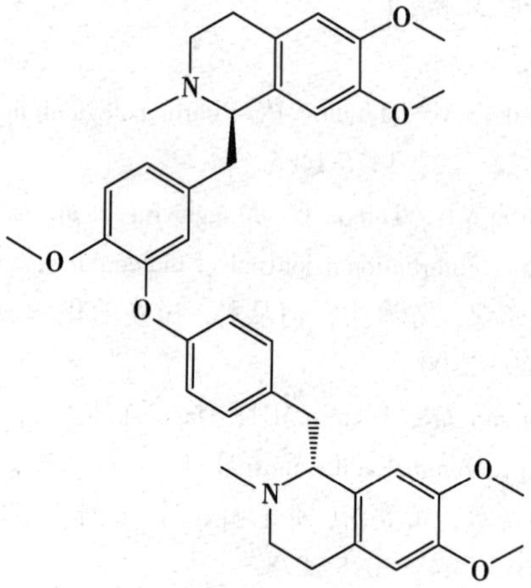

O-甲基蝙蝠葛碱

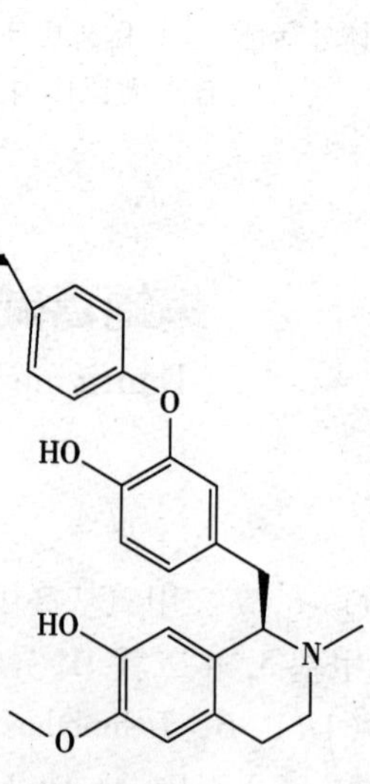

蝙蝠葛苏林碱

【理化性质】　黄白色粉末或晶体；溶于乙醇、甲醇、三氯甲烷、丙酮及苯，微溶于乙醚；密度 1.185g/cm³；熔点 115℃；沸点在 760mmHg 下为 712.3℃；比旋光度 -139°（MeOH）。

【剂型与适应证】　本品无来源标准。

以蝙蝠葛碱为主要成分的药物仍处于临床试验阶段，正开发的剂型包括：片剂、胶囊剂、注射剂。临床试验的适应证为抗血小板聚集、抗高血压、抗心律失常。

【来源记载】　蝙蝠葛碱又称北豆根碱，是一种从防己科植物蝙蝠葛（亚洲蝙蝠葛）或加拿大防己（加拿大蝙蝠葛）[1]中分离的酚性芳香族化合物，属于异喹啉类生物碱[2]。

北豆根为防己科植物蝙蝠葛 *Menispermum dauricum* DC. 的干燥根茎。蝙蝠葛主要分布于东亚地区的北部，在我国主要见于东北、华北及华东等地。北豆根作为中药材最早载于《开宝本草》，记载其"主解诸药毒、止痛、消疮肿毒、急黄、发热咳嗽、杀小虫"。而《中国药典》中北豆根的名称，有北方用的山豆根之意，与南方所产的山豆根（现名广豆根）相区别。北豆根性苦、寒，归肺、胃、大肠经，清热解毒，祛风止痛。用于咽喉肿痛、肠炎痢疾、风湿痹痛。北豆根中主要含有生物碱，除蝙蝠葛碱外，还有蝙蝠葛苏林碱、蝙蝠葛新林碱[3]等。

【研发历程】　蝙蝠葛作为中草药的应用历史十分悠久，但对其有效成分的药物开发却进展缓慢。1964 年，日本科学家福田真雄等首次用氧化铝柱层析分离法获得蝙蝠葛碱纯品，并确定其结构[4]。同年，两名日本科学家玉山铁二和龟谷利一通过 Arndt-Eistert 反应和 Bischler-Napieralski 反应首次合成了蝙蝠葛碱[5]。其后，各国科学家从蝙蝠葛中陆续分离得到蝙蝠葛诺林碱、蝙蝠葛新林碱、蝙蝠葛可林碱、车里叶灵、千金藤醇里定等单体化合物。

国内对于蝙蝠葛碱的研究起于 20 世纪 60 年代，在中西医结合方针的引导下，大量的中草药有效成分被提取、分离、应用于临床。关于蝙蝠葛碱的最早报道是其作为清热解毒中药的有效成分之一，另外还用于中药抗肿瘤、中药肌肉松弛剂。尽管在 20 世纪 80 年代，以蝙蝠葛碱为主要成分的药物就开展了在心血管保护方面的临床试验研究[6]，但直到目前仍处于 2 期临床试验阶段。

【药理作用】　蝙蝠葛碱的药理作用主要为心脑血管系统的保护、抗肿瘤等。

抗心律失常作用：蝙蝠葛碱可以使心率减慢，使窦房传导时间延长，同时可以降低心律失常的发生率[7]。

抗心肌缺血作用：蝙蝠葛碱对心肌缺血有一定的保护作用，改善缺血时血流动力学的紊乱，主要机制可能是改善心肌代谢及抗氧化。

抗脑缺血作用：蝙蝠葛碱能有效地对缺血脑损伤后大脑皮质神经元 Bel-2 和 Bax 的基因表达水平进行调控，对脑缺血起到保护作用。抗脑缺血再灌注作用：蝙蝠葛碱主要促进 Bel-2 和抑制 Bax 表达、抗自由基，从而对脑缺血再灌注的细胞凋亡有抑制作用[8]。

抗肿瘤作用：蝙蝠葛碱通过上调 DPC4 基因表达，从而影响 TGF-β 信号通路，可以调节肿瘤组织 P53、P16 基因与蛋白表达，降低肿瘤组织 hFGF 的表达水平，从而抑制多种肿瘤细胞[9]。

蝙蝠葛碱的体内代谢研究表明，其在体内分布迅速且广泛，各脏器药量均明显高于血浆药物浓度，可能与该药脂溶性强、易进入细胞有关。

【临床应用】　目前尚没有以蝙蝠葛碱为主要成分的药物上市。临床研究提示，蝙蝠葛碱具有与维拉帕米相似的逆转 MDR 的作用。传统药物维拉帕米毒副作用大，临床应用受到限制，而蝙蝠葛碱作用较缓和，应用较安全。口服此药常见副作用为肠胃道反应：腹泻、恶心、腹胀等。另外蝙蝠葛碱有一定的积蓄作用，并且可能存在肝肾细胞毒性和中枢系统毒性[10]。

【综合评价】　蝙蝠葛碱是对中药有效成分进行分离研究的重要成果之一，临床前实验和临床研究均表现出良好的治疗效果。但由于蝙蝠葛碱为双苄基异喹啉类结构，物质分子的稳定性较差，开发难度较大，所以目前还没有此物质的单成分药物上市。同时由于该药具有一定毒性作用，安全剂量范围较难掌握，故临床研究进展亦缓慢。该药仍有待于进一步结构优化及新的适应证的开发。

（陈　熙　杨秀颖　杜冠华）

【参考文献】

[1] Kametani Tetsuji, Fukumoto Keiichiro. Total synthesis of (±) -dauricine. Tetrahedron Letters，1964，5（38）：2771.

[2] "CHEBI：4331" - dauricine. ChEBI.

[3] 刘威. 中药北豆根的质量及应用研究 [D]. 沈阳：辽宁中医药大学，2006.

[4] 关雄泰，王文娟，孙晓频，等. 山豆根碱提取分离的研究 [J]. 武汉医学院学报，1983，02：195-196，163.

[5] Manske, R. H. F.. The Alkaloids：Chemistry and Physiology V9. New York：Academic Press，9780080865331 [P]. 1967，141.

[6] 朱接全. 抗心律失常新药——蝙蝠葛碱在武汉通过鉴定 [J]. 新药与临床，1985，06：376.

[7] Yang Zhengfeng, Li Chenghai, Wang Xiu, et al. Dauricine induces apoptosis, inhibits proliferation and invasion through inhibiting NF-kappaB signaling pathway in colon cancer cells [J]. Cell Physiol，2010，225（1）：266-275.

[8] 肖佳音，苏云明，关利新，等. PAMD 对缺血性脑损伤 Bcl-2 和 Bax 基因表达的作用 [J]. 哈尔滨商业大学学报（自然科学版），2008，24（1）：16-19.

[9] Jin Hua, Dai Jieyu, Chen Xiaoyan, et al. Pulmonary Toxicity and Metabolic Activation of Dauricine in CD-1 Mice [J]. The Journal of Pharmacology and Experimental Therapeutics，2009，332（3）：738-746.

[10] 周倩，金若敏，姚广涛. 蝙蝠葛碱体外肝肾细胞毒性的初步研究 [J]. 中国药物警戒，2012，10：580-583.